PUBLIC HEALTH

최신 공중보건학

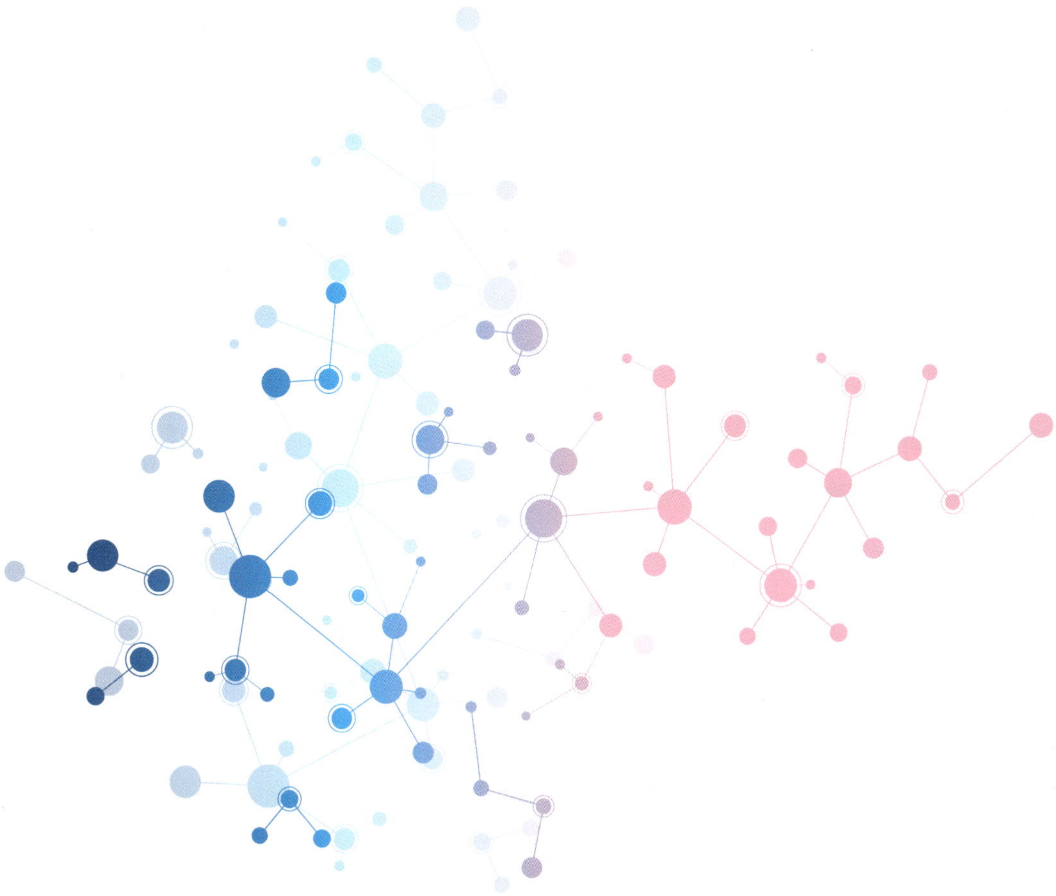

최신 **공중보건학**

초판 인쇄 2014년 10월 1일
초판 발행 2014년 10월 5일
개정 1판 발행 2019년 9월 10일

지은이 김남연 · 박은정 · 장순남 · 부애진
발행인 조규백

발행처 도서출판 구민사
주소 (07293) 서울특별시 영등포구 문래북로 116, 604호(문래동3가 46, 트리플렉스)
전화 (02)701-7421(~2)
팩스 (02)3273-9642
홈페이지 www.kuhminsa.co.kr

신고번호 제 2012-000055호(1980년 2월 4일)
ISBN 979-11-5813-720-5 (93510)

정가 26,000원

PUBLIC HEALTH

최신 공중보건학

김남연 | 박은정 | 장순남 | 부애진

구민사

머리말

인간다운 삶을 영위하기 위해서 건강을 유지·증진하려는 노력은 인류의 역사와 더불어 시작되었다고 할 수 있다. 신체적·정신적인 질병을 갖지 않은 상태뿐만 아니라 사회적으로 안녕한 상태를 포함한 의미의 공중보건은 제2차 세계대전 후 사회 일반에서 널리 쓰이게 되었고, 21세기 들어서부터 건강증진과 삶의 질 향상에 대한 욕구가 점점 더 증가하고 있다.

그러나 모든 국민의 건강하고 문화적인 생활을 영위하기 위해, 사회복지·사회보장 및 공중위생의 향상, 증진에 힘써야 한다는 우리나라의 헌법 조문이 무색하게도 2015년 5월 중순부터 발생한 '메르스(중동호흡기증후군) 사태'에서 겪은 우리나라의 엄청난 사회·경제적 손실은 감염병 예방과 관리를 위한 공중보건 활동이 얼마나 중요한 것인지를 깨닫게 해준다. 이는 메르스라는 질병에 국한된 것이 아니라 사스, 조류 인플루엔자, 신종플루 때와 같이 우리나라가 처음 경험하게 되는 신종 감염병에 보다 효과적이고 신속하게 대응할 수 있는 구조를 갖추기 위해서도 매우 중요한 일이다.

공중보건학이라는 개념이 처음 생겼을 당시만 해도 의학적 지식이 있는 사람들이 배울 수 있는 학문이었다면, 현대의 공중보건학은 의학 이외에도 통계학, 사회과학, 생명과학 등 다양한 학문들과 서로 크게 상호보완적인 작용을 하는 학문으로 크게는 국가의 정책 혹은 작게는 기업의 신약개발, 가격결정, 유통 등의 중요한 결정을 내리는 데 도움을 준다.

이에 본 책에서는 공중보건학을 학습하는 데 있어서 꼭 필요한 "예방의학, 위생학, 사회과학을 포함하여 체계적인 지역사회 지원에 의해서 지역민의 건강을 보호하고 개선시키는 일을 다루는 학문"인 공중보건학을 체계적으로 받아들이기 쉽게 정리하고자 노력하였다.

더불어 공중보건의 전반적인 수준이나 특성을 나타내는 척도인 인구집단의 보건통계와 역학 등에 대해서 최신의 개정 내용들을 수록하였다. 사회경제 수준과 의학이 발달하면서 감염성 질환은 감소하고 있는데 반해, 인구 고령화와 소득 양극화 같은 사회변화로 인해 고혈압, 심장 질환과 같은 만성질환이 증가하여 이번 개정판에서는 심뇌혈관 질환, 고혈압, 당뇨병, 대사증후군 등의 역학적 특성과 관리에 대해 설명하고, 작업환경 중 유해인자와의 관련성이 뚜렷한 질환인 직업성 질환에 대해서도 정리하였다.

최근 국제적 식품 교역이 확대됨으로 인해 전 세계적으로 다양한 식품안전사고가 발생하고 있는데, 미국, 일본, 유럽연합, WHO 등 가장 효과적이고 효율적인 식품안전관리 체계로 인정받은 HACCP의 필요성과 그 절차에 대해서도 설명하였고, 미용업을 영위하고자 하는 전공자들을 위해 공중위생관리법에서 지켜야 할 소독학과 창업에 필요한 절차들도 정리하였다.

이 책은 우리나라 공중보건의 파수꾼으로서의 역할을 할 교육리더들을 양성한다는 자부심으로 공중보건학의 원리와 개념, 관련 자료를 수집하고 취합하고, 기존의 공중보건학 저서들과 최신의 보건흐름, 의료흐름, 그와 관련한 여러 통계를 참고로 하여 엮었다. 공중보건학을 기초 학문으로 삼는 여러 전공자들과 미용학도들이 좀 더 쉽게 공중보건학의 중요 내용들을 쉽게 이해하고, 실생활과 산업전선에서의 공중보건의식을 함양 및 적용해 볼 수 있길 바란다.

본서를 출간하게 되어 무한한 영광으로 생각하며, 공중보건학의 기초자료를 제공해 주신 관계자 여러분들과 앞서 공중보건학을 출판해 주시어 학문적 자료를 제시해 주신 저자 분들과 여러분들께 깊은 감사를 드린다.

특히, 본서를 출간할 수 있도록 도움을 주신 도서출판 구민사 조규백 대표님과 관계자 분들께도 감사의 인사를 드리며, 본서를 접하시게 될 모든 학습자들에게도 건강과 행운이 함께 하시길 기원한다.

2019년 9월
저자 올림

목차

1. 공중보건학의 개념 9
   1. 공중보건학의 정의 10
   2. 공중보건학의 목적 10
   3. 공중보건학의 대상 11
   4. 공중보건 사업수행의 3대요소 11
   5. 공중보건의 범위 11
   6. 공중보건학 관련학문 12
   7. 보건분야 주요 법령 14
   8. 공중보건수준 평가 14

2. 건강과 질병 발생 17
   1. 건강 18
   2. 질병 19
   3. 공중보건학의 사업 수행요소 23
   4. 보건사업의 대표적 사례 24

3. 공중보건의 발전사 27
   1. 고대기(기원전~A.D. 476년) 28
   2. 중세기(암흑기, 476~1453년) 29
   3. 근세(여명기, 요람기, 1453~1850년) 30
   4. 근대(확립기, 1850~1900년) 31
   5. 현대(발전기, 1900년 이후) 31
   6. 우리나라의 공중보건 33

4. 인구와 보건 39
   1. 인구의 개념 40
   2. 인구의 현황 47
   3. 보건지표 57
   4. 생명표(Life-table) 65

5. 역학 75
   1. 역학의 정의 76
   2. 역학의 목적 및 역할 76
   3. 역학의 범위 77
   4. 역학의 활용도 78
   5. 질병발생론 79
   6. 역학적 연구방법 83

6. 감염병 관리 87
   1. 감염병의 정의 88
   2. 감염병 생산과정 88
   3. 감염병의 분류 96
   4. 법정 감염병 관리 97
   5. 감염병 관리 각론 106
   6. 만성질환 115

7. 환경위생 135
   1. 환경위생의 개요 136
   2. 기후 변화 136
   3. 대기오염과 실내공기오염 144
   4. 상수위생과 수질오염 152
   5. 폐기물 및 토양오염 163
   6. 소음 및 진동 169
   7. 주택 및 의복위생 170
   8. 위생해충 및 소독 173

8. 산업보건 179
   1. 산업보건의 개념 180
   2. 노동과 건강 181
   3. 산업재해 187
   4. 직업성 질환 192

9. **식품위생** 195
1. 식품위생개론의 개념 196
2. 식중독 197
3. 식인성(食因性) 병해 및 위해 방지대책 202
4. 식품첨가물 204
5. HACCP 212

10. **보건영양** 217
1. 보건영양의 개념 218
2. 영양소의 종류 및 작용 218
3. 에너지 대사 222
4. 보건영양 224

11. **보건관리** 229
1. 보건의료 230
2. 보건행정 231
3. 보건교육의 정의 및 구분 238
4. 보건교육의 목적 239
5. 보건교육 전문가의 역할 240
6. 보건교육의 계획 및 추진 240

12. **소독학** 243
1. 세균학 244
2. 소독학 249
3. 피부관리실(업소) 및 개인의 위생 254
4. 피부미용업 창업절차 257

부록 1 261
1. 공중위생관리법 262
2. 공중위생관리법 시행규칙 275

부록 2 281
1. 감염병의 예방 및 관리에 관한 법률 시행령 282
2. 감염병의 예방 및 관리에 관한 법률 시행규칙 310
3. 국민건강증진법 326
4. 지역보건법 345
5. 공중위생관리법 352
6. 공중위생관리법 시행령 366
7. 공중위생관리법 시행규칙 375

부록 3 389
공중보건학 종합문제 1 390
공중보건학 종합문제 2 397
공중보건학 종합문제 3 405
공중보건학 종합문제 4 412

참고문헌 419

1

공중보건학의 개념

1. 공중보건학의 정의
2. 공중보건학의 목적
3. 공중보건학의 대상
4. 공중보건 사업수행의 3대요소
5. 공중보건의 범위
6. 공중보건학 관련학문
7. 보건분야 주요 법령
8. 공중보건수준 평가

1. 공중보건학의 정의

1_1 공중보건학의 정의

(1) 일반적으로 공중보건학은 "조직적인 지역사회의 노력을 통하여 ①질병을 예방하고 ②생명을 연장시키며 ③신체적·정신적 효율을 증진시키는 기술과 과학이다."(윈슬로의 정의)

▶ 세계보건기구(WHO)의 정의

"질병을 예방하고 건강을 유지·증진하며 육체적, 정신적 능력을 충분히 발휘할 수 있게 하기 위한 과학이며, 그 지식을 사회의 조직적 노력에 의해서 사람들에게 적용하는 기술"을 말한다.

공중보건학은 '조직화된 지역사회'의 노력으로 환경위생, 전염병 관리, 개인위생에 관한 보건교육, 질병의 조기발견과 예방적 치료를 할 수 있는 의료 및 간호 서비스의 조직화, 모든 사람이 자기의 건강을 유지하는 데 적합한 생활수준을 보장받도록 사회적 기전의 발전을 포함하고 있다.

---

(2) '공중보건학'이라는 말이 우리나라에서 처음 사용되기 시작한 것은 1947년 3월 초기 미국 유학을 했던 분들이 'Public health'를 '공중보건학'이라고 부르면서부터란 이야기가 있다.

2. 공중보건학의 목적

2_1 공중보건학의 목적

▶ 질병 예방, 수명연장, 신체적·정신적 건강 및 효율의 증진

① 공중보건학의 목적을 달성하기 위한 접근방법으로 조직화된 지역사회의 노력을 제시

② 공중보건 사업의 대상은 개인이 아닌 지역사회 주민

③ 공중보건사업을 수행하기 위해서는 보건교육을 통한 접근 방법이 가장 중요

2_2 지역사회의 개념

일정한 지역에서 거주하는 주민들로서 공동의식을 갖고 상호관련성이 있는 사람들의 집단

3. 공중보건학의 대상

공중보건학은 전 국민(지역사회 주민 전체, 인간집단)을 대상으로 임상의학인 질병치료보다는 전체 국민의 예방보건사업에 치중하는 학문이다.

4. 공중보건 사업수행의 3대요소

(1) 보건교육

(2) 보건행정

(3) 보건관계 법규

5. 공중보건의 범위

(1) 범위

산업혁명 이후 인구의 도시 집중화로 개인적 책임의 한계를 느껴 예방에 국한되었으나 오늘날에는 다양한 분야가 추가되었다. 앞으로도 공중보건의 범위는 더욱 증가할 것이다.

윈슬로와 핸런 등의 이론에 따라 공중보건의 범위를 분류하면 크게 4가지 분야로 나눌 수 있다.

① 환경보건분야 : 환경위생, 환경오염, 식품위생, 산업보건 등

② 보건관리분야 : 보건행정, 보건영양, 인구보건, 가족보건, 모자보건, 노인보건, 학교보건, 보건교육, 보

건통계 등

③ 질병관리분야 : 역학, 전염병, 성인병, 기생충 질환, 비감염성 질환 등

④ 사회보건복지와 지역사회보건분야

(2) 기타 범위

공중보건학의 기타 범위를 보면 앞으로는 많은 분야가 공중보건의 범위에 포함될 것이다. 특히 보건의료정보 관리, 교통사고, 약물남용 등도 공중보건 분야에서 다루어야 할 것이다.

6. 공중보건학 관련학문

공중보건학과 유사한 학문으로 위생학, 예방의학, 공중위생학, 사회의학, 건설학, 지역사회의학, 의료사회학 등이 있다.

6_1 위생학

주위의 환경을 과학적으로 연구·측정하여 부적합한 환경을 개선함으로써 합리적이고 쾌적한 생활을 영위할 수 있도록 하기 위한 연구 및 건강을 유지·증진시키는 과학이며 질병의 예방을 다루는 학문이다.

6_2 예방의학

공중보건학이 실천 위주의 예방의학적 내용을 기초로 지역사회와 인구집단의 질병예방 및 건강증진을 위한 광범위한 학문이라면, 예방의학은 각 개인을 대상으로 건강증진 및 질병예방의 의학적 기술을 적용하는 학문이다.

〈표 1-1〉 예방의학과 공중보건 비교

	예방의학	공중보건
목적	질병의 예방, 수명의 연장	육체적·정신적 건강과 능률의 향상
대상 및 단위	개인, 가족 또는 인구집단	지역사회의 전체주민
내용	질병예방, 건강의 증진	건강하지 못한 원인이 되는 사회적 요인 제거, 집단건강의 향상 도모
책임소재	개인, 가족	공공조직
진단방법	임상적 진단	지역사회의 보건적 통계자료
연구방법	기술적이며 구체적	예방의학적 지식을 집단에 적용
문제해결	진료와 투약	보건관리와 봉사

6_3 사회의학

① 사회의학은 생물로서의 인간이 아니고 사회적 존재로서의 인간을 중시하여 연구하는 학문

② 건강을 저해하는 요인을 생물학적인 측면에서만 추구하지 않고 사회적 환경이나 생활조건을 제거하는 데 중점을 둔다.

6_4 지역사회의학

① 지역사회의학(community medicine)은 지역사회 주민의 자발적인 참여가 가장 중요한 개념으로 1970년대 후반기부터 발전된 분야이다.

② 인간생활이 다양한 환경의 변이성과 인구증가, 사회구조의 변화, 의료 수혜의 불균형, 사회 요구의 다양성 등으로 인한 의료 환경의 변화에 대응하여 공중보건학과 예방의학을 의료분야에 적용시킨 새로운 개념이다.

③ 모든 국민에게 포괄적인 보건서비스를 제공하기 위한 분야이다.

7. 보건분야 주요 법령

7_1 감염병 예방법

① 1954년 2월 2일 법률 제308호로 감염병의 발생과 유행의 방지에 관한 사항을 규정하기 위해 전염병예방법이 제정되었다.

② 2014년 3월 18일 '감염병 예방 및 관리에 관한 법률'로 변경

7_2 국민건강증진법

(1) 1995년 1월 건강에 대한 가치와 책임의식을 함양하고 국민 건강의 증진을 목적으로 '국민건강증진법' 개정

① 국민건강증진사업 : 보건교육, 질병예방, 영양개선 및 건강생활의 실천 등을 통해 국민건강을 증진시키는 사업

② 보건교육 : 건강에 유익한 행위를 개인 또는 집단으로 하여금 자발적으로 수행하는 교육

③ 영양개선 : 개인 또는 집단이 균형된 식생활을 통해 건강을 개선시키는 것

7_3 지역보건법

① 1951년 지역보건 의료기관의 설치운영 및 지역 보건의료사업의 연계성 확보를 위해 「보건소법」 제정

② 1995년 국민보건 향상에 이바지함을 목적으로 「지역보건법」 제정

8. 공중보건수준 평가

8_1 공중보건수준평가

① 지역사회와 국가의 건강수준을 수량으로 표현한다는 것은 어려운 일이다.

② 공중보건수준을 평가하는 다양한 지표들이 있지만 절대적인 것은 아니다.

③ 건강수준을 정확하게 나타낼 수 있는 지표가 있으면 합리적이겠지만, 연속선상에서 동적으로 변동되는 건강을 정확하게 측정하는 것은 매우 어려운 일이다.

④ 인간집단의 공중보건수준을 평가하기 위해서 반대 개념인 사망력을 이용한다. 사망력이 사용되는 이유는 건강지표보다 객관적으로 판단이 가능하기 때문이다. 대다수의 국가에서 행정통계를 통한 출생과 사망 정보를 집계하므로 이를 통해 간접적인 측정을 한다.

8_2 WHO 건강지표

WHO는 건강지표(health indicator)에 의한 건강수준을 측정하며, 다른 국가들과 비교가 가능한 지표로서 다음의 4가지를 제시하고 있다.

(1) 비례사망지수(Proportional mortality indicator : PMI)

비례사망지수는 1년 동안의 전체 사망자에 대한 같은 해 50세 이상의 사망자를 표시하는 비율을 말한다. 비례사망지수의 수치가 높게 나올수록 전체 사망자 중에서 고령자의 비율이 높다는 것을 의미하므로 보건수준이 높음을 반영한다.

(2) 평균수명(Expectation of life)

0세의 평균여명을 평균수명이라 하며, 어떤 연령의 사람이 앞으로 평균적으로 몇 년을 더 살 수 있는지에 대한 통계적 기대치를 나타내는 것을 의미한다.

(3) 보통사망률(Crude death rate : CDR)

특정년도의 인구 중에서 같은 해에 발생하는 총 사망자수를 의미한다.

(4) 영아사망률(Infant mortality rate)

출생 1,000명에 대한 생후 1년 미만의 영아사망수로 나타낸다.

영아사망률이 공중보건수준을 나타내는 지표로 사용되는 것은 영아가 영양, 질병, 환경 등 외적인 요소에 매우 민감하게 반응하고, 영양섭취 문제, 산전관리, 산후관리, 경제상태, 환경 위생 상태, 의료수혜 정도, 교육 정도 등에 따라 크게 영향을 받기 때문이다.

2
건강과 질병 발생

1. 건강
2. 질병
3. 공중보건학의 사업 수행요소
4. 보건사업의 대표적 사례

1. 건강

1_1 건강의 정의

① 생명의 존엄성을 유지하는 기본적 요소
② 인간은 누구나 건강을 가장 소중한 재산으로 생각하며 언제, 어디서든 행복하게 살아갈 권리가 있다.
③ 건강의 정의는 시대와 역사의 변천에 따라 변화
④ 같은 시대라도 문화적 상태의 차이와 개인이나 집단에 따라 다르게 변화되는 추이

(1) 광의의 건강증진

① 질병의 치료나 예방에 그치는 것이 아니라, 건강향상을 위해 사람들이 지니고 있는 잠재력이 충분히 발휘될 수 있도록 이를 개발
② 건강을 유지하기 위한 예방의학적, 환경보호적, 행동과학 및 보건 교육적 수단을 강구하는 것이라고 할 수 있다.

(2) 협의의 건강증진

① 어떤 특정한 질병이나 보건문제의 해결을 목적으로 하는 것이 아니라 비병원성기에 있는 개인의 신체적, 정신적 안녕과 능력향상을 도모하려는 1차적 예방수단이라고 볼 수 있다.
② 건강증진의 개념은 질병발생의 위험이 있는 사람들을 대상으로 생활양식과 습관을 건강에 유익하게 바꾸는 즉 건강행동의 개선을 통하여 건강향상을 도모하려는 교육적, 사회적, 환경적 접근 방법의 개입이라 할 수 있다. 따라서 건강증진은 대중 참여에의 유도, 지역사회 보건 서비스의 강화이다.
③ 적절한 공공정책 수립, 지원적 환경조성, 개인의 건강관리 기술 개발, 진료서비스 등 전반적인 건강향상을 위한 보건서비스로의 역할을 포함한다.

1_2 세계보건기구 헌장(전문)에서의 건강

① 이 헌장에 서명한 국가들은 유엔 헌장에 따라 다음의 원칙들이 모든 인류의 행복, 조화된 인간관계, 그리고 안전을 위하여 가장 기본적인 것임을 선언한다.
② 건강은 단지 질병이 없거나 육체적으로 허약하지 않을 뿐 아니라 육체적, 정신적 및 사회적 안녕이 완전한 상태이다.

③ 얻을 수 있는 최상의 건강을 향유하는 것은 인종, 종교, 정치적 신념, 경제적 혹은 사회적 조건 등에 관계 없이 모든 인간의 기본적인 권리 중 하나이다.

④ 모든 인류의 건강은 평화와 안전을 달성하는 기초이고, 그것은 개인과 국가가 충분히 협조하는 데 달려 있다.

⑤ 어떤 국가에서든지 건강을 증진하고 보호하는 것은 모든 사람에게 가치 있는 일이다.

⑥ 여러 국가들에서 건강의 증진과 질병관리 특히 감염병 관리가 균형 있게 발전되지 못하면 이것은 바로 인류의 공동위험이 된다.

⑦ 어린이들이 건강하게 자라는 것은 근본적으로 중요한 것이며, 변화하는 모든 환경 속에서 조화를 이루며 살아가는 능력은 어린이의 성장에 필수적이다.

⑧ 모든 인류에게 의학적, 심리학적, 그리고 이와 관련된 지식을 알려주는 것은 최상의 건강을 유지하는 데 필수불가결한 것이다.

⑨ 충분한 의견제시와 사회 각 부문 간의 적극적인 협력은 국민의 건강을 증진시키는 데 대단히 중요하다.

⑩ 정부는 국민의 건강에 대한 책임을 져야 하며, 이 책임의 완수는 적절한 보건 또는 사회적 방안의 개발을 통해서만 가능하다.

⑪ 이러한 원칙들을 받아들이며 모든 국민들의 건강을 증진시키고 보호하기 위하여 나라 사이에, 그리고 다른 나라의 국민들과 서로 협력할 것을 목적으로 이 서명에 참여한 국가는 위의 헌장과 국제연합헌장 57조의 특정 의무를 갖는 기관으로서 세계보건기구의 설립에 찬성한다.

2. 질병

2_1 질병의 정의

① 건강에서 벗어난 상태, 즉 신체의 구조적, 기능적 장애로서 인간이 질병의 상태에 놓인다는 것은 숙주와 병인, 환경의 상호작용에 장애를 일으켜 항상성이 파괴된 상태라고 할 수 있다.

② 질병은 인간의 연령이나, 성, 저항력, 영양상태, 의료형태, 생활습관, 유전, 심리, 생물학적 특징 등과 병원체인 병인 사이에 균형이 깨어질 때 발생한다.

③ 환경은 물리적, 화학적, 사회적, 문화적, 경제적 환경을 통틀어 말하며, 인간과 병인 사이에서 지렛대 역할을 한다.

④ 인간이 우세하거나 환경이 인간에게 유리하게 작용하면 건강이 증진되지만, 병인이 우세하거나 환경이

인간에게 불리하게 작용하면 평형이 파괴되어 질병이 발생되며, 이 삼자가 평형을 이룰 때 건강을 유지하게 된다.

2_2 질병의 예방

(1) 질병의 예방

건강에서 회복, 불구, 사망에 이르기까지 전 과정에서 건강을 증진시키고, 질병발생을 억제하며, 질병을 조기에 발견하여 치료하고, 질병의 진전을 제한하며, 재활 활동을 통해 사회에 복귀시키는 전 과정을 말한다.

(2) 리벨(Leavell)과 클라크(Clark)는 질병관리를 종합적, 포괄적으로 하기 위한 적극적인 예방활동을 다음과 같이 설명하였다.

① 1차적 예방 : 질병발생 억제 단계

② 2차적 예방 : 조기발견과 조기 치료단계

③ 3차적 예방 : 재활 및 사회 복귀단계

질병의 자연사와 예방의 수준은 <표 2-1>에 나타낸 바와 같이 비병원성기 Ⅰ과 초기병원성기 Ⅱ는 1차적 예방단계이며, 불현성감염기 Ⅲ과 발현성질환기 Ⅳ는 2차적 예방단계, 회복기 Ⅴ는 3차적 예방단계이다.

〈표 2-1〉 질병의 자연사와 예방의 수준

비병원성기 I	초기병원성기 II	불현성감염기 III	발현성질환기 IV	회복기 V
적극적 예방	소극적 예방	중증화의 예방	진단과 치료	무능력의 예방
환경위생 (개선)	특수예방	조기진단 및 치료	악화 방지, 장애의 제한을 위한 치료	재활
건강증진	예방접종	집단 검진	제한을 위한 치료	사회 생활 복귀

(3) 예전에는 의료를 발현성 질환기에서 진단, 특히 치료에 역점을 두었으나 현대 의료는 적극적 예방에서 재활에 이르는 각 수준을 전부 연계하여 다루는 총괄적 의료를 강조한다.

(4) 예방의 수준은 다음의 세 가지 차원으로 구분한다.

① 1차 예방으로, 질병이 발생하기 전에 사전 예방을 하거나, 만일 발생하더라도 그 '정도'를 약하게 하는 것

이다. 예방의 수준에서 적극적 예방과 소극적 예방이 여기에 속한다.

② 2차 예방으로, 일단 감염되었으나 조기에 발견, 치료함으로써 질병의 중증화를 예방하거나 병의 악화를 지연시키며 적은 비용으로 효율적으로 치료하는 것을 말한다. 예방의 수준에서 중증화의 예방과 효율적인 치료가 필요하다.

③ 3차 예방으로, 질병에 대한 잔재효과를 최대한 예방하여 장애를 예방하고 재활할 수 있도록 정책개발과 자립지원을 수행함으로써 사회생활에 적응할 수 있도록 노력하는 것이다.

2_3 질병의 발생

(1) 질병의 발생

① 몇 가지 결정요인에 의하여 결정된다.

② 인간이라는 숙주, 질병을 일으키는 병인 및 인간이 살아가고 있는 환경이다.

(2) 숙주에 영향을 주는 요인

① 연령, 성별, 병에 대한 저항력, 영양상태, 유전적 요인, 생활습관 등이 있다.

② 사람에 따라 같은 세균의 침입을 받았더라도 저항력이나 영양상태에 따라 질병에 걸리는 사람과 질병에 걸리지 않는 사람이 있다.

③ 병인은 병원체의 독성 정도, 침입된 병원체의 많고 적음에 따라 숙주에 미치는 영향에 차이가 난다.

④ 병인에는 여러 가지 생물화학적 요인, 유해 중금속 등 물리화학적 요인과 정신질환을 일으키는 각종 사회경제적인 요인이 있다.

⑤ 환경은 숙주와 병인 간의 관계에서 지렛대 역할을 하며, 인간을 둘러싸고 있는 물리적, 생물학적, 사회적, 경제적인 것들을 모두 포함한다.

⑥ 환경은 건강과 질병에 크게 영향을 미친다.

⑦ 예전에는 많은 전염병들이 발생하였으나 현재, 급성 전염병들은 의학의 발전, 영양의 개선, 환경의 개선, 생활수준의 향상 등으로 급격히 감소하는 추세이다. 반면 산업의 발달 등으로 인해 환경오염의 심화, 유해 화학물질의 증가로 예전에는 없었거나 발생이 적었던 질병이 출현하였다.

〈그림 2-1〉 Gordon의 질병 혹은 유행의 발생기전

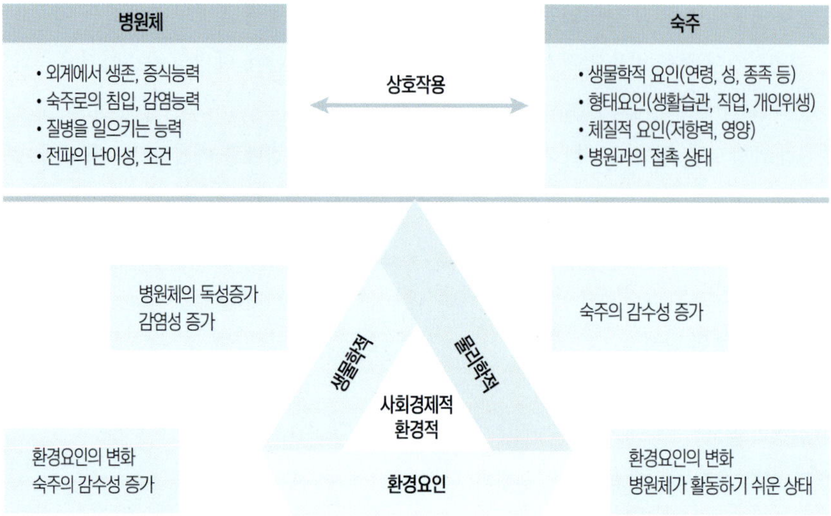

2_4 건강과 질병의 결정요인

인류의 건강에 영향을 미치는 건강 결정요인은 유전적인 요인으로부터 사회·경제적인 요인, 생활양식 및 건강 형태요인 등에 이르기까지 다양하다. 건강과 질병의 주요 결정요인을 간단히 살펴보면 다음과 같다.

(1) 유전적 요인

유전적 요인은 건강과 노화과정에 영향을 미친다고 알려져 있으나 어떠한 영향을 미치는지는 아직 확실히 밝혀지지 않았다. 다만 사망의 20~25% 정도가 유전적 요인에 의하여 설명된다고 추정하고 있다.

(2) 사회·경제적 요인

사회·경제적 요인으로는 직업의 유무, 작업환경, 교육수준, 거주환경, 가족상태 등이 포함되며, 이는 사회계층 또는 사회 계급으로 표현된다. 일반적으로 사회, 경제적 수준이 높은 계층의 사람들은 그렇지 않은 계층의 사람들에 비해 건강하게 오래 살고 있는 것으로 보고되고 있다.

(3) 생활양식 및 건강형태 요인

생활양식과 건강형태 요인으로 흡연, 음주, 식이, 육체적 운동, 일상 활동, 작업 형태 등이 포함되며 건강에 가장 큰 영향을 미치는 요인으로 알려져 있다.

(4) 환경요인

환경요인에는 생물학적 환경, 물리·화학적 환경 및 사회적 환경이 있다. 특히 건강과 관련된 사회적 환경으로는 보건의료체계, 사회보장제도, 고용 및 실직, 교육제도, 개인의 사회적 지지정도, 사회적 관습, 대중매체 등이 포함된다. 특히 대중매체는 건강에 대해서 긍정적인 면과 부정적인 면 모두에 영향을 미칠 수 있다.

(5) 성 관련 요인

건강상태는 일생을 통하여 성별에 의한 차이가 나타난다. 남자는 여자에 비해 흡연, 음주 및 외부의 위험요인에 폭로되는 정도가 높기 때문에 남자의 평균수명이 여자보다 짧다. 여성의 노년기 인구가 상대적으로 남성에 비하여 많기 때문에 만성질환 환자나 장애인이 많다.

(6) 정치적 요인

① 한 국가의 정치체계는 사회경제적 부문과 보건의료체계에 영향을 미치며 이는 인구집단의 건강에도 중요한 영향을 미친다.
② 보건정책은 보건의료서비스의 제공조직과 전달체계, 사회보장 및 의료보험제도에 영향을 미침으로써 국민들의 건강상태에 중요한 결정요인으로 작용한다.
③ 예전에는 '건강은 개인의 문제이며 그 책임은 개개인에게 있다.'는 견해가 지배적이었다.
④ 오늘날은 산업의 발달 및 도시화의 집중 등으로 개인이 건강의 모든 책임을 지기에는 조건이 매우 복잡하고 불가능해졌다.
⑤ 과거에는 공중보건의 분야를 환경위생과 전염병 예방에 국한시켰으나, 오늘날에는 윈슬로의 정의에서 규정하는 공중보건의 범위는 물론 더 나아가 많은 범위들이 추가되었다.
⑥ 지역사회 개념을 넘어 국가로 확대되고 이는 세계 환경보호까지 범위가 확대되어 공중보건의 중요성이 더욱 더 커져 가고 있는 실정이다. 또한 공중보건학은 신체적, 정신적 안녕과 수명 연장에 있으므로 국가의 정치적인 요소가 공중보건학에 영향을 미친다.
⑦ 앞으로 공중보건학의 범위는 더욱 확대될 것이다.

3. 공중보건학의 사업 수행요소

공중보건 사업수행의 3대요소로는 보건교육, 보건행정, 보건관계법이 있으며 이 중 보건교육이 가장 중요하다. 또한 보건사업의 계획수립 시에는 인력, 시설 및 장비, 재정, 조직 등이 고려되어야 한다.

(1) 지역보건법에서 다루고 있는 보건사업

① 국민건강증진 보건교육, 구강건강 및 영양개선사업

② 감염병의 예방, 관리 및 진료

③ 모자보건 및 가족계획사업

④ 노인보건사업

⑤ 공중위생 및 식품위생

⑥ 의료인 및 의료기관에 대한 지도 등에 관한 사항

⑦ 의료기사, 의무기록사 및 안경사 등에 관한 사항

⑧ 응급의료에 관한 사항

⑨ 농어촌 등 보건의료에 관한 특별조치법에 의한 사항
(공중보건의사, 보건진료원 및 보건진료소에 대한 지도 등)

⑩ 약사 및 마약·향정신성의약품의 관리에 관한 사항

⑪ 정신보건에 관한 사항

⑫ 가정 및 사회복지 시설방문 보건 의료사업

⑬ 지역주민에 대한 진료, 질병관리(건강진단 및 만성퇴행성질환) 등

⑭ 보건에 관한 실험 또는 검사에 관한 사항

⑮ 장애인 재활사업 등 기타 보건복지부령의 사회복지사업

⑯ 지역주민의 보건의료 향상·증진 및 이를 위한 연구 등에 관한 사업

4. 보건사업의 대표적 사례

4_1 가족계획사업

▶ **6.25전쟁 이후 베이비붐으로 인한 급격한 인구 증가로 전 국민이 빈곤상태에 처하자 1961년에 인구증가 억제정책이 도입되었다.**

① 가족계획사업 초기단계(1962~1964년) : 가족계획 심의위원회 구성, '가족계획 조사평가반' 운영, 가족계획 지도요원 수료식

② 가족계획사업 10개년 계획(1962~1971년) : 인구증가율을 3.5%에서 2.0%로 낮추는 것을 목표로 20~44세 부인의 피임 실천률을 45%로 높이기 위해 31.5%는 정부 지원을 통해, 나머지 13.5%는 자비부담을 통

해 달성한다는 것이다.

③ 1973년 모자보건법 제정 : 피임시술의 무료 보급, 인공 임신중절의 법적 허용한계 설정

④ 산아제한 계몽 : 2자녀 이하 종합소득세 인적공제 제한(1977), 여성상속원 인정(1977), 2자녀 공공주택입주 우선권 부여(1978)

⑤ 1981년 인구증가 억제정책 발표 : 피임시술비 인상, 남녀차별을 시정하기 위한 사회제도 개선, 피임실천 및 소자녀관 촉진을 위한 규제 및 보상제도 등

⑥ 1996년 인구 억제정책 폐지 : 출산율이 1960년 6.0명에서 1983년 2.1명으로 감소, 1995년까지 1.7명 내외의 낮은 출산율 유지로 인구증가 억제정책은 성공하였다. 그러나 장기적으로 사회경제적 발전에 도움이 되지 못한다는 전문가 집단의 의견에 따라 1996년 인구 억제정책을 폐지하고, 인구자질 및 복지 정책으로 인구정책의 방향을 전환하였다.

4_2 지역사회 보건사업

(1) 지역사회 보건사업의 추진

① 1960년대 말에 '시블리'라는 선교의사가 거제도에서 처음으로 실천

② 1970년대

㉠ 연세대 의대의 강화도 사업, 서울대 보건대학원의 춘성 보건사업, 이화여대 의대의 경기도 수동면 사업 진행

㉡ 대부분 의료시설이 없는 농촌지역에서 정부가 1차 보건의료사업을 실시하였다.

③ 1980년대

㉠ 질병치료에 대한 요구가 높은 농촌문제를 해결하기 위해 농촌지역 의료보험 사업을 전국적으로 실시하였다.

㉡ 지역사회보건사업의 인력 모두 정부의 의료보험 기구로 흡수하였다.

(2) 보건의료전달체계의 개발

① 대형병원, 중소병원, 개인의원, 보건소 사이의 경쟁구도가 의료 재정의 낭비 요인이 될 수 있으므로 전국 모든 보건의료기관의 역할 설정과 체계를 1차, 2차 및 3차 진료 개념으로 구성

② 1990년대 이후 생활수준의 향상에 따라 질병치료는 대부분 민간 의료기관에서 담당, 지역사회보건사업의 내용은 대부분 보건소의 정규 업무로 이관되었다.

3
공중보건의 발전사

1. 고대기(기원전~A.D. 476년)
2. 중세기(암흑기, 476~1453년)
3. 근세(여명기, 요람기, 1453~1850년)
4. 근대(확립기, 1850~1900년)
5. 현대(발전기, 1900년 이후)
6. 우리나라의 공중보건

1. 고대기(기원전~A.D. 476)

(1) 메소포타미아 의학

① 질병은 죄의 결과라고 간주하여 신들을 섬기고 주문을 외워야 질병에서 해방된다고 생각하였다.

② 나환자는 도시에 들어오는 것이 금지(환자격리)되었고, 성병환자는 추방되었다.

③ 종교의식에 따른 목욕, 수도오염금지법 등 위생적 청결관념이 보급되었다.

(2) 고대 이집트 의학

① 주술 종교적 의술과 경험적, 합리적 의술이 구별되면서 발달하였다.

② 매장법과 식육검사, 토제(吐劑)나 하제(下劑)를 사용하여 신체를 정화하도록 하거나 가옥청결법(배수와 물대기를 위한 물도랑이 있었다), 신체섭생법 등이 시행되는 등 위생학이 특별히 발달하였다.

(3) 고대인도의 의학

① 최초로 뇨(尿)의 감미로 당뇨병을 증명하였다.

② 사상적 배경인 자연철학이나 점성학을 과학적 요소와 종교적 요소로 의료에 연계하였다.

③ 콜레라와 나병의 증후와 요법, 말라리아가 모기에 의해 전파된다는 것도 예상하였다.

④ 영양상태를 좋게 하는 식이요법으로 치료하는 데 관심이 증가하였다.

⑤ 우물, 하수, 쓰레기수집장 등 위생시설이 발달하였다.

(4) 고대로마의 의학

① 고대 그리스의 의학과 위생학을 계승하였다.

② 하수도, 공동목욕탕, 기타 위생 시설이 발달하였다.

③ 종교인의 손에 시술된 의학은 부유층이 독점하였다.

④ 2세기경부터 공적인 의사제도를 채택하였다.

2. 중세(암흑기, 476~1453년)

(1) 공중보건의 암흑기

① 중세기는 로마제국이 멸망한 기원 476년부터 동로마제국이 몰락한 기원 1453년 사이의 약 1,000년을 중세시기로 간주하던 시기

② 문화적으로 암흑기라고 표현되는 이 시대사상의 핵심을 이룬 초기 기독교 사상은 그리스와 로마의 물질주의적 사상에 따른 극도의 사치주의에 대한 반발과 종교적인 경건사상에 의거하여 육체를 경시하고 육체적 금욕을 행동의 규범으로 삼고 있는 시기로, 각종 전염병이 창궐했던 공중보건의 암흑기였다.

(2) 콜레라의 유행

① 7세기에 이슬람교가 아프리카, 아시아 등에 널리 퍼짐에 따라 신도들이 종교적인 행사로 마호메트(Mohammed) 출생지인 메카(Mecca)로 순례를 가게 되었는데, 순례를 갈 때마다 각처에서 몰려든 사람들 사이에 콜레라가 만연하였다. 이 순례자들이 귀향하는 경유지와 그들의 고국에 콜레라를 파급시키는 결과를 일으키면서 전염병이 범세계적으로 유행하게 되었다.

(3) 한센병의 유행

① 중세기 초에 이집트에서 아시아로 전파된 것으로 알려진 한센병은 십자군과 다른 민족의 대이동으로 유럽 각지에 전파되었다.

② 이 병은 천벌로 인식되어 민법상 사망으로 간주되었고, 환자와 접촉하는 행위 및 환자의 이동을 금지하는 법률을 제정하였다.

③ 한센병자들은 흰색 옷을 입고 종을 울리면서 다니도록 하였으며, 그 결과 나병이 점차 감소하였다.

(4) 페스트의 유행

① 14세기의 페스트 유행은 전 유럽을 휩쓸어 전체인구의 25%에 해당하는 2,500만 명의 사망자를 발생시킨 죽음의 병으로 악명을 떨쳤다.

② 페스트 유행 당시, 병원균을 생각하지 못했으나 접촉전염설이 대두되었다.

③ 페스트에 대한 대책으로 환자의 색출, 격리소의 설치, 환자의 의복과 침상의 소각, 항구의 폐쇄, 검역기간 규정 등 이론적으로는 오늘날의 대책과 별 차이가 없는 조치를 강구하였다.

④ 베니스에서는 1348년에 오염되었거나 의심이 가는 배와 여행자의 입항을 금지시켰다.

⑤ 라구사(Ragusa : 현재의 두브로브니크)에서는 페스트 유행지역에서 온 여행자는 항구 밖의 일정한 장소에서 질병이 없어질 때까지 2개월간 머물다가 입항이 허락되었다. 이는 역사적으로 검역의 시초가 되었다.

(5) 중세말기의 방역규정

과밀한 주거, 채광, 협소한 과옥, 불완전한 가옥, 불충분한 배수구, 비위생적 사체 매장에 대한 방역규정을 제정하였다.

3. 근세(여명기, 요람기, 1453~1850년)

(1) 공중보건학의 기초가 되는 시기

① 중세기의 암흑기가 붕괴되고, 근대과학기술(공중보건 발전에 있어서 불가결한 수단)이 태동하는 르네상스(Renaissance) 시대

② 이탈리아 의사 라마찌니는 1700년도에 『직업인의 병』(De Morbis Artificum Diatriba)을 발간하여 산업의학의 아버지로 불리게 되었다.

③ 영국의 프랭크(Frank)는 『전의사 경찰체계』라는 12권의 저서를 출간하였다. 이는 최초의 공중보건학 저서로 '국민의 건강은 국가의 책임'이라는 개념을 도입시켰다.

(2) 유행병에 대한 연구

① 16~17세기 유럽에서는 발진티푸스, 괴혈병, 매독 등의 유행이 있었고, 천연두, 페스트가 다시 광범위하게 유행하였다.

② 이탈리아 의사인 프라카스토로는 병인으로서 눈에는 보이지 않는 종의 존재를 논하여 유행병에 대한 가설을 제시하였다.

③ 영국의 시덴함은 질병의 경과를 관찰하여 유행병 발생의 자연사(自然史)를 기록하였다.

④ 레벤후크는 프라카스토르가 주장한 종(種)의 존재를 확인한 현미경을 발명하였다.

(3) 공중보건법의 등장

스웨덴은 1749년에 세계 최초로 국제조사를 실시하였다.

① 1798년 제너(Jenner)에 의해 우두접종법이 발견된 후 두창 예방뿐만 아니라 여러 질병에 대하여 통계적 분석을 적용하였다.

② 1842년 채드윅(Chadwick)의 『대영제국의 노동자 계층의 위생 상태에 관한 보고서』에서 제시된 위생개혁의 시급성, 지역 공중 보건활동의 중요성, 이를 위한 중앙·지방을 일괄하는 보건행정기구 확립의 중요성 등의 기본적인 개념은 오늘날에도 공중보건과 보건행정의 원칙으로 준용된다.

③ 채드윅의 보고서의 결과로 1848년, 세계에서 최초로 "공중보건법(Public Health Act)"을 제정하였다.
④ 중앙 및 지방에 보건국을 설치하는 한편, 영국 통계국에서는 파르(Farr)에 의하여 "인구동태등록제"가 확립되었다.

4. 근대(확립기, 1850~1900년)

① 1855년 영국의 스노우(John Snow)가 발표한 『콜레라 발생의 전파양식에 대하여(On the Mode of Communication of Cholera)』는 오늘날에도 역학의 성서로 불린다.
② 1883년 독일의 비스마르크(Bismarck O)가 세계에서 최초로 「질병보험」을 실시, 1889년에는 노령폐질보험법을 실시하였다.
③ 1866년 독일의 페텐코페르(Pettenkofer M)는 세계 최초로 위생학 강좌를 뮌헨대학에 개설, 영양, 의복, 환기, 난방, 상하수 등 위생학 전 분야를 실험실에서 연구하는 실험위생학을 확립하여 '환경위생학의 아버지'라 불리고 있다.
④ 1872년 미국에서 최초로 "공중보건협회(American Public Health Association)"를 창설하여 지금까지 활발하게 활동하고 있다.
⑤ 1876년 로버트 코흐(R. Koch)는 세균을 분리 배양하는 데 성공하고, 1882년에는 결핵균을, 1883년에는 콜레라균을 발견하였다.
⑥ 1880년 루이 파스퇴르(L, Pasteur)는 닭 콜레라 백신을 개발하였으며, 1883년에는 돼지 단독백신을, 1884년에는 광견병 백신을 개발하였다.

5. 현대(발전기, 1900년 이후)

(1) 영국의 공중보건학의 발전

① 1920년 영국 보건성의 '의료 및 관련 서비스에 관한 자문위원회의 도손보고서(Dawson Report)'에서 보건소의 구상을 최초로 구체적이고 선명하게 제시하였다.
② 1948년 '요람에서 무덤까지'라는 구호와 같이 거의 완벽한 사회보장제도를 세계에서 최초로 실시하였다.

③ 1952년 런던의 대기오염으로 인해 1956년에 대기청정법(大氣淸淨法)을 제정하였다.

(2) 미국의 공중보건학의 발전

① 1910년 공중보건학의 대표적인 교과서로 알려진 로제나우(Rosenau)의 '공중보건학과 예방의학(Public Health and Preventive Medicine)'이 발간되었다.

② 1935년 세계 최초의 사회보장법(Social Security Act)을 제정하였다.

③ 1948년 국립보건원(NIH)을 설립하고, 1952년 질병관리본부(CDC)를 설립하였다.

④ 1979년 라론디 보고서(Lalonde Report)가 발표된 이래 건강국민(Healthy People)을 제시하여 건강국민 2000을 거쳐 2010까지 나왔다.

(3) 세계 각국의 공중보건

① 1948년 4월 7일 세계보건기구(WHO)가 설립되었다.

② 1972년 6월 스웨덴의 스톡홀름(Stockholm)에서 제1회 UN 인간 환경 회의가 개최되어 공해의 심각성이 논의되었고, 지구는 하나(Only One Earth)라는 슬로건이 채택되었다.

③ 일본은 국민건강가꾸기(1978~1987), 활력 있는 인생 80 건강계획(1988~1997), 건강일본21(1998~2000) 등을 만들어 추진하였다.

④ 1992년 6월에는 브라질의 리우데자네이루에서 180여 개국의 정부 대표단과 83개국 정상들이 모인 환경정상회담(Earth Summit)에서 리우환경선언(Rio Declaration)을 선포하고, 지구인의 행동강령인 의제 21(Agenda 21)을 채택하였다.

⑤ 2002년에는 남아프리카공화국의 요하네스버그에서 세계정상회의가 열렸다. 1992년에 선언된 리우환경선언의 10년간 추진성과를 평가하고 향후 구체적인 추진계획을 마련하기 위해 194개국 정부 대표단, 국제기구 각국 NGO 등 4만여 명이 참가하여 '지방의제 21(Local Agenda 21)'을 선언하고, 환경과 개발에 대한 유엔환경회의를 개최하였다.

⑥ 아직까지 후천성면역결핍증(AIDS)이나 악성 신생물 등 정복되지 않은 질병들은 물론 중증급성호흡기증후군(SARS), 광우병, 조류독감 등 신종 질병들이 국제적으로 문제시되고 있다.

〈그림 3-1〉 공중보건사 발달사

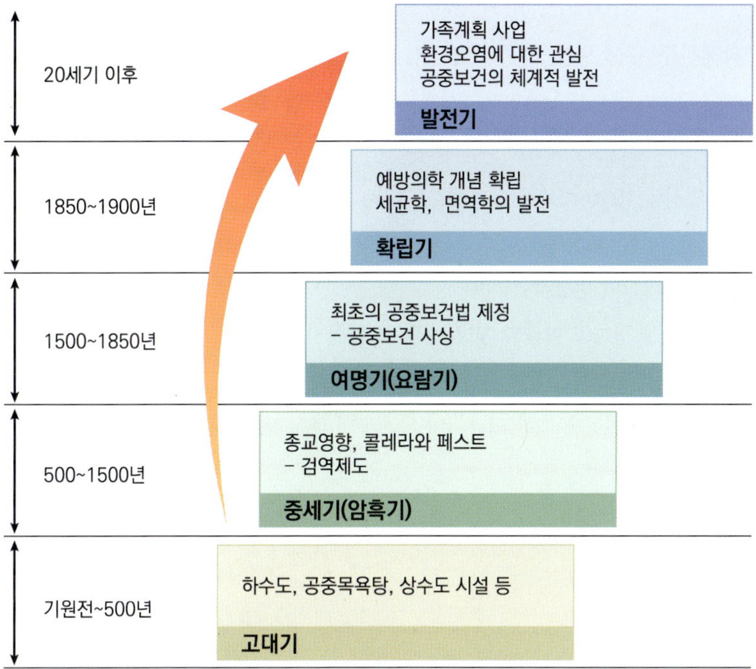

6. 우리나라의 공중보건

6_1 조선시대

① 1882년 전라도 우두국 운영, 조선 최초 정부 우두사업

② 1883년 충청도 우두국 운영, 비용 2900냥

③ 1897년 6월 종두의 양성소 설치, 첫 졸업생을 배출하였다.

6_2 대한제국시대(1897~1910)

① 1895년 우두종계소를 두어 서울 전 지역을 5서로 나누어 우두를 시술하였다.

② 1900년 6월 「한성종두사관제」를 공포하였다.

③ 1899년 「각지방종두세칙」, 한성의 국가 부담원칙과 달리 접종자 부담 원칙, 접종 수입을 국가에서 관리하였다.
④ 1905년 「광제원종두지소세칙」, 종두사업이 단일조직으로 통일되었다.

6_3 한일합병시대(1910~1945)

① 한·미의학과 일본의학이 병립하던 시대
② 9종의 법정전염병을 정하고 이들의 예방, 관리, 소독실시 등을 엄격히 수행하던 시대
③ 1915년 전염병 예방 및 소독방법에 관한 규칙, 1918년 폐결핵 예방에 관한 규칙
④ 조선에 거주하는 일본인들에 대한 의료서비스 제공이 주목적으로 식민정책의 일환

6_4 대한민국시대(1945~)

(1) 정부조직의 변화

① 1945년 법령 제1호로 위생국을 설치하고, 총독부의 경무국 위생과를 폐지하였다.
② 1949년 3월 보건부로 독립, 의정, 약정, 방역 3국을 설치하였다.
③ 1955년 2월 보건사회부 공포. 1994년에 보건보지부로 개칭 후 2008년 보건복지가족부가 2010년 보건복지부로 개칭되었다.

(2) 우리나라의 보건소 사업

① 1946년 서울에 모범보건소 설치
② 1956년 보건소법이 제정되어 시·도 관할 보건소 설치
③ 1962년 보건소법의 전면개정으로 도시에는 인구 10만 명당 1개, 농촌은 군단위에 1개의 보건소 설치, 1969년에는 읍·면에 보건지소 설치
④ 1995년 지방자치제 실시와 더불어 기초자치단체가 지역의 보건사업을 계획하여 중앙정부로 올려 보내어 검토를 받아 실시하는 지역보건법으로 대체하였다.
⑤ 1978년 국민의료를 위한 특별조치법 제정, 군의관 및 치과군의관을 농어촌지역 보건지소에 배치함으로써 무의면(無醫面) 문제를 해소하였다.
⑥ 2017년 현재 254개의 시·군·구 보건소(15개 보건의료원 포함)와 1332개의 보건지소, 1905개의 보건진료소가 운영된다.

(3) 우리나라의 가족계획사업

① 1961년 발족된 대한가족계획협회를 통해 출산율 감소를 장려, 이는 우리나라 민간단체가 보건사업에 참여한 시초

② 1983년 인구대체수준인 2.1 이하로 출산율이 감소하자 모자보건증진을 위한 출산조절사업으로 전환하고, 대한가족계획협회의 명칭을 대한가족보건복지협회로 변경 후 2005년 인구보건복지협회로 다시 변경하였다.

(4) 우리나라의 결핵사업

① 1952년부터 초등학교 아동 및 미취학 아동 등을 대상으로 대대적인 BCG 접종사업을 추진하였다.

② 1953년 발족한 결핵협회의 협력하에 1965년 유병률 5.1%에서 1995년에는 1.0%, 2007년에는 0.29%로 격감했으나 선진국에 비하면 높은 편이다.

③ 세계보건기구(WHO)가 발표한 세계 결핵 현황 보고서에서 2016년도 우리나라 결핵 발생률은 77명(10만 명당), 사망률은 5.2명(10만 명당)으로, 여전히 OECD국가 중 1위를 차지한다.

④ 2022년까지 전 세계 결핵 퇴치수준(10만 명당 10명 이하)의 목표를 지향하기 위해 조기발견을 통한 전파차단 및 예방, 환자중심의 관리와 지지, 연구개발 및 진단, 국내외 협력체계 구축을 추진전략으로 제2기 결핵관리종합계획(2018~2022)을 수립하여 적극적으로 추진하고 있다.

(5) 우리나라의 의료보장제도

① 1963년 의료보험법 제정, 임의가입방식으로 실질적인 효과는 미비하였다.

② 1977년 7월부터 500인 이상의 근로자를 대상으로 강제 적용하였다.

③ 1979년 공무원 및 사립학교 교직원에 대한 의료보험제도를 실시하였다.

④ 1989년 7월 도시 지역의료보험 실시, 전 국민 의료보험 시대

⑤ 1998년 10월 지역의료보험에서 조합 간 재정력의 격차, 농어민에 대한 과중한 보험료 부담 등의 문제점들이 나타나 지역의료보험조합과 공·교공단이 통합되어 2000년 7월부터 조직적으로 통합된 의료보험체계가 출범되었다. 2003년에는 재정 통합까지 완전하게 이루어졌다.

(6) 우리나라의 건강증진사업

① 국민건강증진 종합계획(Health Plan, HP)

「국민건강증진법」제4조에 근거하여, 국민의 건강증진·질병예방을 위한 건강증진정책의 방향을 제시하는 범정부적 중장기 종합계획으로서 제1차 계획(2002~2005), 제2차 계획(2006~2010), 제3차 계획(2011~2020), 제4차 계획(2016~2020)을 수립하여 체계적으로 수행하고 있다.

② 제3차 국민건강증진종합계획(HP 2020)의 목표 및 주요내용

㉠ '얼마나 건강하게 오래사는가'를 나타내는 지표인 건강수명을 연장(2007년 71세→2020년 75세) 및 건강형평성 제고를 목표로 온 국민이 함께 만들고 누리는 세상을 비전으로 제시하였다.

㉡ 주요내용 : 총 6개 분야의 27개 중점과제를 선정하여 각 중점 과제별로 140개 세부사업을 계획하고, 국민건강 수준과 건강정책 효과를 측정할 수 있도록 17개 대표지표를 선정하였다.

〈표 3-1〉 제4차 국민건강증진종합계획(HP 2020) 사업분야

건강생활 실천	만성 퇴행성질환과 발병위험요인관리	감염질환 관리	안전환경보건	인구집단 건강관리
• 금연 • 절주 • 신체활동 • 영양	• 암 • 건강검진 • 심뇌혈관 질환 • 비만 • 정신 건강 • 구강검진	• 예방접종 • 비상방역체계 • 의료 관련 감염 • 결핵 • 에이즈	• 식품안전 • 손상예방	• 모성 건강 • 영유아 건강 • 노인 건강 • 근로자 건강 증진 • 군인 건강 증진 • 학교보건 • 취약가정 건강 • 장애인 건강

(출처 : 한국건강증진개발원)

③ 지역사회 통합건강증진사업

㉠ 지역사회 통합건강증진사업이란 지차체가 지역사회 주민을 대상으로 실시하는 건강생활실천 및 만성질환 예방, 취약계층 건강관리를 목적으로 하는 사업을 통합하여 지역사회 특성과 주민의 요구가 반영된 프로그램 및 서비스 등을 기획·추진하는 사업이다.

㉡ 사업분야 : 금연, 절주, 신체활동, 영양, 구강보건, 심뇌혈관 질환관리, 한의약 건강증진, 치매관리, 방문건강관리 등

㉢ 사업방법 : 기본 개별사업 간 경계를 없애고 개인별·생활터·인구집단별 특성에 맞는 서비스 제공방식 수행

〈표 3-2〉 지역사회 통합건강증진사업 추진체계

보건복지부

- 사업계획수립, 지침 시행 등 사업 총괄 조정
- 국고보조금 확보
- 시·도 및 시·군·구 성과 관리
- 시·도 및 시·군·구 사업에 대한 기술 지원·감독

한국건강증진개발원

- 사업 성과관리
- 사업 모델개발 및 우수사례 보급
- 사업 모니터링, 자문 및 기술지원

광역자치단체(시·도)

- 시·군·구 예산배정
- 시·도 통합건강증진사업지원단
- 시·군·구 사업에 대한 기술지원 감독
- 시·군·구 사업교육 총괄

시·도 통합 건강증진사업지원단

- 시·도 정책방향 설정 지원
- 시·군·구 교육 및 훈련
- 시·군·구 사업 모니터링 및 성과관리 지원

기초자치단체(시·군·구 보건소)

- 사업계획서 작성
- 시업개발 및 우선순위 설정
- 각 사안별 예산배분, 집행관리
- 건강증진사업 수행
- 사업분야 자체평가 실시

한국보건복지인력개발원

- 지차체 인력 교육 총괄 관리
- 시·도 지원단 교육지원, 교육 성과관리
- 통합건강증진사업 교육협의회 운영
- 보건소 직급별, 직무별 교육 및 사이버 교육

사회보장정보원

- 지역보건의료 정보시스템 구축 운영
- 시스템 재정비

(출처 : 한국건강증진개발원)

4

인구와 보건

1. 인구의 개념
2. 인구의 현황
3. 보건지표
4. 생명표(Life-table)

1. 인구의 개념

1_1 인구의 정의

① 인구란 「어느 특정시간에 일정한 지역에 거주하고 있는 사람의 집단」으로 정의한다.

② 인구는 일정한 시기에 일정한 지역에 생존하고 있는 인간집단을 수량적으로 파악한 것이다.

③ 인구연구는 인구의 규모, 구조, 특성 및 분포와 관련하여 인구 현상과 그 변화 요인을 수량적으로 분석함과 동시에, 그 인구변화에 영향을 미친 사회, 경제 및 문화적 요인과 인구변수의 변화로 인해 사회 제반 현상에 미친 결과를 연구하는 학문이다.

④ 인구의 문제를 정확히 파악하는 것은 보건분야는 물론 사회, 경제문제 등에 가장 기본이 되는 것이다.

⑤ 인구는 출생, 사망 그리고 이동의 3요소에 의하여 변한다. 이를 인구변수(Components of population variables)라 한다.

1_2 인구의 분류

인구의 몇 가지 활용 분야에 따라 폐쇄인구, 안정인구, 준안정인구 및 정지인구 등의 이론적인 인구로 분류할 수 있다.

(1) 폐쇄인구

사회·경제적인 요인으로 인한 인구이동이 전혀 없고 다만 자연·생물학적인 출생과 사망에 의해 형성되는 인구

(2) 안정인구

폐쇄인구가 일정한 연령별 특수사망률과 출생을 유지해 나갔을 때 궁극적으로 어떤 일정한 연령구성을 유지하면서 기하급수적으로 증가하는 인구. 연령별 출생률과 사망률이 일정불변하여 충분한 시간이 경과한 다음에도 출생 및 사망의 질서가 일정하게 형성되는 인구 구성 상태를 말한다.

(3) 준안정인구

안정인구와는 달리 폐쇄인구가 일정한 연령별 특수 출생률만 유지된다는 조건하에 궁극적으로 나타나는 인구. 출생률은 불변하나 사망률은 다소 변하는 인구

(4) 정지인구

안정인구에서 자연인구 증가율이 0(zero)인 가상적인 인구. 인구의 증가나 감소가 없는 일정불변의 크기를 유지하는 인구를 의미한다.

1_3 인구의 발전

1) 인구론의 발전사

(1) 1662년 인구학의 시조, 존 그라운트(John Graunt)

① 출생, 사망에 관한 인구의 수량적 분석

② "사망표에 관한 자연적 또는 정치적 제 관찰" : 인구의 수량적 분석, 최초의 논문

③ 인구 변화에 관련된 사망력, 출산력, 혼인력 및 인구이동에 관한 이론을 제시

(2) 1885년 프랑스, 길라드(Achille Guillard)

인구학을 인구에 관한 수리적 인식, 즉 인구동태 일반과 자연적, 신분적, 지적 및 도덕적 인구정태에 대한 수리적 인식이라고 정의하였다.

(3) 멜더스(Thomas Robert Malthus)

인구론이 체계화되어 학문적으로 성립된 것은 멜더스(Thomas Robert Malthus)의 저서 『인구원론(The Principle of Population)』에서이다.

2) 인구와 보건

(1) 멜더스 주의(Malthusism)

① 18세기말 멜더스(Malthus)의 저서 「인구원론(The principle of population)」

㉠ 인구론을 체계화해 학문으로 성립시켰다.

㉡ 인구는 기하급수적으로 늘고, 식량은 산술급수적으로 늘기 때문에 인구의 억제가 필요하다는 이론을 전개하였다.

ⓐ 규제의 원리 : 인구는 반드시 생존 자료인 식량에 의하여 규제된다.

ⓑ 증식의 원리 : 인구는 특별한 방해 요인이 없는 한 생존 자료가 증가하면 인구도 증가한다.

ⓒ 파동의 원리 : 인구는 증식과 규제의 상호작용에 의하여 균형에서 불균형으로, 불균형에서 균형으로 부단한 파동을 주기적으로 반복한다.

② 적극적 억제

인구가 증가함에 따라서 제기되는 문제로서 죄악, 빈곤, 조기사망, 전쟁 등에 의하여 인구의 강력한 증가가 억제된다.

③ 예방적 억제

만혼, 결혼 억제, 금욕 등 출산을 의식적으로 회피하여 인구의 증가를 미연에 억제하자는 도덕적 억제를 주장하였다.

(2) 신멜더스 주의

① 멜더스 주의에서 인구규제를 위한 방법으로 만혼, 금욕 및 성적순결을 강조함으로써 이에 대한 역기능으로 각종 사회범죄와 사회악이 생기게 될 뿐만 아니라 현실적으로 성욕의 억제가 무리라는 주장이다.

② 프레이스(Fracis Place)

㉠ 피임에 의한 산아 조절을 주장하게 된 것이 신멜더스주의이다.

㉡ 실제적인 의료시설을 갖추고 피임 봉사활동을 한 사람은 폴란드 의사 야콥스(Aletta Jacobs)였다.

(3) 적정 인구론

① 캐논(E. Cannan)은 신멜더스주의를 발전

㉠ 적정인구이론은 인구와 자원과의 관련성에 근거한 이론

㉡ 인구의 과잉을 식량에만 국한할 것이 아니라 생활수준에 둠으로써 주어진 여건 속에서 최고의 생활수준이 주어질 때 실질소득을 최대로 할 수 있다는 적정인구론을 주장하였다.

㉢ 사회·경제적 여건하에서 국민 개개인의 최대 생산성을 유지하여 최고의 삶의 질을 유지할 수 있는 인구를 적정인구라 하였다.

② 적정인구론은 1925년 미국의 롯카(Alfred J. Lotka)가 발표한 현대 인구이론

(4) 안정인구론

① 현대 인구분석학의 기초 이론

② 안정인구론은 인구이동이 없는 폐쇄인구(closed population)에서 어느 지역의 연령별, 성별 사망률과 출생률이 변하지 않고 오랫동안 고정되면 인구구조가 고정되고 인구규모 역시 일정하게 된다는 이론

1_4 인구의 구성

인구의 구성은 여러 가지로 나타낼 수 있는데 성별, 연령별, 인종별, 직업별, 사회계층별, 교육수준별 등으로 표시할 수 있다. 주로 성별, 연령별 구성이 중요한 자료로 쓰이며 성별, 연령별 구성을 혼합하여 인구 피라미드라는 그림으로 표시하는데, 인구구성을 나타내는 자료로서 가장 많이 사용한다.

성비 = 남자수 / 여자수 X 100

(1) 성별구성

성비(sex ratio)는 남녀별 구성비를 표시하는 방법

① 여자 100명에 대하여 남자의 인구비를 나타낸다.

② 성비에는 1차 성비, 2차 성비, 3차 성비가 있다.

㉠ 일차 성비 : 임신 시의 성비, 남 > 여(약 110)

㉡ 이차 성비 : 출생시점의 성비, 남 > 여(약 105)

㉢ 삼차 성비 : 총 인구의 성비

③ 출생 시의 성비는 여자 100에 대하여 남자가 105 전후이지만, 남자의 영아사망률이 여자보다 높아서 결혼적령기가 되면 성비가 거의 비슷하게 접근하게 된다.

④ 노령기가 되면 남자 사망률이 여자보다 높아서 여자 인구가 많아진다.

⑤ 인구의 유입, 유출이 없고 출생과 사망의 증감만이 있는 경우에는 남녀의 인구비가 거의 같거나 여자인구가 다소 많은 것이 보통이다.

〈표 4-1〉 2017년 통계청 인구통계

행정구역별(읍면동)	연령별	2017			
		총인구(명)	총인구 남자(명)	총인구 여자(명)	총인구 성비
전국	합계	51,422,507	25,768,055	25,654,452	**100.4**
	0~4세	2,102,959	1,077,714	1,025,245	**105.1**
	5~9세	2,303,030	1,185,280	1,117,750	**106.0**
	10~14세	2,276,763	1,178,964	1,097,799	**107.4**
	15~19세	2,922,140	1,523,741	1,398,399	**109.0**
	20~24세	3,517,690	1,872,652	1,645,038	**113.8**

전국	25~29세	3,407,757	1,815,686	1,592,071	**114.0**
	30~34세	3,447,773	1,804,860	1,642,913	**109.9**
	35~39세	4,070,681	2,100,211	1,970,470	**106.6**
	40~44세	4,037,048	2,060,634	1,976,414	**104.3**
	45~49세	4,532,957	2,295,736	2,237,221	**102.6**
	50~54세	4,122,551	2,082,358	2,040,193	**102.1**
	55~59세	4,258,232	2,120,781	2,137,451	**99.2**
	60~64세	3,251,699	1,596,954	1,654,745	**96.5**
	65~69세	2,315,195	1,113,374	1,201,821	**92.6**
	70~74세	1,756,166	802,127	954,039	**84.1**
	75~79세	1,543,849	643,508	900,341	**71.5**
	80~84세	943,418	335,345	608,073	**55.1**
	85세 이상	612,599	158,130	454,469	**34.8**
	85~89세	434,947	119,540	315,407	**37.9**
	90~94세	141,555	31,590	109,965	**28.7**
	95~99세	32,154	6,435	25,719	**25.0**
	100세 이상	3,943	565	3,378	**16.7**
	15세 미만	6,682,752	3,441,958	3,240,794	**106.2**
	15~64세	37,568,528	19,273,613	18,194,915	**105.3**
	65세 이상	7,171,227	3,502,484	4,118,743	**74.1**
	평균연령	41.3	40.1	42.5	-
	중위연령	42.2	40.8	43.5	-

(출처 : KOSIS 국가통계포털)

⑥ 2017년 통계청 인구통계

통계청 자료에 따르면 2017년 우리나라 여성인구가 약 25,654,000명으로 총인구의 49.9%를 차지해 남성인구와 거의 비슷한 인구수를 차지했다.

(2) 연령별 구성

① 인구구성과 연령별 분포와의 관계를 처음으로 관찰한 사람은 롯카(Lotka)이다. 그는 1930년 인구분포가 고정된다는 것을 수식으로 증명하였다.

연령별 인구구성을 수개의 집단구성으로 분류
- 1세 미만 : 영아인구
- 1~14세 : 소년인구
- 15~64세 : 생산연령인구
- 65세 이후 : 노년인구로 분류

② 연령별 구성에 있어 사회·경제적으로 큰 의미가 있는 지수, 부양비(Dependency-ratio)가 있다.

③ 부양비는 경제활동연령층에 대한 비경제활동연령 인구의 비를 말한다.

④ 비경제활동연령, 즉 비생산연령층은 15세 미만의 소년인구와 65세 이상의 노년인구를 말한다.

⑤ 연령별 구조는 성별구조보다 훨씬 복잡하다.

⑥ 연령구분은 보통 5세 간격으로 구분한다.

⑦ 연령별 인구구조를 파악함으로써 교육시설 확충, 고용의 문제, 산업의 방향 및 확대 정도, 인구정책, 아동 및 노인복지, 국방계획 등에 대한 예측이 가능하다.

(3) 인구피라미드

① 인구피라미드의 정의

㉠ 인구피라미드를 통해 한 인구집단에 대한 성별, 연령별 인구를 알아볼 수 있다.

㉡ 연령, 성별구조의 장기적인 변화 양상을 볼 수 있으며 특정연도 출생, 사망률의 변동, 인구의 성, 연령보고의 신뢰성을 조사할 수 있다.

㉢ 인구구조는 그 사회(지역)의 경제, 사회적 특성을 잘 반영한다.

㉣ 이를 통해 경제적, 잠재력 및 사회문제를 예측할 수 있다.

㉤ 수평축에는 인구수 또는 인구비율(%)을 두고 수직축에는 연령이나 연령그룹을 두어 각 연령별로 연속적인 막대그래프로 나타냄으로써 인구의 연령구조를 조사하는 데 유용하다.

㉥ 특정시점의 연령층별 인구구성을 한눈에 볼 수 있는 그래프이다.

② 인구피라미드(인구의 구조형)의 종류

㉠ 피라미드형(인구 증가형)

ⓐ 고출생, 고사망

ⓑ 인구증가형(발전형) : 0~14세 인구가 50세 이상 인구의 2배가 넘음(출생률이 높고 사망률이 낮

은 형)

ⓒ 피라미드형은 유소년층이 큰 비중을 차지하고 평균 수명이 짧은 유형

ⓓ 다산다사의 저개발 국가나 다산소사의 개발도상국에서 나타난다.

ⓔ 경제가 발전하면서 출생률이 저하되면 점차 피라미드의 저변이 좁아진다.

㉡ 종형(인구 정체형)

ⓐ 출생률과 사망률이 낮으므로 이상적인 인구형

ⓑ 종형은 출생률이 낮아 유소년층의 인구 비중이 낮고, 평균 수명이 연장되어 노년층의 비중은 높은 소산 소사의 선진국에서 나타난다.

ⓒ 인구의 노령화 현상이 나타나 노인 복지 문제가 대두된다.

㉢ 방추형(인구 감소형)

ⓐ 출생률이 사망률보다 더 낮다(선진국형).

ⓑ 유소년층의 비율이 낮고 청장년층의 비중이 크므로, 국가경쟁력 약화가 우려된다.

㉣ 별형(생산연령 인구가 많이 유입되는 도시형)

ⓐ 별형은 청장년층의 전입 인구가 많은 도시나 신개발 지역에서 나타나는 유형

ⓑ 노년 인구나 유소년 인구에 비해서 생산 연령 인구가 많다.

㉤ 표주박형(인구가 많이 유출되는 농촌형)

ⓐ 표주박형은 청장년층의 전출 인구가 많은 농촌에서 나타난다.

ⓑ 생산연령인구에 비해서 노년인구나 유소년 인구가 많다.

ⓒ 청장년층의 유출에 의한 출산력 저하로 유년층의 비율이 낮다.

〈그림 4-1〉 인구피라미드의 종류

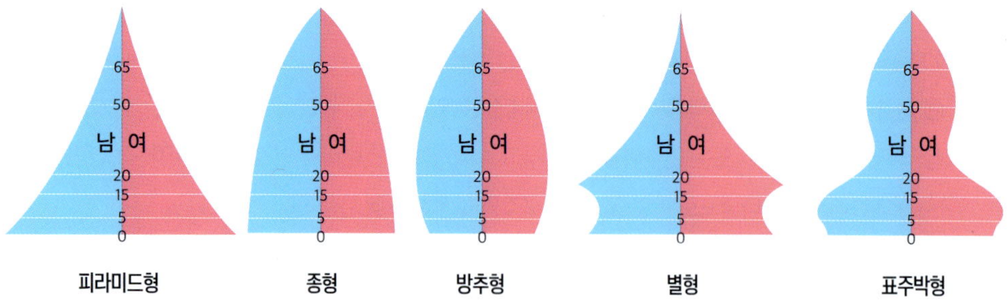

〈그림 4-2〉 인구피라미드의 종류

피라미드형	• 인구증가형 • 고출생, 고사망 • 0~14세 인구가 50세 이상 인구의 2배 • 부양비 증가, 아동복지와 교육에 대한 정책 필요
종형	• 인구정지형 • 저출생, 고사망 • 0~14세 인구가 65세 이상 인구의 2배 • 노인복지 문제, 근로복지 문제 대두
방추형	• 인구감소형 • 출생률이 사망률보다 더 낮아 인구감소 • 선진국형
별형	• 인구유입형 • 생산층 인구(15~49)가 전체 인구의 50%
표주박형	• 인구유출형 • 생산연령인구가 다수 유출되는 농촌형(호로형) • 15~49세 인구가 전체 인구의 50%

2. 인구의 현황

2_1 인구의 성장

① 인구의 성장은 출생과 사망, 사회적 요인인 이동에 의해 결정된다.

② 일반적으로 인구이동은 특정한 지역에 살던 사람이 특정 단위지역을 벗어나 다른 곳으로 옮겨 사는 것을 말한다.

③ 단위지역을 국가 기준으로 하면 국제이동과 국내이동으로 나눌 수 있다.

④ 국내 이동의 경우 지역 간 교통이 신속해지고 지리적 경계를 넘어 서비스 욕구를 충족할 수 있는 기회가 확장되면서 생활권의 새로운 구성에도 관심이 커지고 있다.

⑤ 국가 간의 국제이동은 여러 가지 조건에 따라 제약을 받고 그것이 차지하는 비율이 미비하므로 한 나라의 인구성장은 주로 그 나라의 출생과 사망에 따라 결정된다.

⑥ 전입과 전출 구분(한 나라의 행정구역을 기준) → 전입과 전출의 차이를 순이동

㉠ 전입 : 특정한 행정구역에서 다른 행정구역으로 거주지를 옮겨 오는 경우

㉡ 전출 : 특정한 행정구역을 벗어나 다른 지역으로 옮겨 가는 경우

〈표 4-2〉 2017년 행정구역별 인구통계

행정구역별 (읍면동)	2017		
	총인구(명)	남자(명)	여자(명)
전국	51,422,507	25,768,055	25,654,452
서울특별시	9,741,871	4,757,642	4,984,229
부산광역시	3,416,918	1,680,933	1,735,985
대구광역시	2,453,041	1,218,326	1,234,715
인천광역시	2,925,967	1,472,081	1,453,886
광주광역시	1,496,172	745,122	751,050
대전광역시	1,525,849	765,718	760,131
울산광역시	1,157,077	600,093	556,984
세종특별자치시	276,589	139,347	137,242
경기도	12,851,601	6,502,723	6,348,878
강원도	1,521,386	769,043	752,343
충청북도	1,611,009	818,500	792,509
충청남도	2,162,426	1,108,610	1,053,816
전라북도	1,826,174	911,592	914,582
전라남도	1,792,319	899,077	893,242
경상북도	2,677,058	1,353,083	1,323,975
경상남도	3,345,293	1,702,150	1,643,143
제주특별자치도	641,757	324,015	317,742

(출처 : KOSIS 국가통계포털)

(1) 인구증가

인구의 크기는 자연증가와 사회증가로 나뉜다.

▶ **자연증가(natural increase) : 출생과 사망의 차이에서 오는 인구의 증가**

▶ **사회증가(social increase) : 전입과 전출의 차이에서 오는 인구의 증가**

- 인구증가 = 자연증가 + 사회증가
- 자연증가 = 출생인구 - 사망인구
- 사회증가 = 전입인구 - 전출인구

① 자연증가

출생수가 사망수보다 클 때에는 자연 증가하고, 출생수가 사망수가 클 때에는 자연 감소한다.

- 조자연증가율(crude natural increase rate) = 조출생률 - 조사망률
- 증가지수 또는 동태지수(vital index) = 출생수 ÷ 사망수 × 100 또는 조출생률과 조사망률비

㉠ 재생산율

ⓐ 여자가 일생 동안 낳는 여자 아이의 평균수

ⓑ 어머니의 사망률을 무시하는 것을 '총재생산율'이라고 하고, 사망을 고려하는 경우를 '순재생산율'이라 한다.

ⓒ 생산율 1.0은 인구의 증감이 없는 상태이며, 1.0 이상이면 인구의 증가(확대 재생산), 1.0 이하이면 인구의 감소(축소재생산)를 나타낸다.

(2) 인구변천 이론

① 인구 성장과 관련하여 출생률과 사망률의 변천과 관련한 인구변천 모델에 관한 이론

② 고출생, 고사망의 인구성장의 고위정지(High stationary)에서 저출생, 저사망의 저위정지(low stationary) 변화해 온 서구 국가의 실질적인 인구변천에 바탕을 둔 이론

③ 노테스테인(Notestein)과 톰슨(Thompson)의 인구 변천 3단계설, 블랙커(Blacker)의 인구 5단계설이 있다.

▶ **인구변환 3단계설**

노테스테인(Notestein)과 톰슨(Thompson)은 인구 변환의 단계를 크게 3단계로 구분한다.

〈그림 4-3〉 Notestein & Thompson의 인구변환 3단계

제1단계 (고잠재적 성장단계)

고출생, 고사망형으로 공업화되지 못한 국가에서 흔히 볼 수 있는 인구가 정체된 시기를 말한다.

▼

제2단계 (과도기적 성장단계)

고출생, 저사망형으로 경제가 발전함에 따라 생활수준 향상과 의약의 발전에 의해 사망률이 점점 감소되지만 고출생률은 그래도 지속되어 인구가 급속히 증가하는 단계이다.

▼

제3단계 (인구감소기 단계)

저출생, 저사망형으로 인구의 급속한 성장을 거친 후 인구가 현상유지 또는 감소하는 단계이다.

▶ 인구변환 5단계설

각국의 인구 현상을 3단계만으로 설명하기에는 부족하였기 때문에, 이를 보완한 것이 블랙커(Blacker)의 인구변천 5단계설이다.

〈그림 4-4〉 Blacker의 인구변환 5단계

제1단계 (고위 정지기)

고출생률, 고사망률의 시기로서 인구의 증감이 거의 없는 시기이다. 인구 정지형으로 중부아프리카 지역의 국가들과 같은 후진국들로서 앞으로 인구증가 잠재력을 가지고 있는 나라의 인구형태이다.

▼

제2단계 (초기 확장기)

저사망률에 고출생률인 인구 증가형으로 당분간 인구증가가 계속되는 경제 개발 초기 국가들 인구 형태, 일본과 한국을 제외한 아시아의 여러 국가가 여기에 속한다.

▼

제3단계 (후기 확장기)

저사망률과 저출생률의 경향을 나타내는 인구형태이다. 한국, 남아프리카, 중앙아메리카 등이 이에 속한다.

▼

제4단계 (저위 정지기)

사망률과 출생률이 최저에 달하는 나라들로 인구증가 정지형 국가들로 이탈리아, 중동, 구소련 등의 인구형태이다.

▼

제5단계 (감퇴기)

출생률이 사망률보다 낮아져서 인구가 감소하는 경향이 있는 감소형 국가로서 북유럽, 북아메리카, 일본, 뉴질랜드 등이 여기에 속한다.

2_2 인구조사

(1) 인구정태와 동태(state and movement of population)

① 인구정태(state of population)

㉠ 일정지역의 인구는 출생, 사망, 이동(전입, 전출) 등의 여러 요인에 의하여 끊임없이 변동되는데, 이 변동되는 인구의 측정순간 상태를 말한다. 즉, 어느 특정한 조사시점에 있는 인구상태이다.

㉡ 정태통계

일정시점에 있어서 일정지역의 인구의 크기를 말하며 자연적(성별, 연령별), 사회적(국적별, 학력별 등), 경제적(직업별, 산업별 등) 구조에 관한 통계이다. 국세조사는 일종의 정태통계에 속한다.

② 인구동태

㉠ 인구동태는 어느 일정한 기간에 있어서 인구의 변동사항을 말하는 것으로서 출생, 사망, 전입 및 전출을 말한다.

㉡ 인구동태는 보건학적으로 중요한 의미를 가진다.

㉢ 출생률과 사망률이 중요하다.

㉣ 인구동태는 조사방법에 따라 발생장소에서 조사하는 발생지 주의와 상주지에서 조사하는 상주지 주의가 있다.

(2) 국세조사(National Census)

① 국정의 기본 정책 자료를 마련하기 위하여 실시하는 조사

② 국세조사를 최초로 실시한 나라는 스웨덴(1749년)

③ 근대적인 의미의 국세조사는 1790년 미국에서 실시

④ 그 후 영국과 프랑스(1801년), 이탈리아(1816년), 독일(1817년), 러시아(1897년)순으로 실시

2_3 세계와 우리나라 인구

(1) 우리나라의 인구조사

① 우리나라의 경우에는 고조선 시대부터 호구조사가 있었던 것으로 알려졌으나, 호구조사가 제도화된 것은 삼국시대 이후인 것으로 보인다.

② 현대적 의미의 첫 국세조사는 1925년의 간이국세조사

③ 현재는 5년(11월 1일 기준)마다 통계청이 주관하여 실시한다.

④ 국세조사 방법은 현재인구조사와 상주인구조사가 있다.

〈그림 4-5〉 총인구와 인구성장률

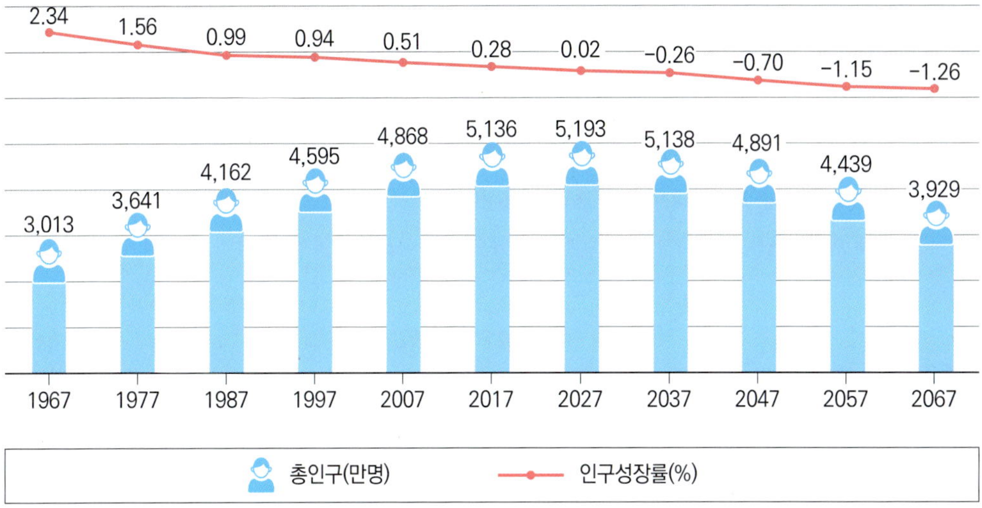

〈표 4-3〉 총인구와 인구성장률

전국	1967	1977	1987	1997	2007	2017	2027	2037	2047	2057	2067
총인구(만 명)	3,013	3,641	4,162	4,595	4,868	5,136	5,193	5,138	4,891	4,439	3,929
인구성장률(%)	2.34	1.56	0.99	0.94	0.51	0.28	0.02	-0.26	-0.70	-1.15	-1.26

(출처 : KOSIS 국가통계포털)

⑤ 대한민국의 총인구는 2017년 5,136만 명에서 2028년 5,194만 명까지 증가한 후 감소, 2067년 3,929만 명(1982년 수준)에 이를 전망이다.

⑥ 인구가 변동하는 요인에는 출생, 사망, 국제이동이 있다. 저출생, 고령화의 심화에 따라 사망자수가 출생아수보다 많아지는 인구의 자연감소는 2019년부터 시작될 전망이다.(출처 : 통계청, 장래인구추계)

⑦ 우리나라 인구성장률은 0.4%이며, 세계 인구성장률 1.1%보다 낮다. 이는 고령인구 증가로 유추할 수 있다.

⑧ 반면, 우리나라 65세 이상 인구비율은 15%로 세계평균 9%보다 높다.

(2) 세계의 인구조사

① 인구보건복지협회가 유엔인구기금(UNFPA)과 함께 발간한 세계인구현황보고서에 따르면, 2019년 세계 총인구는 77억 1,500만 명이다. 우리나라 총인구수는 5,130명으로 세계 28위를 차지한다.

② 유엔 경제사회국(UNDESA)이 발표한 2017 세계 인구 전망보고서를 보면 2023년 80억 3천만 명으로 80억 명을 처음 돌파한 뒤 2055년 100억 명을 넘어설 것으로 예측했다.

③ 인도가 2024년 중국을 제치고 14억 3800만 명으로 세계인구 1위를 기록할 전망이고, 출산율이 높은 아프리카 26개국의 인구도 2050년까지 최소 두 배가량 늘어날 것으로 예상했다.

④ 세계 인구성장률은 1.1%였으며 가장 높은 인구성장률을 보인 나라는 오만으로 5.5% 인구가 상승하였다.

⑤ 0~14세 인구비율은 니제르가 50%로 가장 높았으며, 다음으로는 우간다, 찰리, 말리가 47%를 차지한다.

〈표 4-4〉 2019 세계인구수

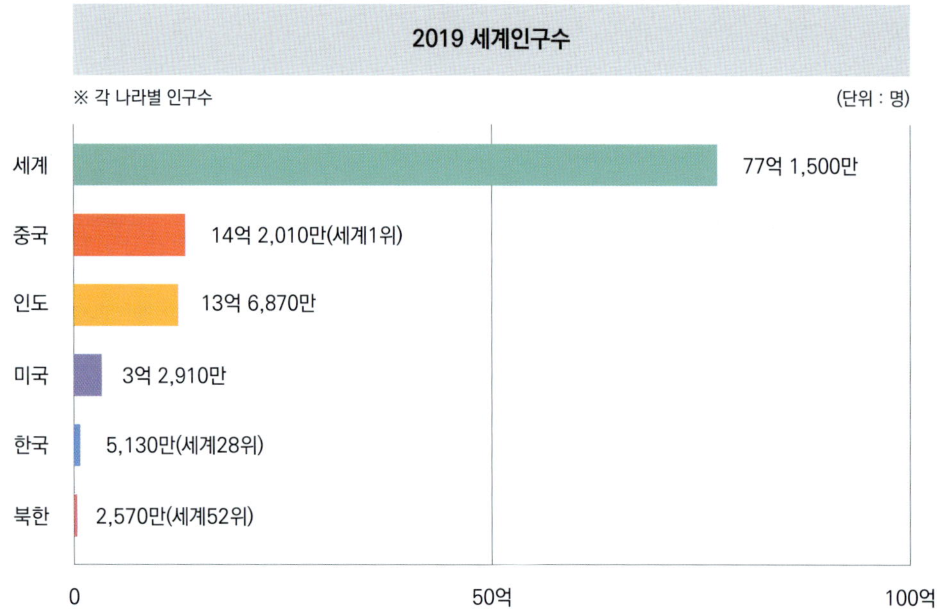

(출처 : 인구보건복지협회, 2019 세계인구현황보고서)

⑥ 65세 이상 인구비율은 일본이 28%로 가장 높았으며, 다음으로는 이탈리아가 24%로 나타난다.

⑦ 빠른 인구 증가는 단순히 식량이나 에너지 부족 같은 일차적 문제만 일으키는 게 아니라 지구온난화, 신종질환 출현, 환경 오염 등 많은 문제가 복합되어 있다.

2_4 인구문제

(1) 인구문제 인식

① 인구문제의 대두

㉠ 인구 과잉과 과소

ⓐ 인구 과잉이 미치는 영향 : 인구증가에 비해 보건의료의 공급이 부족하고, 기아, 불충분한 위생시설 등으로 저개발국에서는 질병의 이환율과 사망률이 심각한 문제로 대두되고 있다.

ⓑ 과소인구의 경우 : 노동력의 부족과 부담능력의 저하가 원인

→ 보건학상의 여러 시책이 완전하게 수행되기 어렵고 인구자질에 악영향

② 인류 생존의 3대 방해요소

㉠ 인구증가와 경제발전

ⓐ 개발도상국들의 급격한 인구의 증가

ⓑ 자본과 자원의 부족 초래

ⓒ 완전고용을 달성하기 힘들게 하여 경제성장을 방해

㉡ 환경오염

ⓐ 인구의 증가는 자원의 소비에 따른 폐기물의 증가를 유발

㉢ 자원부족

ⓐ 인구의 증가는 필연적으로 자원의 소비를 촉진하게 되어 한정된 자원의 부족을 초래

ⓑ 세계 식량안정지수인 곡물비축량은 점점 줄어들고 있으며, 더욱 문제가 되는 것은 식량의 분포가 선진국에서는 풍부하나 개발도상국의 경우에는 심각하게 부족하여 영양부족으로 인한 사망자의 수가 가중될 것이라는 전망

ⓒ 3P : 인구(Population), 환경오염(Pollution), 빈곤(Poverty)

ⓓ 3M : 영양결핍(Malnutrition), 질병발생(이환, Morbidity), 사망률(Mortality)

(2) 인구 정책

① 인구정책에는 인구조정정책과 인구대응정책이 있다(개발도상국은 인구조정정책을 주로 쓴다).

② 인구조정정책에 있어서는 양적조정정책과 질적조정정책이 있다.

③ 양적조정정책은 사망률과 출생률의 저하에 관심을 두는데, 인구의 양적문제에 관련되는 직접적인 대상은 출생률로서 가족계획사업을 통하여 달성하는 방법을 채택하고 있다.

④ 질적조정정책은 인구의 질적 정책을 말하는데, 인구의 성별, 연령별 구조 등의 불균형을 결혼 및 출산을 통하여 이루려는 우생학적 정책과 결부된다.

⑤ 렌즈가 주장한 인구의 역도태 현상 즉, 산아제한에 의한 출산억제가 시행될 경우, 사회·경제적으로 상류

층에서 수용하기 쉬우며, 이 현상이 장기간 계속될 경우 사회계층 간의 출산력의 차이로 인구의 자질이 저하된다는 학설도 질적 조정정책의 과제가 되고 있다.

(3) 저출산 대비 인구정책

〈표 4-5〉 출생아수와 합계출산율

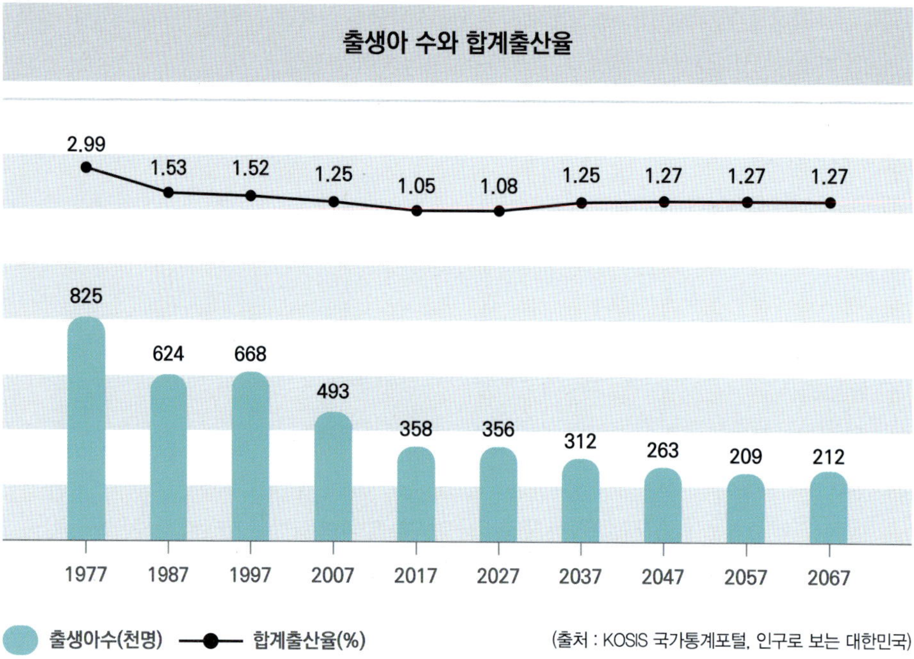

(출처 : KOSIS 국가통계포털, 인구로 보는 대한민국)

① 1990년대 초 70만 명이 넘었던 대한민국의 연간 출생아수는 2017년 35만 명에서 2021년 29만 명 수준으로 떨어지고, 2067년에는 21만 명까지 감소할 전망이다.

② 여성 한 사람이 가임기간 동안 낳을 것으로 예상되는 평균 출생아수를 나타내는 합계출산율도 감소 추세로 2002년부터 초저출산율 수준(1.3명 미만)이 지속되다가 2018년에는 0.98명으로 역대 최초로 1명 미만 수준이다.(출처 : 통계청, 인구동향조사, 장래인구추계)

③ 인구감소는 경제활동인구의 감소, 노동력 부족으로 이어지고 국가경쟁력에도 영향을 미친다는 점에서 신흥국인 한국에 대해서는 독일, 일본 등 여타 인구감소 선진국에 비해 사회·경제적으로 훨씬 타격이 심각할 것으로 우려된다.

④ 부양비

㉠ 인구학에서 경제적인 생산능력을 논할 때 사용되는 지표

㉡ 생산능력을 가진 인구와 생산능력이 없는 어린이와 노인인구의 비

㉢ 인구 구조는 모든 사회에서 낮은 연령층이 많기 때문에 총 부양비는 대개 유년부양비에서 결정

㉣ 노년부양비는 선진국이, 유년부양비는 개발도상국이 높다.

- 유년 부양비 = 15세 미만 인구 / 15~64세 인구 × 100
- 노년 부양비 = 15~64세 인구 / 65세 이상 인구 × 100
- 총 부양비 = 0~14세 인구 + 65세 이상 인구 / 15~64세 인구 × 100
- 노령화 지수 = 65세 이상 인구 / 0~14세 인구 × 100

⑤ 상주 인구

㉠ 인구 조사는 상주인구조사와 현재인구조사로 구분된다.

㉡ 조사 당시 주소지 거주여하에 따라 현재인구와 상주인구로 나누어진다.

- 상주인구 = 현재인구 + 일시 부재인구 - 일시 현재인구

㉢ 인구 이동이 심한 도시에는 현재인구와 상주 인구 간에 차이가 있으나 이동이 별로 심하지 않은 농촌에서는 거의 일치한다.

㉣ 봉쇄 인구는 인구의 유입과 유출이 없고 출생과 사망의 증감만이 있는 인구를 말하며, 이러한 자연증가 이외에 유입과 유출이 있는 인구를 개방인구라 한다.

3. 보건지표

3_1 보건지표

① 보건지표는 국가나 지역사회의 건강상태 및 보건실태를 측정한다.

② 보건정책 결정 및 관련 안건의 의사결정 시 필요한 정보를 제공한다.

③ 보건향상을 위한 사회적 변동의 통제, 보건의료정보조직의 개발 및 활용을 위한 것이다.
즉, 보건정책, 보건의료제도, 보건의료자원, 자연환경, 인구규모와 구조, 국민보건에 대한 의식과 가치관 등에 대한 전반적인 수준이나 특성을 나타내는 척도이다.

3_2 지표의 개발목적

① 한 지역사회의 건강상태 및 보건실태를 측정

② 보건정책 결정 및 이와 관련된 의사결정 시 필요한 자료를 제공

③ 보건향상을 위한 사회적 변동의 유도 및 통제

④ 보건의료정보 조직의 개발 및 활용

3_3 보건지표의 체계

▶ **보건지표의 체계는 그 목적이나 각 나라마다의 특성에 따라 다르게 사용되기 때문에 획일적으로 체계를 구하기가 쉽지 않다.**

▶ **우리나라의 국가지표는 영역별로 15개 영역(성장, 안정, 여가, 범죄와 사법정의, 사회통합, 생태환경과 자연자원, 고용과 노동, 소득·소비·자산, 교육, 생활환경과 오염, 기후변화와 에너지, 주거와 교통, 인구, 가족, 건강)으로 나누어 모니터링하고 있다.**

(1) 건강지표

① 건강수준을 평가하는 데 이용되고 있는 건강지표를 대변해 보면 사망수준에 관한 지표, 질병이환 수준에 관한 지표, 인구재생산 수준에 관한 지표, 그리고 의료시설 활용 수준에 관한 지표 등이 있다.

② 세계보건기구 건강지표

세계보건기구는 한 나라의 건강수준을 표시하여 다른 국가들과 비교할 수 있는 지표로서 보통사망률(조사망률), 비례사망지수, 그리고 평균수명을 제시하고 있다.

(2) 보건의료서비스 지표

① 보건의료서비스를 나타내는 지표들은 주로 보건의료 전달을 위한 사회적 조직 및 제도라는 관점

② 보건의료서비스 지표는 대개 서비스 자체의 양과 질을 나타내는 지표와 보건의료인력 및 시설과 같은 자원의 양과 분포를 나타내는 지표로 나눌 수 있다.

(3) 사회, 경제지표

① 보건과 건강의 간접적인 측정지표

② 보건향상이나 건강증진을 설명하는 데 이용할 수 있는 설명지표

③ 세계보건기구는 사회·경제지표의 측정내용으로 인구증가율, 국민소득, 수입분포, 작업환경과 조건, 성인

교육정도, 주거, 식량유통이용성을 제안

* 건강지표 : 비례사망지수, 평균수명, 조사망률 등
* 보건의료서비스 지표 : 의료인력과 시설, 보건정책지표 등
* 사회·경제지표 : 인구증가율, 국민소득, 주가상태

④ 보건지표는 여러 단위의 인구집단의 건강상태뿐만 아니라 이에 관련되는 보건정책, 의료제도, 의료자원 등 여러 내용의 수준이나 구조 또는 특성을 설명할 수 있는 광의의 수량적 개념

⑤ 세계보건기구는 두 종류의 지표를 개발하여 사용할 것을 제의

㉠ 인간의 건강, 건강상태 또는 삶의 질적인 사항을 측정하는 지표인 건강지표

㉡ 건강관리 또는 보건관리에 관련된 여러 사항을 설명할 수 있는 지표인 보건지표

⑥ 보건지표의 체계는 그 목적이나 각 나라마다의 특성에 따라 다르게 사용되기 때문에 획일적으로 체계를 구하기가 쉽지 않다.

⑦ 건강지표는 개인이나 지역사회의 건강수준을 가장 직접적으로 나타내는 지표로서 비례사망지수, 평균수명, 조사망률, 영아사망률, 질병이환율, 기생충 감염률 등이 있고 각 나라마다 또는 각 지표 나름대로의 장단점이 있을 수 있다.

⑧ 세계보건기구는 한 나라의 건강수준을 표시하여 다른 국가들과 비교할 수 있는 지표로서 다음의 세 가지를 제시

㉠ 비례사망지수(proportional mortality indicator : PMI)
㉡ 평균수명(expectation of life)
㉢ 조사망률(crude death rate : CDR) : 보통사망률

⑨ 한 나라의 건강수준을 나타내는 지표 중 세계보건기구가 제시한 지표를 중심으로 살펴보면 다음과 같다.

㉠ 평균수명 : 평균수명이란 생명표상의 출생 시 평균여명을 의미한다.

ⓐ 특정 연령의 사람이 앞으로 살 것으로 기대되는 연수

ⓑ 출생아(연령 0세의 사람)의 기대여명은 '기대수명'이라고 한다.

ⓒ 기대수명 vs 건강수명 vs 평균수명

- 기대여명 : 특정연도에 특정 연령의 사람이 앞으로 생존할 것으로 기대되는 평균 생존연수
- 기대수명(평균수명) : 출생아(연령 0세의 사람)의 기대여명
- 건강수명 : 기대수명에서 전체인구의 평균질병 및 장애기간을 제외한 수명

㉡ 비례사망지수(PMI: proportional mortality indicator): 비례사망지수 또는 비례사망비(PMR)는 연간 전체 사망자수에 대한 50세 이상의 사망자수의 구성비율로서 평균수명이나 조사망률의 보정지표가 된다.

비례사망지수(PMI) = 50세 이상의 사망자수 × 100 / 총 사망자 수

ⓐ 비례사망지수가 낮은 것은 높은 영아사망률과 낮은 평균수명에 원인이 있는 것으로 건강 수준이 낮은 것을 의미한다.

㉢ 조사망률 : 총 사망자수를 해당 연도의 연앙인구로 나눈 수치를 1,000분비로 나타낸 비율

$$\text{조사망률} = \frac{\text{특정 1년간의 총 사망자 수}}{\text{당해연도의 연앙인구}} \times 1{,}000$$

㉣ 사망률 : 출생과 사망은 인구 이동과 인구의 성장, 연령별, 성별구조를 결정짓는 요소

ⓐ 인구의 잠재적 성장속도와 구조유형을 결정

ⓑ 인구 변동의 자연적 요인

→ 나라의 사망원인과 사인의 변화를 파악하는 것은 보건의료부문에서 아주 중요한 자료가 되고 있다. 특히 사인통계는 보건상태를 나타내 줄 뿐만 아니라 앞으로의 방지할 수 있는 사망을 파악하여 대처함으로 사망을 감소시킬 수 있으므로, 공중보건학에 있어서 사업의 방향과 정책의 주안점을 어디에 두어야 할지를 제시해 주는 유용한 자료이다.

→ 사망은 출생 후에 영구적으로 생명력을 상실함을 의미하므로 사산(Still-birth)은 포함되지 않으며, 인구 1,000명당 사망 수로 표시되고, 조사망률, 영아사망률, 신생아 및 연령별 사망률을 계산할 수 있다.

ⓒ 사망원인별 사망률(Cause-specific death rate)

특정 사인에 의한 연간 사망자수를 해당 연도의 연앙인구로 나눈 수치를 100,000분비로 표시

$$\text{사망원인별 사망률} = \frac{\text{특정 사망 원인에 의한 사망자수}}{\text{주민등록연앙인구}} \times 100{,}000$$

ⓓ 출생전후기 사망률(Perinatal mortality rate)

임신 28주 이상 사산아 및 생후 7일 미만의 사망아수를 해당 연도의 출산아수(출생아+28주 이상 사산아)로 나눈 수치를 100,000분비로 표시

$$\text{출생전후기 사망률} = \frac{\text{당해연도 출생전후기 사망아 수}}{\text{당해연도 연간 총 출생아 수}} \times 1{,}000$$

㉤ 모성사망비(Maternal mortality ratio)

임신과 관련된 원인으로 임신 또는 분만 후 42일 이내에 발생한 여성사망자 수를 해당 연도의 출생아수로 나눈 수치를 100,000분비로 표시

$$\text{모성사망비} = \frac{\text{당해연도 모성 사망자 수}}{\text{당해연도 연간 총 출생아 수}} \times 100{,}000$$

ⓐ 직접 산과적 사망(Direct obstetric death)

임신상태의 산과적 합병증(임신, 진통 및 산후기)으로 인하여 발생한 사망

ⓑ 간접 산과적 사망(Indirect obstetric death)

기존의 질병 또는 임신 중에 발전하고 임신의 생리적 영향에 의해 악화된 질병으로 인한 사망

㉥ 영아사망률(Infant mortality rate)

출생 후 1년 이내(365일 미만) 사망아수를 해당 연도의 출생아수로 나눈 수치를 1,000분비로 표시

$$\text{영아사망률} = \frac{\text{당해년도 출생 후 1년 이내 사망아 수}}{\text{당해연도 연간 총 출생아 수}} \times 1{,}000$$

ⓐ 영아사망률은 영아(0세아)의 사망을 나타내는 것으로 영아사망률은 한 국가의 건강수준을 나타내는 지표로서 가장 대표적으로 사용한다.

- 영아사망은 모자보건, 환경위생 및 영양수준 등에 아주 민감하다.
- 생후 12개월 미만의 일정 연령군이기 때문에 일반 사망률에 비하여 통계적 유의성이 높으며, 국가 간의 영아사망률의 변동 범위가 조사망률에 비하여 훨씬 크기 때문이다.

ⓑ 영아사망과 신생아사망과의 관련지표 → α-index

ⓒ 이는 어느 해의 영아사망 수를 신생아사망 수로 나눈 값으로 α-index가 1에 가까우면 거의 모든 영아사망이 신생아사망으로 그 지역 건강상태가 높은 것을 뜻한다.

- 그 값이 커지면 신생아기 이후의 영아사망이 크기 때문에 영아사망에 대한 예방대책이 필요한 것을 뜻한다.

ⓓ 신생아기의 사망은 예방이 불가능한 선천적 이유 등이 많으며, 영아기의 사망은 예방이 가능한 경우가 많다.

α-index = 영아사망수

신생아사망수(신생아 = 생후 28일 미만)

3_4 국가 간 건강수준 지표

① OECD, WHO 지표 중 국가 간의 건강수준의 상태를 비교한 결과, 출생 시 기대수명, 저체중출생아, 영아사망률에서 양호한 건강지표가 자살사망률, 결핵발생률, 모성사망비에서 취약한 건강지표 결과가 나왔다.

〈표 4-6〉 국가 간 건강수준 지표 현황

중점과제	지표	지표현황 및 목표치[1]				우리나라 순위
		우리	OECD 평균	최고	최저	
총괄	출생 시 기대수명	82.1세	80.7세	83.9세(일본)	75.0세(멕시코)	11/34
금연	매일 흡연자 비율 (15세 이상)	17.30%	18.60%	27.30% (그리스, 터키)	7.60%(멕시코)	21/33
절주	알코올소비량(15세 이상)	9.1ℓ	8.9ℓ	12.6ℓ(벨기에)	1.4ℓ(터키)	19/34
암	암 사망률(인구 10만 명당)	178.9명	202.6명	281.6명(헝가리)	114.6명(멕시코)	27/33
비만	비만율(15세 이상)	33.40%	57.20%	71.30%(멕시코)	23.80%(일본)	15/16
정신보건	자살사망률(인구 10만 명당)	28.7명	11.9명	28.7명(한국)	2.6명(터키)	1/34
구강보건	우식경험영구치지수(12세 이상)	1.8개	1.2개	2.6개(멕시코)	0.4개(덴마크)	4/19
결핵	결핵발생률(인구 10만 명당)	80.0명	11.4명	80.0명(한국)	2.4명(아이슬란드)	1/34
모성건강	모성사망비(출생아 10만 명당)	11.0명	6.0명	38.9명(멕시코)	0.0명(그리스, 슬로베니아, 에스토니아, 아이슬란드, 룩셈부르크)	6/34
영유아 건강	저체중출생아 (출생 시 2,500g 미만)	5.7명	6.5명	9.5명(일본)	4.0명(아이슬란드)	26/34
	영아사망률(출생아 1천 명당)	2.7명	3.9명	12.5명(멕시코)	1.6명(슬로베니아)	25/34

* 최근 OECD, WHO 국가의 이용 가능한 가장 최근 자료로 구성됨

(출처 : 국민건강증진종합계획)

3_5 삶에 대한 만족도

① 2018년 4월 전국 만 19세 이상 성인 남녀 1,500명을 대상으로 전반적으로 현재의 삶에 대해 얼마나 만족하는지를 11점 척도로 질문한 결과, 전반적인 삶의 만족도는 10점 만점 기준으로 6.4점으로 나타났다. 만족도가 '비교적 높다'는 응답자의 특성은 연령은 30대, 최종학력은 대학교 재학, 거주지역은 광주/전라, 직업은 학생군에서 상대적으로 높게 나타났다.

〈표 4-7〉 삶에 대한 전반적 만족도

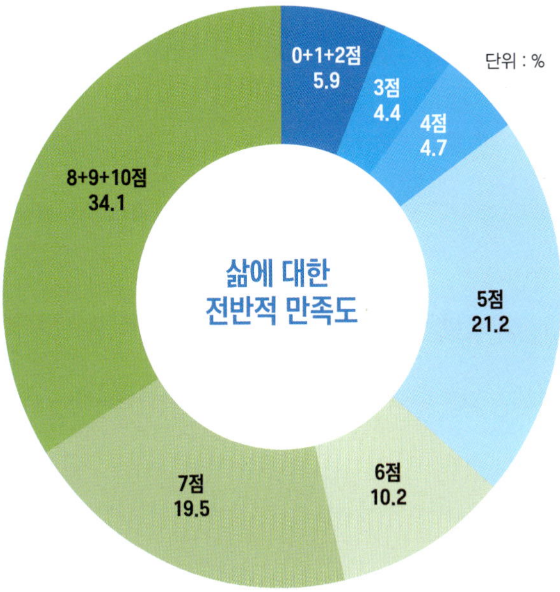

(출처 : 2018 삶의 질 여론조사 보고서, 문화체육관광부)

② 삶에 대한 전반적 만족도를 삶의 걱정거리와 비교한 결과, 전반적인 삶에 대한 만족도가 비교적 높은 응답자는 자신의 삶과 관련하여 평소 가장 많이 걱정을 하고 있는 영역으로 '건강과 의료'라는 응답 비율이 55.1%로 가장 높았다. 그 다음으로 '일자리와 소득'(37.5%)인데 반해, 전반적인 삶에 대한 만족도가 비교적 낮은 응답자는 '일자리와 소득'이라는 응답 비율이 67.7%로 가장 높게 나타났다.

③ 정부가 국민의 삶의 질을 높이기 위해 가장 힘써야 할 분야로 '일자리와 소득'이라는 응답비율이 36.3%로 가장 높았다. 그 다음으로 '사회보장과 복지'(30.4%), '건강과 의료'(10.4%), '자녀 양육과 교육'(8.8%) 등의 순으로 나타났다.

〈표 4-8〉 삶의 걱정거리와 비교한 삶에 대한 만족도

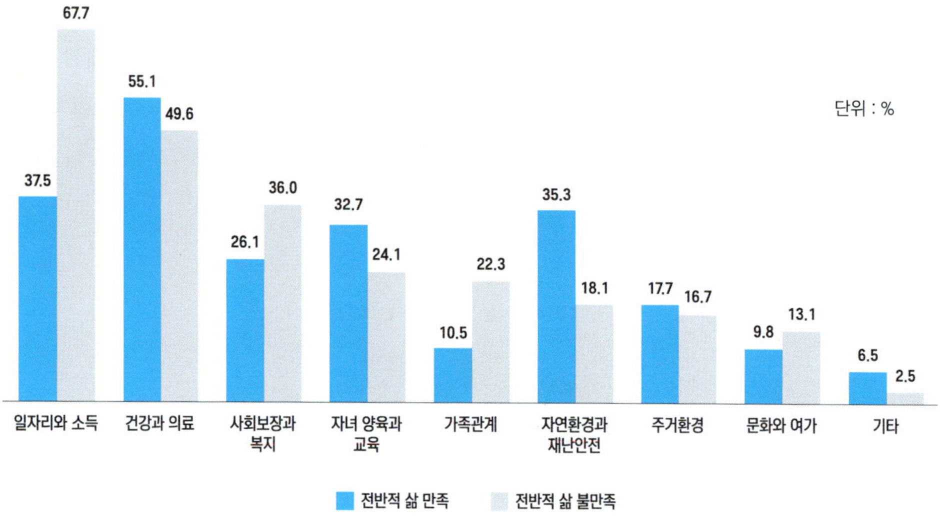

(출처 : 2018 삶의 질 여론조사 보고서, 문화체육관광부)

〈표 4-9〉 국민 삶의 질을 높이기 위해 정부가 가장 힘써야 할 분야

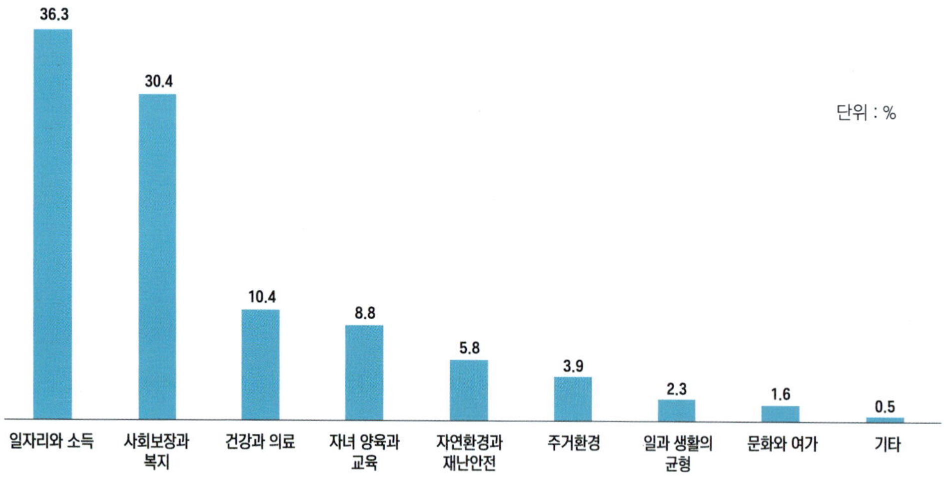

(출처 : 2018 삶의 질 여론조사 보고서, 문화체육관광부)

4. 생명표(Life-table)

① 일정한 시기에 출생한 인구가 사망 질서에 따라 어떻게 감소하는지를 추정한 통계표로 생존수, 사망수, 정지인구 및 평균여명과 같은 함수를 기초로 이루어져 있다.

② 보건·의료정책 수립, 보험료율, 인명피해 보상비 산정의 기초 자료 및 장래인구추계 작성, 국가·지역 간 경제·사회·보건수준 비교의 기초 자료로 활용

③ 일반적으로 생명표상의 함수는 다른 인구분석에서와 같은 기존 인구의 연령구조에 영향을 받지 않기 때문에 비교지표로서 가치가 크다.

4_1 기대여명

① 특정 연령의 사람이 앞으로 살 것으로 기대되는 연수

② 출생아(연령 0세의 사람)의 기대여명은 '기대수명'이라고 한다.

③ 2017년 출생아의 기대수명은 남자 79.7년, 여자 85.7년

〈표 4-10〉 성별 기대수명 및 남녀 기대수명의 차이, 1970~2017년

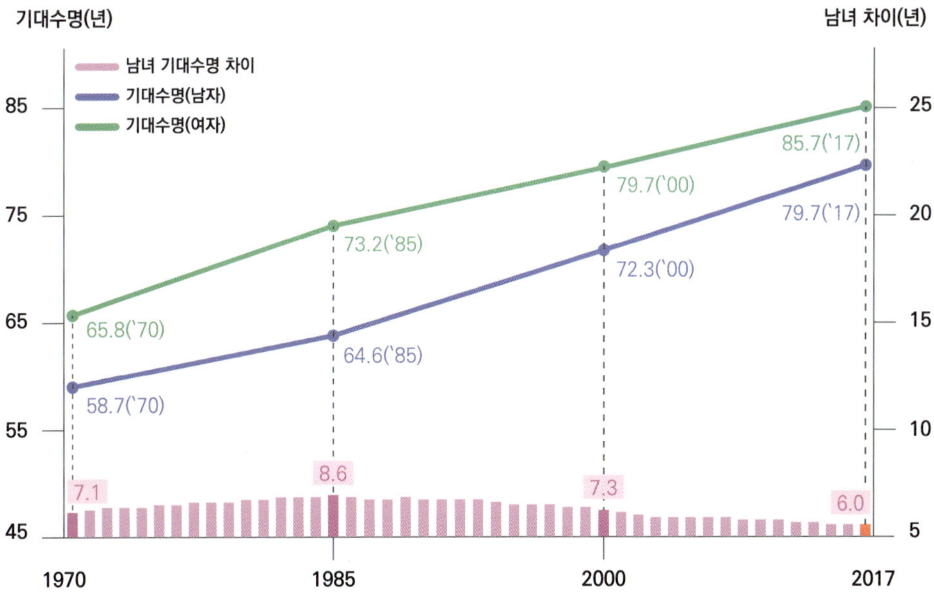

(출처 : 2017년 생명표, 통계청)

④ 한국 인구의 기대수명은 1970년 62.3년에서 2017년 82.7년으로 45여 년 동안 약 20년이 늘어났다. 기대수명은 여자가 남자보다 길다. 2017년 현재 여자의 기대수명은 85.71년으로 남자의 79.62년에 비해 6.04년이나 더 길다.

⑤ OECD 회원국 중 우리나라 남자 기대수명 79.3년은 OECD 국가평균(78.1년)보다 1.2년, 여자 기대수명 85.4년은 OECD 국가평균(83.4)년보다 2.0년 높다.

㉠ 지난 5년간 우리나라의 기대수명은 OECD 평균 증가 수준보다 두 배 증가(1.8년 증가)

㉡ OECD 국가의 기대수명 증가에는 의료서비스 접근성 확대, 사망률에 영향을 주는 생활 수준 향상 등의 배경 요인이 있다.

〈표 4-11〉 국제 간 기대수명 비교

국가·기준연도	남 자(A)	여 자(B)	남녀 차이(B-A)
대한민국 2017	79.7	85.7	6
일본 2016	81	87.1	6.1
스페인 2016	80.5	86.3	5.8
스위스 2016	81.7	85.6	3.9
이탈리아 2016	81	85.6	4.6
프랑스 2015	79.2	85.5	6.3
호주 2016	80.4	84.6	4.2
핀란드 2016	78.6	84.4	5.8
포르투갈 2016	78.1	84.3	6.2
노르웨이 2016	80.7	84.2	3.5
이스라엘 2016	80.7	84.2	3.5
스웨덴 2016	80.6	84.1	3.5
오스트리아 2016	79.3	84.1	4.8
그리스 2016	78.9	84	5.1
캐나다 2015	79.8	83.9	4.1
독일 2016	78.6	83.5	4.9
뉴질랜드 2016	80	83.4	3.4
네덜란드 2016	80	83.2	3.2
영국 2016	79.4	83	3.6
덴마크 2016	79	82.8	3.8
칠레 2015	77.1	82.7	5.6
폴란드 2016	73.9	82	8.1
미국 2016	76.1	81.1	5
터키 2016	75.3	80.7	5.4
리투아니아 2016	69.5	80.1	10.6
헝가리 2016	72.6	79.7	7.1
라트비아 2016	69.8	79.6	9.8
멕시코 2017	72.9	77.9	5
OECD 평균	79.9	83.3	5.4

(출처 : Oecd Health Statistics 2018, 보건복지부)

4_2 건강수명

① 건강수명은 기대수명에서 전체 인구의 평균 질병 및 장애 기간을 제외한 수명이다.

〈표 4-12〉 기대수명 및 건강수명 추이

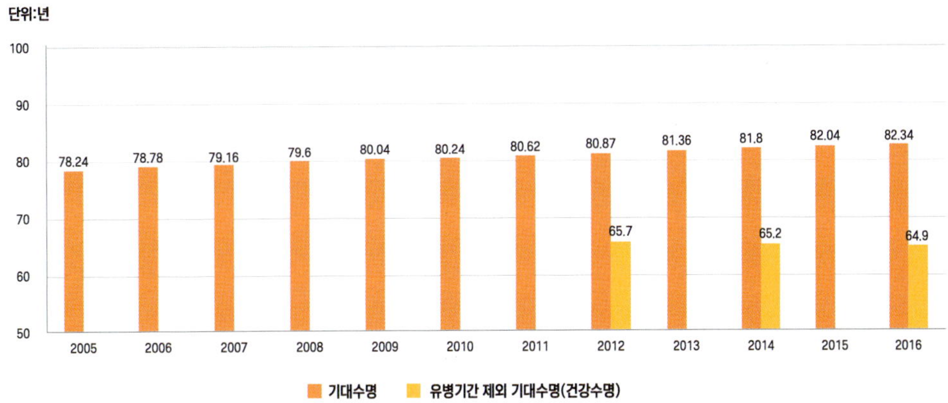

(출처 : 통계청, 「생명표, 국가승인통계 제101035호」)

② 기대수명이 양적인 측면에서 건강 수준을 대표하는 지표라면, 건강수명은 건강의 질적인 측면을 보여주는 지표이다. 건강수명은 기대수명에서 질병이나 사고로 원활히 활동하지 못하는 기간을 뺀 나머지 수명을 말하는 것으로 한국인의 건강수명은 2016년 64.9세로 기대수명과 17년 정도의 차이가 나는데, 이 차이는 질병이나 사고에 의해 건강한 삶을 유지하는 기간이 짧아지는 것을 의미한다.

4_3 생존확률

① 특정 연령의 사람이 이후의 특정 연령까지 살아남을 확률

② 2017년 40세의 생존자가 80세까지 생존할 확률은 남자 60.7%, 여자 80.5%이다.

③ 모든 연령층에서 여자의 생존확률이 더 높다.

〈표 4-13〉 0세에서 특정 연령까지의 생존확률

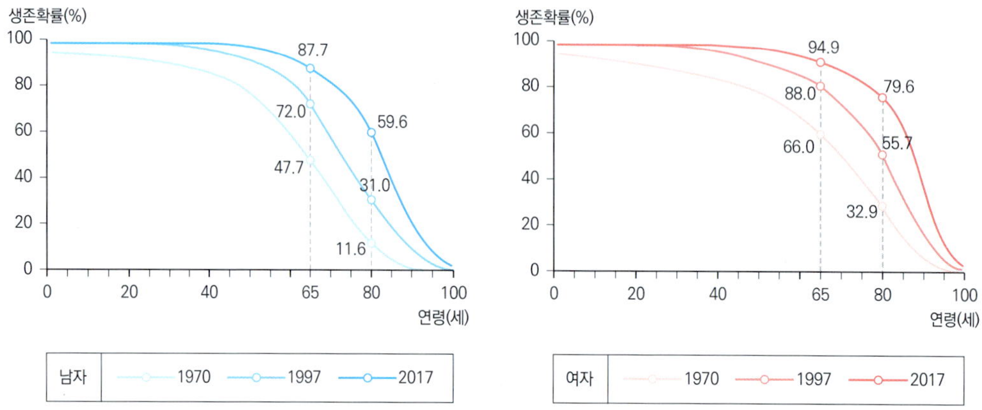

(출처 : 통계청, 2017년 생명표)

4_4 사망확률

특정 연령의 사람이 다음 연령까지 살지 못하고 사망할 확률

① 사망률은 여성 1~9세가 증가(2.3%)한 것을 제외하고 전 연령층에서 감소

② 총 사망자수는 2017년 285,534명(1일 평균 782명)으로 사망원인통계 작성(1983년) 이래 최대이다.

③ 조사망률(인구 1000명당 사망자수)은 5.5명(남자 6.0명, 여자 5.1명)

〈표 4-14〉 사망자수 및 조사망률 추이, 1983~2017년

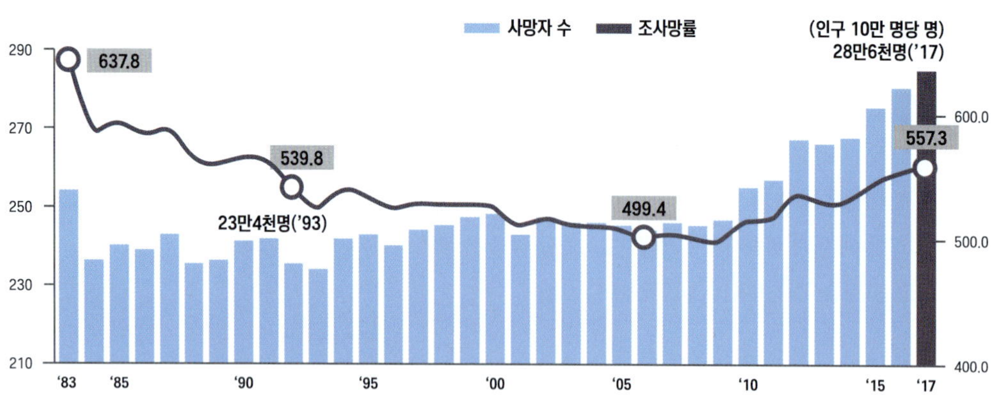

(출처 : 통계청 2017년 사망원인통계)

(1) 특정 사망원인에 의한 사망확률

① 특정 연령의 사람이 장차 특정 사망원으로 사망하게 될 확률

㉠ 현재의 사망원인별 사망수준이 유지된다고 가정한다면, 2017년 출생아가 향후 악성신생물(암)로 사망할 확률은 남자 27.1%, 여자 16.2%

㉡ 악성신생물(암)의 사망확률은 2007년 21.5%에서 2017년 21.1%로 비슷한 반면, 심장질환은 2007년에 비해 2.7% 증가하였고, 폐렴의 경우는 6.2% 증가

㉢ 10년 전 대비 남녀 출생아 모두 뇌혈관 질환에 의한 사망확률이 가장 크게 감소하였다.

〈표 4-15〉 성별 주요 사망원인에 의한 출생아의 사망확률 추리, 1970~2017년

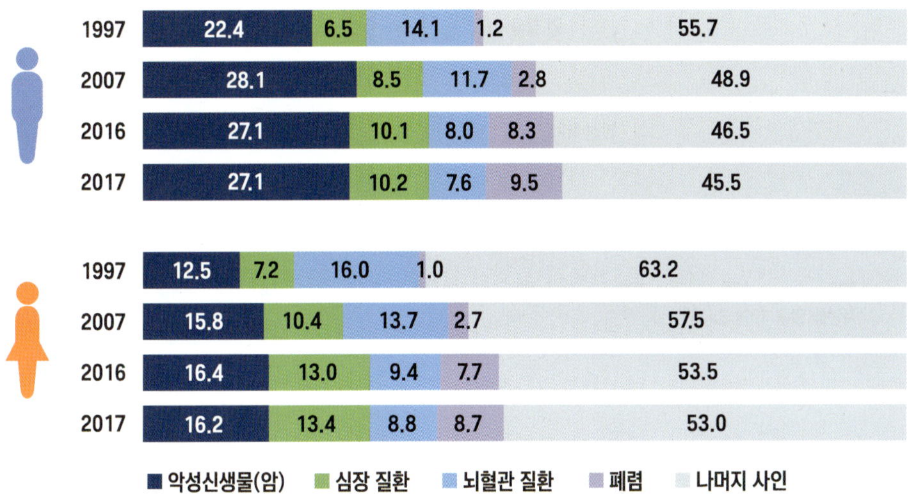

(출처 : 2017년 생명표, 통계청)

② 사망원인 순위

㉠ 2017년 출생아가 향후 악성신생물(암)로 사망할 확률은 남자 27.1%, 여자 16.2%. 사망원인 순위는 남자는 폐렴, 여자는 고혈압성 질환 • 알츠하이머병 상승

㉡ 남녀 악성신생물(암)의 순위가 가장 높았고, 심장 질환, 뇌혈관 질환, 폐렴이 그 뒤로 순위가 높다.

㉢ 남자의 악생신생물(암)의 사망률이 여자보다 1.6배 높다.

〈표 4-16〉 성별 사망원인 순위, 1983~2017년

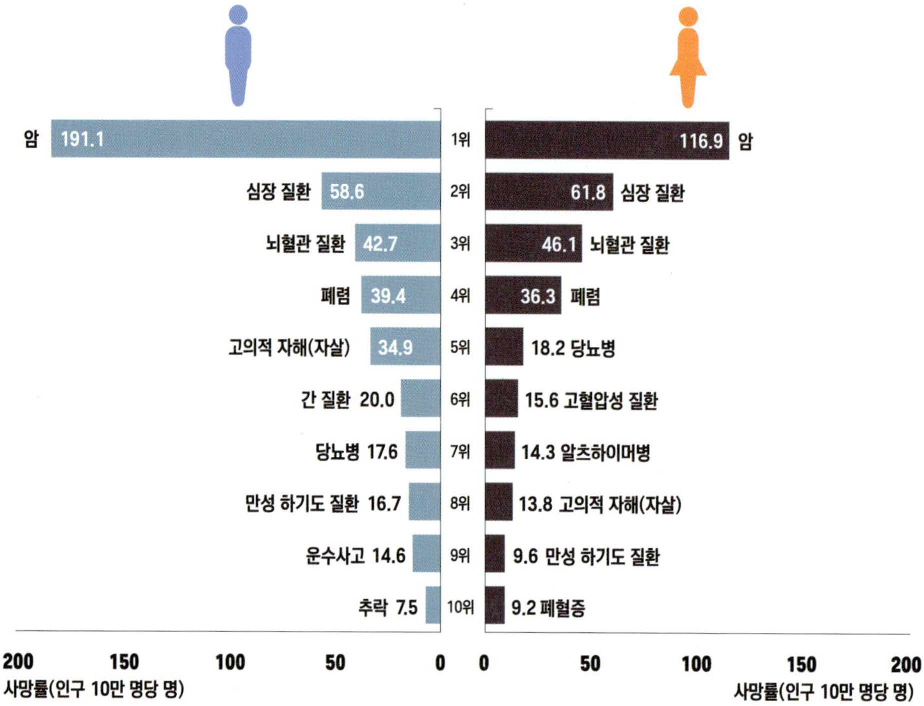

(출처 : 통계청 2017년 사망원인통계)

③ 연령별 5대 사망원인

㉠ 10대부터 30대까지의 사망원인 중 자살이 1위이고, 40대는 암이 사망원인 1위, 특히 자살률은 인구 10만 명당 25.8명(2015년)으로 OECD회원국 중 가장 높은 수준이다.

㉡ 악생신생물(암)은 1~9세, 40~80세 이상에서 사망원인 1위로 모든 연령층에서 3위 안에 포함된다.

㉢ 9세 미만의 연령대에서 가해(타살)가 5위 안에 포함된다.

㉣ 폐렴은 다른 연령층보다 70대(4위), 80세 이상(3위)에서 높은 순위에 위치한다.

㉤ 심장질환은 전 연령층에 걸쳐 5위 안에 위치한다.

〈표 4-17〉 연령별 5대 사망원인 사망률 및 구성비

(단위 : 인구 10만 명당 명)

	0세	1~9세	10~19세	20~29세	30~39세	40~49세	50~59세	60~69세	70~79세	80세 이상
1위	출생전후기에 기원한 특정 병태 139.8 -51.7%	악성신생물 1.9 -17.0%	고의적 자해(자살) 4.7 -30.9%	고의적 자해(자살) 16.4 -44.8%	고의적 자해(자살) 24.5 -36.9%	악성신생물 42.5 -28.9%	악성신생물 126.7 -38.1%	악성신생물 305.5 -44.1%	악성신생물 744.9 -34.8%	악성신생물 1445.7 -17.3%
2위	선천 기형 변형 및 염색체 이상 45.4 -16.8%	운수 사고 1.4 -11.9%	운수 사고 2.7 -17.7%	운수 사고 5.1 -14.0%	악성신생물 13.8 -20.7%	고의적 자해(자살) 27.9 -19.0%	고의적 자해(자살) 30.8 -9.3%	심장 질환 61.3 -8.8%	심장 질환 227.4 -10.6%	심장 질환 1063.4 -12.7%
3위	영아 돌연사 증후군 20 -7.4%	선천 기형 변형 및 염색체 이상 1.1 -9.6%	악성신생물 2.3 -15.3%	악성신생물 4 -11.0%	운수 사고 4.5 -6.8%	간 질환 12.2 -8.3%	심장 질환 28.1 -8.5%	뇌혈관 질환 45.1 -6.5%	뇌혈관 질환 186.1 -8.7%	폐렴 856.7 -10.3%
4위	심장 질환 7.3 -2.7%	가해(타살) 0.9 -8.1%	심장 질환 0.6 -4.0%	심장 질환 1.5 -4.1%	심장 질환 4 -6.0%	심장 질환 11.1 -7.5%	간 질환 25.4 -7.6%	고의적 자해(자살) 30.2 -4.4%	폐렴 132.2 -6.2%	뇌혈관 질환 749.9 -9.0%
5위	가해(타살) 4.6 -1.7%	심장 질환 0.6 -5.5%	익사 사고 0.4 -2.4%	뇌혈관 질환 0.7 -1.8%	간 질환 3 -4.4%	뇌혈관 질환 8.8 -6.0%	뇌혈관 질환 20.1 -6.1%	간 질환 26.1 -3.8%	당뇨병 85.6 -4.0%	고혈압성 질환 285 -3.4%

※ 연령별 사망원인 구성비 = (해당 연령의 사망원인별 사망자수 / 해당 연령의 총 사망자수) × 100

(출처 : 통계청, 2017 사망원인통계)

④ 영아사망

㉠ 영아(출생 후 1년 이내)사망률은 출생아 1,000명당 2.8명으로 OECD 평균(3.9명)보다 1.1명 낮다.

㉡ 영아 사망의 주요 원인은 신생아 호흡곤란과 심장의 선천기형이다.

〈표 4-18〉 출생전후기 사망자수 및 사망률

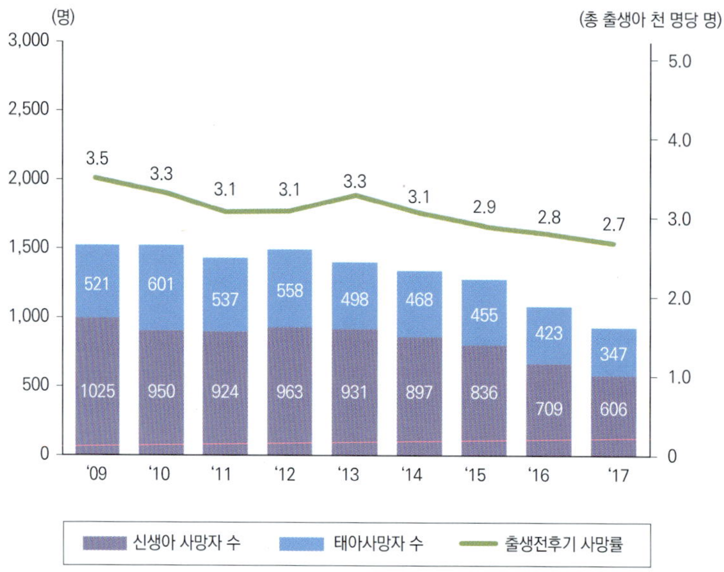

(출처 : 통계청, 2017 사망원인통계)

⑤ 모성사망

㉠ 2017년 모성사망비는 같은 해 출생아 10만 명당 7.8명으로 전년대비 6.5% 감소

㉡ 우리나라의 모성사망비는 OECD 회원국의 평균 8.2명보다 낮은 수준이다. (2013년 : 11.5명, 2014년 : 11.0명, 2015년 : 8.7명, 2016년 : 8.4명, 2017년 : 7.8명)

〈표 4-19〉 모성사망자 수 및 모성사망비(통계청, 2017 사망원인통계)

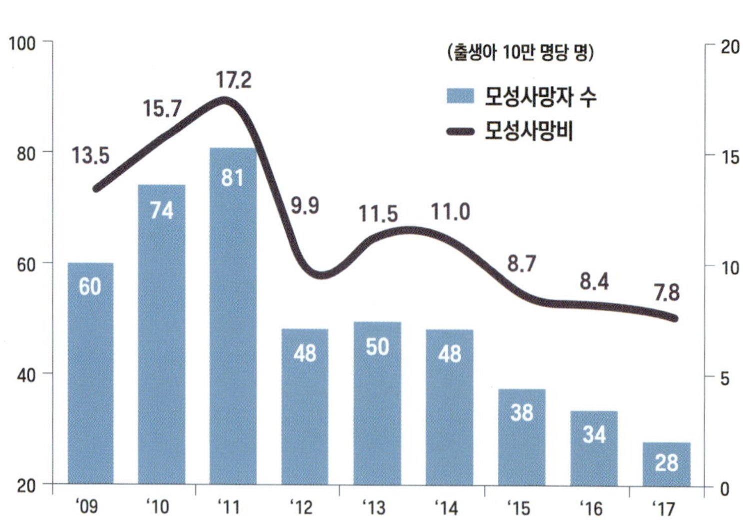

(출처 : 통계청, 2017 사망원인통계)

(2) 특정사망원인 제거 시 증가되는 기대여명

① 특정 사망원인이 사라진다고 가정할 때, 해당 사망원인으로 사망하지 않고 이후 다른 사망원인으로 인하여 사망할 경우 증가되는 기대여명

② 2017년 기준으로 암이 제거된다면 3.8년, 심장질환은 1.4년, 폐렴은 0.9년 기대여명이 증가한다.

〈표 4-20〉 주요 사망원인 제거 시 증가되는 기대수명

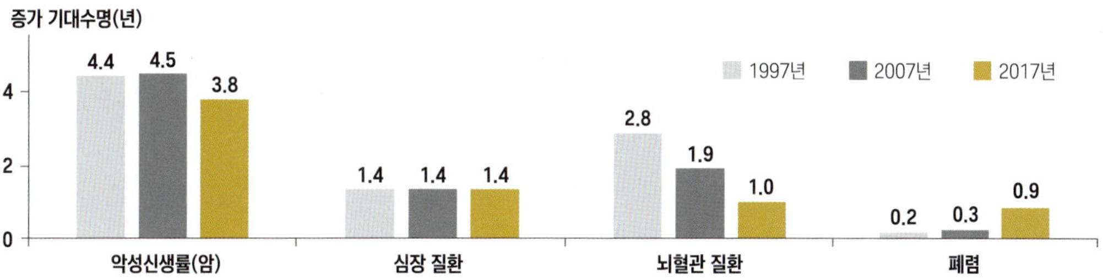

(출처 : 통계청, 2017 생명표)

5

역학

1. 역학의 정의
2. 역학의 목적 및 역할
3. 역학의 범위
4. 역학의 활용도
5. 질병발생론
6. 역학적 연구방법

1. 역학의 정의

(1) 역학의 어원

① 역학(Epidemiology)은 어원적으로 〈인구에 관한 학문〉 또는 〈인구집단의 전염병에 관하여 연구하는 학문〉으로, 원래 세 가지의 그리스 단어, epi((upon : ~에 대한), demos(people : 사람), logos(science 또는 study : 학문))의 합성어로 '인구집단에 대한 질병연구'로 해석된다.

② 초기의 역학은 "Science of epidemics(유행병의 과학)"로 전염병의 집단적인 발생을 의미한다. 역사적으로, 유행이란 말을 처음 사용한 사람은 히포크라테스(Hippocrates, BC 460~377)로서 그의 저서 "Epidemic"에서 여러 가지 환경적 요인에서 유행병이 집단으로 발생하는 현상에 대해 기술하였다.

③ 시대가 바뀌면서 역학은 다양하고 복합적인 개념으로 변화하기 시작하여 오늘날은 '인구집단'을 대상으로 질병의 발생이나 분포, 경향 등을 파악하고 그 원인을 규명하여 예방대책을 수립하는 과학 또는 학문으로 정의하고 있다.

2. 역학의 목적 및 역할

2_1 역학의 궁극적인 목적

(1) 역학의 목적

질병 발생원인을 제거함으로써 질병을 예방하려는 데 있다. 이의 달성을 위한 세부적인 목적을 다음의 세 가지로 요약해보면 다음과 같다.

① 미생물학, 생화학 등 다른 분야에서 발전된 정보와 인구집단에서의 질병발생 양상에 관한 자료들을 종합하여 질병의 발생 원인에 대한 가설을 수립

② 이러한 가설들을 과학적인 방법으로 검증

③ 역학적으로 가성을 검증한 후 역학에서 검증된 가설이 다른 의학분야에서 수립된 가설이나 지식들과 일치하는지의 여부조사

(2) 역학의 역할

① 역학의 범위는 앞에서 언급했듯이 감염성 질환 및 비감염성 질환 모두를 포함

② 역학은 예방의학, 공중보건학 등 여러 분야의 학문적인 발전에 많은 기여를 하고 있는데, 역학의 역할을 요약하면 다음과 같다.

㉠ 질병발생 원인 규명의 역할

어떤 특정 환경에서 질병발생의 원인을 찾아내거나 유행의 원인을 찾아내는 것이 역학의 가장 중요한 목적이자 역할이다.

㉡ 질병발생 및 유행의 감시 역할

질병의 발생 및 유행을 방지하려면 반드시 질병의 이상상태를 감시하여야 한다. 질병의 유행상황을 파악하여 문제점을 발견하고 관리대책을 수립한 후 결과를 평가하는 과정을 통하여 감시하는 역할을 담당한다.

㉢ 질병의 자연사에 관한 연구 역할

질병과 관련하여 의학적 처치를 하지 않은 자연 상태에서의 감수성이 있는 시기(수성기), 증상이 나타나기 전 시기(임상질환전기), 증상이 나타난 시기(이환기), 복구가 되는 시기(회복기) 그리고 사망에 이르기까지의 모든 과정을 일컬어 질병의 자연사(Natural history of desease)라 한다.

질병의 자연사(Natural history of desease)는 질병을 완전히 이해하는 데 필수적이며, 임상 의사들에게 2차 예방의 논리적 근거와 질병의 원인규명의 연구방향을 결정하는 데 도움을 준다.

③ 임상분야에 대한 역할

㉠ 역학과 임상의학은 불가분의 관계로서 임상에서의 질병진단, 처치, 예후 및 환자에 대한 충고 등 역학에서 발전된 지식이 임상분야에 크게 도움을 준다.

㉡ 역학적인 원리와 방법을 임상의학의 연구에 적용하는 분야를 임상역학(Cinical epidemiology)이라고 한다.

④ 보건사업의 평가 역할

㉠ 보건의료분야에서의 의료자원을 효율적으로 제공해준다.

㉡ 공중보건사업의 기획, 집행 및 평가에 역학적 원리와 방법론이 크게 기여한다.

㉢ 보건사업의 필요도를 측정, 평가하고 사업의 진행과정과 효율성에 대해서도 평가한다.

3. 역학의 범위

① 1930년대까지 역학의 연구 분야는 대부분이 감염병이었다.

② 의학의 발달 및 생활수준의 질적인 향상 등에 의해 감염병 질환은 점차 감소하였다. 이에 비해 각종 대사성 질환, 만성 퇴행성 질환 및 악성 신생물에 의한 질환 등이 점차 질병의 주축을 형성함에 따라 감염병과 더불어 이들 질환들에 대하여도 역학적 연구가 진행되었다. 최근에 이르러서는 건강증진(Health promotion)을 위한 보건사업의 효과 평가 등에 이르기까지 그 범위가 확대되고 있다.

③ 결론적으로 역학의 범위는 감염성 질환 및 비감염성 질환을 모두 포함하고 있다.

4. 역학의 활용도

① 보건현황의 파악

② 보건계획의 기본자료 제공

③ 질병 및 유행발생의 예방 및 관리방안 수립

④ 지역사회 보건행정의 뒷받침

⑤ 보건분야 연구자에게 기초 자료 제공

⑥ 새로운 질병의 진단, 치료, 예후에 대한 정보 제공

⑦ 의학 및 보건분야 연구방법에 대한 교육과 정보 제공

⑧ 보건의료 인력교육자료 제공

〈그림 5-1〉 역학의 역할과 활용

역할

- 질병발생의 원인규명 역할
- 질병발생 또는 유행의 감시역할
- 질병의 자연사에 관한 연구역할
- 임상분야에 대한 역할
- 보건사업의 평가 역할

↔

활용도

- 보건현황의 파악
- 보건계획의 기본자료 제공
- 질병 및 유행발행의 예방 및 관리방안 수립
- 지역사회 보건행정 뒷받침
- 보건분야 연구자에게 기초자료 제공
- 새로운 질병의 진단, 치료, 예후에 대한 정보 제공
- 보건의료 인력교육자료 제공

5. 질병발생론

5_1 질병발생의 3대원인

(1) 병인요인(Casual Agents factors)

질병발생에 없어서는 안 되는 필요 요소로 작용하는 요인이 있을 때 이를 병인이라고 한다.

① 영양소적 요인으로 영상소의 결핍, 비만증, 당뇨병, 심장병 등이 있다.

② 생물학적 요인으로 세균, 바이러스, 기생충, 곰팡이 등이 있다.

③ 물리적인 요인으로 기계적인 힘에 의한 외상, 열에 의한 화상이나 동상, 고산병, 잠함병 등이 있다.

④ 화학적 요인으로 두통, 기능성 소화 불량 등이 있다.

⑤ 정신적 요인으로 신경성 두통, 기능성 소화 불량 등이 있다.

⑥ 사회·환경적 요인으로 산업재해에 의한 직업병, 식품에 의한 중독증 등이 있다.

(2) 숙주요인(Host factors)

질병 발생에 관련되고 영향을 미치는 인간숙주의 요소

① 인적 특성인 성, 연령, 인종, 결혼상태, 직업, 사회경제적인 상태 등이 있다.

② 신체적 특성은 해부학적 구조와 숙주의 생리적인 변화에 따라 사춘기나 임신 중에 결핵의 이환율이 높게 나타나는 것과 영양상태 등을 들 수 있다.

③ 정신적 특성으로는 숙주가 가지고 있는 스트레스로 인해 질병이 발생한다.

(3) 환경요인(Environmental factors)

숙주를 둘러싸고 있는 모든 것을 의미하며 외부요인(External factors)이라고도 한다.

① 물리적 환경요인으로는 지형, 지질, 기후, 지세 등 계절적인 변화 등이 있다.

② 생물학적 환경요인으로는 식물의 꽃가루, 깃털, 동물의 피부로부터 오는 비듬 등이 있다.

③ 사회경제적 환경요인으로는 인구밀도, 인구분포, 자연자원, 경제수준, 직업 등이 있다.

5_2 질병발생의 생태학적 모형

질병발생의 원인은 한 요인(factor)에 의하여 발생하지 않으며, 복합적으로 설명된다는 질병발생의 다인설(多因說)이 받아들여지고 있다.

질병발생의 다인설
- 역학적 삼각형 모형(3대요인설)
- 수레바퀴 모형
- 원인망 모형(거미줄 모형)이 있다.

(1) 역학적 삼각형 모형(Epidemiological triangle)_3대 요인설

① 이 모형은 질병발생의 역학적 모형 중 가장 보편적으로 인정되고 있는 모형으로 질병의 발생을 주요 3요인인 병인(agent), 숙주(host), 환경(environment)의 상호 관계로 설명된다.

② 병인, 숙주, 환경 3요인이 균형 상태를 이루고 있을 경우, 혹은 숙주인 인간이 강해지거나, 병인이 약해지거나, 환경 요인이 숙주에 이롭게 혹은 병인에 해롭게 작용하는 상황이 되면 개인에게 있어서는 질병이 발생하지 않고 집단의 경우에는 유행이 발생하지 않는다.

③ 질병에 따라서 세 가지 요인이 차지하는 비중이 다를 수 있지만, 일반적으로 질병발생을 설명하는데 좋은 모형이며, 특히 감염성 질환의 발생을 잘 설명하고 있다. 즉, 병인이 침투하였더라고 숙주인 인간의 영양상태, 체중 등에 따라 차이가 나며, 환경의 상태 등이 복합적으로 작용하여 질병이 발생하거나 질병이 발생하지 않게 되는 것이다.

예 결핵균에 노출된 사람들 → 결핵에 걸리는 사람은 실제로는 많지 않음

〈그림 5-2〉 역학적 삼각형 모형

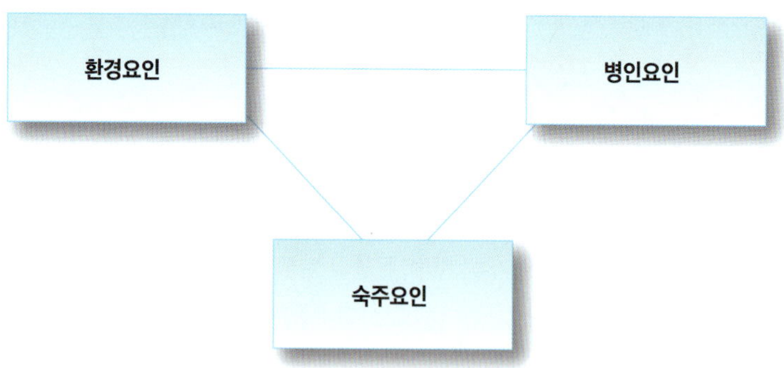

(2) 수레바퀴 모형(Wheel model)

① 수레바퀴 모형은 질병 발생과정에 대한 인간과 환경 간의 상호관계를 하나의 커다란 동심원으로 표현

② 숙주를 중심으로 숙주의 내적 요인인 유전적 소인을 숙주요인의 핵심에 숙주의 외적요인인 환경을 숙주의 가장자리에서 생물학적 환경, 물리화학적인 환경, 사회적 환경으로 둘러싸고 있으며, 이들의 상호작

용에 의해 질병이 발생한다는 학설이다.

③ 이 모형에서 질병의 발생에 기여하는 비중은 질병에 따라 다르다.(즉 유전성 질환의 경우에는 유전적 요인이 큰 비중을 차지한다.)

④ 이 모형의 장점은 원인망 모형의 근본적인 개념을 갖고 있으면서도 숙주와 환경으로 명백히 분리해 놓음으로써 역학적인 분석의 개념과 통한다는 것이다.

〈그림 5-3〉 수레바퀴 모형

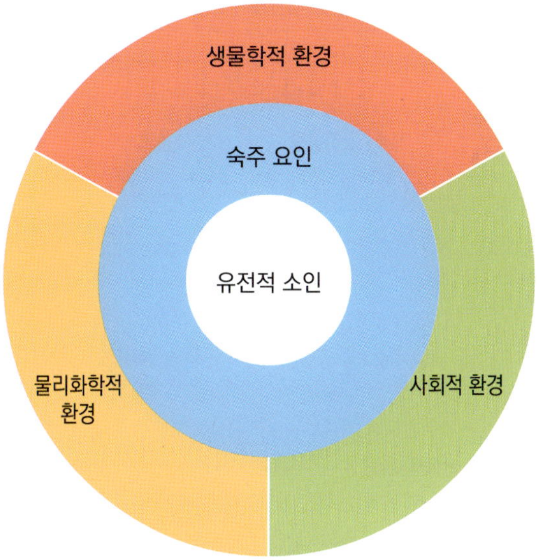

(3) 원인망 모형(Web of causation)

① 맥마흔(MacMahon)과 그의 동료들이 제창한 것으로 질병의 발생은 한 가지 원인에 의해서 이루어질 수 없으며, 그 질병의 발생과 관계되는 모든 요소들끼리 서로 연결되어 발생한다는 모형이론이다.

② 위 요소들을 종합하여 보면 마치 거미줄처럼 복잡하게 얽혀 있다는 것으로 비감염성 질환의 발생을 이해하는 데 유리한 모형이다.

③ 원인망에 얽혀 있는 요소 중 몇 가지를 제거하면 질병의 예방이 가능할 것이라는 것을 알 수 있으며 원인망모형은 여러 복합적인 원인으로 인해 질병이 발생한다는 다인설이다.

〈그림 5-4〉 심근경색의 원인망 모형

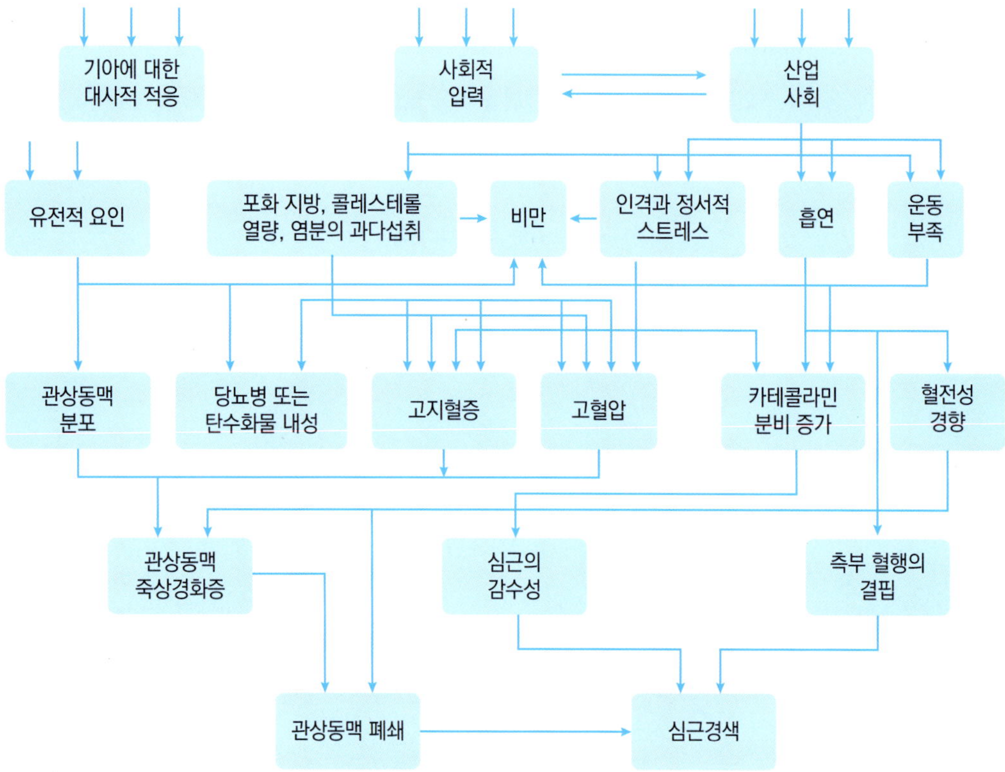

6. 역학적 연구방법

6_1 역학적 연구방법

〈그림 5-4〉 심근경색의 원인망 모형

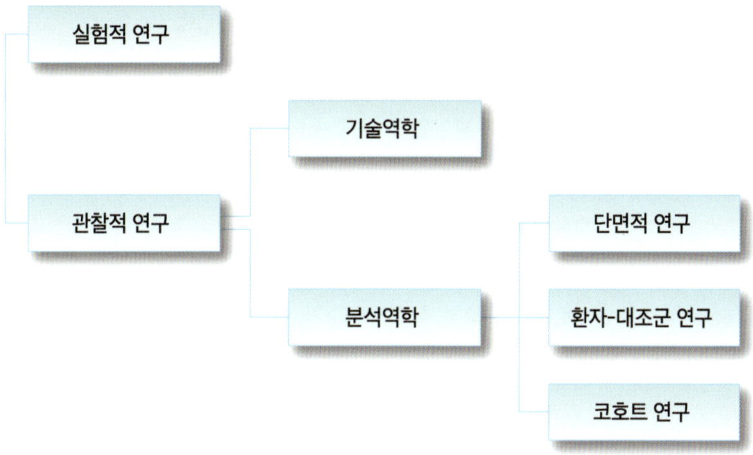

역학적 연구방법은 크게 실험적 연구(Experimental study)와 관찰적 연구(Observational study)로 구분한다.

① 실험적 연구는 직접 실험을 통한 연구방법으로써 이론상으로는 가장 이상적인 방법이다. 다만 연구대상이 인간이라는 제한점이 있다.

② 관찰적 연구는 어떤 실험적 자극이나 행위를 가하지 않고 자연 상태에서 일어나는 현상으로부터 정보를 수집하여 비교, 분석하는 연구를 말하며, 대부분의 역학적인 연구방법은 관찰적 연구에 의존하게 된다.

③ 관찰적 연구는 다시 기술역학(Descriptive epidemiology)과 분석역학(Analytical epidemiology)으로 나뉘어지며, 분석역학은 다시 단면적 연구(Cross-sectional study), 환자-대조군 연구(Case-control study), 코호트 연구(Cohort study)로 구분된다.

④ 기술역학은 단순한 상황의 설명으로 1단계적 역학이라고 하며, 분석역학은 인과관계를 증명하기 위하여 사용되므로 2단계적 역학이라고 한다. 그리고 이론역학을 3단계적 역학이라고 한다.

6_2 역학의 분류

(1) 기술역학(Descriptive epidemiology)

기술역학이란 인구집단에서 질병발생과 관계되는 모든 현상을 기술하여, 질병 발생의 원인에 대한 가설을 얻기 위하여 시행되는 제1단계 역학적 연구방법이다.

여러 가지 자료를 수집, 분석하여 질병의 발생요인에 대한 가설을 설정(formulation of hypothesis)하고, 설정된 가설이 옳은지 여부를 알아내기 위하여 가설검증을 실시한다. 이러한 과정을 통하여 얻어진 결과를 기초로 새로운 가설을 설정하는 일련의 연구(epidemiological study cycle)이다.

① 특정질환자나 환자군의 특징을 기술하는 사례연구나 사례군 연구, 집단의 평균적인 속성들 간의 상관성을 관찰하는 생태학적 연구가 이에 속한다.

② 사례연구나 사례군 연구, 또는 생태학적 연구과정을 통하여 얻어진 결과를 기초로 새로운 가설을 설정하는 기술역학연구는 그 자체로서 질병의 원인을 찾는 데 필요한 중요한 단서를 제공하는 역할을 하게 된다.

③ 기술역학에서는 다음사항이 조사되어야 한다.

㉠ 인구학적 특성(who-person) : 연령, 성별, 인종, 사회계층, 직업 등

㉡ 지역적 특성(where-place) : 국가나 지역사회의 특성 등

㉢ 시간적 특성(when-time) : 토착성, 유행성, 추세변화, 주기변화, 계절적 변화 등

㉣ 질병의 종류(what) : 무슨 질병이 발생하였는가

(2) 분석역학(Analytic epidemiology)

① 분석역학은 기술역학에서 관찰을 통해 얻어진 결과를 토대로 질병발생과 질병발생의 요인 혹은 속성과의 인간관계를 밝혀내는 제2단계적 역학적 연구방법으로 단면적 연구, 환자-대조군 연구 및 코호트 연구가 있다.

② 단면적 연구는 현재의 시점에서 연구하는 것이며, 환자-대조군 연구는 현재의 결과에 대한 것을 과거에서 그 원인을 찾고자 하는 것으로 후향적 연구(Retrospective study)라고 한다.

③ 코호트 연구는 질병의 원인과 관련되어 있다고 의심되는 인구집단과 관련되지 않은 집단으로 분류하고, 각 인구집단에서 발생하는 질병의 발생률을 서로 비교하는 연구방법이다.

④ 단면조사 연구(Cross-sectional study)

단면적 연구는 원인요소와 질병을 동시에 조사하기 위하여 서로 간의 관련성을 보는 방법으로 상관관계 연구(Correlation study)라고도 하며, 연구설계 중 유일하게 유병률을 산출할 수 있는 설계로서 유병률 조사(Prevalence survey)라고 하기도 한다.

[장점]

- 비교적 단시간 내에 결과를 얻을 수 있어 경제적이다.
- 환자-대조군 연구나 코호트 연구에 비하여 시행하기 쉽다.
- 동시에 여러 종류의 질병과 발생요인과의 관련성을 조사할 수 있다.

- 질병 발생 시점이 불분명하거나 초기 증상이 없어 진단까지의 시간이 많이 걸리는 질병연구에 적합하다.

[단점]

- 일정한 시점에서 조사를 하기 때문에 상관관계만을 알 수 있을 뿐이며, 인과관계(시간적 선후관계)가 명확하지 않아 질병 위험요인을 규명하지는 못한다.
- 대상인구집단이 비교적 커야 하며, 빈도가 낮은 질병이나 이환기간이 짧은 급성감염병에 대해서는 적절하지 못하다.

⑤ 환자-대조군 연구(Case-control study)

㉠ 환자-대조군 연구는 현재 이환되어 있는 환자군과 적절한 방법으로 선정된 대조군을 대상으로 기술역학 등을 통하여 이미 가설로 설정된 질병의 원인과 관계가 있으리라고 생각되는 어떤 요소(위험요소 : risk factor) 간에 차이가 있는지를 비교·분석하는 방법이다.

㉡ 환자-대조군 연구는 현재 질병이 있는 집단이 과거에 어떤 속성이 있는지를 알아보는 것으로 후향적 연구(retrospective study) 또는 기왕력 연구이다.

[장점]

- 연구가 비교적 용이하며, 비용이 적게 든다.
- 적은 연구 대상자로도 연구가 가능하고, 희귀한 질병을 조사하는 데 적절하다.
- 연구결과를 비교적 빠른 시일 안에 얻을 수 있다.

[단점]

- 비교하려는 요소 이외의 모든 조건이 비슷한 대조군 선정이 어렵다.
- 연구에 필요한 정보가 과거 행위에 관한 것이므로 기억소실 바이어스나 회상 바이어스 등의 부정확한 결과로 편견이 발생할 수 있다.
- 코호트 연구에서와 같은 비교위험도 등을 구할 수 없고, 드문 상태의 질병에서만 교차비로 비교위험도를 추정할 수 있다.

⑥ 코호트 연구(cohort study)

코호트는 같은 특성을 가진 인구집단이란 뜻이다. 즉, 어떤 인구 집단을 출생년도별로 구분해 1990년 출생코호트라 하면 1990년에 출생했다는 공통적인 특성을 갖는 집단을 말한다.

㉠ 코호트 연구란 질병의 원인과 관련되어 있다고 생각되는 어떤 특성을 가진 인구집단과 가지고 있지 않은 인

구집단을 계속 관찰하여 서로 간의 질병의 발생률에 차이가 있는가를 비교하는 방법이다.

ⓒ 환자-대조군 연구는 현재 질병에 이환되어 있는 환자를 대상으로 하지만 코호트 연구는 어떤 속성을 갖고 있는 집단과 갖고 있지 않은 집단을, 즉 건강집단에서 속성의 차이가 있는 집단을 대상으로 질병발생을 향후(미래)에 판단하며 전향적 연구(Prospective study) 혹은 계획연구라고도 한다.

[장점]

- 위험요인 노출군과 비노출군 간의 질병 또는 사망의 위험비를 나타내는 비교위험도와 어떤 질병에 폭로된 집단과 폭로되지 않은 집단의 질병 발생률의 차이가 얼마나 되는가를 나타내는 것으로 위험요인이 질병발생에 얼마나 기여했을지를 나타내는 기여(귀속)위험도를 직접 측정한다.
- 코호트연구는 비교적 신뢰성이 높은 자료를 획득한다.
- 시간적 선후관계가 분명하다.

[단점]

- 시간, 노력 및 비용이 많이 든다.
- 많은 대상자가 필요하므로 발생률이 낮은 질병에는 부적절하다.
- 연구대상자가 사망하거나 이동하는 등 중도에 탈락할 가능성이 높다.

(3) 실험역학(Experimental epidemiology)

① 실험역학은 실험적 방법을 사용하여 질병 발생의 원인을 규명하는 역학을 말한다.

② 실험은 실험자가 실험대상 또는 실험과정을 계획적으로 통제 및 조작을 하고 그 조작이 원인이 되어 시험대상에 어떤 반응이 나타나는가를 주의 깊게 관찰하는 것으로, 인과관계에 대해 정확하고 결정적인 정보를 주지만 사람을 대상으로 하는 역학에서는 윤리적인 이유로 적용할 수 없는 경우가 거의 대부분이다.

③ 사람에 대한 실험은 먼저 동물실험을 통해 효과가 입증되고 부작용이 없었던 경우에 한하여 실시한다.

④ 실험역학은 실험실 실험, 임상실험과 지역사회예방사업 효과 측정실험으로 분류한다.

ⓐ 실험실 실험은 역학에서 거의 사용하지 않는 방법이다.

ⓑ 임상실험(Clinical trial)은 임상의학에서도 널리 쓰는 연구방법으로 새로운 처치방법이나 치료약품 등의 효과 및 효능 등을 규명하기 위하여 환자를 대상으로 연구하는 것을 말한다. 실험역학에서 가장 많이 사용하는 방법이다.

ⓒ 지역사회예방사업 효과측정실험(Community intervention)은 위험요인을 제거하거나 생활태도를 변화시켜 대상 질병이 감소되는지를 규명하는 것으로서 집단을 대상으로 실시한다.

6

감염병 관리

1. 감염병의 정의
2. 감염병 생산과정
3. 감염병의 분류
4. 법정 감염병 관리
5. 감염병 관리 각론
6. 만성질환

1. 감염병의 정의

(1) 감염이란?

각종 질병 중 한 환자를 통해 새로운 환자를 만들 수 있는 질병을 말하며, 비감염성 질환(병)은 전염원으로 작용하지 않는 질병을 말한다.

① 감염병(infectious disease)은 "어떤 특정 병원체 혹은 병원체의 독성 물질 때문에 일어나는 질병으로 이 병원체 혹은 독성 물질에 감염된 사람, 동물 혹은 기타 병원소로부터 감수성이 있는 숙주(사람)에게 전파되는 질환"이며, 전염성 높은 질병을 감염병(Communicable disease)으로 명칭하기도 한다.

② 감염(Infection)이라 함은 병원체가 숙주 내에서 분열 증식하고 있는 상태를 말하며, 그 결과 사람에게는 질병이나 면역반응을 일으키게 된다.

TIP

바이러스 감염증인 홍역은 공기 중으로 전파되는데, 홍역에 대한 감수성이 있는 사람은 빠른 속도로 전염된다. 이렇게 사회적 파급력이 큰 감염병에 걸린 환자를 격리, 수용하고 적절한 방역 조치를 해야 할 필요성이 있는 감염병을 법으로 정하여 놓고, 환자가 발생하였을 때 의무적으로 신고하도록 되어 있는 감염병을 법정 감염병이라고 한다.

2. 감염병 생산과정

일반적으로 질병의 발생에는 병인, 숙주 및 환경의 3요소가 관련되어 있다는 것은 이미 앞에서 설명하였다. 감염병의 경우 이를 세분하여 보면 ①병원체, ②병원소, ③병원소로부터 병원체의 탈출, ④전파, ⑤새로운 숙주로의 침입, ⑥숙주의 감수성(저항력)의 6개 요소가 연쇄적으로 작용하여 감염병이 발생한다. 즉 이 6개 요소 중 어느 한 가지가 결여되어도 감염병은 발생하지 못하게 된다.

〈그림 6-1〉 질병발생과 감염병 생성과정

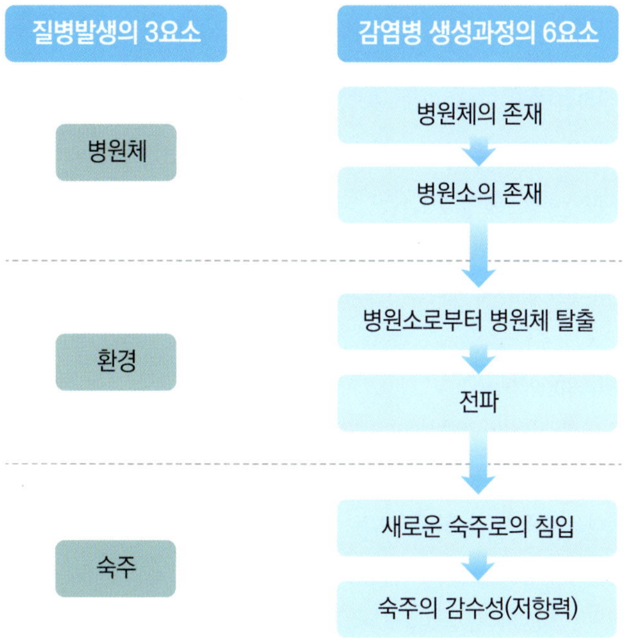
질병발생의 3요소
감염병 생성과정의 6요소
병원체
병원체의 존재
병원소의 존재
환경
병원소로부터 병원체 탈출
전파
숙주
새로운 숙주로의 침입
숙주의 감수성(저항력)

2_1 병원체(infections agent)

(1) 병원체의 종류

병원체는 병원미생물이 주종인데 병원미생물의 종류는 분류하기에 따라 여러 가지로 구분할 수 있으나 생물학적으로 바이러스, 진균, 원충, 세균으로 구분한다. 세균 중에서도 세균, 리케차와 클라미디아로 세분하기도 한다. 여기서는 질병의 종류 및 성격을 고려하여 세균을 세분하여 분류하고 원충에 다세포 동물을 포함하여 기생충으로 분류한다.

① 세균(Bacteria) : 세균은 육안으로는 관찰할 수 없는 미소(微少)한 생물로서 우리 환경의 어디에나 존재한다. 세균이 일으키는 질병으로는 콜레라, 장티푸스, 디프테리아, 결핵, 나병, 백일해, 페스트 등이 있다.

② 바이러스(Virus) : 세균보다 더 미세한 생물로서 DNA나 RNA 중 어느 한쪽만 가지고 있으며, 증식은 숙주세포에 의존하고 있다. 바이러스가 일으키는 질병에는 홍역, 폴리오, 유행성이하선염, 일본뇌염, 광견병, 후천성면역결핍증, 간염 등이 있다.

③ 기생충(Parasite) : 동물성 기생체로서 원충(Protozoa)과 후생동물(metazoa)인 연충류가 있다. 기생충이 일으키는 질병은 말라리아, 사상충, 아메바성 이질, 회충증, 간, 폐흡충증, 유구·무구조충증 등이 있다.

④ 진균(Fungi) : 광합성이나 운동성이 없는 생물로서 단단한 세포벽을 가진 것으로 백선, 칸디다증 등을 발생시킨다.

⑤ 리케차(Richettia) : 세균보다 작고 살아있는 세포 안에서만 기생하는 특성으로 세균과 구분되어진다. 예전에는 클라미디아와 함께 바이러스로 분류되기도 하였다. 리케차가 일으키는 질병은 발진티푸스, 발진열, 쯔쯔가무시병(양충병), 록키산 홍반열 등이 있다.

⑥ 클라미디아(Chlamydia) : 리케차와 같이 진핵생물의 세포 내에서만 증식하는 세포 내 기생체이나 리케차와 다른 점은 절지동물에 의한 매개를 필수로 하지 않고 균체계 내에 에너지 생산계를 갖지 않는 점으로 인하여 리케차와 구분되며, 트라코마, Psittacosis(앵무새병) 등을 일으킨다.

(2) 병원체의 병인성(pathogenesis)

① 병독성(virulence)과 전염력 병인성은 감염된 숙주로 하여금 발병케 하는 병원체의 능력으로 발병자수를 총 감염자수로 나누어 준다.

② 독성 또는 병독성은 중독한 질병을 일으키는 능력으로 중증환자 및 사망자수를 총 발병자수로 나눈 것이다.

③ 이 병독성은 독력(toxigenicity), 침입경로, 침습성(invasiveness) 및 감염을 조장하는 물질에 의하여 영향을 받는다.

④ 병인성과 병독성은 순상관계만은 아니다.

예 결핵균은 병인성과 병독성이 다 낮고, 광견병 바이러스는 병인성과 병독성이 다 높은 반면에 홍역 바이러스는 병인성은 높으나 병독성이 낮다.

⑤ 전염력(communicability)은 병원체가 한 숙주에서 다른 숙주로 이행해 나가는 능력으로 병원체의 배출경로, 침입구, 숙주 체내에서의 생존기간, 외계에서의 저항성, 침입균의 양 등이 문제가 된다.

2_2 병원소

(1) 병원소란?

병원체가 생활하고 증식하면서 다른 숙주에 전파시킬 수 있는 상태로 저장되어 있는 장소로서 감염원 중에서도 궁극적인 감염원이라 할 수 있다. 병원소의 종류에는 인간병원소, 동물병원소, 토양이 있다.

(2) 인간병원소

① 현성 감염(Apparent infection)자

㉠ 유증상자(frank case) : 병원체에 감염되어 자각적 또는 타각적으로 임상증상이 있는 사람으로서 흔히 환자

라고 한다. 역학적인 면에서는 환자 본인이나 타인이 질병에 이환되어 있는 것을 인지하고 있다.

㉡ 큰 문제점이 없고 관리가 수월하다. 그러나 홍역 등과 같은 감염병은 현성감염자만이 전염원으로 작용하나 전염성이 아주 강한 특징이 있다.

② 불현성 감염(Inapparent infection)자

㉠ 무증상자 : 무증상자(subclinical infection)란 병원체에 감염되었거나 임상증상이 아주 미약하여 본인이나 타인이 환자임을 간과하기 쉬운 환자로 행동이 자유롭고 행동영역도 제한이 없어 감염병 관리상 중요 관리 대상이다.

㉡ 불현성 감염 보균자로 분류하기도 하나 임상증상이 어느 정도 있어 건강보균자와는 구분되어 보균자의 분류에서 독립

㉢ 불현성 감염을 일으키는 질병으로는 일본뇌염과 폴리오가 대표적이다.이외에도 장티푸스, 세균성 이질, 콜레라, 성홍열 등이 있다.

③ 보균자(Carrier)

㉠ 보균자란 자각적으로나 타각적으로 임상증상이 없는 병원체 보유자로서 전염원으로 작용하는 감염자

㉡ 보균자는 현성 감염자보다도 역학적으로 중요한 병원소가 되므로 무증상자와 함께 중요한 감염병 관리 대상자

㉢ 보균자는 첫째, 활동에 제한이 없어 전염시킬 수 있는 영역이 넓다. 둘째, 본인이나 타인이 경계하지 않으므로 전파의 기회가 많다. 셋째, 역학상 보균자수는 현성 환자수보다 많으므로 감염병 관리에 있어 중요 관리 대상이 된다.

(3) 보균자의 종류와 관련되는 감염병

① 회복기 보균자(병후 보균자)

㉠ 감염병에 이환되어 그 임상증상이 완전히 소멸되었으나 병원체를 배출하는 보균자

㉡ 세균성 이질, 디프테리아 감염자 등이 여기에 속한다.

② 잠복기 보균자

㉠ 감염병이 발병하기 전 잠복기간 중에 병원체를 배출하는 감염자

㉡ 관련 질병 : 디프테리아, 홍역, 백일해 등

③ 건강 보균자

㉠ 병원체가 침입하였으나 임상증상이 전혀 없고 건강자와 다름이 없으나 병원체를 배출하는 보균자로서 특히 감염병 관리상 문제가 된다.

㉡ 해당질병으로 디프테리아, 폴리오, 일본뇌염 등이 있다.

이와 다른 분류로는 병원체의 배출 지속기간에 따라 일시적 보균자, 영구적 보균자, 만성적 보균자로 구분하기도 한다.

(2) 동물병원소(Animal reservoir)

① 사람에게 감염을 일으키는 감염병은 대부분이 인간병원소를 필요로 하는 것이나 원래는 척추동물 간에 전파되는 질병이 우연히 사람에게 감염을 일으키게 된다.

② 이런 감염병을 인수(인축)공통감염병(zoonosis)이라 하며, 이 경우 척추동물이 병원소의 역할을 하게 된다.

〈표 6–1〉 동물병원소(Animal reservoir)

소	결핵, 탄저, 파상열, 살모넬라증, 보툴리즘
돼지	일본뇌염, 탄저, 렙토스피라증, 살모넬라증
양	Q fever, 탄저, 보툴리즘
개	광견병, 톡소프라스마증
말	탄저, 유행성뇌염, 살모넬라증
쥐	페스트, 발진열, 살모넬라증, 렙토스피라증, 쯔쯔가무시병, 신증후군 출혈열(유행성 출혈열)
고양이	살모넬라증, 독소프라스마증

(3) 토양

토양을 병원소로 하는 것은 진균(fungi) 중에서 히스토플라스마증(histoplasmosis), 분아균증(blatomycosis), 스포로트리쿰증(sporotrichosis)과 파상풍이 있다.

(4) 병원소의 감염 형태

① 병원소의 감염은 현성 감염, 불현성 감염, 중감염, 혼합감염, 자가감염이 있다.

② 현성 감염은 임상 증세가 있고, 불현성 감염은 임상 증세가 없다.

③ 중(重)감염은 감염되어 있는 상태에서 동일 병원균의 침입에 의하여 다시 감염되는 것을 말한다.

④ 혼합(混合)감염은 2종류 이상의 병원체에 의하여 감염된 경우를 말한다.

⑤ 자가(自家)감염은 병원소가 가지고 있는 병원균에 의하여 자기 자신이 다시 감염되는 경우를 말한다.

2_3 병원소로부터 병원체의 탈출

병원소로부터 병원체의 탈출로는 병원체의 종류 또는 숙주의 기생부위에 따라 다르며, 다음과 같이 분류할 수 있다.

(1) 호흡기 계통으로 탈출

① 호흡기 감염병이 주가 된다.

② 코, 비강, 기도, 기관지, 폐 등의 부분에서 증식한 병원체가 외호흡을 통해서 나가는 데 주로 대화, 기침, 재채기를 통해 전파된다.

③ 해당 감염병 : 폐결핵, 폐렴, 백일해, 홍역, 수두, 천연두 등의 감염병

(2) 소화기 계통으로 탈출

① 위장관을 통한 탈출로 소화기계 감염병이나 기생충 질환의 경우 분변이나 구토물에 의해서 체외로 배출되는 경우

② 구토물은 병원체가 나가는 데 중요한 역할을 하지는 않는다.

③ 해당 감염병 : 이질, 콜레라, 장티푸스, 파라티푸스, 폴리오 등

(3) 비뇨생식기 계통으로 탈출

주로 소변이나 성기 분비물에 의해서 탈출한다.

(4) 개방병소(病巢)로 직접 탈출

① 신체 표면의 농양, 피부병 등의 상처부위에서 병원체가 직접 탈출하는 것

② 해당 감염병 : 나병 등

(5) 기계적 탈출

① 흡혈성 곤충에 의한 탈출과 주사기 등에 의한 탈출을 말한다.

② 해당 감염병 : 발진열, 발진티푸스, 말라리아 등

2_4 전파

병원소로부터 배출된 병원체가 매개체에 의해 새로운 숙주까지 운반되는 것을 전파라고 하며, 전파수단에 따라 직접전파와 간접전파로 나뉜다.

(1) 직접전파

① 병원소와 새로운 숙주 간의 이동이 중간 매개체 없이 바로 전파되는 것이다.

② 피부접촉, 점막접촉, 교상, 수직감염 등의 직접접촉을 통하여 전파되는 것과 비말전파와 같은 간접접촉

에 의한 것이 있다.

(2) 간접전파

병원체가 중간 매개체를 통해 새로운 숙주에게 운반되는 과정을 말하며, 매개하는 물질이 생물인지 무생물인지에 따라 생물 매개전파와 무생물 매개전파로 구분할 수 있다.

① 생물 매개전파

파리나 바퀴벌레의 몸에 붙은 병원체에 의해 다른 숙주에게 전파되는 기계적 전파와 병원체가 절지동물이나 패류, 담수어 안에서 증식 혹은 발육의 과정을 거친 후에 전파되는 생물학적 전파로 나눌 수 있다.

〈표 6-2〉 매개생물에 의한 감염성 질병

매개생물	감염성 질병
모기	말리리아, 사상충증, 일본뇌염, 황열, 뎅기열
파리	장티푸스, 이질, 폴리오
진드기류	재귀열, 쯔쯔가무시증
이	발진티푸스, 재귀열
쥐	렙토스피라증, 살모넬라증, 소아마비

② 무생물 매개전파

물, 공기, 우유, 토양과 같은 무생물에 의해 전파되는 것을 말하며, 매개하는 사물이 무엇인가에 따라 공기 매개, 식품 매개, 수인성 매개, 우유 매개 등의 전파로 나뉘며, 환자가 쓰던 수건이나 침구, 물건 등을 칭하는 개달물 전파도 무생물 매개전파에 속한다.

2_5 새로운 숙주로의 침입

병원소로부터 탈출한 후에 전파에 성공한 병원체는 새로운 숙주에 침입하게 되는데, 침입에 성공했다 해서 모두 감염되거나 발병하는 것은 아니다.

2_6 숙주의 감수성(저항력)

숙주에는 물리적 방어체계(피부나 점막)나 화학적 방어체계(위산 등)와 같이 침입을 방지하는 체계가 있으며, 병원체를 차단하기 위한 면역체계도 있다. 면역은 크게 선천면역과 후천면역으로 나눌 수 있다.

(1) 선천면역

태어날 때부터 갖고 있는 자연면역으로 민족, 환경조건, 가족적 소인, 영양상태와 관계가 있다.

(2) 후천면역

후천면역은 질병에 걸리거나 예방접종 등에 의하여 후천적으로 형성되는 면역으로 능동면역과 수동면역으로 구분된다.

① 능동면역

㉠ 숙주 체내에서 항체나 항독소를 스스로 만들어 내는 것을 말한다.

㉡ 자연능동면역(Natural active immunity) : 질병에 걸린 후 형성되는 면역으로써 질환의 종류에 따라 영구면역이 될 수 있고, 지속기간이 아주 짧을 수도 있다.

㉢ 인공능동면역(Artificial active immunity) : 예방접종을 통하여 항체가 생성되도록 하는 방법

② 수동면역

㉠ 자연수동면역(natural passive immunity) : 모체로부터 태반이나 수유를 통해서 얻어지는 면역

㉡ 인공수동면역(artificial passive immunity) : 면역글로불린이나 항독소 등 인공제제를 통해서 인체에서 질병에 대한 방어를 할 수 있도록 하는 것

3. 감염병의 분류

(1) 병원체의 종류

기생충, 스피로헤타, 리케차, 진균, 클라미디아, 박테리아, 바이러스

〈표 6-3〉 감염 병원체특성에 따른 분류

종류	감염병
동물성 기생충	말라리아, 아메비아시스, 각종 기생충 질환
스피로헤타	보렐리아, 렙토스피로시스, 매독
리케차	티푸스, 쯔쯔가무시병
진균	캔디디아시스, 스포로티코시스
클라미디아	앵무새병, 트라코마
박테리아	장티푸스, 콜레라, 디프테리아, 파상풍, 임질
바이러스	홍역, 풍진, 유행성이하선염, 바이러스성 간염, 후천성면역결핍증(AIDS)

(2) 임상적 특성

호흡기계 질환, 위장관 질환, 간 질환, 급성열성 질환

(3) 감염경로(전파방법)

〈표 6-4〉 전파방법에 따른 분류

전파 방법	감염병
사람 간 접촉에 의한 전파	홍역, 풍진, 볼거리, 디프테리아, 인플루엔자, 감기, 무균성 뇌막염, 결막염
식품, 식수에 의한 전파	장티푸스, 이질, 콜레라, 각종 식중독, A형간염, 장출혈성대장균감염증
곤충 매개에 의한 전파	말라리아, 황열, 뎅기열, 일본뇌염, 쯔쯔가무시병
동물에서 사람으로 전파	광견병, 탄저병, 브루셀로시스, 렙토스피라증
성적 접촉에 의한 전파	매독, 임질, 후천성면역결핍증(AIDS)

4. 법정 감염병 관리

(1) 법정감염병이란?

「감염병의 예방 및 관리에 관한 법률」 제2조에 명시된 바에 따라 제1군감염병, 제2군감염병, 제3군감염병, 제4군감염병, 제5군감염병, 지정감염병으로 구분된다.

4_1 법정감염병 분류기준

① 제1군감염병 : 마시는 물 또는 식품을 매개로 발생하고 집단 발생의 우려가 커서 발생 또는 유행 즉시 방역대책을 수립하여야 하는 감염병

② 제2군감염병 : 예방접종을 통하여 예방 및 관리가 가능하여 국가예방접종사업의 대상이 되는 감염병

③ 제3군감염병 : 간헐적으로 유행할 가능성이 있어 계속 그 발생을 감시하고 방역대책의 수립이 필요한 감염병

④ 제4군감염병 : 국내에서 새롭게 발생하였거나 발생할 우려가 있는 감염병 또는 국내 유입이 우려되는 해외 유행 감염병으로서, 갑작스러운 국내 유입 또는 유행이 예견되어 긴급한 예방 • 관리를 위해 보건복지부 장관이 지정하는 감염병

⑤ 제5군감염병 : 기생충에 감염되어 발생하는 감염병으로서 정기적인 조사를 통한 감시가 필요하여 보건복지부령으로 정하는 감염병

⑥ 지정감염병 : 제1군감염병부터 제5군감염병까지의 감염병 외에 유행 여부를 조사하기 위하여 감시활동이 필요하여 보건복지부장관이 지정하는 감염병

4_2 법정감염병의 분류 및 종류

(1) 우리나라의 감염병에 대한 체계적 감시는 1954년 「감염병예방법」이 제정되면서 이루어지기 시작하였고, 그간 14차례에 걸쳐 법정감염병의 종류를 재구성하여 왔다. 2010년 감염병 발생 및 유행의 국내·외 현황 등을 고려하여 「감염병예방법」과 「기생충질환 예방법」을 통합하여 「감염병의 예방 및 관리에 관한 법률」(2010.12.30. 시행)로 전면 개정하여 감염병을 6개군 75종(감염증의 세분류로는 114종)으로 분류하고 1~4군 감염병에 대한 사망신고를 하도록 규정하였다.

(2) 2015년 5월 20일 '메르스'감염병 확진자가 우리나라에서 발생한 이후, 초기에 정보 공개를 투명하게 하

지 않아 7월 6일 방역당국이 종식을 선언하기까지 186명의 환자가 발생하고 대형병원이 문을 닫는 등의 고통을 겪은 후, 보건복지부는 메르스(중동호흡기질환) 등 감염병에 신속히 대응할 수 있도록 국가 방역 관리체계를 강화하는 것을 주요내용으로 하여 2015년 6월 25일 「감염병의 예방 및 관리에 관한 법률」 개정안을 국회 본회의를 통과시켰다. 그 후 여러 차례의 개정을 거쳐 2019년 1월 1일 시행된 법정감염병에는 제1군감염병 6종, 제2군감염병 12종, 제3군 감염병 22종, 제4군 감염병 20종, 제5군 감염병 6종, 지정감염병 14종, 세계보건기구 감시대상 감염병 9종, 생물테러감염병 8종, 성매개감염병 7종, 인수공통감염병 10종, 의료관련감염병 6종이 포함되어 있다.

〈표 6-5〉 법정감염병 분류, 감시방법, 신고보고 기준표

구분	제1군	제2군	제3군	제4군	지정감염병
특성	물 또는 식품 매개 : 발생(유행) 즉시 방역대책 수립(6종)	국가예방접종사업 대상 (12종)	간헐적 유행 가능성 : 계속 발생 감시(22종)	국내 새로 발생 또는 국외 유입 우려(20종)	유행여부조사·감시 (14종)
질환	콜레라 장티푸스 파라티푸스 세균성이질 장출혈성대장균감염증 A형간염	디프테리아 백일해 파상풍 홍역 유행성이하선염 풍진 폴리오 B형간염 일본뇌염 수두 b형헤모필루스인플루엔자 폐렴구균	말라리아 결핵 한센병 성홍열 수막구균성수막염 레지오넬라증 비브리오패혈증 발진티푸스 발진열 쯔쯔가무시증 렙토스피라증 브루셀라증 탄저 공수병 신증후군출혈열 인플루엔자 후천성면역결핍증 (AIDS) 매독 크로이츠펠트-야콥병 (CJD) 및 변종크로이츠 펠트-야콥병(vCJD) C형간염 카베페넴내성장내세균 속균종(CRE)감염증 반코마이신내성 황색포도말균(VRSA)감염증 카바페넴내성장내세균 속균종(CRE)감염증	페스트 황열 뎅기열 바이러스성출혈열(마버그열, 라싸열, 에볼라열) 두창 보툴리눔독소증 중증급성호흡기증후군 (SARS) 동물인플루엔자 인체감염증 신종인플루엔자 야토병 큐열 웨스트나일열 신종감염병증후군 라임병 진드기 매개 뇌염 유비저 치쿤구니야열 중증열성혈소판감소증후군(SFTS) 중동호흡기증후군 (MERS) 지카바이러스 감염증	수족구병 임질 클라미디아감염증 연성하감 성기단순포진 첨규콘딜롬 메티실린 내성 황색포도알균(MRSA)감염증 다제내성아시네토박터바우마니균(MRAB)감염증 장관감염증 급성호흡기감염증 해외유입기생충감염증 엔테로바이러스감염증
신고주기	지체 없이	지체 없이	지체 없이	지체 없이	7일 이내

(출처 : https://www. nyj.go.kr/main/910)

4_3 법정감염병 전수감시

[감염병의 예방 및 관리에 관한 법률 제11조 및 12조]에 따라 해당되는 신고의무자는 감염병 환자 등을 발견한 경우 그 사실을 관할 보건소장에게 신고하여야 한다.

▶ 신고방법 및 절차

〈표 6-6〉 법정감염병 신고 및 보고체계

신고목적	• 감염병의 발생과 분포를 신속하고 정확하게 파악 • 유행 발생의 조기 발견 및 예측과 신속한 대처 • 감염병 관리를 위한 효율적인 자원 배분
신고의무자	• 의사, 한의사, 의료기관의 장 • 육군, 해군, 공군 또는 소속부대 군의관 → 소속 부대장 → 관할 보건소장에게 신고함 • 감염병병원체 확인기관의 장 • 그 밖의 신고의무자 : 제1군감염병 환자 등(의사환자, 병원체보유자 포함) 또는 제1군 감염병이나 그 의사증으로 인한 사망자가 있을 경우, 제2군감염병부터 제4군감염병까지에 해당하는 감염병 중 보건복지부령으로 정하는 감염병[1]이 발생한 경우 - 일반가정에서는 세대주가 부재 중인 경우에는 그 세대원 - 학교, 병원, 관공서, 회사, 공연장, 예배장소, 선박·항공기·열차 등 운송수단, 각종 사무소·사업소, 음식점, 숙박업소 또는 그 밖에 여러 사람이 모이는 장소[2]로서 보건복지부령으로 정하는 장소의 관리인, 경영자 또는 대표자 1) 홍역, 결핵 2) 「약사법」 제2조제3호에 따른 약국, 「사회복지사업법」 제2조제4호에 따른 사회복지시설, 「모자보건법」 제2조제11호에 따른 산후조리원, 「공중위생관리법」 제2조에 따른 목욕장업소, 이용업소, 미용업소
신고시기	① 발생 신고 : 지체없이 신고 • 감염병 환자, 의사(疑似)환자, 병원체보유자를 진단한 경우 • 감염병 환자 등의 사체를 검안한 경우 • 해당하는 감염병으로 사망한 경우 ② 병원체 확인 결과 신고 : 지체없이 신고
신고방법	• 관할 보건소장에게 신고 • 신고방법 : 웹(http://is.cdc.go.kr) 또는 팩스 전송 • 신고서식 - 감염병 발생 신고서 - 감염병 환자 등 사망(검안) 신고서 - 병원체 검사결과 신고서
신고의무 위반에 따른 벌칙	감염병의 예방 및 관리에 관한 법률 제11조에 따른 보고 또는 신고를 게을리 하거나 거짓으로 보고 또는 신고한 의사, 한의사, 군의관, 의료기관의 장, 감염병 병원체 확인기관의 장 또는 감염병 표본감시기관과 신고를 방해한 자, 신고를 게을리 한 자는 200만원 이하의 벌금에 처한다.

(출처 : 18년 감염병 관리 사업 지침, 보건복지부 질병관리본부)

4_4 소독의무대상시설관리

「감염병의 예방 및 관리에 관한 법률」 제51조 제2항에 따라 소독을 하여야 하는 시설을 관리·운영하는 자는 아래와 같이 소독 횟수 기준에 따라 소독을 하여야 한다

〈표 6-7〉 소독을 실시하여야 하는 시설의 종류 및 소독횟수

<table>
<tr><th rowspan="2">소독을 실시하여야 하는 시설의 종류</th><th colspan="2">소독횟수</th></tr>
<tr><th>4월부터 9월까지</th><th>10월부터 3월까지</th></tr>
<tr><td>1. 숙박업소(객실 수 20실 이상), 관광진흥법에 의한 관광숙박업소
2. 식품접객업소(연면적 300제곱미터 이상)
3. 고속버스, 시내버스, 시외버스, 전세버스, 장의자동차, 항공법에 의한 항공기, 해운법에 의한 여객선 및 대합실(연면적 300제곱미터 이상의 대합실에 한한다. 이하 이 표에서 같다.)과 철도법에 의한 여객운송차량 및 여객대합실
4. 유통산업발전법에 의한 대형마트·전문점·백화점·쇼핑센터·복합쇼핑몰 및 그 밖의 대규모 점포, 전통시장
5. 종합병원·병원·치과병원 및 한방병원</td><td>1회 이상/1월</td><td>1회 이상/2월</td></tr>
<tr><td>6. 1회 100인 이상에게 계속적으로 식사를 공급하는 집단급식소
6의 2 연면적 300제곱미터 이상의 위탁급식소
7. 「건축법 시행령」 별표1 제2호 라목에 따른 기숙사
7의2. 50명 이상을 수용할 수 있는 합숙소
8. 공연장(300석 이상)
9. 「초·중등교육법」 제2조 및 「고등교육법」 제2조의 규정에 의한 학교
10. 「학원의 설립·운영 및 과외교습에 관한 법률」에 의한 학원(연면적 1천제곱미터 이상)
11. 연면적 2천제곱미터 이상의 사무실용 건축물 및 복합용도의 건축물
12. 「영·유아보육법」에 의한 영·유아 보육시설 및 「유아교육법」에 의한 어린이집 및 유치원 (50인 이상을 수용하는 영·유아 보육시설 및 유치원의 경우에 한한다.)</td><td>1회 이상/2월</td><td>1회 이상/3월</td></tr>
<tr><td>13. 공동주택(300세대 이상)</td><td>1회 이상/3월</td><td>1회 이상/6월</td></tr>
</table>

(출처 : https://www .nyj.go.kr/main/1883)

4_5 계절별 주요 감염성 질환

(1) 영·유아 예방접종

〈표 6-8〉 영유아 예방접종표

접종 종류		접종시기	
		기초 접종	추가접종
BCG(결핵)		1개월 미만(신생아)	-
B형간염		0, 1, 6개월	-
DPT(디프테리아, 백일해, 파상풍)		생후 2, 4, 6개월	생후 15~18개월, 만 4~6세
폴리오		생후 2, 4, 6개월	만 4~6세
MMR(홍역, 볼거리, 풍진)		생후 12~15개월	만 4~6세
수두		생후 12~15개월	-
일본뇌염	사백신	생후 12~23개월: 2회 (7일 간격) 3차: 2차 접종 후 12개월 후	만 6세, 만 12세
	생백신	1차: 12~23개월 2차: 24~35개월 (1, 2차 접종간격: 12개월)	-
Td/Tdap		-	만 11~12세
뇌수막염		생후 2, 4, 6개월	생후 12~15개월
폐렴구균		생후 2, 4, 6개월	생후 12~15개월
A형간염		1차: 12~23개월 2차: 1차 접종 후 6개월	-
HPV(인유두종바이러스)		6개월 간격, 2회	-

(출처 : https://www.gwanak.go.kr/site/health/03/ 10304010000002016051311.jsp)

(2) 계절별 주요 감염성 질환

〈표 6-9〉 계절별 주요 감염성 질환

구분	주요 감염성 질환
봄철	• 유행성 눈병(유행성 각결막염, 급성출혈성 결막염) • 홍역, 수두, 수족구병, 유행성이하선염(볼거리)
여름철	• 수인성-식품매개 감염병(식중독, 세균성이질, 장티푸스, 콜레라, 장출혈성대장균감염증) • 모기매개 감염병(일본뇌염, 말라리아) • 비브리오패혈증, 레지오넬라증
가을철	• 가을철 발열성 질환(쯔쯔가무시증, 신증후군출혈열, 렙토스피라증, 발진열)
겨울철	• 인플루엔자
기타	• 조류인플루엔자인체감염증, 급성중증호흡기증후군(SARS), 브루셀라증

(출처 : 보건복지부)

4_6 법정감염병 발생현황

① 제1군 감염병은 콜레라가 2002년 이후 처음으로 2016년 4명 발생(경남). A형간염환자의 급격한 증가로 인해 1군감염병이 전년 대비 138.6% 증가

② 제2군 감염병은 미취학 아동 및 초등학교 저학년 연령대의 유행성이하선염의 비중이 증가하고, 해외유입으로 인해 홍역이 증가하였으나, 일본뇌염, 백일해 등의 감소로 인해 전년 대비 2.5% 감소

③ 제3군감염병은 성홍열, 쯔쯔가무시증, 신증후군출혈열 등의 증가로 인해 39.0% 증가

〈표 6-10〉 연도별 감염병 발생 추이

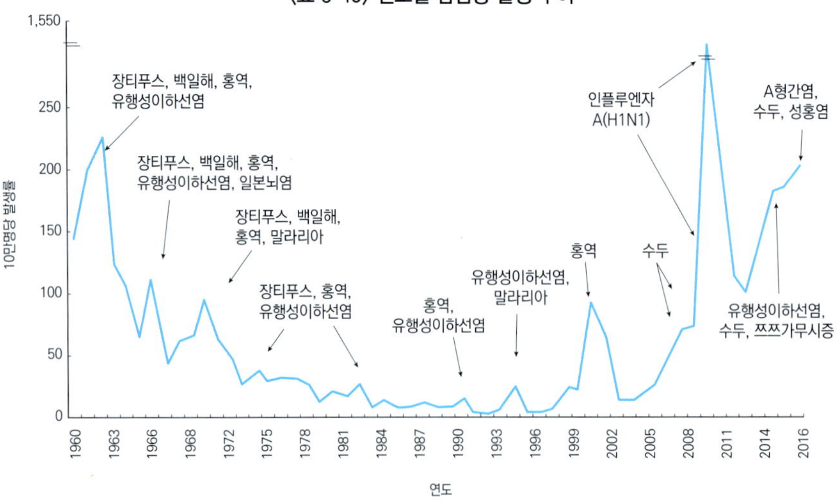

(출처 : 18년 감염병 관리 사업 지침, 보건복지부 질병관리본부)

〈표 6-11〉 법정감염병 발생현황

구분		2010	2011	2012	2013	2014	2015	2016	2017	2018
1군	콜레라	8	3	0	3	0	0	4	5	2
	장티푸스	133	148	129	156	251	121	121	128	213
	파라티푸스	55	56	58	54	37	44	56	73	47
	세균성이질	228	171	90	294	110	88	113	111	191
	장출혈성대장균감염증	56	71	58	61	111	71	104	137	121
	A형간염	-	5,521	1,197	867	1,307	1,804	4,679	4,419	2,437
2군	디프테리아	0	0	0	0	0	0	0	0	0
	백일해	27	97	230	36	88	205	129	318	980
	파상풍	14	19	17	22	23	22	24	34	31
	홍역	114	42	3	107	442	7	18	7	15
	유행성이하선염	6,094	6,137	7,492	17,024	25,286	23,448	17,057	16,924	19,237
	풍진	43	53	28	18	11	11	11	7	0
	폴리오	0	0	0	0	0	0	0	0	0
	일본뇌염	26	3	20	4	26	40	28	9	17
	수두	24,400	36,249	27,763	37,361	44,450	46,330	54,060	88,092	96,467
	급성B형간염	-	462	289	117	173	155	359	391	392
	b형헤모필루스인플루엔자	-	-	-	0	0	0	0	3	2
	폐렴구균	-	-	-	-	36	228	441	523	670
3군	말라리아	1,772	826	542	445	638	699	673	515	576
	성홍열	106	406	968	3,670	5,809	7,002	11,911	22,838	15,777
	한센병	-	7	5	7	6	2	4	3	6
	수막구균성수막염	12	7	4	6	5	6	6	17	14
	레지오넬라증	30	28	25	21	30	45	128	198	305
	비브리오패혈증	73	51	64	56	61	37	56	46	47
	발진티푸스	0	0	0	0	0	0	0	0	0
	발진열	54	23	41	19	9	15	18	18	16
	쯔쯔가무시증	5,671	5,151	8,604	10,365	8,130	9,513	11,105	10,528	6,668
	렙토스피라증	66	49	28	50	58	104	117	103	118
	브루셀라증	31	19	17	16	8	5	4	6	5
	탄저	0	0	0	0	0	0	0	0	0
	공수병	0	0	0	0	0	0	0	0	0

3군	신증후군출혈열	473	370	364	527	344	384	575	531	433
	매독(1기)	-	690	562	566	726	720	1,067	1,454	1,571
	매독(2기)	-	235	199	210	258	253	481	684	680
	매독(선천성)	-	40	26	22	31	33	21	10	29
	CJD/vCJD	-	29	45	34	65	33	42	36	53
	C형간염	-	-	-	-	-	-	-	6,396	10,811
	반코마이신 내성 황색포도알균 (VRSA) 감염증	-	-	-	-	-	-	-	0	0
	카바페넴 내성 장내세균속균종(CRE) 감염증	-	-	-	-	-	-	-	5,716	11,954
4군	페스트	0	0	0	0	0	0	0	0	0
	황열	0	0	0	0	0	0	0	0	0
	뎅기열	125	72	149	252	165	255	313	171	159
	바이러스성출혈열	-	0	0	0	0	0	0	0	0
	두창	0	0	0	0	0	0	0	0	0
	보툴리눔독소증	0	0	0	0	1	0	0	0	0
	중증급성호흡기증후군	0	0	0	0	0	0	0	0	0
	동물인플루엔자 인체감염증	0	0	0	0	0	0	0	0	0
	신종인플루엔자	-	0	0	0	0	0	0	0	0
	야토병	0	0	0	0	0	0	0	0	0
	큐열	13	8	10	11	8	27	81	96	163
	웨스트나일열	-	0	1	0	0	0	0	0	0
	라임병	-		3	11	13	9	27	31	23
	진드기매개뇌염	-	0	0	0	0	0	0	0	0
	유비저	-	1	0	2	2	4	4	2	2
	치쿤구니야열	-	0	0	2	1	2	10	5	3
	신종감염병증후군	0	0	0	0	0	0	0	0	0
	중증열성혈소판감소증후군	-	-	-	36	55	79	165	272	259
	중동호흡기증후군(MERS)	-	-	-	-	-	185	0	0	1
	지카바이러스감염증	-	-	-	-	-	-	16	11	3

- 감염병의 예방 및 관리에 관한 법률에 근거하여 국가감염병 감시체계를 통하여 보고된 감염병 환자 발생신고를 기초로 집계됨
- 의료기관 신고일 기준으로 집계함
- 지역별 통계는 환자 주소지 기준으로 집계함(단, VRSA감염증과 CRE감염증은 신고한 의료기관 주소지 기준임)
- 감염병별 신고범위에 따라 감염병 환자, 감염병의사환자, 병원체보유자가 포함될 수 있음
- 2018년, 2019년 자료는 변동가능한 잠정통계임
- 0: 환자발생이 없는 경우, -:신고·보고대상이 아닌 경우
- 주별통계는 일요일부터 토요일까지 신고된 자료로 집계하며(예: 2018년 45주는 2018.11.4.~11.10), 1주통계는 당해연도의 1월1일 이속한 주의 일요일부터 토요일까지의 신고자료로 집계함(예: 2018년 1주는2017.12.31.~2018.1.6.)
- 제2군홍역, 풍진은 '홍역·풍진사례판정회의' 결과 환자로 분류된 건수와 차이가 있을 수 있음
- 제2군 B형간염은 감염병의 진단기준고시 개정에 따라 2016년 1월 7일부터 급성 B형간염에 한해 신고함
- 제2군 b형헤모필루스인플루엔자는 2013년 신규지정된 법정감염병으로 2013년 9월 23일부터 집계된 자료임
- 제2군 폐렴구균은 2014년 신규지정된 법정감염병으로 2014년 9월 19일부터 집계된 자료임
- 제3군 C형간염은 2017년 지정감염병에서 제3군감염병으로 군분류 변경(표본감시에서 전수감시체계로 전환)되었으며, 2017년 6월 3일부터 집계된 자료임
- 제3군 반코마이신내성황색포도알균(VRSA)감염증은 2017년 지정감염병에서 제3군 감염병으로 군분류 변경(표본감시에서 전수감시체계로 전환)되었으며, 2017년 6월 3일부터 집계된 자료임
- 제3군 카바페넴내성장내세균속균종(CRE)감염증은 2017년 지정감염병에서 제3군감염병으로 군분류 변경(표본감시에서 전수감시체계로 전환)되었으며, 2017년 6월 3일부터 집계된 자료임
- 제4군 중증열성혈소판감소증후군은 2013년 신규지정된 법정감염병으로 2013년 4월 30일부터 집계된 자료임
- 제4군 중동호흡기증후군은 2015년 신규지정된 법정감염병임
- 제4군 지카바이러스감염증은 2016년 신규지정된 법정감염병으로 2016년 1월 29일부터 집계된 자료임

(출처 : 질병관리본부 감염병포털)

5. 감염병 관리 각론

감염병은 크게 급성감염병과 만성감염병으로 구분되는데 급성감염병은 발생률이 높고 유병률이 낮은데 비해, 만성감염병은 발생률이 낮고 유병률이 높은 특성을 지니고 있다.

5_1 급성감염병

급성감염병은 인체 침입구별로 구분하면 소화기계 침입, 호흡기계 침입, 피부 점막기계 침입으로써 소화기계 침입은 식품이나 물로 인하여 경구로 침입하며(수인성 감염병), 호흡기계 침입은 공기를 통하여 침입하고(공기전파 감염병), 피부점막기계 침입은 매개곤충에 의해 주로 전파되는 양상을 띠고 있다(곤충매개 감염병).

(1) 소화기계 감염병

환자 혹은 보균자의 분변으로 배설된 병원체가 음식물이나 물에 오염되어 경구로 침입되어 감염되어 일어나는 수인성 감염병이다. 대표적으로 장티푸스, 콜레라, 세균성이질, 유행성간염, 폴리오(소아마비), 파라티푸스 등이 있다.

① 장티푸스(Typhoid fever)

제1군 감염병으로 우리나라 여름철의 대표적인 수인성·원발성 감염병이다. 급성 전신성 열성 질환으로 염병, 열병, 장질부사, 장열의 증상이 있다.

㉠ 병원체 : Salmonella typhi

㉡ 병원소 및 감염원 : 환자나 보균자의 대소변(일반적으로 변비가 우세)이며 오염 음식물과 오염산물

㉢ 잠복기 : 1~3주

㉣ 감염부위 : 장의 림프조직, 담낭, 신장 등

㉤ 감수성 : 영구면역은 얻기 힘들고, 사균 백신을 사용한다.

㉥ 환자의 진단 : 혈청검사로 Widal Test

㉦ 예방대책 : 환경위생 관리를 철저히 하고 전염원 대책과 전염경로 대책 및 감수성 숙주대책

② 콜레라(Cholera)

제1군 감염병으로 검역 감염병이며 증상은 급성 설사질환으로 쌀뜨물과 같은 설사와 함께 발열, 복부통

증을 유발한다. 19세기에는 인도 기원의 전 세계적 대유행이 반복하여 발생

㉠ 병원체 : Vibrio cholerae

㉡ 병원소 및 감염원 : 환자의 배설물(대변, 구토물 등)

㉢ 잠복기 : 대개 12~18시간이며 최장 5일까지 지속

㉣ 감염부위 : 심한 위장 장애와 전신 증상

㉤ 감수성 : 병이 회복된 후에는 수년간의 면역이 생기고, 사균 백신을 사용

㉥ 예방대책 : 환경위생의 강화로서 철저한 검역관리와 환자의 신속한 보고 및 격리와 소독 대책이 필요하다.

③ 세균성 이질(Bacillary dysentery)

제1군 감염병으로 1군감염병 중에서 가장 많이 발생한다. 증상은 설사, 점액이나 혈액이 혼입된 혈변을 일으키며 대장의 점막에 시한 궤양을 형성한다.

㉠ 병원체 : Shigella dysenteriae(A아군), S.flexneri(B아군), S. boydii(C아군), S. sonnei(D아군)이 있다. A아군에 의한 질환이 가장 심하고, D아군의 경우 일반적으로 경증이며 점액성 혈변이 없다.

㉡ 병원소 및 감염원 : 환자의 분변

㉢ 잠복기 : 12시간 ~ 7일(보통 1~3일)

㉣ 감수성 : 질병 회복 후의 면역은 불확실하다.

㉤ 예방대책 : 환경위생의 강화, 예방접종은 실시되지 않는다.

④ 폴리오(급성회백수염, Poliomyelitis)

제2군 감염병이며, 주로 소아에게 걸린다고 하여 소아마비라고 하며 중추신경계의 손상으로 영구적인 마비를 일으키는 급성 감염병이다. 음식물, 파리나 손으로 오염되거나 음식물이 입을 통해 전염되며 증상은 사지통 및 근육마비가 되고 호흡곤란을 일으킨다.

㉠ 병원체 : Polio virus. Ⅰ, Ⅱ, Ⅲ형의 3종으로 Ⅰ형이 마비형 폴리오와 관계

㉡ 병원소 및 감염원 : 환자의 분변

㉢ 잠복기 : 7~12일

㉣ 예방대책 : 예방접종이 가장 중요하며 효과가 확실하다. 예방접종은 혼합형 세이빈 백신(sabin vaccine)을 경구 투여하고 경구투여가 불가능한 경우 주사용 소크 백신(salk vaccine)을 사용한다. 예방접종은 생후 2개월에서 2개월 간격으로 3회 기본접종을 하고 추가접종을 생후 18개월에 실시한다.

⑤ 유행성 간염(Infectious hepatitis)

제1군 감염병으로 주로 어린 연령층에서 급성간염을 일으켰다가 대부분 회복되는 감염병이다. 급성감염병인 유행성 간염은 A형에 의해서 발생하는 것을 말하며, 보통 대소변과 구강의 경로로 감염되어 부적절

하게 쓰레기 처리가 된 지역에서 만연하고 있다. 이 바이러스는 감염된 사람의 대소변으로 흘러나온다.

㉠ 병원체 : A형 바이러스

㉡ 잠복기 : 보통 15~40일

㉢ 감수성 : 어린 연령층에서 감수성이 높다.

㉣ 예방대책 : 환경위생의 강화와 식품의 위생적인 취급이 요구된다.

⑥ 파라티푸스(Paratyphoid fever)

장티푸스와 비슷한 증상을 나타내는 급성 전신성 열성 질환이지만 장티푸스보다 증상이 가볍고 경과시간이 짧다. 주로 여름철에 발생하고 식중독과 구별하기 힘든 경우가 있다.

㉠ 병원체 : Salmonella paratyphi A, B, C형으로 B형이 많다.

㉡ 병원소 및 감염원 : 환자나 보균자의 대소변

㉢ 잠복기 : 1~3주

㉣ 환자의 진단 : 혈청검사로 Widal Test

㉤ 예방대책 : 장티푸스 예방책과 동일하다.

(2) 호흡기계 감염병

환자나 보균자의 콧물, 객담, 담화나 재채기 등의 비말에 의해 감염되는 직접전파와 비말 핵이나 먼지에 의한 공기전파가 있다. 호흡기계 감염병의 관리는 소화기계와 달리 환경개선으로 효과를 보기 어려우므로 감염원 및 감수성 보유자의 관리가 특히 중요하다. 호흡기계 감염병의 질병으로는 디프테리아, 백일해, 홍역, 성홍열, 유행성 이하선염, 풍진, 인플루엔자 등이 있다.

① 디프테리아(Diphtheria)

보균자가 많으며 제2군 감염병으로 인후, 코 등의 상피조직에 국소적 염증을 일으키며 장기조직에 장애를 일으키고, 체외독소를 분비하여 혈류를 통해 신체 각 부위에 운반되기도 한다. 우리나라는 10세 이하 특히 1~4세층이 전 환자의 60%를 차지하고 계절적으로 봄과 겨울에 많이 발생한다.

㉠ 병원체 : Corynebacterum diphtheriae

㉡ 병원소 및 감염원 : 환자 및 보균자이며 보균자에 의한 전파가 많다. 감염원은 비말 및 비말핵

㉢ 잠복기 : 2~5일

㉣ 감수성 : 감수성 지수는 10%이며 감수성 검사는 Schick test : 0.2㎖를 피내주사한 후 24~48시간 후에 관찰한다.

※ 순화독소(변성독소) : 병원성 세균이 생산하는 단백질 독소 등을 여러 가지로 처리하여 항원성의 손상 없이 세균의 독소를 무독화시킨 것

② 백일해(Pertussis, Whooping cough)

겨울에서 봄까지 유행하는데 심한 기침을 하게 되며 연령적으로 9세까지의 발생이 높다. 특히 1~5세에 많이 발생하며 1세 이하에는 치명률이 높은 제2군 감염병이다.

㉠ 병원체 : Bordetella pertussis

㉡ 병원소 및 감염원: 환자

㉢ 잠복기 : 일주일 전후

㉣ 전파 : 감염자와 직접 접촉되어 감염되거나 비말감염 또는 오염된 물품에 의해 전파된다.

㉤ 감수성 : 영구면역이 형성된다.

㉥ 환자의 진단 : 환자를 격리시키고 분비물과 물품을 소독, DPT 예방접종을 한다.

③ 홍역(Measles)

제2군 감염병이면서 법정감염병 중에서 가장 많이 발생하는 감염병 중의 하나로 세계 각 지역에서 아이들에게만 발생하는 감염력이 가장 강한 감염병이다. 보통 주기적으로 1~5년 간격으로 유행하며 일반적으로 1~2세에 많이 감염된다. 열과 전신에 발진이 생기며 이염, 폐렴의 합병증이 생기기도 하였으나 항생제의 발달로 큰 문제가 되지는 않는다.

㉠ 병원체 : Measle Virus

㉡ 병원소 및 감염원 : 병원소는 환자이며 감염원은 환자의 상기도 분비물

㉢ 잠복기 : 8~13일

㉣ 감수성 : 이환된 후 영구면역을 획득한다.

㉤ 예방대책 : MMR 예방접종이 가장 중요

④ 성홍열(Scarlet fever)

피부발진을 일으키는 용혈성구균질환의 일종이며 제3군 감염병이다.

㉠ 병원체 : Streptococcus pyogenes

㉡ 진단 : Dick test

성홍열 환자에서 분리한 용혈성연쇄구균을 1% 포도당 액상 배양액에서 배양한 후 이 액상 1000배로 희석하며, 그것의 0.1㎖ 이상 발적하면 양성이라 하고, 성홍열에 대한 감수성이 있음을 나타낸다.

⑤ 유행성이하선염(mumps, 볼거리)

제2군감염병으로 유행성이하선염은 이하선을 침범하여 종창, 오한, 미열, 두통이 계속되다가 이하선이나 고환, 난소, 젖샘 등에 감염되는 것으로서 특히 생식선(고환, 난소)의 감염에 주의해야 한다. 임신초기에 임산부가 감염되면 기형아를 출산할 수도 있으며 어린 시절 청각장애의 주요한 원인이 된다.

㉠ 병원체 : mumps virus

㉡ 잠복기 : 3주

㉢ 감염부위 : 비부와 후두부 침입. 이하선, 고환, 난소, 유선에 발병

㉣ 감수성 : 감수성은 보통이며 이환 및 불현성 감염 시 영구 면역

㉤ 예방대책 : 환자격리와 예방접종(MMR)

⑥ 풍진(German Measles, rubella)

제2군 감염병으로 임신초기에 이환되면 태아에 영향을 주게 되므로 주의를 요해야 하며 수직감염으로도 전파된다.

㉠ 병원체 : Rubella virus

㉡ 잠복기 : 2~3주

㉢ 감염부위 : 비말이나 공기전염으로 비부와 후두부 침입

㉣ 감수성 : 감수성이 높으며 이환 후 영구면역 획득

㉤ 예방대책 : 예방접종(MMR)을 실시하는데, 임산부에게는 예방접종을 금한다.

⑦ 인플루엔자(Influenzae)

제3군 감염병으로 급성호흡기 감염병이다. 유행성 감기 또는 독감이라고도 하고 전염력이 매우 강하며 합병증이 있다. 갑작스러운 발열, 오한, 두통, 근육통, 범세계적으로 유행

㉠ 병원체 : Influenzae virus

㉡ 잠복기 : 24~72시간

㉢ 감수성 : 아동의 감수성이 높음

㉣ 예방대책 : A와 B형을 혼합한 백신 예방접종

⑧ 중증급성호흡기증후군(SARS, Severe Acute Respiratory Syndrome)

제4군 감염병이며, 우리나라의 검역 감염병 중 하나로서 병원체는 사스 코르나바이러스이다.

(3) 절족동물 매개 감염병

절족동물 매개 감염병으로는 절족동물에 의해서 인간에게 전파되는 질병으로 페스트(벼룩), 발진티푸스(이), 말라리아(모기), 유행성 일본뇌염(모기), 신증후군출혈열(쥐), 쯔쯔가무시증(털진드기) 등이 있다.

① 페스트(Pest)

제4군감염병으로 흑사병이라고 한다.

㉠ 병원체 : Yersinia pestis

㉡ 병원소 : 야생 설치류, 특히 쥐

㉢ 전파 : 쥐벼룩에 의해 쥐에서 쥐로 전파되며 선페스트의 경우는 쥐벼룩에 의해서 감염되고, 페스트의 경우는 비말감염으로 사람에게서 사람으로 감염된다.

㉣ 감수성 : 이환된 후 영구면역을 획득한다.

㉤ 예방대책 : 검역활동, 예방접종으로 사균 백신을 이용

② 발진티푸스(Epidemic typhus)

제3군 감염병으로 고열, 발열, 근육통, 전신신경, 발진 증상이 나타난다.

㉠ 병원체 : Rickettsia prowazeki

㉡ 병원소 : 환자

㉢ 전파 : 환자로부터 이의 흡혈에 의해 전파 감염됨

㉣ 예방대책 : 발생보고의 신속, 환자 격리, 살충제 살포 등 소독, 이의 구제

③ 말라리아(Malaria)

제3군감염병으로 학질 등으로 불리며 말라리아원충(Plasmodium) 속 원충이 적혈구와 간세포 내에 기생함으로써 발병되는 급성 열성 감염증으로 인체의 적혈구 내에 기생하면서 적혈구가 파괴되어 주기적인 열발작, 빈혈, 비종대 등의 전형적인 증상을 나타나게 된다. 우리나라의 말라리아는 삼일열 원충 감염에 의한 것이다.

㉠ 병원체 : 기생충증 원충류로서 Plasmodium vivax(3일열 말라리아)

㉡ 병원소 : 환자, 보충자

㉢ 전파 : 모기에 의해서 전파되며 모기가 종말숙주이고 사람은 중간숙주가 됨

㉣ 예방대책 : 중국얼룩날개모기(Anopheles sinensis)의 구제

④ 유행성 일본뇌염(Japanese encephalitis)

우리나라에서 8~10월 말에 많이 발생하며 뇌에 염증을 일으키며 제2군감염병이다.

㉠ 병원체 : Japanese encephalitis B virus

㉡ 병원소 : 돼지

㉢ 전파 : 돼지를 흡혈한 작은빨간집모기(Culex triaeniorhyncus)가 사람을 흡혈할 때 전파되어 감염이 일어난다.

㉣ 예방대책 : 모기의 구제와 예방접종을 실시

⑤ 신증후군 출혈열(유행성 출혈열, Epidemic hemorrhagic fever)

제3군감염병으로 늦봄인 5~6월, 늦가을인 10~12월에 주로 발생하며, 한탄바이러스와 서울 바이러스 등에 의한 급성발열성 질환으로 심한 출혈, 혈뇨, 단백뇨, 패혈증으로 사망하는 급성감염병이다.

㉠ 병원체 : Hanthan virus

㉡ 병원소 : 설치류(집쥐 및 등줄쥐)

㉢ 잠복기 : 1~3주

㉣ 전파 : 등줄쥐의 배설물과 등줄쥐에 기생하는 좀진드기가 전파

㉤ 예방대책 : 들쥐의 배설물에 접촉하거나 진드기에 접촉되지 않도록 들에서의 피부 노출을 금해야 하며 고위험군에 속하는 사람을 대상으로 사균 백신 접종

⑥ 쯔쯔가무시증(Tsutsugamushi disease, 양충병)

제3군감염병으로 오한, 발열, 두통, 복통, 근통의 증상이 나타나며 털진드기의 유충이 사람을 물어서 걸리는 감염병이다.

㉠ 병원체 : Rickettsia tsutsugamushi

㉡ 병원소 : 들쥐 및 털진드기

㉢ 전파 : 털진드기 자체가 병원체를 보유하고 있다.

㉣ 예방대책 : 산림지역, 목초지 등에서 피부노출을 피한다.

(4) 동물매개 감염병(인수공통감염병, Zoonosis)

인수공통감염병은 동물과 사람 사이에 상호 전파되는 병원체에 의하여 발생되는 감염병을 말하며 특히 동물로부터 사람에게 감염되는 감염병이다.

① 장출혈성 대장균감염증 : 주요 원인균은 O157:H7

② 브루셀라증 : 브루셀라균 속 세균에 의해 감염된 동물로부터 사람이 감염되어 발생하는 감염병으로 인체에 감염을 일으키는 브루셀라종은 Brucella melitensis, B. abortus, B. suis, B. canis 4가지로 Brucella melitensis는 염소, 양, 낙타, B. abortus는 소, suis는 돼지, B. canis는 개에서 1차 발생 후 인체 감염을 일으킨다.

③ 탄저(anthrax) : 제3군감염병으로 탄저균(Bacillus anthracis)으로 이는 포자를 형성하므로 외계에도 저항력이 있다. 병원소인 소, 말, 양, 산양 등의 가축에 급성 패혈증을 일으키며 감염동물의 도살처분, 가축과의 접촉하는 직업을 가진 사람의 위생적 가축 취급대책뿐 아니라 가축의 생균의 접종관리가 필요하다.

④ 공수병(Rabis) : 광견병이라고도 하며 치명률이 매우 높은 질병(거의 100% 사망)으로 경련 및 호흡마비를 일으킨다. 병원체는 Rabis 바이러스이며 잠복기는 보통 2~8주이다. 감염이 의심되는 개에 물린 경우

는 10일간 관찰하여 백신접종 여부를 결정해야 한다.

⑤ 조류인플루엔자 인체감염증 : 급성호흡기 감염병으로 병원체는 AI바이러스, 병원소는 조류

⑥ 크로이츠펠트-야콥병(CJD) 및 변종 크로이츠펠트-야콥병(vCJD) : 변종크로이츠펠트-야콥병에 걸린 쇠고기의 특정 위험부위를 먹고 걸리는 병이며 변형 프리온 단백질이 많이 들어있는 부위인 특정위험물질을 섭취할 때 발생한다.

⑦ 렙토스피라증(Leptospirosis) : 전 세계적으로 발생하는데 특히 벼농사 지역인 극동 동남아시아 지역에 나타나며 스피로헤타균에 의해 일어나는 급성전신감염증으로 우리나라의 경우 9~10월에 주로 발생한다. 전파는 주로 감염된 들쥐의 배설물을 통해 배출된 후 사람의 피부상처를 통해 감염되는데 논밭에서 일할 수 있는 20~60세의 연령층에서 많이 발생된다. 잠복기는 10일 전후로서, 되도록 논밭작업을 할 때 피부를 보호하고 피부상처가 노출되지 않도록 하며 작업 후에는 손발을 깨끗이 씻는 생활습관을 지녀야 한다.

5_2 만성감염병

감염성질환은 흔히 급성질환으로, 비감염성 질환은 만성질환으로 간주하는 경향이 있으나 급성 감염성질환은 한번 감염되면 연구 면역을 획득할 수 있는 질환이지만 결핵, 한센병, 성병 등은 이환기간이 길어 만성보균자가 되는 만성 감염성질환으로 분류할 수 있다.

(1) 결핵(Tuberculosis)

폐결핵은 객담이나 비말로 감염되며, 인수공통감염병으로 소의 경우 우유, 분변 등으로 감염되며 피로감, 발열, 체중감소, 기침, 흉통, 객혈 증상이 나타난다. 도시가 농촌보다 유병률이 높고, 남자가 여자보다 2배 정도 높다.

① 병원체 : Mycobacterium tuberculosis(결핵균)

② 병원소 : 사람이며 드물게 소가 병원소가 되기도 한다.

③ 전파 : 폐결핵은 객담이나 비말로 감염, 신장결핵은 소변으로, 장결핵은 분변으로 탈출되며 소로부터는 우유, 담, 분변이 탈출로이다. 인체감염은 비말감염, 우유감염, 오염식기와 오염 식품 등으로 이루어진다.

④ 예방대책 : 결핵감염검사(Tuberculin 반응검사), 예방접종(BCG)

⑤ 폐결핵 관리 : 성인은 X선 간접촬영 → X선 직접촬영 → 객담검사 생후 4주의 영아에게는 BCG 접종실시

(2) 한센병(나병, Leprosy)

중세유럽에서 크게 유행했던 만성 감염병으로 말초신경을 손상시키며 병원소는 환자, 환자와 직접 접촉에

의해 감염되며 lepromin 반응검사로 감염여부를 판정할 수 있다.

① 병원체 : Mycobacterium Leprae(항산성 간균)

② 전파 : 환자의 배설물, 분비물, 오염된 물건을 통한 전파, 직접 접촉으로 전파한다.

(3) 성병(Venereal disease) : STD(sexually transmitted disease)

면역형성이 없고 반복 감염되는 감염면역으로서 세균성은 매독, 임질, 연성하감이며 바이러스성은 AIDS 음부포진, 곰팡이류는 칸디다 질염, 원충성은 질트리코모나스증, 아메바성 요도염이 있다. 성병관리에 있어서는 먼저 환자의 조기 색출을 위한 지속적인 정기검진을 하고, 발생 시 환자를 격리하며 위생업소 근무자의 보건교육을 시키고 윤락여성의 철저한 관리 등의 대책이 필요하다.

① 매독(Syphilis)

중추신경계, 심장혈관계 및 기타 장기나 조직 등에 침입하여 심한 병변을 일으키는데, 모태를 통하여 감염된 태아는 유산이나 사산되는 경우가 있으며 출생한 경우에는 선천성 매독에 걸리게 된다. 전파는 성적 접촉으로 인하여 발생하며 수혈이나 환자의 혈액에 의한 직접 감염도 생길 수 있다.

㉠ 병원체 : Treponema Pallidum(나선균)

㉡ 병원소 : 환자

㉢ 전파 : 환자와 성 접촉, 수혈

㉣ 감수성 : 전반적으로 높으며, 면역형성은 없다.

② 임질(gonorrhea)

임질은 생식기를 침범하여 불임증이 될 수 있으며, 실명, 관절염, 결막염 등의 원인이 되기도 한다. Neisseria gonorrhea에 의해 감염되며 성행위 시 성기의 접촉으로 전파되며 모성이 환자일 때 출산 시 신생아 결막염이 일어날 수 있다.

㉠ 병원체 : Neisseria gonorrhea(그람 음성 쌍구균)

㉡ 병원소 : 환자

㉢ 전파 : 환자와의 성 접촉

㉣ 감수성 : 반복감염이 되며, 전반적으로 감수성이 높고 획득면역은 없다.

(4) B형 간염

B형 간염 바이러스에 의해 감염되며, 주로 환자의 혈액, 침, 정액, 질 분비물 등에 오염된 주사기나 면도날 등에 의해 전파되며, 모체로부터 수직감염이 잘 되기도 한다.

(5) 후천성면역결핍증(AIDS)

HIV에 사람이 감염되어 체내면역 체계가 파괴되는 것을 말하며 환자 및 감염자와의 성적 접촉, 수혈, 주사기 등을 통하여 전파되며, 성행위는 물론 수혈이나 주사기 등을 통해서도 감염되는 것으로 확인되었다. 감염원은 환자나 감염자의 혈액, 타액, 정액, 눈물, 모유, 소변 등이다.

① 병원체 : 인간면역 결핍 바이러스

② 전파 : 환자와의 성접촉, 수혈, 주사기, 환자의 모유, 혈액, 타액, 눈물, 정액 등

③ 임상증상 : 미열, 피로감, 체중감소, 부스럼, 림프절 비대, 폐렴, 카포시육종

6. 만성질환

6_1 만성질환의 정의

(1) 만성질환이란?

경과가 길고, 저절로 낫지 않으며, 완치가 어려운 질환으로 만성적 상태가 3개월 이상 지속되는 질환

① 만성질환은 이환기간이 긴 질환을 말하며, 대표적으로 심장질환, 당뇨, 암, 뇌혈관 질환들이 포함된다. 만성질환의 사망원인으로 큰 비중을 차지하는 주요만성질환 등은 감염에 의한 요인이 아닌 흡연이나 음주 고혈압 등으로 만성감염병과는 차이가 있다.

② 허나 B형간염바이러스와 같은 경우는 간암의 위험요인이므로 '비전염성 질환=만성질환'으로 볼 수 없고 '전염성 질환=만성질환'으로 정의하기도 어렵다.

6_2 만성질환의 일반적인 특성

만성질환의 역학적 특성에 대해서 잘못된 인식을 바로잡기 위해 WHO의 2005년 보고서에서는 광범위한 실증적 연구결과를 바탕으로 10가지 만성질환에 대한 주요 오해와 진실을 밝히고 있다.

〈표 6-12〉 만성질환에 대한 열 가지 오해와 진실

순위	오해	진실
10	만성질환은 주로 고소득 국가에 영향을 준다.	만성질환 사망자 5명 중 4명은 저중소득 국가에서 발생한다.
9	저중소득 국가에서는 만성질환에 앞서 감염성 질환을 통제해야 한다.	저중소득 국가에서는 감염성 질환 문제도 있으나 급증하는 만성질환이 미래의 큰 문제로 떠오르고 있다.
8	만성질환은 주로 부유한 사람들에게 영향을 준다.	거의 모든 나라에서 가난한 사람이 부유한 사람보다 만성질환 발생위험 및 사망위험이 높으며, 만성질환의 경제적 부담으로 더욱 가난하게 된다.
7	만성질환은 주로 노인들에게 영향을 준다.	만성질환의 절반 정도가 70세 이전에 조기 사망을 일으킨다.
6	만성질환은 주로 남성들에게 영향을 준다.	심장병을 포함해서 만성질환은 대체로 남녀에게 비슷하게 영향을 준다.
5	만성질환은 불건강한 생활양식의 결과이며 개인의 책임이다.	건강한 생활에 공평하게 접근할 수 있고, 건강한 선택을 하도록 지원되는 경우에만 개인의 책임은 충분한 효과를 나타낸다.
4	만성질환은 예방할 수 없다.	알려진 주요 위험요인이 제거된다면 심장병, 뇌졸중, 당뇨병의 80%와 암의 40%를 예방할 수 있다.
3	만성질환의 예방과 관리는 비용이 지나치게 많이 든다.	세계 어디서나 만성질환의 중재는 매우 비용-효과적이며 값싸게 실행할 수 있다.
2	(반쪽 진실) 위험요인이 많아도 건강히 오래 살 수 있고, 위험요인이 없어도 젊어서 만성질환으로 죽을 수 있다.	드물게 예외가 있으나, 대다수의 만성질환은 공통적인 위험요인이 있으며 이들을 제거함으로써 예방될 수 있다.
1	(반쪽 진실) 누구나 무슨 원인으로든 죽게 마련이다.	죽음은 피할 수 없으나, 서서히 고통스럽게 일찍부터 죽을 필요는 없다.

(출처 : WHO, 2005)

6_3 만성질환의 발병모형

대부분의 만성질환은 발생원인에 있어 감염병과 같이 필수적 원인은 알려져 있지 않으나 다수의 위험요인이 존재한다. 이러한 위험요인들은 여러 만성질환에 공통적으로 기여하는데, 여러 가지 만성질환과 변화 가능한 위험요인들의 상호관계를 표로 나타내면 다음과 같다.

〈표 6-13〉 여러 가지 만성질환과 변화가능한 위험요인들의 상호관계

+ : 확립된 위험요인, ? : 잠재적 위험요인

위험요인	심혈관 질환	암	만성 폐질환	당뇨병	간경화증	근골격계 질환	신경계 질환
흡연	+	+	+			+	?
음주	+	+			+	+	+
고콜레스테롤	+						
고혈압	+						+
식이	+	+		+		+	?
신체활동부족	+	+		+		+	+
비만	+	+		+		+	+
스트레스	?	?					
환경성흡연	?	+	+				
직업	?	+	+		?	+	+
환경오염	+	+	+				
낮은사회경제수준	+	+	+	+	+	+	

(출처 : Brownson, 1998)

6_4 우리나라의 만성질환 사망원인

① 만성질환은 전체 사망의 80.8%를 차지하며, 사망원인 상위 10위 중 7개가 만성질환이다.(높은 순서로 암, 심장질환, 뇌혈관 질환, 당뇨병, 만성 하기도 질환, 간 질환, 고혈압성 질환)

<표 6-14> 우리나라 사망원인 구성비

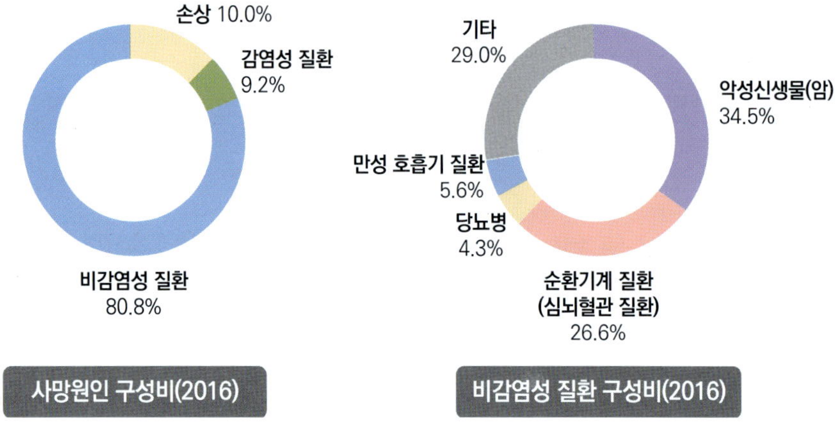

(출처 : 2016년 사망원인 통계, 통계청)

② 반면, 주요 만성질환의 원인이 되는 흡연, 음주, 신체활동, 식습관 등의 건강생활습관에 대한 관리는 개선되지 않고 있다.

<표 6-15> 생활습관 요인 추이

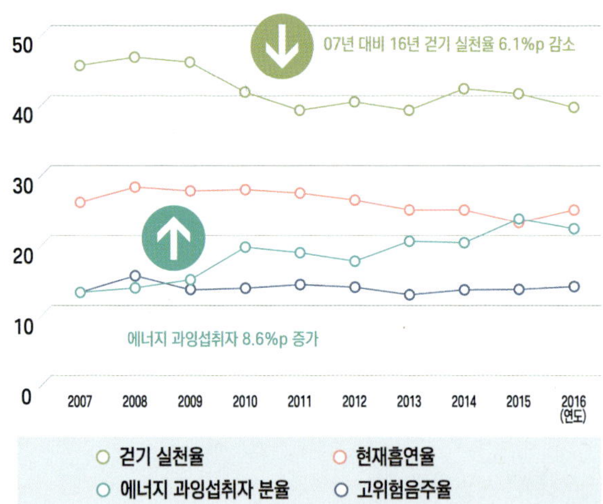

(출처 : 2016년 국민건강 통계, 질병관리본부)

❖ 현재 흡연율 : 평생 담배 5갑(100개비) 이상 피웠고 현재 담배를 피우는 분율
❖ 고위험 음주율 : 1회 평균 음주량이 7잔(여자 5잔) 이상이며 주 2회 이상 음주하는 분율
❖ 걷기 실천율 : 최근 1주일 동안 걷기를 1회 10분 이상, 1일 총 30분 이상 주 5일 이상 실천한 분율
❖ 에너지 과잉섭취자 분율 : 에너지 섭취량이 필요추정량의 125% 이상인 인구 분율

〈표 6-16〉 연령대별 나트륨 섭취

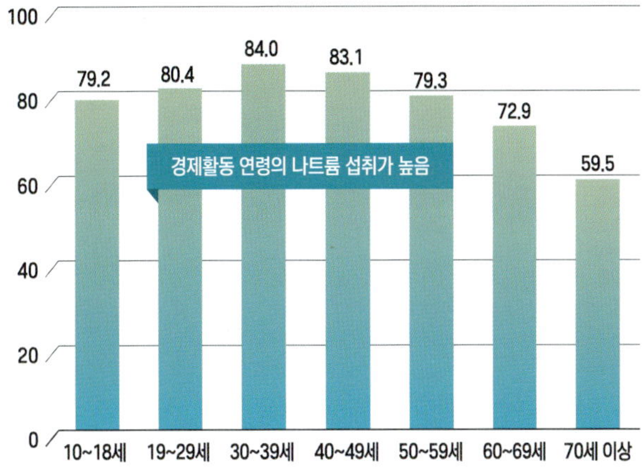

(출처 : 2016년 국민건강 통계, 질병관리본부)

❖ **나트륨 과잉섭취자 분율 : 나트륨 섭취량이 목표 섭취량(2,000mg) 이상인 인구 분율**

③ 또한, 고혈압, 고콜레스테롤혈증, 당뇨병, 비만 등은 적절히 관리하면 심근경색증이나 뇌졸중과 같은 심각한 질환으로 이어지는 것을 예방할 수 있으나, 치료율과 합병증 관리율 등이 여전히 낮은 상황이다.

〈표 6-17〉 고혈압, 고콜레스테롤혈증 유병률

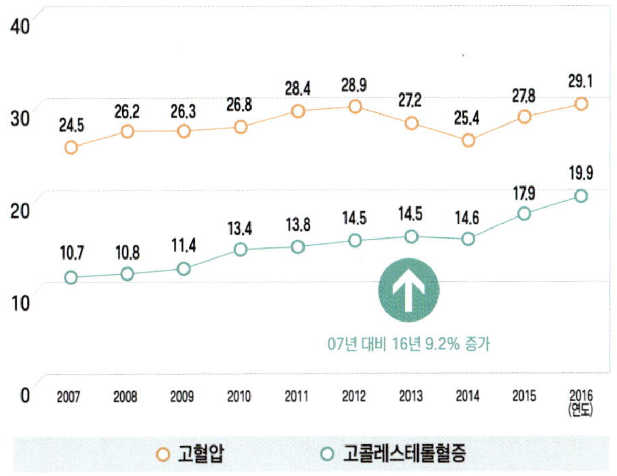

(출처 : 2016년 국민건강 통계, 질병관리본부)

❖ **고콜레스테롤혈증 유병률 : 총콜레스테롤 240 mg/dL 이상이거나 콜레스테롤강하제를 복용하는 분율**

〈표 6-18〉 비만 유병률

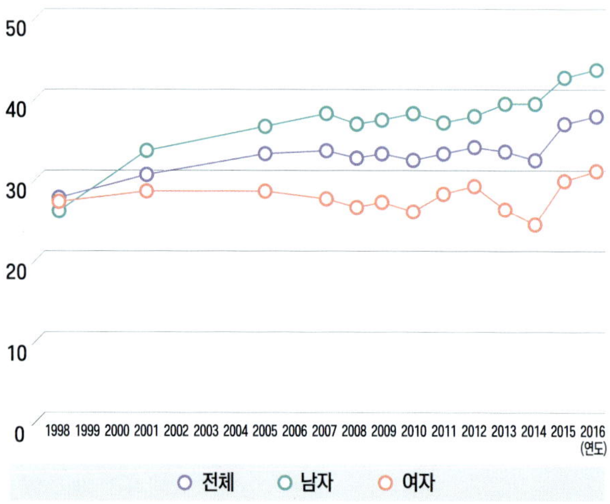

(출처 : 2016년 국민건강 통계, 질병관리본부)

❖ 비만 유병률 : 체질량지수 25Kkg/㎡ 이상인 분율, 19세 이상

④ 정부의 만성질환 예방관리 정책사업으로 심뇌혈관질환의 경우 인구 10만명 당 표준화 사망률이 2000년 149.3명에서 2016년 68명으로, 당뇨병의 경우 2000년 27.3명에서 2016년 11.3명으로 지속적으로 감소함으로써 소기의 성과를 올렸으나, 노인인구 증가로 인해 만성질환자는 지속적으로 증가하고 있다.

⑤ 우리나라의 비감염성 질환 진료비는 44.7조원으로 전체 진료비의 84.2%를 차지하고 있으며, 노인인구 증가로 인해 노인진료비는 2015년 19조원에서 2060년 최소 271조원으로 전망된다(건강보험정책연구원).

6_5 만성질환의 발생요인

(1) 흡연

① 암, 호흡기계 질환 및 심혈관 질환 등의 만성질환의 위험요인인 흡연은 신체적, 정신적 발달에 악영향을 미칠 뿐만 아니라 간접흡연에 노출된 어린이와 비흡연자는 조기사망과 질병발생 위험이 크다.

② 세계보건기구는 비감염성 질환에 의한 조기사망률, 흡연, 음주, 신체활동 등에 관한 9개의 목표를 설정하여 국제적으로 모니터링하고 있으며, 15세 이상의 현재 흡연율을 현재 수준대비 30% 감소시키는 것을 목표에 포함하였다.

③ 흡연율은 만 19세 이상의 성인 인구 중 현재 흡연자의 비율이다. 현재 흡연자란 평생 담배 5갑(100개비)

이상을 피웠고 현재도 담배를 피우는 사람을 말한다.

④ 한국 성인의 흡연율은 2017년 현재 22.3%이며 남자 38.1%, 여자 6% 정도이나, 여성 흡연을 금기시하는 사회적 분위기 등의 이유로 여자들의 흡연율은 실제보다 낮게 보고되는 것으로 알려져 있다.

⑤ 한국 남자의 흡연율은 과거 60% 이상으로 매우 높았으나 2000년에 들어 정부의 금연정책 영향과 사회 인식의 변화 등으로 인해 최근 30%대 후반까지 낮아진 상태이다.

〈표 6-19〉 성 및 연령집단별 현재 흡연율

		1998	2001	2005	2010	2011	2012	2013	2014	2015	2016	2017
전체		35.1	30.2	28.8	27.5	27.1	25.8	24.1	24.1	22.6	23.9	22.3
성	남자	66.3	60.9	51.7	48.3	47.3	43.7	42.2	43.2	39.4	40.7	38.1
	여자	6.5	5.2	5.7	6.3	6.8	7.9	6.2	5.7	5.5	6.4	6
연령집단	19-29세	35.2	30.7	31.6	27.8	28.3	28	24.1	22.5	23.7	25.4	24.4
	30-39세	37.7	32.6	33	35	36.6	32.5	30.7	30	27.7	30.4	25.5
	40-49세	36.7	33.6	30.9	30.5	25.7	27.7	26.9	29.2	25.4	25	26.3
	50-59세	34.1	27.1	27.2	25.1	24.5	24.6	22	20.6	20.8	22.7	20.2
	60-69세	32.8	25	19.6	16.1	17.5	13.4	17.4	18.2	14.1	14.6	14.4
	70세 이상	26.6	23.6	15.9	12.6	14.3	10.9	8	10.1	9	9.1	8.5

❖ 현재 흡연율 = (만 19세 이상 현재 '매일 흡연' 또는 '가끔 흡연' 응답자수 ÷ 만 19세 이상 조사대상자수) × 100)
전체 및 성별 자료는 2005년 추계인구로 연령표준화한 수치임. 1998년은 만 20세 이상임.(단위: %)

(출처 : 2017 국민건강영양조사, 보건복지부)

(2) 음주

① 세계보건기구에(WHO)에 따르면, 유해한 음주는 200가지 이상의 질병과 손상의 주요 원인이며, 조기 사망 및 장애와 관련이 있다. 또한 해마다 330만 명이 음주로 사망하는 것으로 추산되고 있다.

② 세계보건기구는 비감염성 질환에 의한 조기사망률, 흡연, 음주, 신체활동 등에 관한 9개의 목표를 설정하여 국제적으로 모니터링하고 있으며, 위험음주율은 현재 수준대비 10% 감소를 목표로 하고 있다.

③ 한국인의 월간 폭음률은 2017년 현재 39.0%로 매년 큰 변화 없이 30% 후반대를 나타내고 있다. 월간 폭음률은 2017년 기준 남자 52.7%, 여자 25.0%로 남자가 두 배 이상 높지만 흡연에 비해서는 폭음률이 높은 편이다.

〈표 6-20〉 성 및 연령집단별 월간 폭음률

(단위 : %)

		2005	2010	2011	2012	2013	2014	2015	2016	2017
전체	전체	36.2	39.9	39	38	37.4	37.5	38.7	39.3	39
	19-29세	46.1	49.6	51.5	45.9	47.4	48.6	48.5	49.8	50.6
	30-39세	40.5	46.9	44.7	44.7	43	42.4	44.9	45.6	42.6
	40-49세	40.3	42.2	38	38.6	38.6	38.7	40.1	41	41.2
	50-59세	31.5	36.8	37.2	37.6	35.2	33.5	34.2	34.7	34.3
	60-69세	19.8	20.9	23.5	22.5	22.6	22	25.5	24.4	26
	70세 이상	10.2	10.8	8.5	11.8	8.6	12.3	10.9	9.9	10.5
남자	전체	55.3	57.6	55.9	53.4	53.2	53.1	54.2	53.5	52.7
	19-29세	60.6	63.3	63.2	55.3	56.2	56.8	58.7	53.5	52.7
	30-39세	62.1	66.8	65.1	60.5	59.4	60.8	64.1	62.8	57.9
	40-49세	61.9	61.4	54.6	55.3	59.3	56.2	56.5	58.5	59.1
	50-59세	52.3	57.5	59	57.9	54.5	52.4	51.3	53	52.5
	60-69세	38.2	38.1	42	40.2	41.1	39.7	42	42.3	43.3
	70세 이상	25	24.6	19.4	27.4	19	26.4	22.2	23.9	23
여자	전체	17.2	22.1	22.1	22.9	21.9	22.5	23.3	25	25
	19-29세	30.7	35.2	38.9	35.9	37.2	39.5	37	45.7	45.9
	30-39세	17.9	25.9	23.7	28	26.5	24.2	25.1	27.1	26
	40-49세	17.8	22.2	21	21.4	18.5	21.8	23.6	23	22.8
	50-59세	10.7	16.3	15.9	17.9	16.5	15.3	17.3	16.5	16.2
	60-69세	3.9	5.4	6.6	7.1	6.2	6.1	10	7.4	9.6
	70세 이상	1.8	2.2	1.6	1.8	2	2.7	3.4	1	2

❖ 월간 폭음률은 최근 1년 동안 월 1회 이상 한 번의 술자리에서 남자의 경우 7잔(또는 맥주 5캔) 이상, 여자의 경우 5잔(또는 맥주 3캔) 이상 음주한 분율임. 전체 및 남녀 연령별 통계에서 전체 수치는 2005년 추계인구를 기준으로 연령표준화한 수치임.

(출처 : 2017 국민건강영양조사, 보건복지부)

(3) 신체활동

① 신체활동 부족(physical inactivity)은 전 세계 사망의 주요 위험요인 중 하나로, 심혈관계 질환, 당뇨병, 일부 암과 같은 비전염성 질환의 주요 위험 요인이다.

② 전 세계 사망의 6%는 신체활동에서 기인되며 이것은 고혈압(13%), 흡연(9%), 고혈당(6%)과 동일하다.

또한, 비신체활동은 유방암과 대장암의 약 21~25%, 당뇨병 27%, 허혈성 심장질환 30% 정도 부담이 되는 주요한 원인이다.

③ 세계보건기구(WHO)는 비감염성질환에 의한 조기사망률, 흡연, 음주, 신체활동 등에 관한 9개의 목표를 설정하여 국제적으로 모니터링하고 있으며, 신체활동 부족률은 현재 수준대비 10% 감소를 목표로 하고 있다.

㉠ 신체활동을 통해 얻을 수 있는 건강증진 효과

〈표 6-21〉 신체활동을 통해 얻을 수 있는 건강증진 효과

세계보건기구(WHO)
• 관상동맥 질환의 위험요인을 감소시키는 데 효과적임 • 식이조절과 함께 과체중 및 비만을 감소시킴 • 중년 이후 성인의 당뇨병(제2형) 유병 관련 위험요인을 감소시킴 • 각종 암 유병률 감소에 영향을 미치며, 특히 대장암, 유방암의 예방에 효과적임 • 골다공증, 근감소증 관련요인인 근력·유연성을 증가시켜 근골격 건강을 향상시킴 • 우울, 스트레스, 불안 등과 같이 심리·사회적인 건강 위험요인을 감소시킴
미국, 질병통제예방센터(CDC)
• 체중 조절에 도움이 됨 • 심혈관질환의 위험요인을 감소시킴 • 당뇨병(제2형) 및 대사증후군의 위험요인을 감소시킴 • 각종 암의 위험요인을 감소시킴 • 뼈와 근육을 강화시킴 • 기분 및 정신건강을 증진시킴 • 노인의 경우 일상생활 활동능력을 증진시키고, 낙상을 예방함 • 수명을 연장할 수 있는 기회를 제공함

(출처 : 2019년 지역사회 통합건강증진사업안내, 한국건강증진개발원)

ⓛ 한국인을 위한 신체활동 지침서

〈표 6-22〉 한국인을 위한 신체활동 지침서

생애주기별 권장지침	
생애주기	**권고사항**
어린이 및 청소년 (5~17세)	• **유산소 신체활동 지침** - 중강도 이상의 유산소 신체활동을 매일 한 시간 이상하고, 최소 주 3일 이상은 고강도의 신체활동을 실시합니다. • **근력운동 지침** - 근력운동을 일주일에 3일 이상, 신체 각 부위를 고루 포함하여 수행합니다. 근력운동을 한 신체 부위는 하루 이상 휴식을 취한 후 다시 하는 것이 좋습니다. 어린이 근력 운동의 예로는 정글짐, 하늘사다리 등이 있습니다.
성인 (18~64세)	• **유산소 신체활동 지침** - 중강도 유산소 신체활동을 일주일에 2시간 30분 이상 또는 고강도 유산소 신체활동을 일주일에 1시간 15분 이상 수행합니다. 고강도 신체활동의 1분은 중강도 신체활동의 2분과 같기 때문에, 중강도 신체활동과 고강도 신체활동을 섞어서 각 활동에 상당하는 시간만큼 신체활동을 할 수 있으며 적어도 10분 이상을 지속합니다. • **근력운동 지침** - 근력운동은 일주일에 2일 이상 신체 각 부위를 모두 포함하여 수행하고, 한 세트에 8~12회 반복합니다. 근력운동을 한 신체 부위는 하루 이상 휴식을 취한 후 다시 하는 것이 좋습니다. 해당 운동이 수월하게 느껴진다면 무게를 더하거나 세트 수를 2~3회까지 늘리도록 합니다. 근력운동의 예로는 윗몸 일으키기, 팔굽혀펴기, 계단 오르기 등의 체중 부하 운동, 덤벨이나 탄력밴드 등을 사용하는 기구 운동이 있습니다.
노인 (65세~)	• **유산소 신체활동 지침** - 걷기를 포함한 중강도 유산소 신체활동을 일주일에 2시간 30분 이상 또는 고강도 유산소 신체활동을 일주일에 1시간 15분 이상 수행합니다. 고강도 신체활동의 1분은 중강도 신체활동 2분과 같기 때문에, 중강도 신체활동과 고강도 신체활동을 섞어서 각 활동에 상당하는 시간만큼 수행하는 것이 가능합니다. 또한, 적어도 10분 이상을 지속해야 하며 여러 날에 나누어 하는 것이 좋습니다. • **근력운동 지침** - 근력운동은 일주일에 2일 이상 신체 각 부위를 모두 포함하여 수행하고, 한 세트에 8~12회 반복합니다. 근력운동을 한 신체 부위는 하루 이상 휴식을 취한 후 다시 하는 것이 좋습니다. 해당 운동이 수월하게 느껴진다면 무게를 더하거나 세트 수를 2~3회까지 늘리도록 합니다. 근력운동의 예로는 윗몸 일으키기, 팔굽혀펴기, 계단 오르기 등의 체중 부하 운동, 덤벨이나 탄력밴드 등을 사용하는 기구 운동이 있습니다. · **평형성 운동 지침** - 평형 감각 향상과 낙상 예방을 위해서 체력 수준에 맞게 일주일에 3일 이상 평형성 운동을 하도록 합니다. 평형성 운동의 예로는 태극권, 옆으로 걷기, 뒤꿈치로 걷기, 발끝으로 걷기, 앉았다 일어나기 등을 들 수 있습니다. 평형성 운동은 가구 같은 고정된 지지물을 잡고 하는 운동 방법에서 지지물 없이 하는 방법으로 난도를 높여갈 수 있습니다.

(출처 : 보건복지부, 2013)

(4) 영양

① 우리나라 질병부담에 기여하는 3대 위험요인은 영양, 음주, 흡연이며, 이 중 영양문제가 가장 중요한 기여요인이다.

② 낮은 과일 섭취율과 높은 나트륨 섭취율은 전 세계 질병부담에 각각 4.2%, 2.5%를 기여하는 가장 중요한 식이요인이며, 이외에도 채소류, 견과류, 전곡류, 오메가-3 지방산을 함유한 낮은 해산물 섭취율이 질병부담에 1% 이상 기여하는 것으로 보고되었다. 식이요인은 암, 심혈관계 질환, 당뇨와 같은 비감염성 질환의 주요 기여요인으로, 세계보건기구(WHO)에서는 비감염성 질환 예방과 관리를 위해 건강한 식생활과 신체활동 실천을 우선으로 한 전 세계 전략을 세우고 행동 계획을 마련한 바 있다.

③ 우리나라 성인의 에너지 과잉 섭취율은 지속적으로 증가하고 있고, 특히 나트륨의 경우에는 해마다 감소하긴 하나, 2016년 통계에 따르면 세계보건기구(WHO)의 나트륨 권고상한치(2,000㎎)보다 남자는 88.9%, 여자는 70.1% 초과하여 섭취하고 있다.

〈표 6-23〉 연도별 주요 영양소 및 식품군 섭취 추이

연도별 주요 영양소 및 식품군 섭취 추이(2001~2016, 19세+, 연령표준화*)													
지표명	성별	2001	2005	2007	2008	2009	2010	2011	2012	2013	2014	2015	2016
에너지 과잉섭취자 분율(%) ※ 에너지 섭취량이 필요추정량(2010 한국인 영양섭취기준 개정판 기준)의 125% 이상인 인구 분율	전체	14.1	17.8	12.5	14	14.8	20.7	19.6	18.1	20.7	20.7	23.4	21.1
	남자	14.8	19.6	14.9	17.6	18.6	26.2	25.8	22.8	24.3	24.5	27.8	27.3
	여자	13.7	15.9	1	10.3	10.8	15	13.3	13.2	17	16.8	18.8	14.7
나트륨 목표섭취량 이상 섭취자 분율 ※ 나트륨 섭취량이 목표섭취량(2,000mg) 이상인 인구 분율	전체	-	93.2	88.2	88.8	87.6	89.5	88.1	87.7	80.6	80.7	81.3	79.5
	남자	-	96.1	94.5	94.1	93.9	95.2	94	94	89	88.8	89.6	88.9
	여자	-	90.3	82.4	83.6	81.5	84.1	82.4	81.6	72.3	72.6	72.9	70.1
과일 및 채소 1일 500g 이상 섭취자 분율 ※ 과일 및 채소를 1일 500g 이상 섭취하는 인구 분율	전체	46	33	39.9	38.5	38.8	41.8	39.8	39	39.2	41.8	41.9	38.6
	남자	45.8	37.2	43.7	40.8	41.8	45.2	43.6	42.2	40.9	43.3	45.3	42.2
	여자	46.3	28.8	36.4	36.4	35.8	38.5	36.2	35.9	37.7	40.3	38.3	35.3

* 2005년 추계인구로 연령표준화

(출처 : 국민건강영양조사, 질병관리본부)

6_6 심뇌혈관 질환의 역학적 특성과 관리

(1) 정의

2006년 국가 심뇌혈관질환 종합대책(보건복지부)에서는 심뇌혈관 질환을 "허혈성 심질환(심근경색, 협심증), 고혈압, 심부전증 등 심장질환과 동맥경화, 뇌혈관 질환(뇌졸중 등), 당뇨 등 혈관질환을 총칭한다"고 정의한 바 있다.

(2) 기술역학적 특성

① 심뇌혈관 질환은 심장에 혈액을 공급하는 관상동맥이 막히거나, 좁아져서 발생하는 질환

② 뇌혈관 질환은 뇌혈관이 막히거나 터짐으로써 뇌에서 신경학적 이상이 수반되는 질환

③ 전 세계적으로 보건학적 부담이 가장 큰 질환으로 2002년을 기준으로 세계적인 사망순위 1, 2위 차지(대한예방의학회, 2010)

(3) 위험요인

심뇌혈관 질환은 교정 불가능한 위험요인이 존재함에도 미국과 서유럽 등에서 과거 50년간 심뇌혈관 질환 사망률이 절반이하로 감소된 결과가 있어, 질병의 치료 못지않게 위험요인의 예방과 관리가 중요한 역할을 한 것으로 평가된다.

〈표 6-24〉 심뇌혈관질환의 공통적인 위험요인

교정 불가능한 위험요인	교정 가능한 위험요인
나이(고령) 유전적 감수성(가족력) 성별(남성) 인종	흡연 고혈압 고지혈증(지질대사 장애) 운동부족 및 비만 잘못된 식습관 당뇨병

(출처 : 2017 만성질환 사업기획 및 건강조사 FMTP, 인제대학교 보건대학원)

(4) 관리

심뇌혈관 질환을 예방하기 위해 정책 및 환경을 변화하는 1차 예방, 전문적인 치료서비스를 제공하는 2차 예방, 재활 및 장기요양 서비스를 제공하는 3차 예방으로 나눌 수 있으며, 2006년 보건복지부에서 발표한 국가심뇌혈관질환종합대책에서 발표한 심뇌혈관질환 발생 전 단계 세부실행계획은 다음과 같다.

① 개인별 건강위험에 따른 맞춤형 건강검진

② 고혈압, 당뇨 등 만성질환 관리를 위한 의료비 부담 절감

③ 건강증진 및 질병예방을 위한 보건교육 기회 확대

6_7 고혈압의 역학적 특성과 관리

(1) 고혈압의 정의

① 고혈압은 수축기혈압 140mmHg 이상 또는 확장기혈압 90mmHg 이상으로 정의되는데, 혈압은 내보내는 혈액량이 많거나, 동맥이 좁아질수록 증가한다.

② 수축기혈압 120mmHg, 확장기 혈압 80mmHg 미만일 경우 정상혈압이라 하며 정상혈압일 경우 심뇌혈관질환의 발병위험이 가장 낮다.

〈표 6-25〉 고혈압, 고콜레스테롤혈증 유병률

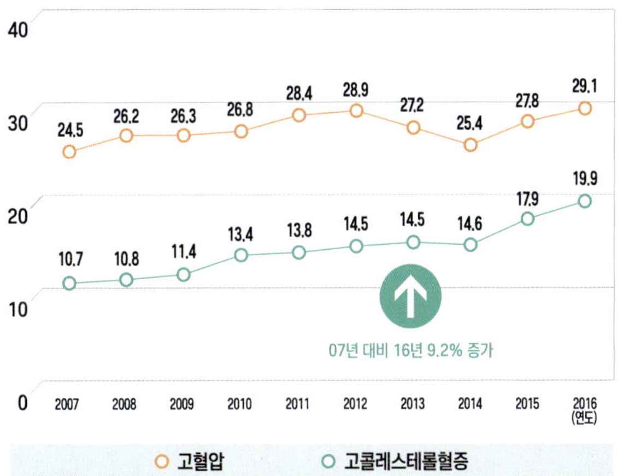

(출처 : 2016 국민건강통계, 질병관리본부원)

(2) 고혈압의 역학적 특성

① 혈압이 증가할수록 뇌졸중, 심근경색증과 같은 심혈관질환의 위험은 직선적으로 증가한다.

② 고혈압은 성인 고혈압의 90~95%를 차지하는 본태성 고혈압과 이차성 고혈압으로 분류되는데, 다른 질환에 의해 이차적으로 고혈압이 발생하는 이차성 고혈압과는 달리, 본태성 고혈압은 명확하게 밝혀진 원인이 아직까지는 없다.

(3) 고혈압의 예방 및 관리

① 자가혈압 특정 : 아침에는 기상 후 1시간 이후 배뇨 이후에, 저녁에는 취침 전에 측정하도록 하고 주 3회, 하루 2회 혈압이 안정된 경우에 혈압과 맥박수를 동시에 기록하도록 하며, 가정혈압의 평균이 135/85mmHg 이상일 경우 고혈압으로 간주한다.

② 생활습관 개선 : 식사습관, 운동, 금연, 절주 등과 같은 생활습관의 개선은 고혈압을 앓고 있는 사람에게 매우 유익하다.

〈표 6-26〉 고혈압 관리를 위한 생활습관 개선

개선법	권고사항	수축기 혈압의 감소 효과
체중 감소	정상 체중의 유지(체질량지수: 18.5~24.9)	~29mmHg/10kg 감소
건강식사법	포화지방산과 지방의 섭취를 줄이고, 야채, 채소, 저지방 유제품의 섭취 증가	8~14mmHg
소금섭취량 감소	하루 염분 6g 이하로 섭취	2~8mmHg
운동량 증가	하루 30분 이상 매일 속보로 걷기 등의 유산소 운동	4~9mmHg
절주	하루 30mg 이하의 알코올 섭취, 여자나 마른 남자는 15mg 이하의 섭취	2~4mmHg

(출처 : National Institutes of Health, JNC-7 report, NIH Publication, 2003)

③ 약물요법 : 약물요법은 원칙적으로 한 가지로 시작하여 서서히 양을 증가시키고, 충분한 양에도 혈압이 정상으로 돌아오지 않으면 다른 약으로 바꾸거나 추가하게 된다. 약물의 선택과 변경은 반드시 의사의 지시하에 이루어져야 한다. 고혈압 약물 복용에서 가장 중요한 것은 고혈압 약물 부작용 때문에 중도에 치료를 중단해서는 안 된다는 것이다. 최근에 개발된 고혈압 치료제는 효과도 우수하고 부작용도 적어 장기간 사용할 수 있으므로, 부작용이 느껴질 경우에는 의사의 상담하에 자신에 맞는 치료를 받도록 조절해야 한다.

6_8 당뇨병의 역학적 특성과 관리

(1) 당뇨병의 정의

① 췌장에서 분비되는 인슐린의 부족이나 저항으로 인해 단백질, 지방, 탄수화물 대사에 이상이 생겨 지속적으로 발생하는 만성질환을 당뇨병이라 한다.

② 제1형 당뇨병, 제2형 당뇨병, 임신성 당뇨병으로 분류된다.

③ 공복 혈당이 126mg/dl 이상이거나, 경구당부하 검사에서 200mg/dl 이상인 경우 당뇨병으로 진단할 수 있다.

(2) 당뇨병의 역학적 특성

우리나라의 당뇨병 유병률은 2016년 대한 당뇨병학회에서 발표한 자료에 의하면 공복혈당만을 진단에 사용할 경우 13.3% 로 1971년 1.7%에 비해 40여 년에 걸쳐 7배 이상 증가하였다.

〈표 6-27〉 당뇨병 유병률 추이

(단위 : %, 연령표준화)

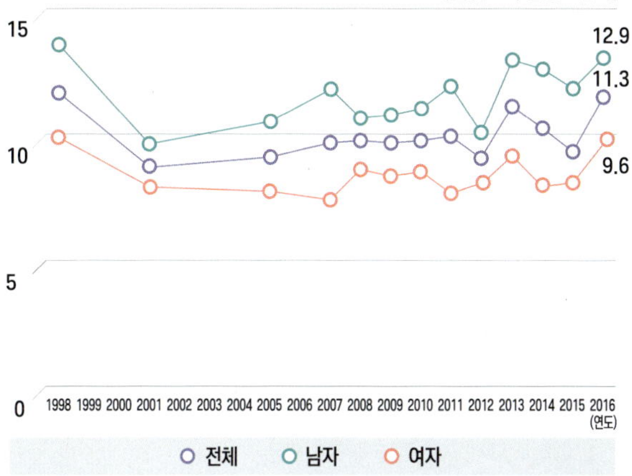

(출처 : 질병관리본부, 국민건강영양조사)

(3) 당뇨병의 위험요인

① 제1형 당뇨병의 90% 이상이 만 14세 이전에 발병하며, 제1형 당뇨병의 90% 정도의 위험요인은 가족력으로 설명할 수 있다. 또한 모유를 먹은 아이들보다 우유를 섭취한 아이들의 당뇨발생률이 4.5배 정도 높게 발생하고 있다.

② 제 2형 당뇨병은 주로 성인에서 발생하며 위험인자는 아래와 같다.

〈표 6-28〉 제2형 당뇨병의 위험인자

1. 과체중(체질량지수 23kg/m² 이상)
2. 직계 가족(부모, 형제자매)에 당뇨병이 있는 경우
3. 공복혈당장애나 내당능장애의 과거력
4. 임신성 당뇨병이나 4kg 이상의 거대아 출산력
5. 고혈압
6. HDL-콜레스테롤 35mg/dL 미만 혹은 중성지방 250mg/dL 이상
7. 인슐린 저항성(다낭난소증후군, 흑색가시세포증 등)
8. 심혈관 질환(뇌졸중, 관상동맥 질환 등)

(출처 : 2017 만성질환 사업기획 및 건강조사 FMTP, 인제대학교 보건대학원)

(4) 당뇨병의 예방과 관리

① 혈당 조절 감시

㉠ 적극적인 혈당조절은 당뇨병의 합병증 발생 및 진행을 낮춘다고 보고되고 있다.

㉡ 환자 스스로가 치료에 따른 혈당의 조절 정도를 감시할 수 있도록 교육하여야 한다.

㉢ 자가혈당 측정은 최소한 공복과 식후 2시간 혈당을 포함하여 측정하도록 권유한다.

② 영양관리

㉠ 약물치료와 관계없이 당뇨병 상태를 개선하며, 합병증 발생을 감소시킬 수 있는 영양관리는 굉장히 중요하다.

㉡ 1일 3식을 기본으로 규칙적인 식사시간을 지키고, 에너지 소비량 등을 고려해서 식단을 구성하며, 잘 씹어 섭취하도록 한다.

〈표 6-29〉 혈당지수 수준에 따른 식품의 예

	낮은 혈당지수(≤55)	중간 혈당지수(56~69)	높은 혈당지수(≥70)
두류/해조류	한천, 김, 미역, 녹조류, 다시마, 톳, 땅콩, 두유, 아몬드, 콩, 된장, 청국장, 비지, 두부, 유부, 완두콩, 팥		팥소
설탕/과자/음료	홍차, 녹차, 커피프림, 과당, 천연과즙 주스, 젤리, 코코아, 푸딩 등	포테이토칩, 카스테라	크래커, 쿠키, 핫케이크, 감자튀김, 카라멜, 도넛, 벌꿀, 찹쌀떡, 초콜릿, 백설탕
곡류/빵/면	현미죽, 통밀빵, 보리, 메밀국수, 오트밀, 호밀빵	현미, 흰죽, 파스타, 현미 푸레이크	크로와상, 라면, 콘푸레이크, 베이글, 팥밥, 롤빵, 정백미, 우동, 떡, 식빵, 바게트빵
과일	딸기, 살구, 자몽, 포도통조림, 오렌지, 배, 귤, 블루베리, 키위, 사과, 감, 복숭아, 멜론, 망고, 포도, 바나나	귤통조림, 건포도, 황도통조림, 파인애플	딸기잼
우유/유제품	우유, 플레인 요구르트, 저지방유, 달걀, 버터, 탈지유, 가공치즈, 마가린, 요구르트, 크림치즈, 생크림	아이스크림	연유(가당)
육류/어패류	고등어, 멸치, 명란, 오징어, 새우, 참치, 모시조개, 대구, 장어구이, 전복, 바지락, 굴, 양고기, 닭, 오리고기, 소시지, 돼지고기, 햄, 생선, 베이컨, 참치통조림, 어묵		
야채/근채류	시금치, 콩나물, 숙주, 오이, 청경채, 양상추, 곤약, 무순, 양송이, 가지, 쑥갓, 브로콜리, 부추, 풋고추, 죽순, 무, 피망, 양배추, 버섯류, 토마토, 양파, 연근, 우엉, 마늘, 고구마	은행, 밤, 토란, 호박, 참마	옥수수, 산마, 당근, 감자

(출처 : 2017 만성질환 사업기획 및 건강조사 FMTP, 인제대학교 보건대학원)

③ 운동관리

㉠ 규칙적인 운동은 혈당조절을 향상시키고, 제2형 당뇨병의 고위험군에서는 당뇨병 예방 효과가 있다.

㉡ 중등도 강도의 운동을 30분 이상씩 가능한 한 매일 하는 것이 효과적이며 유산소 운동과 저항성 운동을 병행하도록 한다.

(5) 당뇨병의 합병증

① 당뇨병 환자의 가장 흔한 사망원인은 심혈관 질환으로 당뇨병이 없는 사람에 비해 남자는 2~3배, 여자의 경우는 3~5배의 위험도가 높다.

② 2012~2016년 우리나라의 당뇨병 사망률은 인구 십만 명당 25.6명으로 OECD 36개 회원국 중 8번째로 높은 사망률 수준을 보이고 있다.

〈표 6-30〉 당뇨병 사망률 국제비교('12-'16년)

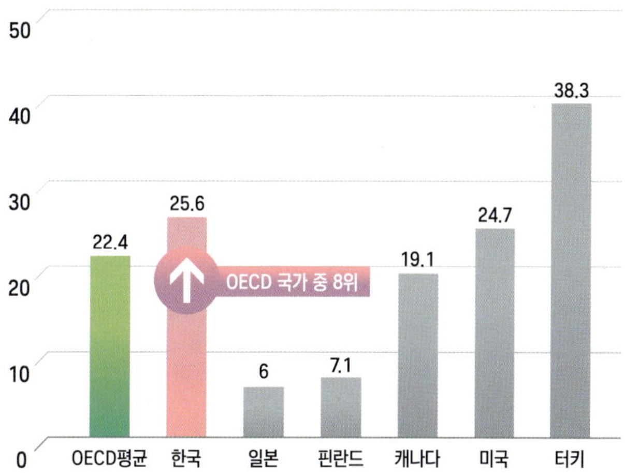

(출처 : OECD Health statistics)

6_9 대사증후군의 역학적 특성과 관리

(1) 대사증후군의 정의

① 정의 : 만성적인 대사 장애로 인하여 당뇨 전 단계인 내당능장애, 고혈압, 고지혈증, 비만 등의 여러 가지 질환이 한 개인에게서 한꺼번에 나타나는 것이다.

② 복부비만, 혈압, 중성지방, HDL콜레스테롤, 혈당 5개의 진단항목에서 3개 이상이 <표 6-31>의 진단기준을 벗어난 경우를 대사증후군으로 우리나라는 정의하고 있다.

③ 대사증후군은 향후 당뇨병, 심혈관 질환, 암, 뇌졸중 등의 심각한 질병이 발생할 가능성이 특히 높은 질병이다.

〈표 6-31〉 대사증후군 진단기준

구성 요소	기준
허리둘레	남자 90cm 이상, 여자 85cm 이상
혈압	130/85mmHg 이상, 또는 고혈압약 복용하는 경우
중성지방	150mg/dL 이상
HDL 콜레스테롤	남자 40mg/dL 이하, 여자 50mg/dL 이하, 또는 고지질혈증약을 복용하는 경우
공복혈당	공복혈당 100mg/dL 이상, 또는 당뇨병약이나 인슐린 주사 치료를 받는 경우

(출처 : 2017 만성질환 사업기획 및 건강조사 FMTP, 인제대학교 보건대학원)

(2) 대사증후군의 역학적 특성

〈표 6-32〉 2017 대사증후군 유병률(30세 이상)

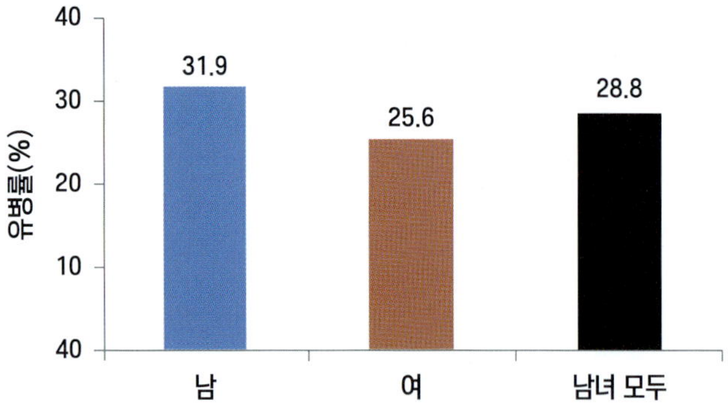

(출처 : 2017 만성질환 사업기획 및 건강조사 FMTP, 인제대학교 보건대학원)

① 우리나라 30세 이상 남성 31.9%, 여성의 25.6%가 대사증후군 유병률을 가진 것으로 나타났다.

② 30세 이상 여성의 경우 사무종사자에 비하여 전업주부가 대사증후군 위험도가 1.6배 높게 나타났다.

③ 30세 이상 남성의 경우 사무종사자가 타 직종에 비해 대사증후군 위험도가 높게 나타났다.

(3) 대사증후군의 위험요인과 예방관리

① 대사증후군의 위험요인으로는 비만, 당뇨병 가족력이나 음주, 흡연, 식습관 등이 있다.

② 대사증후군의 치료법은 식습관 개선, 신체활동 증가, 금연, 절주, 스트레스 관리 등의 생활습관 교정이 우선되어야 한다.

㉠ 신체활동량 증가 : 1회 30분 이상 중등도 이상의 활동을 매일 유지한다.

㉡ 식습관 개선 : 혈당지수가 낮은 음식과 불포화지방산 섭취, 포화지방산의 섭취를 줄인다.

㉢ 표준체중 유지 : 체중을 줄이기 위해서 신체활동량을 증가시키고, 적절한 식습관을 유지한다.

7

환경위생

1. 환경위생의 개요
2. 기후 변화
3. 대기오염과 실내공기오염
4. 상수위생과 수질오염
5. 폐기물 및 토양오염
6. 소음 및 진동
7. 주택 및 의복위생
8. 위생해충 및 소독

1. 환경위생의 개요

1_1 환경

(1) 환경이란?

주체를 둘러싸고 있는 유무형의 객체와 자연환경 및 인간이 만들어내는 여러 요소들의 총체를 말한다.

(2) 환경의 분류

① 자연적 환경 : 기후, 공기, 물, 토양, 광선, 소리 등 이화학적 환경

② 생물학적 환경 : 병원성 미생물, 위생해충 및 쥐 등

③ 사회학적 환경 : 의식주와 위생시설 및 정치, 경제, 종교, 교육 등

1_2 환경위생학

인간의 삶은 개인으로서만 존재할 수도 없으며, 인간을 둘러싸고 있는 자연환경과 인간 스스로가 사회적 환경 속에서 살아가고 있다.

① 환경위생학은 인간을 주제로 한 각종 환경과 인간과의 관계를 연구하여 인간의 건강을 추구해 나가는 학문이다.

② 환경위생학의 분야로는 실험위생학, 생리위생학, 환경의학, 위생공학이 있다.

2. 기후 변화

2_1 기후 vs 기상

① 기후는 일정한 지역에서 매년 반복되는 대기현상의 종합적인 상태를 말한다. 기후의 3요소는 기온(온도), 기습(습도), 기류(바람)이다.

② 기상이란 대기 중에서 일어나는 기압, 기온, 습구온도, 상대 습도, 바람, 강수량 등의 각종 물리 현상을 말

하며, 기후는 어떤 장소에서 매년 되풀이되고 있는 대표적인 대기 상태의 모든 현상을 말한다.

2_2 4대 온열요소

4대 온열요소는 기온, 기습(습도), 기류(바람), 복사열을 말하고 이들의 종합적인 상태를 온열조건 또는 온열상태라 한다.

(1) 기온

① 대기의 온도를 기온이라 하며, 1.5m 높이에서 주위의 복사온도를 배제하여 백엽상 안에서 측정한 온도로서 수은온도계는 2분 후 측정한 것(보통 온도측정)을 말하고 알코올 온도계는 3분 후 측정한 온도(이상저온측정)를 말한다.

② 기온은 하루 3회씩 측정한 온도를 평균을 낸 것을 말한다.

③ 실내온도를 보면 실내의 적정온도는 18±2℃이고, 침실은 15±1℃, 병실은 21±1℃이다.

④ 일교차는 하루의 최고기온과 최저기온의 차이를 말하는데 최저기온은 일출 30분 전이고 최고기온은 오후 2시 전후이다.

⑤ 연교차는 한대 > 온대 > 열대, 내륙 > 해안, 고지대 > 저지대

⑥ 실외에서의 기온측정은 인간이 호흡하는 위치인 지상 1.5m 높이에서 주위의 복사온도를 배제하여 백엽상 안에서 측정한 온도

(2) 기습

① 대기 중에 포함된 수분량에 의해 결정되며, 기온에 따라 변화한다.

② 쾌감습도 40~70%이다.

(3) 기류

① 기동 또는 바람

② 기압의 차와 기온의 차에 의해 발생하는 공기의 흐름으로써 초당 기류의 속도를 나타내는 것으로 쾌감기류 1m/sec이다.

③ 불감기류는 0.5m/sec 이하를 말한다. 0.1m/sec 이하는 무풍이라 한다.

(4) 복사열

① 복사열이란 주로 태양의 적외선에 의한 열과 온도 차이에 의해서 물체로부터의 발열에 의해서 일어나는

두 가지의 경우가 있다.

② 인체는 실외에서는 항상 직접적인 태양의 복사열과 가열된 주위의 물체로부터 방열에 의한 복사열을 받아 실제의 기온보다 높은 온감을 느낀다.

③ 인체의 열복사는 주위 온도와 피부온도가 같은 때는 일어나지 않고, 주위 온도가 낮으면 체열의 발산이 커진다.

④ 복사열은 적외선에 의한 열로서 복사열에 의한 온감은 거리의 제곱에 반비례한다.

㉠ 복사열은 거리의 제곱에 비례해서 온도가 감소

㉡ 사람 주위의 물체의 온도가 기온과 큰 차이가 없으면 일정한 거리에 떨어진 곳에서는 복사열의 영향은 거의 없다.

㉢ 복사열은 흑구온도계로 측정한다.

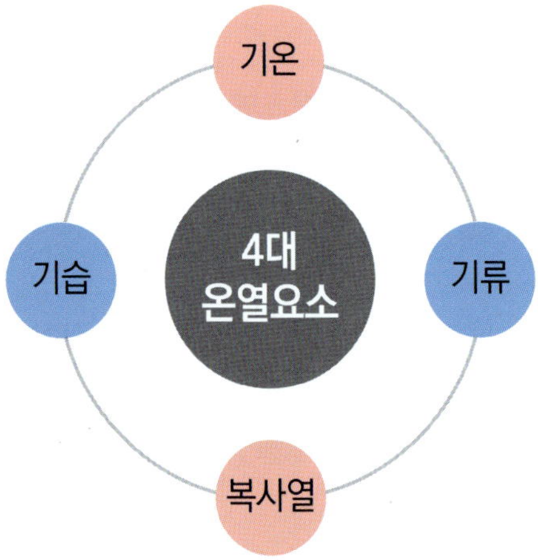

〈그림 7-1〉 4대 온열요소

2_3 온열요소의 종합작용

(1) 쾌감대

① 성인이 무풍 안정 시 적당한 착의상태에서 쾌감을 느낄 수 있는 온도

② 온도 17~18℃, 습도 60~65%, 기류는 0.2~0.5m/sec이다.

(2) 감각온도(실효온도, 체감온도)

① 기온, 기습, 기류의 3요소가 종합적으로 인체에 작용하여 얻어지는 온도

② 무풍, 포화습도(100%)일 때 측정한 온도로서 포화습도(습도 100%)

③ 정지공기(무풍) 상태에서 동일감을 주는 기온을 말한다.

④ 기온이 20℃, 무풍, 습도 100% 일때의 감각온도 : 20℃

(3) 불쾌지수(DI, Discomfortable Index)

① 원래는 실내의 전력소비측정을 위한 것이다. 그러므로 기류와 복사열은 고려되어 있지 않았다.

$$DI(실내) = (건구온도℃ + 습구온도℃) \times 0.72 + 40.6$$

② 증상

㉠ DI > 70 : 10% 정도의 사람이 불쾌감, 다소 불쾌

㉡ DI > 75 : 50% 정도의 사람이 불쾌감, 50% 정도 불쾌

㉢ DI > 80 : 거의 모든 사람이 불쾌감, 거의 모두 불쾌

㉣ DI > 85 : 견딜 수 없는 상태

2_4 일광 및 유해광선

(1) 자외선

지면에 도달하는 자외선은 290~400nm로, 280~320nm은 인체에 유익한 작용을 하기 때문에 생명선 또는 발견자인 Domo Aria의 이름으로 Domo ray라고도 한다.

(2) 태양광선

① 자외선 3,800Å 이하

㉠ 광화학적 작용하며 일명 화학선이라 한다.

㉡ 생물학적 작용

ⓐ 피부에 대한 작용 : 홍반작용, 부종, 수포형성, 멜라닌 색소 침착 등

ⓑ 눈에 대한 작용 : 결막염, 각막염, 전기성 안염, 설안염, 설맹

ⓒ 전신작용 : 신진대사 및 적혈구 생성을 촉진하며, 혈압강하 작용을 한다.

ⓓ 비타민 D 생성(구루병 예방)

㉢ 살균작용

ⓐ 살균력이 강한 파장 : 2,540~2,800Å, 최고 강한 파장은 260nm

ⓑ 이용 : 공기살균에 최적, 수술실, 무균실, 이미용 기계소독, 냉장고 내 소독에 사용

㉣ 광화학 작용

TIP

- 2,800~3,350Å 사이 파장
- 과량 폭로 시 홍반, 색소침착, 피부암, 시력장애, 결막염, 각막염 유발

② 적외선 7700Å 이상

㉠ 주로 7,800Å 이상의 광선으로 일명 열선이라고도 하며 고열 물체의 복사열을 운반, 즉 전기로 난로 등의 발광체에서도 방사

㉡ 종류

ⓐ 근적외선 : 7,500 ~ 30,000Å, 물 투과

ⓑ 중적외선 : 30,000 ~ 300,000Å, 유리 투과

ⓒ 원적외선 : 30,000 ~ 1,000,000Å, 형석, 암염 투과

㉢ 종류과량 조사 시 인체 부위별 장애

ⓐ 피부장애 : 혈관확장, 피부홍반

ⓑ 시각장애 : 백내장(10~15년 정도 폭로되면)

ⓒ 두부장애 : 두통, 현기증, 열경련, 일사병(열사병)

TIP

열사병

- 고온 다습한 환경에서 격렬한 육체노동 시 생기는 중추성 체온조절 기능장애로서 땀의 증발에 의한 체온방산이 장애를 받아 체내의 열이 축적되고 뇌막혈관의 충혈과 뇌의 온도가 상승하여 생기는 증상
- 두통, 현기증, 귀울림 등을 호소하다가 무관심 상태가 되어 졸음이 오고 직장 체온이 40.5℃ 이상 상승하고 섬망 및 의식소실 후에 경련발작이 일어남

③ 가시광선 3800 ~ 7700Å

㉠ 눈의 망막을 자극 명암, 색깔 등을 구별하게 한다.

㉡ 5,500Å의 빛에서 가장 강하게 느낀다.

㉢ 가시광선의 장애는 조명부족과 조명과다

㉣ 조명부족(조도가 낮으면) : 안전피로증상, 근시, 안구진탕증

㉤ 조명과다(조도가 높으면) : 시력장애, 시야협착, 망막변성

〈그림 7-2〉 태양광선의 분류

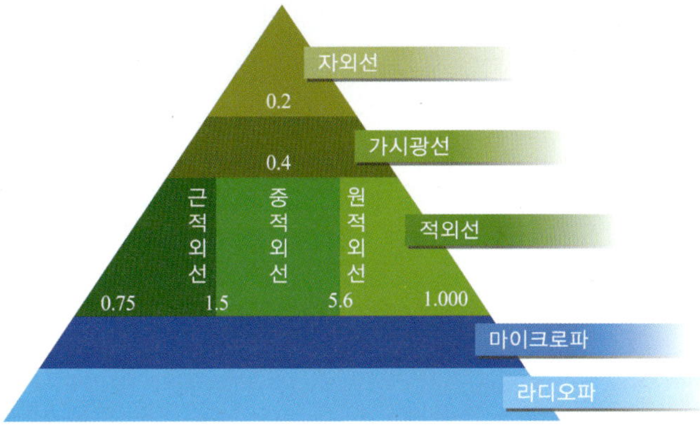

(출처 : http://삼태성.net/~kjfilmboiler/?index=/~kjfilmboiler/page_menu42.php)

2_5 기후변화의 원인

크게 자연적 원인과 인위적 원인으로 나눌 수 있으며, 자연적 원인에는 태양 에너지의 변화를 들 수 있고 인위적 원인으로는 인간의 활동으로 야기되는 문제(온실가스, 미세입자(에어로졸),지표면의 변화)를 들 수 있다.

(1) 온실효과

에너지 평형의 원리로 흡수한 태양복사 에너지는 다시 지구 복사 에너지로 방출된다. 만약 대기가 존재하지 않는다면 지표면의 온도는 현재의 온도보다 현저히 떨어질 것이다. 하지만 대기에서 온실가스가 방출된 지구복사에너지를 흡수하고 다시 대기 중으로 방출하면서 더 높은 지표면의 온도를 유지하도록 도와주는 온실가스의 효과를 '온실효과'라고 한다.

〈그림 7-3〉 온실효과와 지구의 복사 평형

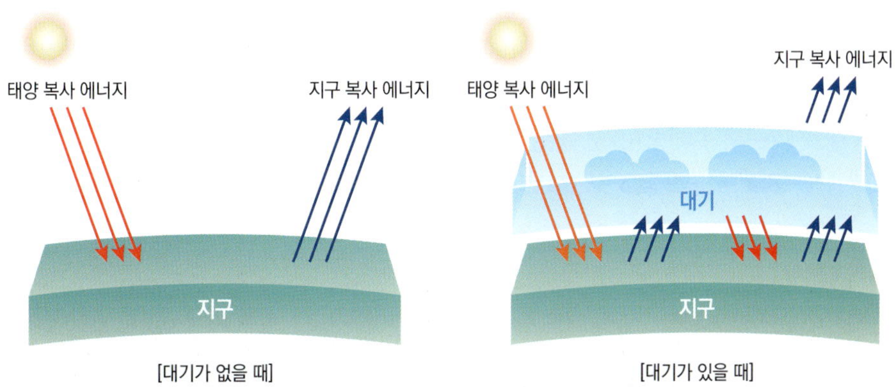

(출처 : http://igoindol.net/siteagent/100.daum.net/encyclopedia/view/24XXXXX54373)

(2) 온실가스

온실가스란 이산화탄소(CO_2), 메탄(CH_4), 아산화질소(N_2O), 수소불화탄소(HFCs), 과불화탄소(PFCs), 육불화황(SF_6)으로 적외선 복사열을 흡수하거나 재방출하여 온실효과를 유발하는 대기 중의 가스 상태의 물질을 말한다.

2_6 기후변화의 영향

(1) 빙하감소

지난 20세기 동안 지구 온난화의 영향으로 북극 지역의 대기온도가 약 5℃ 증가하여 북극지역에 있는 거의 모든 산지의 빙하가 감소하고 있다. 이러한 급속한 기온 상승은 집중호우 및 태풍을 빈번하게 가져와서 막대한 인명과 재산피해를 초래하고 있다.

(2) 홍수

IPCC 제4차 보고서에서는 21세기 중반까지 강수량과 가용 수자원의 연평균 규모는 고위도 지역 및 일부 열대 다습 지역에서는 10~40% 증가하는 반면 중위도의 열대 건조 지역 등에서는 10~30% 감소할 것으로 전망하고 있다. 이에 따라 가뭄과 홍수가 증가될 것으로 예측되는데, 홍수나 가뭄은 사망과 질병을 증가시키는 것 외에도 감염성질환 발생의 증가를 가져온다고 보고되고 있다.

(3) 가뭄 및 사막화

중위도의 열대 건조 지역 특히 아프리카 지역에서는 1986년 이후부터 계속적으로 가뭄이 지속되고 있다. 따라서 깨끗한 식수와 위생, 기아와 영양실조, 감염성질환 등이 증가되어 인간의 건강이 위협받고 있다.

(4) 해수면 상승

지구온난화에 의하여 지구 전체 담수량의 약 90%를 가두고 있는 남극의 빙산이 일년에 약 1조 톤이라는 엄청난 양의 얼음 덩어리를 방출하고 있어, 지속적인 해수면 상승이 예상된다.

현재의 추세대로라면 방글라데시와 같이 인구가 해변에 밀집되어 있는 국가에서는 바닷물 범람에 의한 심각한 피해가 우려되며, 수질 오염뿐만 아니라 심각한 인구 이주 문제가 발생될 것이다.

(5) 생태계 변화

지구 평균 기온이 1.5~2.5℃ 상승할 경우 동식물의 20~30% 정도는 멸종 위기에 처할 것이다.

2_7 기후변화 적응 전략

(1) 해외의 기후변화 적응 전략

'기후변화에 대한 IPCC 제5차 평가 종합 보고서'에 의하면 온실가스 감축 정책은 기후변화적응(adaptation)의 효과를 높여 주고, 적응 정책은 현재 및 단기 위험을, 완화 정책은 장기 영향을 줄여 준다. 적응과 감축은 상호 보완적 전략임을 강조하였다.

(2) 우리나라의 기후변화 적응 전략

기후 변화 협약(United Nations Framework Convention on Climate Change)과 같은 국제 환경 규제에 대응하고, 온실가스와 환경오염을 줄이는 지속 가능한 성장을 통해 이를 경제성장의 동력으로 활용하는 '선순환 구조'로 만들기 위해 2013년 7월 「저탄소 녹색 성장 기본법」을 제정하고 2016년 20개의 중앙 부처가 참여하여 '제2차 국가 기후변화 적응대책(2016~2020년)을 수립하고, 4대 정책 부문, 1개 이행 기반 체계를 마련

〈표 7-1〉 저탄소 녹색 성장 기본법

저탄소 녹색 성장 기본법상 완화(mitigation) 정책 근거(일부)
제42조(기후변화 대응 및 에너지의 목표 관리) ① 정부는 범지구적인 온실가스 감축에 적극 대응하고 저탄소 녹색 성장을 효율적·체계적으로 추진하기 위하여, 다음 각 호의 사항에 대한 중장기 및 단계별 목표를 설정하고, 그 달성을 위하여 필요한 조치를 강구하여야 한다. 1. 온실가스 감축 목표 2. 에너지 절약 목표 및 에너지 이용 효율 목표 3. 에너지 자립 목표 4. 신·재생에너지 보급 목표
제46조(총량 제한 배출권 거래제 등의 도입) ① 정부는 시장 기능을 활용하여 효율적으로 국가의 온실가스 감축 목표를 달성하기 위하여 온실가스 배출권을 거래하는 제도를 운영할 수 있다. ② 제1항의 제도에는 온실가스 배출 허용 총량을 설정하고, 배출권을 거래하는 제도 및 기타 국제적으로 인정되는 거래 제도를 포함한다. ③ 정부는 제2항에 따른 제도를 실시할 경우, 기후변화 관련 국제 협상을 고려하여야 하고, 국제경쟁력이 현저하게 약화될 우려가 있는 제42조 제5항의 관리 업체에 대하여는 필요한 조치를 강구할 수 있다. ④ 제2항에 따른 제도의 실시를 위한 배출 허용량의 할당 방법, 등록·관리 방법 및 거래소 설치·운영 등은 따로 법률로 정한다.

(출처 : NCS학습모듈 LM2301020409_13v1 09 기후변화 사고 관리)

3. 대기오염과 실내공기오염

3_1 공기

공기는 물, 음식물과 함께 인간 생명유지에 꼭 필요한 절대적인 요소에 해당한다. 성인에게 필요한 1일 공기량은 약 13kℓ이며, 공기의 주요성분을 보면 질소(N_2)가 78.10%, 산소(O_2) 20.93%, 아르곤(Ar) 0.93%, 이산화탄소(CO_2) 0.03%, 기타 0.04%순이다.

(1) 공기의 자정작용

① 대기 중에 오염 물질이 많지 않으면 공기 자체적으로 정화 작용이 계속적으로 일어난다.

② 공업화나 교통기관의 발달로 인하여 공기가 복원할 수 있는 정화능력의 한계를 벗어나게 되면 인위적인 공기정화장치가 필요하다.

③ 공기의 자정작용 : 희석작용, 산화작용, 세정작용, 살균작용

(2) 공기오염

① 군집독(crowd poisoning)

㉠ 다수인이 밀집한 실내공기는 화학적 조성이나 물리적 조성의 변화를 초래하여 불쾌감, 두통, 권태, 현기증, 구토, 식욕저하 등이 일어난다.

㉡ 공기의 이화학적 조성변화에 의해 생기는 실내 공기의 오염이다.

㉢ 주로 취기, 온도, 습도, 연소가스, 분진이 원인이다.

(3) 공기와 건강

① 산소(O_2): 대기 중 20.93%

㉠ 호흡 및 영양소의 연소에 이용한다.

㉡ 고농도의 산소상태 : oxygen poison(산소중독)

㉢ 저산소증(hypoxia) : 10% 이하는 호흡곤란, 7% 이하는 질식사

② 질소(N_2)

㉠ 정상기압 상태에서 인체에 영향이 없고 고기압 상태는 중추신경계 마취작용

㉡ 잠함병(잠수병)의 원인이 된다.

TIP

잠함병(감압병)

- 발생 : 고기압 상태에서 저기압 상태로 갑자기 복귀할 때 발생
- 원인 : 체액 및 지방조직에 질소가스가 주원인이 되어 기포발생소, 고압환경에서 갑자기 감압 시 혈액 속에 녹아있던 질소가 기포형성하여 혈전현상을 일으킴

③ 일산화탄소(CO)

㉠ 물체가 불완전 연소시 많이 발생되며, 혈중 헤모글로빈(Hb)의 친화성이 산소에 비해 약 300배 정도로 높아 중독시 신경 이상증세, 지각이상, 시력장애, 보행장애 등의 증상을 나타낸다.

㉡ 기전 : CO(일산화탄소)는 산소보다 헤모글로빈과의 친화도가 250~300배 강하다.

㉢ 대책 : 고압산소요법 사용(산소의 공급으로 CO와 Hb의 가역반응 촉진)

㉣ 생명위험농도 : 1,000ppm 이상

④ 이산화탄소(CO_2)

㉠ 실내공기의 오염지표로 사용되며 공기오염의 전반적인 상태를 추측한다.

㉡ 허용농도(서한량) : 0.1%

㉢ 8% : 호흡곤란, 10% 이상 : 질식사

⑤ 아황산가스 : 대기의 오염도를 측정할 때 지표로 사용되는 가스

⑥ 먼지 : 폐포에 도달할 수 있는 크기 0.25 ~ 5㎛(마이크로미터)

⑦ 매연 : 0~5도(링켈만 비탁도)에 의한 검사

3_2 대기오염

대기오염은 대기 중으로 배출된 유해물질의 양이 대기의 자연 정화 능력을 초과할 때 발생한다. 대기오염이 본격적으로 문제가 된 것은 산업혁명 이후이다. 1952년 런던 스모그 등 일련의 대규모 재난을 경험하면서 대기오염이 건강에 막대한 피해를 끼칠 수 있다는 사실을 인식하였다. 런던 스모그 이후 지속적으로 대기오염 수준은 점차적으로 낮아졌지만, 미세먼지의 경우 대기환경 기준보다 낮은 농도에서도 미세먼지의 농도가 높을수록 사망위험이 증가한다는 미국 하버드대학의 연구결과가 발표되면서 대기환경 기준이 더욱 강화되는 추세이다.

우리나라의 경우 아황산가스(SO_2)와 먼지 같은 개발도상국형 대기오염의 상태는 개선되었으나 자동차의 급격한 증가로 인하여 이산화질소(NO_2) 및 오존(O_3)의 오염도는 오히려 증가하고 있는 추세이다.

3_3 대기환경 기준과 대기오염 수준

우리나라는 국민 건강 보호를 위해 고농도 대기오염 발생 시 오염 수준별 행동 요령 및 조치사항을 국민들에게 전파해 오염 상황에 대처할 수 있도록 하기 위해 오존, 미세먼지 및 황사의 주의보, 경보 등 예보제를 실시하고 있다.

(1) 오존주의보, 오존경보

오존 오염도에 따라 주의보, 경보, 중대경보 등 3단계로 구분하여 발령

〈표 7-2〉 오존주의보 발령 및 해제 기준

구분	발령 기준	해제 기준
주의보	오존농도가 0.12ppm 이상일 때	오존농도가 0.12ppm 미만일 때
경보	오존농도가 0.3ppm 이상일 때	오존농도가 0.3ppm 미만일 때
중대경보	오존농도가 0.5ppm 이상일 때	오존농도가 0.5ppm 미만일 때

※ 환경기준: 1시간 평균치 0.1ppm 이하(8시간 평균치 0.06ppm 이하) (출처 : NCS학습모듈 LM2301020102_13v1 02 대기환경관리 계획수립)

〈표 7-3〉 오존경보 발령 시 조치사항

대상/구분	주민	차량 운전자(차량 소유자)	사업장
주의보 (0.12ppm/시 이상)	• 노천소각 금지 요청 • 대중교통 이용 권고 • 실외활동 및 과격한 운동 자제 요청 • 노약자, 어린이, 호흡기 환자, 심장 질환자의 실외 활동 자제 권고	• 주의보 지역 내 차량 운행 자제 권고 • 대중교통 이용 권고 • 자동차 사용자제 요청	• 오존 유발 대기오염물질 배출 업소 오염물질 저감 협조 요청
경보 (0.3ppm/시 이상)	• 주민 실외활동 및 과격 운동 제한 요청 • 유치원, 학교 등 실외학습 제한 권고 • 노약자, 어린이, 호흡기 환자, 심장 질환자의 실외활동 제한 권고	• 경보지역 내 자동차 사용제한	• 소각시설 사용 제한 요청 • 연료 사용량 감축 권고

중대경보 (0.5ppm/시 이상)	• 주민 실외활동 및 과격 운동 금지 요청 • 유치원, 학교 등 실외 학습 중지 및 휴교 권고 • 노약자, 어린이, 호흡기 환자, 심장질환자의 실외 활동 중지 권고	• 경보지역 내 자동차 통행금지	• 소각시설 사용 중지 요청 • 조업 단축 명령

(출처 : 환경부)

(2) 미세먼지 예보 등급

환경부에서 발표한 미세먼지 예보 등급은 아래와 같이 4단계로 이루어져 있다.

〈표 7-4〉 미세먼지 예보 등급

물질	단위	농도산정기간 기준	좋음	보통	나쁨	매우 나쁨
PM-10	㎍/m³	24시간	0~30	31~80	81~150	151 이상
PM-2.5	㎍/m³	24시간	0~15	16~50	51~100	101 이상
행동요령		민감군		실외 활동 시 특별히 행동에 제약을 받을 필요는 없지만 몸상태에 따라 유의하여 활동	장시간 또는 무리한 실외활동 제한, 특히 천식을 앓고 있는 사람이 실외에 있는 경우 흡입기를 더 자주 사용할 필요가 있음	가급적 실내활동, 실외활동 시 의사와 상의
미세먼지		일반인			장시간 또는 무리한 실외활동 제한, 특히 눈이 아픈 증상이 있거나, 기침이나 목의 통증으로 불편한 사람은 실외활동을 피해야 함	장시간 또는 무리한 실외활동 제한, 목의 통증과 기침 등의 증상이 있는 사람은 실외활동을 피해야 함

(출처 : 환경부)

(3) 황사 예·특보 발령 기준 및 황사 예보시 행동기준

〈표 7-5〉 황사 예·특보 발령기준과 행동요령

특보 등급	예상 농도
황사주의보	황사로 인해 1시간 평균 미세먼지 농도가 400$\mu g/m^3$ 이상이 시간 이상 지속될 것으로 예상될 때
황사경보	황사로 인해 1시간 평균 미세먼지 농도가 800$\mu g/m^3$ 이상이 2시간 이상 지속될 것으로 예상될 때
황사 예보 시(가정에서)	**황사 예보 시(학교 등 교육기관에서)**
• 황사가 실내로 들어오지 못하도록 창문 등을 점검 • 외출 시 필요한 보호안경, 마스크, 긴소매 의복, 위생용기 등을 준비 • 노약자, 호흡기 질환자의 경우는 실외활동을 자제	• 기상 예보를 청취, 지역 실정에 맞게 휴업 또는 단축 수업 검토 • 학생 비상연락망 점검 및 연락 체계 유지 • 맞벌이부부 자녀에 대한 자율학습 대책 등 수립 • 황사 대비 행동 요령 지도 및 홍보 실시
황사주의보 시	**황사경보 시**
• 노약자, 어린이, 호흡기 질환자의 실외활동 금지 권고 • 유치원과 초등학교의 실외활동(운동, 실외학습 등) 금지 권고 • 일반인(중고생 포함)의 과격한 실외운동 금지 및 실외활동 자제 권고	• 노약자, 어린이, 호흡기 질환자의 외출 금지 권고 • 유치원과 초등학교의 실외활동(운동, 실외학습 등) 금지 및 수업 단축, 휴업 등의 학생 보호조치 강구 권고 • 일반인(중고생 포함)의 실외활동 금지 및 외출 자제 권고 • 실외운동 경기 중지 및 연기 권고

(출처 : 환경부)

3_6 대기오염 물질의 건강영향

대기오염으로 인한 건강피해는 호흡기 질환이 가장 크며, 심장질환으로 인한 입원을 증가시키고 기존의 심장질환 또는 폐질환을 앓고 있는 사람의 사망 위험을 증가시킨다는 사실이 많은 역학연구를 통해 확인되어 국제암연구소(IARC)에서는 2013년에 대기오염을 1군(Group 1) 발암물질로 지정하였다.

(1) 미세먼지

먼지의 건강영향은 먼지 크기에 따라 좌우되는데 10μm 이하의 미세먼지가 주로 문제가 되고 있다. 미세먼지는 실내외를 막론하고 비교적 균질하게 분포하고 가장 많이 부각된 대기 오염물질이라고 할 수 있다. 미세먼지에 장기간 노출되었을 때 사망 위험이 증가한다는 사실이 여러 편의 코호트 연구를 통해 확인되고 있다.

(2) 오존(O_3)

오존은 기침, 천명, 흉통과 같은 하기도 증상을 유발하고 폐기능을 감소시키는 것으로 알려져 있다. 여러 역학연구들은 오존의 농도가 높아지면 천식을 비롯한 호흡기 질환으로 인한 입원환자 수, 응급실 방문 환자 수가 증가하고 조기사망의 위험이 증가한다는 것을 보여주고 있다.

(3) 아황산가스(SO_2)

런던스모그의 주범으로 알려져 있는 아황산가스는 가스의 형태이지만 대기 중에서 황산염(sulfate)으로 변화하기 때문에 2차성 미세먼지를 생성하기도 한다. 아황산가스는 입으로 호흡하면 코로 흡입하는 것보다 많은 양의 아황산가스가 폐 깊숙이 들어오게 되고 운동과 같은 신체적 활동 시에도 폐에 침투하는 아황산가스의 양이 증가한다. 호흡기계에 들어온 아황산가스는 기관지 수축을 초래하는데 천식환자들이 일반인보다 더 큰 고통을 받게 된다.

(4) 질소산화물(NOx)

자동차 배기가스가 주요 배출원인 질소산화물은 교통량이 많은 대로변에서 농도가 높게 나타난다. 또한 도시가스를 사용해서 조리나 난방을 하는 경우 또는 흡연자가 있는 경우에도 실내의 질소산화물의 농도가 높아지게 된다.

(5) 일산화탄소(CO)

화석연료가 불완전 연소할 때 발생하는 일산화탄소는 혈색소와 결합하여 카복시헤모글로빈(Carboxyhemoglobin: COHb)을 생성함으로써 산소전달 능력을 떨어뜨린다. 심장이나 뇌와 같이 산소를 많이 필요로 하는 조직이 가장 먼저 피해를 보게 된다.
저농도의 일산화탄소에 노출되면 피로, 두통, 어지럼증 등의 증상이 생기고 농도가 높아지면 시력장애, 운동조절 장애, 구역질 등이 발생하고 심할 경우 사망할 수도 있다.

3_7 실내공기 오염

1970년대 이후 실내에서의 대기오염 물질이 실외보다 2~5배(심한 경우 100배) 이상 높다고 밝혀지면서 실내공기질(indoor air quality)에 대한 관심이 크게 증가하였다.

생활수준이 향상되고 건강문제에 대한 관심이 늘면서 새집증후군(sick house syndrome), 빌딩증후군(sick building syndrome), 복합화학물질과민증(multiple chemical sensitivity) 등의 실내공기오염 현상이 사회적 이슈로 등장하여 청정한 실내공기를 요구하는 수요가 빠르게 증가하고 있다.

(1) 실내공기 오염의 원인

실내공기오염은 인간의 활동에 의해 발생되는 외부의 각종 공기오염물질이 실내로 유입되거나 실내에 존재하는 오염원으로부터 방출되는 오염물질에 기인한다. 일반 실내환경에서 공기오염물질의 주요 발생원과 인체 영향은 아래와 같다.

〈표 7-9〉 일반 실내환경에서 공기오염물질의 주요 발생원과 인체 영향

공기오염물질	주요발생원	인체 영향
먼지, 중금속	대기 중 먼지가 실내로 유입, 실내 바닥의 먼지, 생활 활동 등	규폐증, 진폐증, 탄폐증, 석면폐증 등
석면	단열재, 절연재, 석면타일, 석면브레이크, 방열재 등	피부 질환, 호흡기 질환, 석면증, 폐암, 중피종, 편평상피 등
담배연기(각종가스, HC, PAHs, 먼지 등)	담배, 궐련, 파이프 담배	두통, 피로감, 기관지염, 폐렴, 기관지천식, 폐암 등
연소가스(CO,NO, SO 등)	각종 난로, 연료연소, 가스레인지 등	만성 폐질환, 기도저항 증가, 중추신경 영향 등
라돈	흙, 바위, 지하수, 화강암, 콘크리트 등	폐암 등
폼알데하이드	각종 합판, 보드, 가구, 단열재, 소취제, 담배연기, 화장품, 옷감 등	눈·코·목 자극, 기침, 설사, 어지러움, 구토, 피부 질환, 비염, 정서불안증, 기억력 상실 등
미생물성물질(곰팡이, 박테리아, 바이러스, 꽃가루 등)	가습기, 냉방장치, 냉장고, 애완동물	알레르기 질환, 호흡기 질환 등
휘발성유기화합물(벤젠, 톨루엔, 스타이렌, 알데히드, 케톤 등)	페인트, 접착제, 스프레이, 연소과정, 세탁소, 의복, 방향제, 건축자재, 왁스 등	피로감, 정신착란, 두통, 구토, 현기증, 중추신경 억제작용 등
악취	외부 악취가 실내로 유입, 체취, 음식물의 부패 등	식욕감퇴, 구토, 불면, 알레르기증, 정신신경증 등
오존	복사기기, 생활용품, 연소기기	기침, 두통, 천식, 알레르기성 질환

(출처 : NCS학습모듈 LM2301020108_13v1 08 실내공기질 관리)

(2) 실내공기질의 관리

① 우리나라의 실내공기질 관리 업무는 2003년 5월 29일 「지하생활공간 공기질관리법」을 「다중이용시설 등의 실내공기질관리법」으로 2004년 개정하여 시행해오고 있다.

② 적용되는 대상시설은 지하역사, 지하도상가, 대합실, 여객터미널, 도서관, 박물관, 실내주차장, 어린이집, 장례식장, 학원 등이다.

〈표 7-10〉 실내공기질 관리 관련 법규

법령	관장	관리대상	목적	관리방법
다중이용시설 등의 실내공기질 관리법	환경부	다중이용시설	지하역사 등 다중이용시설의 실내공기질 관리	유지기준 준수, 실내공기질 측정, 관리책임자 교육 오염물질 방출 건축자재 사용제한
		신축 공동주택	신축 공동주택의 실내 공기질 관리	신축공동주택의 입주 전 공기질(휘발성유기화합물과 폼알데하이드) 측정·공고
		실내 건축자재	오염물질 방출 건축자재 사용제한	오염물질 방출 건축자재 사용금지(환경부 고시)
				다중이용시설, 공동주택, 학교 대상
공중위생관리법	보건복지부	공중이용시설	업무시설, 공연장, 실내체육시설, 혼인예식장 등 공중이용시설 관리	실내공기 위생관리 기준 준수, 공기정화시설 교체, 청소
학교보건법	교육부	학교	학교교사의 환경위생(실내공기질 포함) 관리	일상·정기·특별점검 의무 환기설비 설치 등 적정조치
산업안전보건법	고용노동부	사무실, 작업장	해로운 작업을 하는 작업장의 작업환경 관리	공기질 측정, 환기시설 가동 등
건축법	국토교통부	의료시설 등 일정용도 및 규모의 건축물	건축물 내부 실내 공기질 관리	건축물의 내부마감재료 실내공기질 기준 고려
주차장법	국토교통부	주차장(2000m^2 미만)	「다중이용시설 등의 실내공기질관리법」에 포함되지 않은 주차장의 실내공기질 관리	실내공기질 관리(CO 농도 8시간 평균 50ppm 이하)

(출처 : NCS학습모듈 LM2301020108_13v1 08 실내공기질 관리)

4. 상수위생과 수질오염

4_1 물

인간의 체중의 60~70%는 물로 구성되어 있으며, 인간의 신체에 필요한 물의 양은 하루 2~2.5ℓ이며 10%가 상실되면 생리적 이상이 생기고 20%가 상실되면 생명이 위험하다.

(1) 물(수원)의 종류

① 천수(meteoric water) : 눈, 비, 우박 등

㉠ 증류수(Distilled water)로서 대기 중의 각종 가스와 분진 등을 함유한다.

㉡ 우수를 계속해서 음용수로 사용하면 칼슘(Ca) 성분이 부족하여 병을 일으킬 수 있으므로 주의해야 한다.

㉢ 산성비(pH 5.6 이하)의 문제 발생

㉣ 우수의 주성분은 육수보다는 해수의 주성분과 거의 동일하다.

Na^{+}, K^{+}, CA^{++},Mg^{2+},SO_4^{2-},Cl- 등을 포함, 육수의 주성분인 SiO_2, HCO_3^{-}와는 차이가 크다.

② 지표수 : 지표수 호소수, 하천수, 호소수, 저수지수

㉠ 표면 세척물과 운반 물질에 의해서 직접 오염에 노출되고 있어 위험하다.

㉡ 대부분의 도시는 강이나 호소(호수) 또는 저수지로부터 취수된 지표수에 의존한다.

㉢ 지하수에 비해 부유성 유기물이 많고 각종 미생물과 세균 번식이 활발하다.

㉣ 경도가 낮고, 공기성분이 용해되어 있으며, 그 원을 주고 우수(雨水)에 의존한다.

③ 지하수 : 지하수 천층수, 심층수, 용천수

㉠ 지하수는 지표수가 지층을 통해서 스며든 물을 말한다.

㉡ 토양은 대량의 오염을 방지해 주며 불순물과 세균 없는 지하수를 만드는데 큰 역할

㉢ 지표수에 비해 경도가 높고 용해된 광물질을 많이 함유

㉣ 기온이 낮고, 미생물과 유기물이 적으며, 탁도가 낮고 경도가 높다.

④ 복류수

㉠ 하천, 저수지, 호수 등

㉡ 바닥이나 변두리의 자갈, 모래층에 함유되어 있는 물

㉢ 탁도가 낮고 수질도 양호하므로 소도시의 수원으로 이용되는 경우가 많다.

⑤ 해수

㉠ 수자원 중 97% 이상을 차지하나 염류를 다량 함유

㉡ 사용 목적이 극히 한정되어 발전소 등의 냉각수로 사용

ⓒ 해수 중의 염분은 금속을 부속시키고 토양에서 배수를 나쁘게 하여 토양을 빈약하게 만든다.

(2) 물의 보건적 문제

① 수인성 질병의 전염원 : 물에 오염된 세균들이 음식물을 통해 감염되므로 전염병으로 작용한다.

② 중금속물질의 오염원

③ 잡균이나 대장균에 의한 발열현상인 수도열의 원인

④ 불소의 함량 : 과다한 불소는 치아 불소증(반상치)을 일으키며 불소함량이 미달일 경우는 우식치(충치)를 일으킨다.

⑤ 기생충 질병의 전염원 : 간디스토마, 폐디스토마, 회충 등의 전파

⑥ 기타 수질오염 피해

4_2 음용수의 수질기준

(1) 미생물검사 항목

① 일반세균

ⓐ 1ml 중 100CFU를 넘지 아니할 것

ⓑ 일반세균은 인체에 직접 유해한 세균은 아니지만 다른 미생물의 오염을 추측할 수 있는 지표

② 대장균군

ⓐ 100ml에서도 검출되지 아니할 것

ⓑ 장내 상재균, 병원성 미생물이나 분변오염의 가능성 추측

(2) 건강상 유해영향 무기질에 관한 기준

① 납, 비소, 세레늄, 시안, 브롬산염은 0.01mg/L를 넘지 아니할 것(비소 : 샘물, 염지하수의 경우에는 0.05mg/L를 넘지 아니할 것, 셀레늄 : 염지하수의 경우에는 0.05mg/L를 넘지 아니할 것)

② 불소 : 1.5mg/L를 넘지 아니할 것(샘물, 먹는샘물 및 염지하수, 먹는염지하수의 경우에는 2.0mg/L을 넘지 아니할 것)

③ 수은 : 0.001mg/L를 넘지 아니할 것

④ 크롬, 암모니아성 질소 : 0.5mg/L를 넘지 아니할 것

⑤ 질산성 질소 : 10mg/L를 넘지 아니할 것

⑥ 브론 : 0.1mg/L를 넘지 아니할 것(염지하수의 경우에는 적용하지 아니함)

⑦ 스트론튬 : 4mg/L를 넘지 아니할 것(먹는염지하수 및 먹는 해양심층수의 경우에만 적용)

(3) 심미적 영향물질에 관한 기준

① 경도

㉠ 300mg/L 이하를 넘지 아니할 것

㉡ 원인은 칼슘, 마그네슘

㉢ 경도 결정 성분 : 칼슘이온. 지하수에 많다.

㉣ 일시경수는 끓여서 처리

㉤ 영구경수는 석회소다법, 제올라이트 법으로 처리

② 과망간산칼륨 소비량 : 10mg/L 이하, 유기물의 양 추정(과망간산칼륨 소비량 : 수중의 유기물량을 간접적으로 추정하는 오염지표)

③ 색도 5도를 넘지 아니할 것

④ 수소이온 농도 : pH 5.8~8.5 이하이어야 할 것

⑤ 염소이온 : 250mg/L를 넘지 아니할 것

⑥ 증발잔류물 : 500mg/L를 넘지 아니할 것

⑦ 철 : 0.3mg/L를 넘지 아니할 것

⑧ 망간 : 0.3mg/L를 넘지 아니할 것

⑨ 탁도 : 1NTU 넘지 아니할 것

⑩ 총트리할로메탄(THM) : 0.1mg/L 이하

(4) 오염된 상태의 의의

① 암모니아성 질소의 검출

㉠ 유기물에 오염이 된지 얼마 되지 않았음을 의미

㉡ 분변오염의 간접적인 지표

㉢ 5단계 분해과정

단백질→아미노산→암모니아성 질소→아질산성 질소→질산성 질소

② 과망간산칼륨의 과다 검출

㉠ 수중의 유기물을 산화하는 데 소비

㉡ 소비량에 따라 수중의 유기물을 간접적으로 추정

③ 대장균군 검출

㉠ 다른 미생물이나 분변에 의한 오염을 추측할 수 있다.

㉡ 수질오염의 지표

4_3 상수도 공급과정

(1) 물의 자정작용

① 자정작용

지표수가 시간이 경과되면 자연적으로 정화되는 작용을 말한다. 수중의 미생물이나 불순물 등이 물리적, 화학적, 생물학적 작용을 받아 무해화되는 과정을 말한다.

② 희석작용

③ 침전작용

④ 자외선(일광)에 의한 살균작용

⑤ 산화작용

⑥ 수중생물에 의한 식균작용

(2) 상수의 생성과정

〈그림 7–4〉 상수의 생명과정

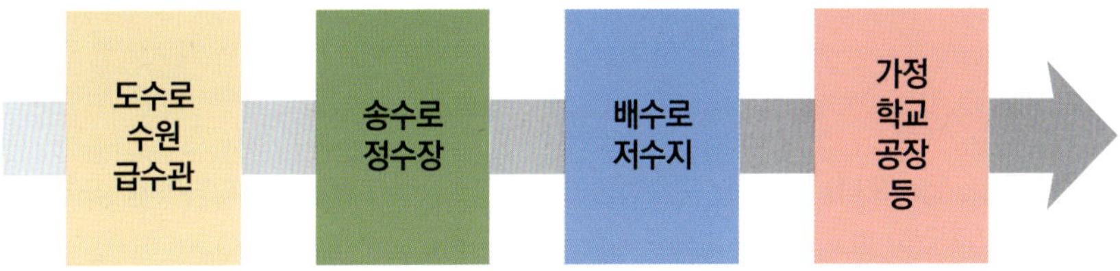

4_4 물의 정수법

물의 정수과정을 보면 운반된 물이 침전→여과→소독순으로 정수되어 배수관을 통해 각 가정으로 배수되는 과정을 말한다.

▶ 정수처리의 목적 : 지표수, 지하수, 호소수 등의 다양한 원수에서 부유물질, 중금속, 미량유기물질 및 병원균 등의 유해물질을 제거하여 "먹는물 수질기준"에 적합하도록 안전한 물을 생산하는 데 있다.

(1) 침전(전단계 침사)

① 침전은 물보다 비중이 큰 수중 고형물을 침강시켜 물과 분리하는 것

② 침전에는 보통침전과 약품침전의 2종류가 있다.

㉠ 보통침전 : 침전지의 유속을 느리게 하거나 부유물을 침전시키는 방법으로 색도, 탁도, 세균 등이 감소되며

시간이 많이 소요되며 완속침전법이라 한다.

ⓛ 약품침전 : 침전되지 않는 부유물은 불용성 응집물이 플록(floc)을 형성시켜 침전시키는 방법으로 급속침전법이라 한다.

③ 응집제의 특성

㉠ 황산알루미늄(황산반토, $Al_2(SO_4)_3 \cdot 18H_2O$)

ⓐ 저렴하고 무독하여 상수도에 널리 사용되는 응집제

ⓑ 장점 : 취급이 용이하고 철염과 같이 시설을 더럽히지 않는다.

ⓒ 단점 : 플록이 가볍고 적정 pH 폭이 좁은 것

ⓛ 황산 제2철($FeSO_4 \cdot 7H_2O$)

ⓐ 철염은 상수의 응집처리보다는 오히려 하수폐수처리에 쓰여지며 부식성이 강한 것이 결점

ⓑ 제1철은 pH9.0 이상이 아니면 플록 형성이 어렵고, 제2철은 부식성이 강한 것이 결점

ⓒ 알루미늄산나트륨($NaAlO_2$)

ⓐ 단독으로는 응집작용이 약해 보통 황산반토와 함께 사용한다.

ⓑ 주로 보일러(boiler) 용수처리에 이용한다.

ⓔ 염화 제2철($FeCl_3 \cdot 6H_2O$) : 하수슬러지의 응집용으로 널리 사용되며, pH 5~11 적정

TIP

- **슬러지(sludge, 오니)** : 정수 및 폐수과정에서 액체로부터 고형물이 분리되어 형성되는 물질을 통틀어서 슬러지라고 하고 이들은 별도로 처리 및 처분된다.
- **플록(folc)** : 응집체, 집괴, 수중의 부유 현탁물이 서로 흡착하여 형성된 육안으로 볼 수 있는 크기의 고형물

(2) 여과

여과는 침전으로 제거되지 않은 미세한 입자들을 제거시키는 방법으로, 완속여과법(Slow sand filtration)과 급속여과법(Rapid sand filtration)이 있다.

① 완속여과법(Slow sand filtration)

㉠ 1829년 영국의 제임스 심슨이 개발한 방법으로 영국식 여과

ⓛ 모래층과 모래층 표면에 증식한 미생물에 의해 수중의 미생물을 포착하여 산화·분해하는 방법

ⓒ 원수를 보통침전 시킨 후 여과지로 보내 12~40시간 정치시키면 냄새 감소, 색도, 탁도 50~95%, 균수 40~95% 감소

〈그림 7-5〉 완속 여과지 단면

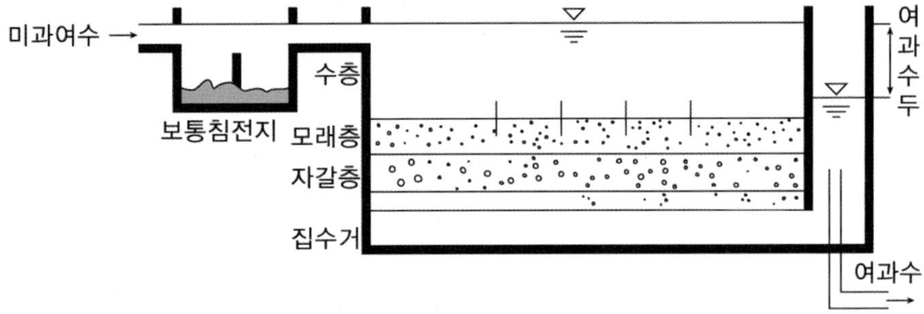

② 급속여과법(Rapid sand filtration)

㉠ 1893년경에 미국에서 시작한 방법

㉡ 약품침전 시에 응집제로 황산알루미늄을 사용하여 교반시키면 응집물 생성, 응집물은 물속의 불순물을 흡착하여 침전시킨다.

㉢ 침전이 끝난 물을 굵은 모래를 이용한 여과지에서 여과시키면 물속에 존재하는 응집물이 모래 표면에 부착되어 여과막 형성, 수원의 탁도가 높거나 조류 발생이 많고, 철분량이 많을 때에 추운 지역이나 대도시에서 자주 이용한다.

〈그림 7-6〉 급속여과지 단면

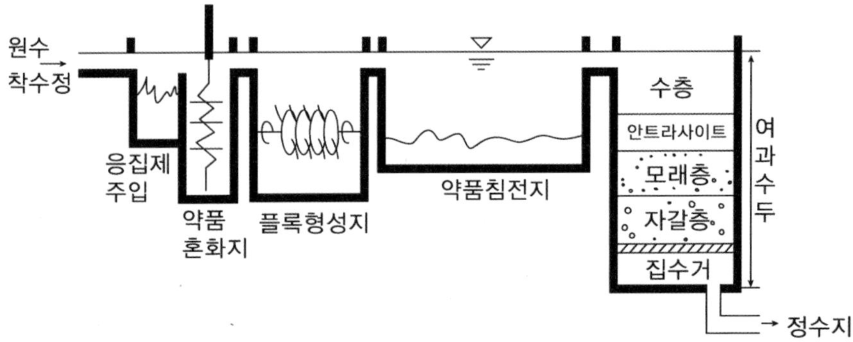

③ 특수정수법

경수연화법, 조류 제거법, 철 및 망간제거법, 불소주입 등

㉠ 경수연화법 : 경수에는 칼슘, 마그네슘, 철, 망간, 구리이온이나 $Ca(HCO_3)_2$, $Mg(HCO_3)_2$, $CaSO_4$, $MgSO_4$ 등이 많이 함유되어 있다. 일시경수에는 $Ca(HCO_3)_2$와 $Mg(HCO_3)_2$가 함유되어 있는데, 물을 끓이면 불용성 침전물인 $CaCO_3$와 $Mg(OH)_2$를 형성하여 연수가 되고 영구경수는 $CaSO_4$와 $MgSO_4$ 등을 함유한 물로서 석회소다 또는 제오라이트를 처리한다.

㉡ 조류제거법 : 0.6~1.2ppm 정도의 황산동($CuSO_4$)이나 염소(Cl_2)를 이용하여 조류를 제거하는 방법

㉢ 불소주입법 : 충치예방을 위해 0.7~1.2ppm 정도의 불소를 주입하는 방법

TIP

응집, 응결, 침전의 용어이해

물속에 함유된 물질은 육안으로 구분 가능한 흙이나 조류 등 탁한 성분이고 육안으로 구분 불가능한 용해성분으로 구분되는데 용해성분은 음이온 상태로 물속에 녹아 있는 성분을 말한다. 또한 약품도 물에 녹으면 육안으로 구분되지 않지만 대부분이 양이온으로서 음이온으로 존재하는 이물질과 반응하여 결합하면 육안으로 볼 수 있는 입자가 형성되는데 이것을 응집이라 한다.

이와 같은 입자가 많이 모이고 커지면 덩어리가 되는 현상을 응결이라 하며, 덩어리가 중력에 의해 가라앉는 현상을 침전이라고 하는데 약품은 이물질과 함께 가라앉아 제거된다. 응집제 중 $AL_2(SO_4)_3$은 물에 녹으면 양이온 Al^{3+} 와 음이온 SO_4^{2-} 상태가 되며, Al^{3+}는 이물질인 음이온(r, NO_3^-, PO_4^{3-})과 결합해 입자가 형성되어 침전 제거

(3) 소독

침전이나 여과과정을 거치는 동안 세균의 99% 정도가 제거되지만 약간의 잔류 세균이 있으므로 안전하다고 보기 어려운 현실이므로 반드시 소독을 실시한다.

① 음료수 소독

상수의 소독은 주로 화학적 방법 중에서 할로겐류 소독 중 염소소독 방법을 이용한다.

㉠ 염소의 장점 : 강한 소독력, 간편한 조작, 저렴한 가격, 강한 잔류효과

㉡ 염소의 단점 : 냄새가 강하고, 독성이 있다(트리할로메탄 : THM 등).

㉢ 자외선 살균 : 2,500~2,800Å, 단점 : 가격이 고가

㉣ 잔류염소 : 평상시 유리잔류염소 0.2mg/L(결합형 0.4mg/L), 감염병 유행 시 0.4ppm

② 불연속점(파괴점 : break point) 염소처리

㉠ 불연속점 : 잔류염소가 증가하다가 최대점에 달한 후 결합형 잔류염소가 0이 되는 점

㉡ 염소요구량 : 불연속점까지의 주입 염소량

㉢ 불연속점 연소처리 : 불연속점 이상으로 염소를 주입하여 유리잔류염소가 검출되도록 염소를 주입하는 방법

4_5 정수처리과정

(1) 1단계 : 물을 끌어오는 취수 및 착수정

강물 또는 댐에서 큰 관을 통해 끌어와 정수장의 착수정이라는 곳에 유입되어 물 흐름이 안정화 된 후 다음 단계인 혼화지로 넘어간다.

(2) 2단계 : 부유물들을 서로 뭉칠 수 있도록 만드는 혼화·응집지

착수장에서 나온 물속의 알갱이들을 혼화지에서 물에 응집제를 섞어 침전이 잘되도록 한다.

〈그림 7-7〉 일반 정수처리 과정

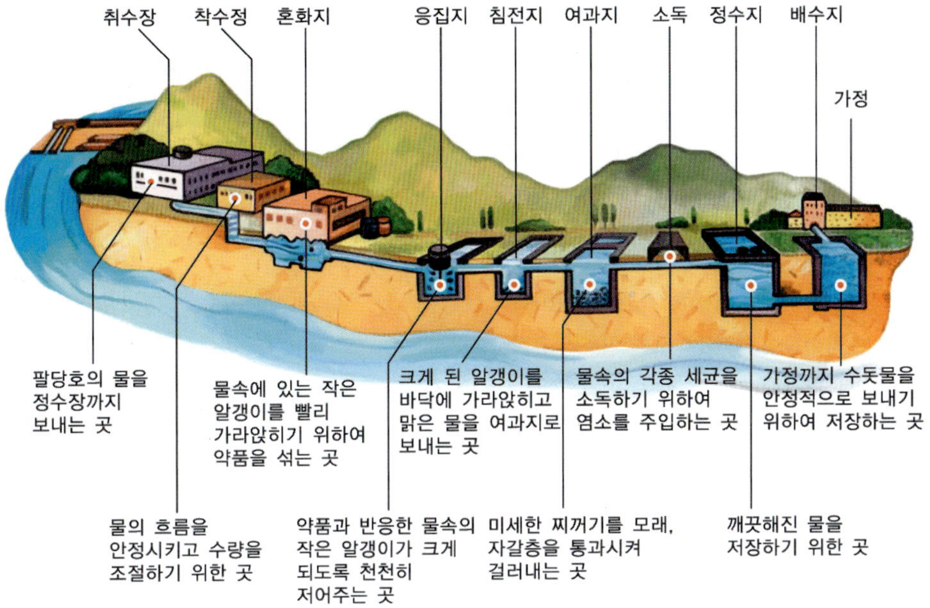

(출처 : My water, 수자원공사)

(3) 3단계 : 맑은 물이 보이기 시작하는 침전지

4시간 정도 침전지에 머물면서 물속의 부유물들이 바닥으로 가라앉아 거의 제거되어 다음 과정으로 넘어간다.

(4) 4단계 : 다시 한 번 거르는 여과지

모래층을 통과시켜 눈에 보이지 않는 작은 입자들을 제거한다.

(5) 5단계 : 소독과정

세균 등 미생물을 살균하기 위해 소독제(염소)를 주입, 소독제로 인하여 가정의 수도꼭지까지 안정성을 확보하게 된다.

4_6 하수

하수란 우리의 생활에서 발생되는 모든 오수로서, 가정에서 나오는 하수, 산업체에서 나오는 폐수, 천수(지하수 등) 등이 있다.

(1) 하수도의 종류

① 합류식

㉠ 오수 및 천수 등 모든 하수를 운반하는 방법

㉡ 장점

ⓐ 시설비가 적게 든다.

ⓑ 비가 오면 하수관이 자연 청소된다.

ⓒ 하수관이 커 수리, 검사, 청소가 용이하다.

ⓓ 빗물(천수)로 하수가 희석되어 하수처리가 쉽다.

㉢ 단점

ⓐ 우기에 처리능력이 없을 때는 범람의 우려가 있다.

ⓑ 빗물(천수)을 별도로 사용할 수 없다.

ⓒ 건기에 악취가 발생한다.

② 분류식

㉠ 하수 중 천수를 별도로 운반하도록 되어 있는 방법

㉡ 장점

ⓐ 빗물(천수)을 따로 이용할 수 있다.

ⓑ 범람의 우려가 적다.

ⓒ 환경보건 면에서 유리하다.

㉢ 단점

ⓐ 건설비가 많이 든다.

ⓑ 검사와 보수가 어렵다.

ⓒ 환기 곤란으로 폭발의 위험이 있다.

③ 혼합식

㉠ 천수와 가정용수를 섞어서 운반하는 방법

㉡ 합류식과 분류식의 단점을 보완하기 위해 우수와 가정하수의 일부분을 함께 운반하는 방법

(2) 하수 처리방법

하수 처리의 목적은 수인성 감염병을 예방하고, 상수원 오염 방지 및 토양오염으로 인한 농작물 오염을 줄이는 데 목적이 있다. 하수 처리과정은 예비처리 → 본 처리→오니 처리 순이다.

① 예비처리

1차 처리로서 제진망, 침사법, 침전법 등의 물리적인 방법

㉠ 제진망(screening) : 하수 유입구에 제진망을 설치하여 큰 고형물이나 부유물을 제거하는 방법

㉡ 침사법 : 유속을 감소시켜 토사와 같은 비중이 큰 물질을 제거

㉢ 침전법 : 기타 부유물을 자연 침전시키거나, 황산알루미늄과 소석회 혼합물을 사용하여 침전

② 본처리

2차 처리로서 생물학적 처리과정으로 혐기성 분해처리(부패조), 호기성 분해처리(활성오니법, 살수여과법, 산화지법) 등이 있다.

㉠ 혐기성 분해처리

ⓐ 부패조 방식 : 주택 등의 정화조로 소규모 분뇨와 하수 처리에 사용되며 냄새가 많이 난다.

ⓑ 임호프조 방식 : 부패조를 개량한 것으로 탱크 안이 2개의 층으로 되어 있어 상층에는 부유물의 침전, 하층에는 슬러지의 소화로 고체와 액체의 분리 및 부패작용이 하나의 탱크 안에서 가능하다.

㉡ 호기성 분해처리

ⓐ 활성오니법(활성슬러지법) : 호기성균이 풍부한 활성오니를 20~30% 넣고 산소를 충분히 공급하여 호기성균이 하수 중의 유기물을 분해하게 만드는 방법으로, 처리면적이 적어도 가능하며 가장 진보된 호기성 하수 처리방법으로 고도의 처리기술이 필요하다.

ⓑ 살수여상법 : 미생물막으로 덮은 자갈이나 쇄석 위에 하수를 살포하여 하수가 흐르는 동안 돌에 붙어 증식하는 미생물의 분해 작용으로 유기물을 처리하는 방법으로 파리 및 악취 발생이 심하고 높은 수압이 필요하다. 이 방법은 산업폐수 처리, 분뇨, 소화 처리 후 탈리액의 처리에 이용한다.

ⓒ 산화지법(안정지법) : 자연현상을 이용한 처리방법

③ 오니 처리(슬러지 처리)

정수 또는 하수 처리과정에서 생긴 침전물을 육상투기, 소각처리, 사상건조법, 소화법 등으로 처리하며, 그 중에서도 소화법이 가장 진보된 오니 처리방법이다.

㉠ 농축조 : 최초 침전지에서 침전된 활성오니와 최종 침전지에서 잉여오니를 14시간 동안 농축하여 소화조로 보내며 상등수는 유입펌프장으로 반송

㉡ 소화기(2기) : 오니 중의 유기물질을 혐기성 상태의 30도에서 30일 동안 가온 소화하여 50% 이상을 분해

㉢ 탈수설비 : 소화된 오니를 탈수기로 짜서 함수율 80% 상태의 케이크(cake)로 만든다.

(3) 하수오염의 측정

① 생물화학적 산소요구량(BOD, Biochemical oxygen demand)

ⓐ 수중의 미생물에 의해 유기물을 산화하는 데 소모되는 용존산소의 소비량

ⓑ 호기성 상태에서 분해 가능한 유기물질을 20℃에서 5일간 안정화하는 데 소비한 산소량을 측정하며 5ppm 이하

ⓒ 사용 : 물의 오염도 측정

ⓓ DO와의 관계에 있어서는 역상관 관계

ⓔ 영향 인자 : 가장 중요한 것은 유기물량이며 수온, 측정시간, 탁도 등

② 화학적 산소요구량(COD, Chemical oxygen demand)

ⓐ 물속의 유기물질을 산화제로 산화시킬 때 소모된 산화제의 양에 해당하는 산소량

ⓑ 산화제 : 과망간산칼륨

③ 용존산소량(Do, Dissolved oxygen)

ⓐ 물속에 녹아 있는 산소의 양으로 DO가 부족하면 물의 오염도가 높다.

ⓑ DO가 5mg/ℓ 이하이면 어류는 생존할 수 없는 상태

ⓒ 물의 온도가 하강하면 DO 증가

④ SS(부유물질)

㉠ 물속에 부유하는 비용해성 물질

㉡ 유기와 무기의 물질을 함유한 고형물로서 어류의 아가미에 부착되어 폐사를 시키고 빛의 수중 전달을 방해하거나 수중식물의 광합성에 장애를 일으킨다.

(4) 수질오염 물질의 종류

① 수중 용존산소량을 감소시키는 물질

② 부영양화물질 : 부영양화(Eutrophication)란 화학비료나 오수의 유입 등으로 물에 영양분(N, P)이 과잉 공급되어 식물의 급속한 성장 또는 소멸을 유발하고 물속의 산소를 빼앗아 생물을 죽게 하는 현상을 말한다.

㉠ 유기성 영양분이 증가하여 플랑크톤이 성장하여 물의 이용가치가 없게 된다.

㉡ 영양염류: 질산염. 인산염. 탄산염 등

③ 물의 부식력 증가물질

④ 인체 수중생물, 어패류에 유해한 물질

⑤ 하천의 자정작용 저해물질

⑥ 병원체 오염물질

(5) 수질오염에 의한 피해

① 미나마타병

㉠ 질소비료공장의 폐수를 처리 미비로 발생

㉡ 원인물질: 메칠수은(유기수은)

㉢ 피해 : 사지마비, 신경장애 등 뇌와 중추신경계에 영향을 끼침

② 이타이이타이병 : 카드뮴의 중독

㉠ 아연광선에서 카드뮴을 처리하지 않고 강에 폐기한 원인으로 발생

㉡ 원인물질: 카드뮴

㉢ 피해 : 골연화증, 보행장애 등

③ 각종 수인성 감염병의 오염원

5. 폐기물 및 토양오염

5_1 폐기물의 정의

쓰레기, 연소재(燃燒滓), 오니(汚泥), 폐유(廢油), 폐산(廢酸), 폐알칼리 및 동물의 사체(死體) 등으로서 사람의 생활이나 사업 활동에 필요하지 않게 된 물질을 말한다.

5_2 폐기물의 종류

(1) 생활폐기물

사업장폐기물 외에 사람들의 일상생활에서 생기는 폐기물을 말하며, 생활폐기물 중 분기수거 되는 재사용·재활용품, 폐가구, 폐가전제품 등의 대형쓰레기와 음식물 쓰레기 등을 제외한 가연성 폐기물은 주로 소각한다.

(2) 사업장폐기물

배출시설을 설치·운영하는 사업장이나 폐기물관리법에서 정하는 사업장에서 발생하는 폐기물

① 지정폐기물 : 사업장폐기물 중 폐유, 폐산 등 주변환경을 오염시킬 수 있는 유해한 물질로서 대통령령이 정하는 폐기물을 말한다. 대표적인 지정폐기물로서는 폐산, 폐알칼리, 폐유기용제, 폐합성고분

자화합물, 폐석면, 폐페인트 및 폐락카, 분진, 폐주물사, 소각잔재물, 폐흡착제, 폐농약, 감염성폐기물 등이 있다.

② 건설폐기물 : 건설산업기본법에 해당하는 건설공사로 인하여 건설현장에서 발생하는 5톤 이상의 폐기물(공사를 시작할 때부터 완료할 때까지 발생하는 것만 해당한다)로서 대통령령으로 정하는 것

③ 사업장 일반 폐기물 : 배출시설을 설치·운영하는 사업장의 폐기물, 폐기물을 1일 평균 300kg 이상 배출하는 사업장의 폐기물, 일련의 공사, 작업 등으로 인하여 폐기물을 5톤 이상 배출하는 사업장에서 발생하는 폐기물

〈표 7-11〉 우리나라 폐기물 분류체계

- **폐기물**
  - **생활폐기물** - 사업장 외의 폐기물
  - **사업장 폐기물**
    배출시설을 설치 • 운영하는 사업장이나 폐기물관리법에서 정하는 사업장에서 발생하는 폐기물
    - **건설폐기물** - "건설폐기물"이란 건설산업기본법에 해당하는 건설공사로 인하여 건설현장에서 발생하는 5톤 이상의 폐기물(공사를 시작할 때부터 완료할 때까지 발생하는 것만 해당한다)로서 대통령령으로 정하는 것
    - **지정폐기물**
      - 지정폐기물
      - 의료폐기물
    - **사업장 일반폐기물 (건설·지정 폐기물 제외)**
      - 배출시설 설치·운영사업장의 폐기물(배출시설계폐기물)
      - 폐기물을 1일 평균 300kg 이상 배출하는 사업장의 폐기물(생활계폐기물)
      - 일련의 공사(제8호에 따른 건설공사는 제외한다) 또는 작업으로 폐기물을 5톤 이상 배출하는 사업장

(출처 : NCS학습모듈 LM2301020208_13v1 08 유해폐기물 안전 관리)

5_3 유해폐기물이 인체에 미치는 영향

대부분의 유해물질들은 미량에 노출되더라도 반복 접촉 및 체내 축적에 의한 만성질환으로 중독증을 일으키게 된다. 유해폐기물의 경우 단일물질에 대한 피해뿐만 아니라 각종 유기용제들에 의한 복합적인 오염원에 쉽게 노출되기 때문에 작업환경과 개인 안전에 주의해야 한다.

〈표 7-12〉 중금속별 발생원 및 대표적 피해부위

중금속 발생원		노출기준(TWA)	인체 피해
수은	수은 제련공정, 형광등 제작·수리·해체공정, 소독제 및 농약 제조공정, 도금 공정, 착색공정 등	▶ 수은(아릴화합물): 0.1mg/㎥ ▶ 수은(알킬화합물): 0.01mg/㎥ ▶ STEL: 0.03mg/㎥ ▶ 아릴 및 알킬화합물 제외: 0.025mg/㎥	▶ 단기(급성) 노출 시: 기도점막 자극, 구내염·급성폐렴 유발, 알레르기 반응, 발열, 구역, 구토, 설사, 흉통, 호흡곤란, 두통, 발기불능, 폐·심장·신장·신경이상, 생식계 영향 ▶ 장기(만성) 노출 시: 알레르기 반응, 잇몸의 푸른 선, 치아의 흔들림, 설사, 식욕부진, 체중감소, 두통, 피로, 발성·수면·정서·월경장애, 환각, 청력상실, 떨림, 신장·신경 이상
카드뮴	배합, 용접, 도금, 제련, 정련, 합금, 축전지, 용해, 주조, 촉매반응	▶ 0.03mg/㎥	▶ 단기(급성) 노출 시: 발열, 오한, 무력감, 호흡곤란, 메스꺼움, 구토, 복부경련, 설사, 체액손실로 인한 쇼크, 급성 화학적 폐렴, 폐수종 ▶ 장기(만성) 노출 시: 요단백, 폐기종, 폐쇄성 폐질환, 빈혈, 간기능 장애, 골연화증, 칼슘결석, 후각장애, 비점막의 궤양, 치아의 황색 착색, 폐암, 전립선암
크로뮴	용해, 제강정련, 단조, 용접, 도금, 합금	▶ 크로뮴금속, 2가 화합물, 3가 화합물: 0.5mg/㎥ ▶ 크로뮴광(크로뮴산), 수용성 6가 화합물: 0.05mg/㎥ ▶ 불용성 크로뮴 6가 무기화합물: 0.01mg/㎥	▶ 단기(급성) 노출 시: 피부괴사, 접촉성 피부염, 인후, 상기도, 목의 부종, 코점막의 궤양, 천식, 급성기관지 수축, 급성폐렴 ▶ 장기(만성) 노출 시: 만성기관지염, 간질성 폐렴, 크로뮴폐, 폐암, 위장장애, 원발성기관지암, 비중격천공(코 중간막 뚫림)
니켈	용접, 도금, 분말야금, 도장, 연마, 판금, 주조, 실험, 배합	▶ 니켈(금속), 황화니켈: 1mg/㎥ ▶ 불용성 무기화합물: 0.5mg/㎥ ▶ 니켈카르보닐: 0.0001ppm(0.007mg/㎥)	▶ 단기(급성) 노출 시: 점막 자극, 천식, 접촉성 피부염, 발진, 습진 ▶ 장기(만성) 노출 시: 색소침착, 탈색소 반점, 폐암, 비강암

벤젠	세척, 시료추출, 대량 운송 등	1ppm(3mg/㎥)	▶단기(급성) 노출 시: 두통, 구역, 어지럼증, 의식변화, 혼수, 호흡정지 ▶장기(만성) 노출 시: 두통, 식욕부진, 복통, 시야 혼탁, 운동 시 호흡곤란 점막 및 피부의 창백, 백혈병
TCE	드라이클리닝, 금속 탈지, 세척, 추출, 도장 등	50ppm(270mg/㎥)	▶단기(급성) 노출 시: 자극, 혈압변화, 구토, 호흡곤란, 두통, 현기증, 시각장애, 의식불명, 혼수, 신장 이상, 피부 자극, 알레르기, 급성간염 ▶장기(만성) 노출 시: 식욕부진, 체중감소, 혈액장애, 뇌 이상, 암, 근육통, 위장관 장애, 홍반 등 피부 질환
노말헥산	추출, 세척, 접착 등	50ppm(180mg/㎥)	▶단기(급성) 노출 시: 현기증, 두통, 메스꺼움, 구토, 눈과 목의 자극증상, 손과 발이 따끔거리거나 저림 ▶장기(만성) 노출 시: 손과 발의 감각저하, 말초신경염 발생, 피부에 수포, 색각 이상, 망막의 색소 침착
톨루엔	코팅, 도장·도포, 인쇄, 세척, 접착 등	50ppm(180mg/㎥)	▶단기(급성) 노출 시: 자극, 비출혈(코피), 구토, 식욕부진, 두통, 흉통, 수면장애, 시각 장애, 환각, 월경 장애, 신장·간·뇌 이상, 혼수
페놀	페인트 제조 및 취급공정, 정유공정, 합성수지 제조공정 등	50ppm(19mg/㎥)	▶단기(급성) 노출 시: 호흡곤란, 심장박동 이상, 심혈관성 쇼크, 급성 신부전 등 ▶장기(만성) 노출 시: 중추신경계 영향, 간장 장애, 피부백반증 등

(출처 : NCS학습모듈 LM230102020 8_13v1 08 유해폐기물 안전 관리)

5_4 유해폐기물 피해사례

(1) 러브캐널(love canal) 사례

미국 환경 역사상 유해폐기물 때문에 발생한 대표적인 사례로서, 160억 달러의 슈퍼펀드(superfund) 연방기금 조성의 계기가 된 사건이다. 1890년대 초 운하 건설 중 생긴 구덩이에 산업폐기물을 버리는 것을 승인받아 2만여 톤의 화학물질을 매립한 후, 매립지 위에 학교를 건설하자 인근에 주민들이 몰려들기 시작하였다. 10여 년 뒤에 매립된 화학물질들 때문에 하수구 배관 등이 부식되고, 타 지역보다 유산율이 4배나 높았으며, 선천적 기형아가 태어나는 등 환경적 재앙이 확인되어 1980년 지미 카터 대통령은 이 지역을 환경재난지역으로 선포, 현재까지도 사용이 불가능하여 방치되고 있다.

〈그림 7-8〉 러브캐널사건 관련 사진

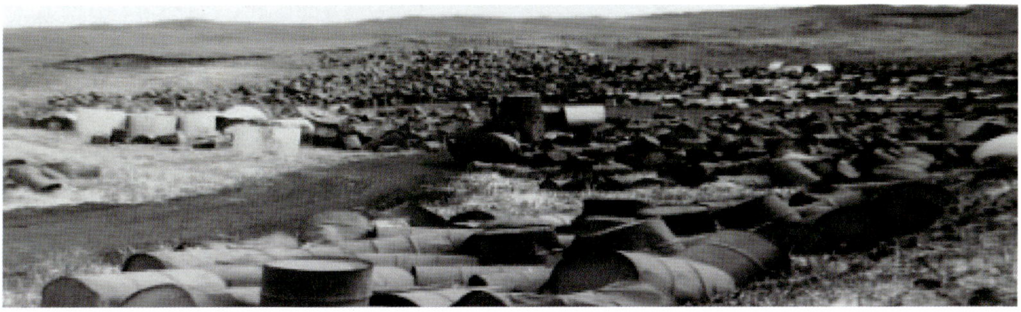

(출처 : NCS학습모듈 LM230102020 8_13v1 08 유해폐기물 안전 관리)

(2) 원진레이온 공장부지 토양오염 사례

원진레이온(주) 도농공장이 고독성의 비스코스 원액고체를 공장부지에 불법으로 매립하여 토양과 지하수를 오염시킨 사건이다. 토양오염도 조사결과 납이 284mg/kg(농경지 기준 100), 크롬이 4.70mg/kg(기준 4,0), 산성도가 pH 2.91으로 나타나는 등 곳곳에서 토양이 강산성을 띤 것으로 조사되어, 매립폐기물 8만여 톤과 지정폐기물 4백여 톤을 굴착 처리하고 대규모 아파트를 건설하였다.

〈그림 7-9〉 원진레이온 도농공장 관련 사진

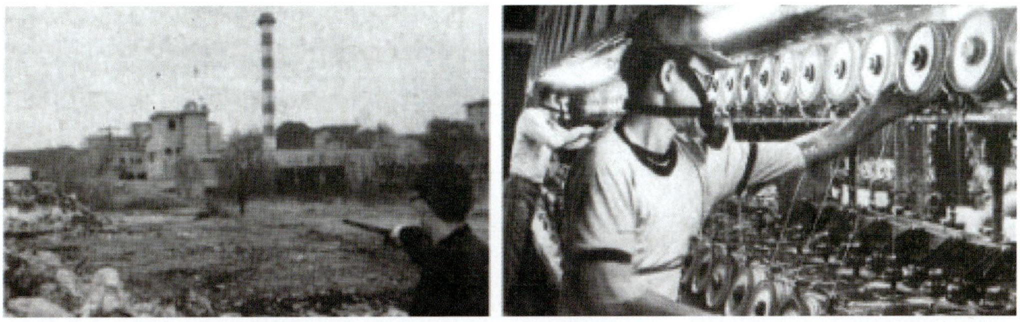

(출처 : www. ncs.go.kr)

5_4 유해폐기물 처리방법

(1) 국제 유해폐기물 처리방법

폐기물관리법에서는 지정폐기물을 '특정시설에서 발생하는 폐기물', '부식성이 큰 폐기물', '유해물질을 함유한 폐기물', '폐유기용제류', '폐페인트 및 폐래커', '폐유', '폐석면', '폴리클로리네이티드비페닐 함유 폐기물', '폐유독물', '의료폐기물'로 구분하여 일반적인 사업장폐기물보다 엄격한 규제를 하고 있다.

〈그림 7-10〉 유해폐기물 처분 방법

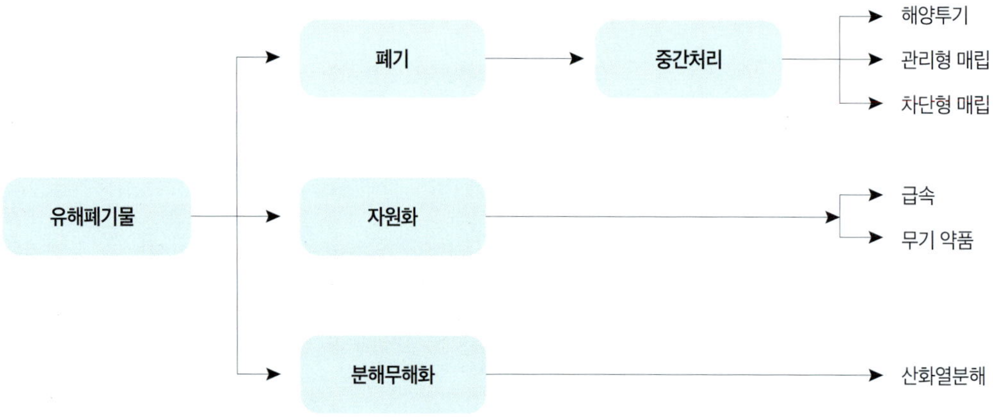

(출처 : (www. ncs.go.kr)

① 폐기처리

유해폐기물을 재활용하지 않고 중간처리(안정화, 고형화, 소각 등)를 하고, 잔재물을 매립 처분하는 것이 일반적이다.

② 자원화

유해폐기물을 처리하는 데에는 상당히 많은 비용이 소요되지만, 이러한 자원회수에 의하여 유해물질을 제거할 수 있고 동시에 경제적인 이점까지 얻을 수 있다.

③ 분해, 무해화

시안화합물과 같은 물질을 산화와 같은 강력한 수단에 의하여 CN 결합을 분해하면 탄산가스, 질소와 같은 무해한 물질로 변화시키는 것이 가능하다.

6. 소음 및 진동

6_1 소음

(1) 소음의 정의와 특성

① 개인의 입장에선 듣기 싫은 음으로 원치 않는 소리를 말함

② 대기오염, 수질오염, 소음 및 진동에 대한 피해에 대한 진정에 있어서 빈도가 높은 것

③ 듣기 싫은 음 : 주간(50~70dB), 야간(40~65dB)

(2) 음의 단위

① 데시벨(dB) : 음의 강도를 나타내는 단위

② 폰(phon) : 음의 크기를 나타내는 단위, 1000Hz 크기와 같다.

③ 손(sone) : 감각의 크기를 나타내는 단위

④ 소음의 평가지수 : NRN(Noise Ration Number)

(3) 소음환경기준

〈표 7-13〉 소음환경 기준

지역 구분	적용 대상 지역	기준	
		낮(06:00~22:00)	밤(22:00~06:00)
일반 지역	"가" 지역	50	40
	"나" 지역	55	45
	"다" 지역	60	55
	"라" 지역	70	65
도로변 지역	"가" 및 "나" 지역	65	55
	"다" 지역	70	60
	"라" 지역	75	70

(출처 : 법제처, 소음진동관리법(www.law.go.kr))

① "가"지역 : 자연환경보전지역, 관광휴양지역, 취락지역 중 주거 지구, 녹지지역, 종합병원과 학교의 부지

경계에서 50미터 이내의 지역

② "나"지역 : 준주거지역, 일반주거지역

③ "다"지역 : 상업지역, 준공업지역

④ "라"지역 : 일반공업지역, 전용공업지역

⑤ 도로 : 자동차(2륜 제외)가 안전하고 원활하게 주행하기 위하여 필요한 2차선 이상의 도로

⑥ 이 소음환경 기준은 철도 소음과 항공기 소음 및 건설작업 소음에는 적용하지 아니한다.

6_2 진동

(1) 진동의 정의

㉠ 진동이란 어떤 물체가 외부의 힘에 의하여 발생하는 강한 흔들림을 말한다.

㉡ 일반적으로 수직 보정된 진동가속도 레벨을 사용하며, 단위는 dB(V)이다.

(2) 진동의 영향

① 레이노 현상-백납병(White finger) - 국소진동증

손등 말초 조직의 동맥이 추위나 진동에 노출되었을 경우 착암기, 글라인더, 공기해머 등으로 인해 받은 진동 작업이 과도하게 혈관의 수축을 일으켜 말초부위로 피가 통하지 않으면서 생기는 혈액순환장애

7. 주택 및 의복위생

7_1 주택의 기본적인 조건

주택은 외부환경으로부터 보호가 되어야 하며, 각종 소음이나 환경오염의 영향에서 보호되어야 한다. 또한 질병발생의 위험이나 각종 사고의 위험이 없어야 한다.

(1) 위치

동남쪽이 좋고, 여름에 시원하며 겨울에 따뜻해야 한다.

(2) 창문

창의 면적은 방바닥 면적의 1/5~1/7이 적합하다.

7_2 주택의 보건학적 조건

① 남향 또는 동남향, 언덕의 중턱에 위치

② 매립지의 경우 10년 이상 경과

③ 지하수위 1.5~3m

④ 지질은 건조, 지반은 견고

7_3 환기 및 일광

(1) 일광, 환기 작용

① 비타민 D를 합성하여 피부를 건강하게 한다.

② 장기대사의 증진과 식욕을 왕성하게 한다.

③ 피부 살균작용을 한다.

(2) 환기

자연환기와 인공환기가 있는데, 실내의 오염된 공기를 내보내고 실외의 신선한 공기를 들어오게 하는 것을 말한다.

① 자연환기

㉠ 자연환기의 원동력은 온도차이가 가장 크다.

㉡ 기체의 확산력과 실외의 풍력이 영향을 미친다.

㉢ 실내의 온도차에 의한 환기를 말한다.

▶ **중성대(neutral zone) : 실내기온이 실외기온보다 높을 때 압력이 0(zero)인 지대로 중성대가 천장 가까이 있을 때 환기량이 크다.**

② 인공환기

㉠ 동력을 이용한 인공환기

㉡ 강당, 극장 등과 같은 밀폐장소

7_4 조명 : 80 ~ 120Lux

(1) 자연조명

① 거실의 방향은 남향. 일조량 최소 4시간 이상/1일

② 창의 면적은 바닥면적의 1/7~1/5

③ 창이 세로로 긴 것이 일조량이 많다.

④ 거실의 안쪽 길이는 창틀 상단 높이의 1.5배 이내

⑤ 개각 4~5°, 입사각 28° 이내

(2) 인공조명

① 눈의 보호 : 간접조명. 색은 주광색

② 공부방 : 좌측 상방

③ 부적당한 조명 : 근시, 안전피로, 안구진탕증, 작업능률 저하

④ 정밀작업실의 작업면상의 조도 : 300Lux 이상(300~1,000Lux)

7_5 난방과 의복

(1) 난방 : 적당한 실내온도 18~20℃

(2) 의복

① 의복의 조건

㉠ 체온조절

㉡ 사회생활(교복, 운동복, 군복 등)

㉢ 신체의 보호(사고, 외상, 해충 등)

㉣ 신체의 청결

㉤ 미용, 표식 등

(3) 의복과 건강의 관계

① 중량감 : 활동에 제약이 없는 가벼운 것이 좋다.

② 지나친 후착(厚着)의 금지

③ 지나친 피복압이 없도록 할 것

④ 의복의 오염이 없도록 할 것

⑤ 기타(통기성, 보온성, 촉감 등)

(4) 방한력

① 열차단력을 말한다.

② 단위는 CLO

③ 1 CLO는 기온 21℃, 기습 50% 이하, 기류는 10cm/sec에서 피부온도가 33℃로 유지될 때의 의복의 방한력을 말한다.

④ 방한력이 가장 좋은 것 : 4~4.5 CLO

8. 위생해충 및 소독

8_1 위생해충의 일반적 구제법

① **환경적 방법** : 발생원 및 서식처 제거

② **물리적 방법** : 각종 트랩, 끈끈이 사용

③ **화학적 방법** : 속효성 및 잔효성 살충제 분무

④ **생물학적 방법** : 천적 이용, 불임웅충 방사법 등

8_2 쥐

(1) 쥐의 생태

1년에 6~8회 분만하며, 임신기간은 3주이다.

(2) 쥐가 매개하는 질병

① 세균성 질환 : 페스트, 서교열, 살모넬라증, 렙토스피라증

② 리케차성 : 발진열, 쯔쯔가무시병

③ 바이러스성 질환 : 유행성 출혈열

④ 기생충성 질환 : 아메바성 이질, 선모충증, 리슈마니아

(3) 쥐의 구제

① 환경개선 : 방선용기 사용, 서식처 및 은신처의 제거, 출입구 봉쇄 등

② 천적 이용 : 고양이, 족제비, 개, 오소리 등

③ 트랩(trap) 이용 : 쥐틀과 쥐덫

④ 살서제 이용

⑤ 훈증소독 : 아황산가스, 일산화탄소, 이황화탄소 등 사용

8_3 파리

(1) 파리의 생태

알 → 유충 → 번데기 → 성충 4단계(약 1~2개월)

(2) 파리가 매개하는 질병

① 소화기계 질병 : 장티푸스, 파리티푸스, 이질, 콜레라, 식중독 등

② 호흡기계 질병 : 결핵, 디프테리아 등

③ 기생충성 질환 : 회충, 요충, 편충, 촌충 등

④ 기타 : 소아마비, 화농균 등의 전파와 흡혈에 의한 피해, 불쾌감, 수면 방해 등

(3) 파리의 구제

① 환경적 방법 : 쓰레기 처리 및 변소의 위생적인 처리 등 서식처 처리하고 하수구 청결

② 유충구제법 : 살충제 및 생석회 이용

③ 기계적 방법 : 성충구제법으로 파리통, 파리채, 끈끈이 테이프법 이용

④ 성충구제법(화학적 방법) : 속효성 살충제 분무법

8_4 모기

(1) 모기의 생태

알 → 유충 → 번데기 → 성충 4단계

(2) 모기가 매개하는 질병

① 말라리아 : 중국 얼룩날개모기 또는 학질 모기

② 일본뇌염 : 작은 빨간 집모기

③ 말레이사상충 : 토고 숲모기

④ 기타 : 황열병 , 일본뇌염, 뎅기열 등

(3) 모기의 구제방법

① 유충구제

㉠ 발생원인 제거 : 모기는 정체수에 산란하므로 주택 주변의 고여 있는 물을 제거

㉡ 유류에 의한 구제 : 정체수의 표면에 석유를 도포하여 유충의 산소호흡을 방해하고 유충을 사멸시킨다.

㉢ 살충제 살포

㉣ 천적 : 어류는 모기의 유충을 포식한다.

㉤ 성충구제

8_5 바퀴벌레

(1) 바퀴벌레의 생태

알 → 유충(6회 탈피) → 성충 약 100일

(2) 바퀴벌레가 매개하는 질병

① 소화기계 질병 : 세균성 이질, 콜레라, 살모넬라, 유행성 간염 및 소아마비 등

② 호흡기 질환 : 결핵, 디프테리아 등

③ 기생충성 질환 : 회충, 요충, 편충, 촌충 등

8_6 해충과 질병

(1) 해충과 질병

① 벼룩 : 발진열, 페스트

② 진드기 : 유행성출혈열, 쯔쯔가무시병(양충병)

③ 이 : 발진티푸스, 재귀열

④ 모기 : 일본뇌염(Culex), 황열, 사상충증, 말라리아, 뎅기열
⑤ 파리 : 장티푸스, 파라티푸스, 이질, 콜레라, 결핵
⑥ 빈대 : 질병을 매개하지 않는다.

(2) 위생해충의 생물학적 전파

① 증식형 : 페스트, 황열
② 발육형 : 사상충증
③ 발육·증식형 : 말라리아, 수면병
④ 배설형 : 발진티푸스
⑤ 경란형 : 록키산홍반열

> **TIP**
> 경란형은 난소에서 증식 생존해 있다가 그 알에서 부화한 후 다음 세대로 자동 감염된다.

8_7 소독의 정의

(1) 소독(Disinfection)

병원미생물의 생활력을 파괴하여 감염력을 없애는 것

(2) 방부(Antisectic)

병원미생물의 발육과 그 작용을 제거 또는 정지시켜 부패나 발효를 방지하는 것

(3) 멸균(Sterilization)

모든 미생물을 박멸하는 것

8_8 구체적 소독방법

① **포자형성균의 소독** : 고압증기멸균법
② **변소소독** : 생석회
③ **구내염, 입안세척, 상처소독** : 과산화수소

④ **금속부식성이 가장 큰 소독제** : 승홍(염화제2수은)

⑤ **우유의 저온살균(Pasteurization)** : 60~65℃에서 30분

⑥ **무균실, 수술실, 제약실** : 자외선

⑦ **서적, 침구, 의류 소독** : 포르말린 가스

⑧ **콜레라, 장티푸스 환자소독 대상물** : 분뇨, 토사물, 식기구, 화장실

※ 객담은 소화기계 감염병의 소독대상이 아니다.

8
산업보건

1. 산업보건의 개념
2. 노동과 건강
3. 산업재해
4. 직업성 질환

1. 산업보건의 개념

1_1 산업보건의 정의

(1) 정의

국제노동기구(ILO)와 세계보건기구(WHO) 공동위원회(1950)가 정의하는 산업보건이란 모든 직업에서 일하는 근로자들의 육체적, 정신적, 그리고 사회적 건강을 고도로 유지 증진, 작업조건으로 인한 ①질병을 예방 ②건강에 유해한 취업을 방지 ③근로자를 생리적으로나 심리적으로 적합한 작업환경에 배치하여 일하도록 하는 것이다.

1_2 산업보건의 목적

① 국제노동기구는 산업보건사업의 권장목표로서 다음의 3가지 기본목표를 규정한다.
  ㉠ 노동과 노동조건으로 일어날 수 있는 건강장해로부터의 근로자 보호
  ㉡ 작업에 있어서 근로자들의 정신적·육체적 적응, 특히 채용 시 적성배치에 기여
  ㉢ 근로자의 정신적 육체적 안녕의 상태를 최대한으로 유지·증진시키는 데 기여

② 우리나라의 산업안전보건법 제1조에 따르면 이 법은 산업안전보건에 관한 기준을 확립하고 그 책임의 소재를 명확하게 하여 산업재해를 예방하고 쾌적한 작업환경을 조성함으로써 근로자의 안전과 보건을 유지 증진함을 목적으로 한다.

1_3 산업보건의 중요성

급격한 산업의 발달로 산업장의 노동인구가 많아지고, 노동력의 유지, 증진을 통하여 생산성과 품질이 향상되었으며, 산업보건 관리가 노동자들의 인권문제로 대두하였다.
산업의 발달로 선진국에서 노동력이 부족하게 되자 노동자들의 건강을 보호하는 것이 단지 도의적, 법적인 측면에서 뿐만 아니라 경제적인 측면에서도 그 필요성을 인정받게 되었다.

1_4 산업보건의 발전과정

산업보건은 산업의 다양화와 그 인접 학문의 다양화 등으로 많은 분야가 있다. 그중 공중보건 분야와 연관 있는 부분을 살펴보면 다음과 같다.

① 산업의학 : 근로자의 건강증진 질병의 예방과 진료, 재활 등을 연구하는 학문

② 산업위생학 : 근로자의 건강과 쾌적한 작업환경에 대해 공학적으로 접근 연구하는 학문

③ 인간공학 : 인간과 직업, 기계, 환경, 노동 등의 관계를 과학적으로 연구하는 학문

④ 산업 간호학 : 근로자의 건강과 간호를 연구하는 학문

⑤ 이외에도 안전공학, 인류생태학, 역학 및 통계학 등 여러 분야의 학문이 산업보건 분야에 있어 중요하다.

2. 노동과 건강

2_1 근로자와 건강관리

(1) 근로자의 적정배치

근무수행 중에 근로자의 건강이상이나 신체적 결함이 발생할 경우 적성에 맞는 근무를 배치

① 신체적 적성검사

㉠ 신체계측으로서 직업과의 적성 여부를 판정

㉡ 신체계측치로 신장, 체중, 흉위, 좌고, 상지장, 지극(양팔길이) 등

② 생리적 적성검사

㉠ 감각기능검사 : 시력, 색각, 청력검사

㉡ 심폐기능검사 : 운동부하 전후에 측정

㉢ 체력기능 검사 : 악력계나 배근력계 등을 이용하여 측정

③ 심리학적 적성검사

㉠ 지능검사 : 언어, 기억, 추리와 귀납 등의 8가지 인자에 대하여 실시

㉡ 지각동작검사 : 손재주, 양수협조능력, 운동속도능력 등의 검사를 실시

㉢ 기능검사

㉣ 인성검사 : 성격, 태도 및 정신상태에 대하여 검사

(2) 작업동작의 합리화

① 작업동작(motion study)과 작업시간(time study)을 근로자에 맞게 고려하는게 중요하다.

② 작업능률의 저해요소 : 불필요한 많은 동작으로 피로누적 및 과다한 작업시간

③ 작업동작은 작업자세의 안정도, 작업동작의 경제도, 작업동작의 안전도와 작업동작의 능률성을 추구하여야 하는데, 이를 위하여 사진순간촬영 등을 실시하여 알맞은 작업동작을 설계하여야 한다.

④ 작업시간은 근로자의 통근시간, 근로시간 및 생활시간 등을 고려하여 작업시간을 합리적으로 배분

⑤ 조기 출근제 및 주 5일 근무제가 해당된다.

(3) 작업시간 배분의 합리화

① 작업시간이 길수록 피로가 축적되며 작업밀도가 감소되어 생산량이 늘지 않는다.

② 피로누적으로 인해 결근율, 재해율, 질병률 등이 증가할 수 있으므로 그에 대한 고려가 중요하다.

③ 우리나라의 연간근로시간은 OECD 국가 중 2위를 차지하고 있어 2018년 개정된 근로기준법에는 장시간 노동을 개선하기 위해 법정근로시간을 연장, 휴일근로 포함 1주 최대 52시간 실시를 2018년 7월 1일부터 기업규모별로 단계적으로 시행하고 있다.

(4) 근로강도에 따른 작업의 적정화

① 계속적이고 오래 지속된 작업은 근로자의 작업능률 감소와 건강을 위협하는 결과를 초래하므로 근로강도에 따른 작업을 적정화시키는 것이 중요하다.

② 작업의 강도 : 비교에너지대사율(RMR, Relative Metabolic Rate)에 따라 5단계의 노동 강도

$$\text{RMR(비교에너지대사율)} = \frac{\text{작업대사량}}{\text{기초대사량}}$$

$$= \frac{\text{작업시 소비열량 - 같은 시간의 안정 시 소비열량}}{\text{기초대사량}}$$

(5) 작업조건의 합리화

① 작업대의 고저와 불안정, 서있는 곳의 불편, 기계장치의 불편 등을 개선한다.

② 작업속도를 경제적 속도에서 생리적 속도에 접근시키도록 한다.

③ 중량, 속도, 시간을 고려하여 인력 운반을 기계력 운반으로 전환한다.

④ 작업시간과 휴식은 노동의 성격과 강도에 따라 조정한다.

⑤ 작업의 종류에 따라 노동시간의 교대제를 실시한다.

⑥ 기기의 설계와 조작에 있어서 인간공학적인 견지에서 고려한다.

(6) 기술교육을 통한 작업효율화

일반근로자와 신규채용자는 각각 그에 알맞은 교육훈련이 필요하다.

2_2 노동과 정신건강

(1) 산업보건에 있어서 건강 관리의 목표

① 근로자가 육체적으로만 아니라 정신적으로 건강하여 노동은 물론이고 사회에 있어 건전한 상태를 유지하도록 하는 데 있다.

② 특히 근로자가 정서적이나 정신적으로 장애가 있으면 사업장에서는 결근, 태만, 동료와의 불화 및 재해 등을 일으켜 생산성을 저해시키는 요인이 된다.

(2) 산업장에서의 심인성 정신장해

① 성격 이상, 노이로제, 히스테리 등이 있다.

② 노이로제는 최근 작업에 있어서의 기계화 내지는 자동화로 인한 인간성 상실이 그 원인 중의 하나

③ 공장에서의 단조로운 작업은 무의식적인 욕구불만이 되어 자율신경계 또는 내분비계 기관에 작용하여 정신장해 증상을 일으킨다고 보고 있다.

(3) 산업장에서의 기질적 정신장해

① 공업중독이나 두부외상 등에서 오는 것

② 공업중독에서 대표적인 것 : 납과 수은이며, 유기용기제로서는 지방탄수화물

(4) 직업성신경증

① 직업적으로 늘 사용하는 신체부위에 오는 신경증상

② 외상성신경증은 외상을 받은 뒤 그 상처 자체는 치료되었으나 자각증상은 남아 있는 것을 말한다.

(5) 작업환경의 불량, 작업환경의 급격한 변화, 조직의 개편

심리적 불안을 초래하여 정신적 장해요소로 작용할 수 있다.

(6) 산업정신보건에 있어서 근로자의 음주

산업정신보건에 있어서 근로자의 음주는 중요한 의미를 갖고 있다. 산업자의 고통과 피로를 풀기 위한 상습적 음주행위는 만성중독과 정신보건 면에서 바람직하지 않다.

2_3 여성근로자와 연소자의 노동

(1) 여성 경제활동 참가율

우리나라의 성별 경제활동참가율을 살펴보면 남성의 참가율은 조금씩 줄어들고 있는 반면, 여성의 참가율은 90년대 들어와서 눈에 띄게 높아진 이후 현재까지 꾸준하게 증가하고 있다.

〈표 8-1〉 성별 경제활동참가율 현황

(단위 : %)

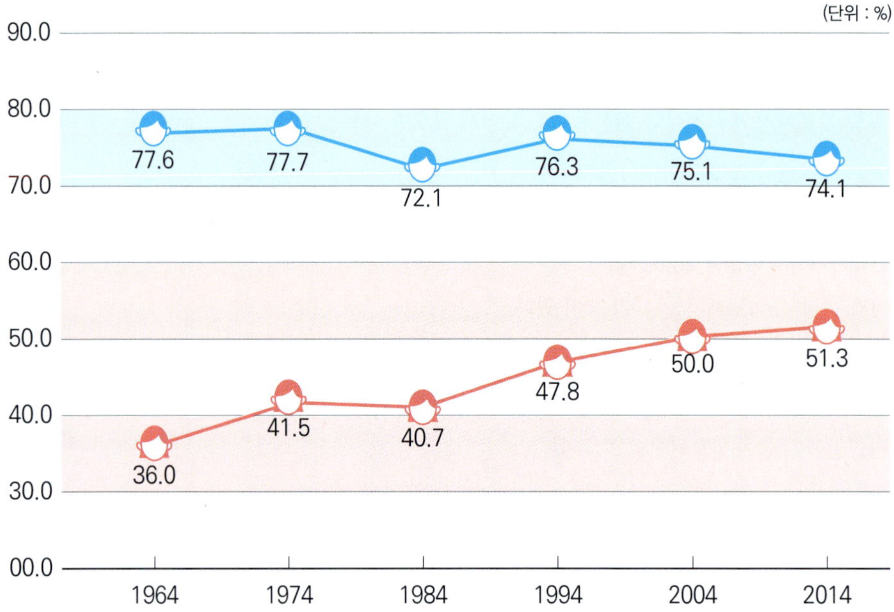

*경제활동인구 : 만 15세이상 인구 중 취업자와 실업자 (출처 : 통계청, 성별경제활동 인구총괄(1963~2014))

(2) 여성근로자의 특성

① 여성의 체격과 신체구조

㉠ 여성은 남성에 비해 신체 중심이 남성보다 아래에 있어 활발한 움직임이 불리하나 손이 가늘고 섬세해 세밀한 일에 유리하다.

㉡ 복부 내장의 중력을 받쳐주는 회음부의 지지력이 약해 오랫동안 서있는 일을 계속하면 내장하수, 자궁하수가 나타날 수 있다.

② 여성의 작업환경 적응 능력

㉠ 여성은 남성보다 피하지방은 많으나, 체표면적과 순환 혈액량이 적어 체온 조절이 불리하다.

㉡ 임신 중 전신 진동작업은 유산, 조산, 신생아 사망의 가능성을 높일 수 있다.

(3) 생애 주기별 여성근로자 건강관리

① 미혼기

㉠ 아침식사 결식률이 전 생애 주기 중 가장 높다. 소화궤양, 만성변비, 위염 등을 예방하기 위해 식습관 개선 필요

㉡ 스트레스, 자살 사고율이 높은 시기이므로 적절한 관리 필요

② 출산양육기

㉠ 직장생활과 가사노동의 병행으로 적절한 운동과 식습관 개선 실천

㉡ 자궁암, 유방암 등의 부인과 질환에 대한 정기적인 건강검진 실시 및 교육

③ 중년기

㉠ 근골격계 질환 유병률이 높아지는 시기이므로 유산소 운동 권장

㉡ 악성종양 발생이 증가하는 시기 → 건강검진 확대 실시

④ 고령기

㉠ 사회적 지지가 가장 약한 시기 → 동료, 가족 등의 지지 강화 필요

㉡ 사업장에서는 조명은 밝게 하고, 청각 신호보다는 청각과 시각 신호를 동시 사용 권장

(4) 여성근로자의 보호대책

① 여성의 특성에 맞는 직종 및 작업에 적정배치를 한다.

② 주작업의 근로강도를 가능한 한 RMR 2 이하로 한다.

③ 무거운 짐 등을 취급하거나 서서하는 작업에는 배치를 하지 않는다.

④ 고온작업을 가능한 한 피한다.

⑤ 공업중독의 우려가 있는 작업장에는 배치하지 않아야 한다.

⑥ 임신, 출산을 전후한 시기에 휴가 등 안전 대책이 있어야 한다.

예 산업현장에 아기방시설이나 탁아소시설의 확충으로 육아부담 최소화하는 정책

(5) 연소자의 노동과 근로

① 연소자는 아직 발육단계로 성인보다는 많은 영양이 필요하다. 신체의 발육은 여자는 14~16세, 남자는 17~18세에 최고에 도달 후 떨어지기 시작하여 여자는 18세, 남자는 20세에 정지된다.

② 우리나라 근로기준법에서는 15세 미만자는 근로자로 채용하지 못하도록 되어 있으며, 18세 미만자의 청소년은 근로기준법 제69조에 의해 1일 최대 7시간, 1주일에 35시간을 초과하지 못하도록 되어 있다.

2_4 근로와 영양

- 일반적으로 섭취하는 열량 중 10% 정도의 단백질을 섭취하는 것이 좋다.

(1) 근로종류에 따른 영양관리

① 고온작업 : 식염, 비타민 A, 비타민 B_1, 비타민 C

② 저온작업 : 지방질, 비타민 A, 비타민 B_1, 비타민 C, 비타민 D

③ 소음작업 : 비타민 B_1

④ 강노동작업 : 비타민류, 칼슘(Ca), 강화식품(강화미, 된장, 간장, 우유)

2_5 산업피로

피로는 정신이나 육체를 지나치게 활동한 결과로 인하여 신경이나 근육이 쇠약하여 작업을 하기 힘들 정도의 상황을 말한다. 산업피로(industrial fatigue)는 정신적, 육체적 그리고 신경적인 노동 부하에 반응하는 생체의 태도이며 피로 자체는 질병이 아니라 원래 가역적인 생체변화로서 건강의 장해에 대한 경고 반응이다.

(1) 산업피로의 의의 및 본질

① 작업에 수반되는 피로는 생산성의 저하뿐만 아니라 재해와 질병의 원인이 되므로 노동생산성에 큰 의의

② 산업피로의 본질 : Viteles는 생체의 생리적 변화(의학적), 피로감각(심리학적), 작업량의 감소(생산적)의 3가지를 산업피로의 본질이라 정의하였다.

(2) 피로의 발생기전

① 산소, 영양소 등 에너지원의 소모

② 젖산, 초성포도당, 암모니아, 시스틴, 크레아틴, 그레아티닌

③ 잔여질소, 피로물질 체내 축적

④ 체내에서 물리 화학적 변조

⑤ 여러 가지 신체조절 기능의 저하

(3) 산업피로의 발생요인 및 종류

① 작업적 요인 : 근로시간연장, 작업강도, 작업조건 불량, 작업환경 불량

② 신체적 요인 : 약한 체력, 체력 저하, 신체적 결함, 건강 이상

③ 심리적 요인 : 작업의욕의 저하, 흥미상실, 인간관계 마찰, 신체에 대한 불안 등

④ 산업피로의 증상

㉠ 순환기능 변화, 혈액 이상 소견, 호흡기능의 변화, 체온변화, 자각증상

⑤ 산업피로의 대책

㉠ 피로의 축적으로 가지고 오지 않은 범위 내에서 전신운동은 고정된 자세와 동작 또는 운동부족을 교정하는 효과

㉡ 충분한 수면은 피로회복에 중요한 부분

㉢ 충분한 각종 영양소를 공급하고 음주나 약물의 남용을 억제

3. 산업재해

3_1 산업재해의 개념

① 재해(accident)의 일반적인 정의는 원하지도 않고, 계획하지도 않은 사건(unwanted, unplanned)의 발생을 말한다.

② 인명손실과 경제손실은 항상 따라다닐 가능성이 많을 것이다.

③ 재해의 주요 관심사

㉠ 사망재해(fatal accidents) : 인명손상을 중심으로 해서 사망을 가져오는 것

㉡ 주요재해(major accidents) : 입원할 정도의 상해가 일어나는 것

㉢ 경미재해(minor accidents) : 통원(외래)할 정도의 상해가 일어나는 것

㉣ 유사재해(near-accidents) : 상해 없이 재산 피해만을 가져오는 것

④ 국제노동기구(1963)와 미국 표준연구소(1963)에서는 재해통계상으로 재해란 인명손상만을 가져온 것을 말하는데, 이것은 좁은 의미의 재해의 정의가 되는 것이다.

3_2 재해발생의 요인 및 재해통계

재해발생의 요인을 살펴보면 크게 환경적 요인(environmental factors)과 인적요인(human factors : 개체요인)으로 나눌 수 있으며, 환경적 요인을 기계적 요인과 환경적 요인으로 세분하기도 한다.

(1) 환경적 요인

① 기계적 요인 : 환경적 요인 중에서 가장 중요한 요인으로 그 자체의 문제와 온도, 환기, 소음 등에 따라 더욱 조장될 수 있으며, 재해원인 분석이나 재해예방대책 수립 시에 가장 크게 역점을 두는 사항이다.

② 환경적 요인 : 작업장소, 높은 작업밀도, 빠른 작업속도, 감독자의 재해 예방에 대한 태도 등과 물리적 환경으로서 작업장소의 면적, 위치 및 주변상황 등을 말한다.

(2) 인적 요인

근로자의 방심, 태만, 무모한 행위 등 불안전행위가 주로 관여하고 있으므로 인적 요인의 중요성이 있다.

① 관리상 요인 : 작업지식 부족, 작업미숙, 인원부족 혹은 과잉, 작업진행의 혼란 등

② 생리적 요인 : 체력부족, 신체적 결함, 수면부족 등

③ 심리적 요인 : 정신집중력 부족, 부주의, 태만, 착오, 무리한 행동 등

(3) 재해통계

① 재해의 정도를 분석하여 재해의 실상을 알고, 그 방지대책에 중요자료로 활용

② 지표-도수율과 강도율은 국제노동기구가 권장하는 지표

- **건수율** = (재해건수 / 평균 실근로일수) × 1,000
- **도수율** = (재해건수 / 연 근로시간수) × 1,000,000
  = (근로손실일수 / 연 근로시간) × 1,000
- **강도율** = (근로손실일수 / 연 근로시간수) × 1,000

▶ 사망과 영구폐질의 경우 손실일수는 7,500일로 계산한다.

3_3 재해의 상병분류 및 재해 예방대책

(1) 재해의 상병분류

① 재해의 상병분류는 재해정도에 따라 사망, 영구장해, 일시장해로 구분하기도 하며, 또는 사망, 중상(휴업 14일 이상), 중경상(휴업 8~13일), 경상(휴업 3~7일), 미상(휴업 1~2일), 불휴재해(휴업일 없음)로 나누기도 한다.

② 상해명별에 따른 분류는 절단상, 화상, 절상, 신경과 척추의 손상 등으로 나누고, 상해 부위에 따라 두부, 안부, 흉부 등으로 나눈다.

〈표 8-2〉 산재 1~7등급 장애분류표

등급	기 준
제1급	1. 두 눈이 실명된 사람 2. 말하는 기능과 씹는 기능을 모두 완전히 잃은 사람 3. 신경계통의 기능 또는 정신기능에 뚜렷한 장해가 남아 항상 간병을 받아야 하는 사람 4. 흉복부 장기의 기능에 뚜렷한 장해가 남아 항상 간병을 받아야 하는 사람 5. 두 팔을 팔꿈치관절 이상의 부위에서 잃은 사람 6. 두 팔을 완전히 사용하지 못하게 된 사람 7. 두 다리를 무릎관절 이상의 부위에서 잃은 사람 8. 두 다리를 완전히 사용하지 못하게 된 사람 9. 진폐의 병형이 제1형 이상이면서 동시에 심폐기능에 고도 장해가 남은 사람
제2급	1. 한쪽 눈이 실명되고 다른 쪽 눈의 시력이 0.02 이하로 된 사람 2. 두 눈의 시력이 각각 0.02 이하로 된 사람 3. 두 팔을 손목관절 이상의 부위에서 잃은 사람 4. 두 다리를 발목관절 이상의 부위에서 잃은 사람 5. 신경계통의 기능 또는 정신기능에 뚜렷한 장해가 남아 수시로 간병을 받아야 하는 사람 6. 흉복부 장기의 기능에 뚜렷한 장해가 남아 수시로 간병을 받아야 하는 사람
제3급	1. 한쪽 눈이 실명되고 다른 쪽 눈의 시력이 0.06 이하로 된 사람 2. 말하는 기능 또는 씹는 기능을 완전히 잃은 사람 3. 신경계통의 기능 또는 정신기능에 뚜렷한 장해가 남아 평생 동안 노무에 종사할 수 없는 사람 4. 흉복부 장기의 기능에 뚜렷한 장해가 남아 평생 동안 노무에 종사할 수 없는 사람 5. 두 손의 손가락을 모두 잃은 사람 6. 진폐증의 병형이 제1형 이상이면서 동시에 심폐기능에 중등도 장해가 남은 사람
제4급	1. 두 눈의 시력이 각각 0.06 이하로 된 사람 2. 말하는 기능과 씹는 기능에 뚜렷한 장해가 남은 사람 3. 고막 전부의 결손이나 그 외의 원인으로 두 귀의 청력을 완전히 잃은 사람 4. 한쪽 팔을 팔꿈치관절 이상의 부위에서 잃은 사람 5. 한쪽 다리를 무릎관절 이상의 부위에서 잃은 사람 6. 두 손의 손가락을 모두 제대로 못 쓰게 된 사람 7. 두 발을 리스프랑관절 이상의 부위에서 잃은 사람
제5급	1. 한쪽 눈이 실명되고 다른 쪽 눈의 시력이 0.1 이하로 된 사람 2. 한쪽 팔을 손목관절 이상의 부위에서 잃은 사람 3. 한쪽 다리를 발목관절 이상의 부위에서 잃은 사람 4. 한쪽 팔을 완전히 사용하지 못하게 된 사람 5. 한쪽 다리를 완전히 사용하지 못하게 된 사람 6. 두 발의 발가락을 모두 잃은 사람 7. 흉복부 장기의 기능에 뚜렷한 장해가 남아 특별히 쉬운 일 외에는 할 수 없는 사람 8. 신경계통의 기능 또는 정신기능에 뚜렷한 장해가 남아 특별히 쉬운 일 외에는 할 수 없는 사람 9. 진폐증의 병형이 제4형이면서 동시에 심폐기능에 경도장해가 남은 사람

제6급	1. 두 눈의 시력이 각각 0.1 이하로 된 사람 2. 말하는 기능 또는 씹는 기능에 뚜렷한 장해가 남은 사람 3. 고막 대부분의 결손이나 그 외의 원인으로 두 귀의 청력이 모두 귀에 대고 말하지 아니하면 큰 말소리를 알아듣지 못하게 된 사람 4. 한쪽 귀가 전혀 들리지 않게 되고 다른 쪽 귀의 청력이 40센티미터 이상의 거리에서는 보통의 말소리를 알아듣지 못하게 된 사람 5. 척주에 극도의 기능장해나 고도의 기능장해가 남고 동시에 극도의 척추 신경근장해가 남은 사람 6. 한쪽 팔의 3대 관절 중 2개 관절을 제대로 못 쓰게 된 사람 7. 한쪽 다리의 3대 관절 중 2개 관절을 제대로 못 쓰게 된 사람 8. 한쪽 손의 5개의 손가락 또는 엄지손가락과 둘째 손가락을 포함하여 4개의 손가락을 잃은 사람
제7급	1. 한쪽 눈이 실명되고 다른 쪽 눈의 시력이 0.6 이하로 된 사람 2. 두 귀의 청력이 모두 40센티미터 이상의 거리에서는 보통의 말소리를 알아듣지 못하게 된 사람 3. 한쪽 귀가 전혀 들리지 않게 되고 다른 쪽 귀의 청력이 1미터 이상의 거리에서는 보통의 말소리를 알아듣지 못하게 된 사람 4. 신경계통의 기능 또는 정신기능에 장해가 남아 쉬운 일 외에는 하지 못하는 사람 5. 흉복부 장기의 기능에 장해가 남아 쉬운 일 외에는 하지 못하는 사람 6. 한쪽 손의 엄지손가락과 둘째 손가락을 잃은 사람 또는 엄지손가락이나 둘째 손가락을 포함하여 3개 이상의 손가락을 잃은 사람 7. 한쪽 손의 5개의 손가락 또는 엄지손가락과 둘째 손가락을 포함하여 4개의 손가락을 제대로 못 쓰게 된 사람 8. 한쪽 발을 리스프랑 관절 이상의 부위에서 잃은 사람 9. 한쪽 팔에 가관절이 남아 뚜렷한 운동기능장해가 남은 사람 10. 한쪽 다리에 가관절이 남아 뚜렷한 운동기능장해가 남은 사람 11. 두 발의 발가락을 모두 제대로 못 쓰게 된 사람 12. 외모에 극도의 흉터가 남은 사람 13. 양쪽의 고환을 잃은 사람 14. 척주에 극도의 기능장해나 고도의 기능장해가 남고 동시에 고도의 척추 신경근장해가 남은 사람 또는 척주에 중등도의 기능장해나 극도의 변형장해가 남고 동시에 극도의 척추 신경근장해가 남은 사람 15. 진폐증의 병형이 제1형·제2형 또는 제3형이면서 동시에 심폐기능에 경도 장해가 남은 사람

* 산재장애진단은 1~14등급까지이며, 1~7등급까지의 기준만 나열하였으니 참조하시기 바랍니다. (출처 : 찾기 쉬운 생활법령정보)

3_4 산업재해예방대책

미국의 전국안전회의에서는 산업재해의 발생이 적은 사업장의 특징으로 ①경영자의 주도 ②책임의 할당 ③안전한 작업조건 ④안전훈련 ⑤재해기록제도 ⑥의료구급제도 ⑦근로자의 책임을 들고 있다. 특히 경영자의 주도력이 가장 중요하고 재해기록제도는 모든 재해 예방대책의 기본이 되는 것이라고 지적했다.

(1) 우리나라의 산업재해 예방대책

① 산업안전보건 관련 기술지원체계

산업재해예방기술의 연구·개발 및 보급 사업장 안전진단 및 점검, 사업장 재해예방에 대한 기술지도 등의 사업을 안전보건공단에서 수행

② 작업환경 실태조사 실시

고용노동부와 안전보건공단은 1993년부터 매 5년마다 산업재해 예방정책 및 사업에 필요한 기초자료 생산을 위하여 전국의 사업장을 대상으로 '작업환경실태조사' 실시

③ 사업장 내 산업안전보건 관리체계

〈표 8-3〉 산업 안전 보건 체계도

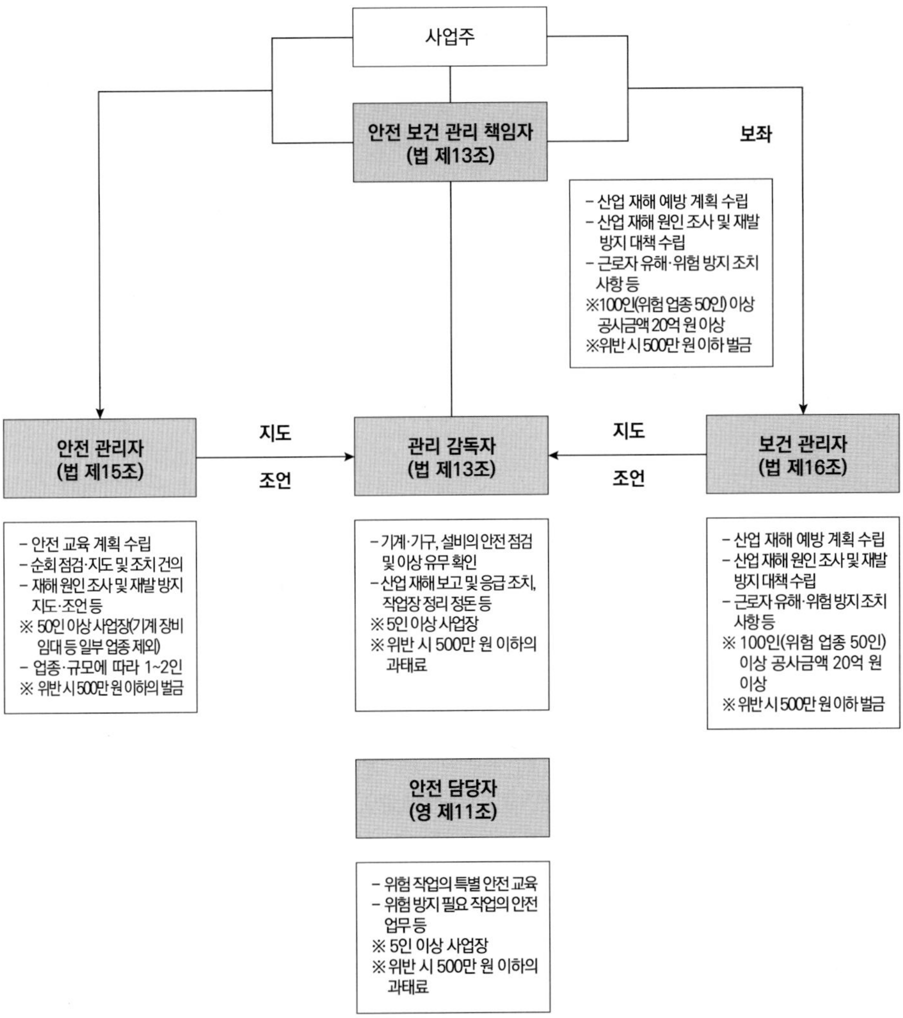

(출처 : 산업안전보건법)

(4) 산업재해 예방의 기본조건

① 사업주, 근로자, 산업보건에 종사하는 의료인 등에 대한 제도적으로 보장된 양질의 산업안전 보건교육과 같은 다양한 개입방안 모색

② 산업보건에 종사하는 의료인이나 기타 전문가들의 역량제고와 사명감 함양

4. 직업성 질환

4_1 직업성 질환의 개념

건설현장에서 발생한 사고와 같은 업무상 사고는 업무수행 중에 신체적 외상이 발생하는 사고이므로 원인이 뚜렷한데 반하여, 직업성 질환은 작업환경 중 유해인자와의 관련성이 뚜렷한 질환(진폐증, 소음성 난청 등)이며, 작업환경 중 유해인자와의 관련성이 뚜렷한 질환들을 직업성 질환이라 한다.

4_2 직업성 질환의 종류

직업성 질환을 원인에 따라 크게 물리적 원인, 화학적 원인, 생물학적 원인, 인간공학적 원인 및 사회심리적 원인으로 구분할 수 있다.

〈표 8-4〉 원인별로 분류한 직업성 질환

원인	직종	직업성 질환
Ⅰ. 물리적 원인		
1) 고온	화부, 제련공, 초자공, 도자기공	열사병, 화상, 심장질환
2) 저온	제빙, 냉동, 겨울철 옥외작업	동상
3) 적외선, 자외선	초자공, 주물공, 제련공, 용접공	결막염, 각막염, 백내장
4) 전리방사선, 동위원소	의사, 간호사, (의료)기사	피부염, 피부암, 백혈병
5) 조도	광부, 정밀기계공	근시, 안구진탕증
6) 이상기압	잠수부, 터널작업자, 고지근로자	감압병, 고산병
7) 심한 신체적 작업	하역부, 운반부	탈장, 정맥류, 요통
8) 소음	조선공, 제관공, 금속공, 윤전기	소음성 난청
9) 진동	착암공, 병타공, 삼림벌채	관절염, 신경염, 수지혈관수축
10) 유기분진, 금속분진	방직공, 제분공, 골분제조공, 제련공	면폐증, 농부폐증, 금속열, 철폐증, 알미늄폐증

Ⅱ. 화학적 원인		
1) 납	축전지, 인쇄, 납제련	빈혈, 소화기장해, 신경장해
2) 수은	계기, 전기분해, 농약제조	구내염, 수전증, 정신장해
3) 망간	제강공, 용접공	신경염, 중추신경장해
4) 크롬, 니켈, 알미늄	도금, 제련	피부 점막의 궤양, 폐암
5) 금속 증기	제련	발열, 피부염, 신경염
6) 비소	농약	신경염, 소화기질환, 피부염
7) 인	살충제, 살서제, 성냥	악골괴저, 소화기질환
8) 아황산가스	셀룰로이드, 표백, 제지, 비료	치아산식증, 천식, 폐부종
9) 황화수소, 이황화탄소	인조견사, 셀로판지	신경증상, 불면증, 말초신경증
10) 일산화탄소	화부, 가열공	질식, 시신경장해, 심장질환
11) 청화물	석탄가스공업, 도금공	안질환, 호흡기질환
12) 산, 염기	각종 공업	피부염, 궤양, 호흡기질환
13) 유기용제	탈지, 세척, 도료, 용매	조혈장해, 재생불량성 빈혈, 백혈병, 피부질환, 간기능장해
14) 타르, 매연, 핏치	석탄 및 석유 제품제조	피부염, 피부암
15) 무기분진(유리규산, 석탄, 석면)	채석공, 채광부, 석탄광부, 연마공, 보일러공	규폐증, 탄폐증, 석면폐증
Ⅲ. 생물학적 원인		
1) 병원체 감염	세균취급자, 의사, 간호사	감염성질환, 진균증
2) 동식물 취급	축산, 도살, 농부	탄저병, 파상풍, 피부질환
Ⅳ. 인간공학적 원인		
1) 중량물	중량물 취급자	요통, 추간판탈출증
2) 반복작업	육가공업자	손목굴증후군
Ⅴ. 사회심리적 원인		
1) 스트레스	사무관리자	뇌졸중, 심근경색증
2) 외상성 재해	재해자	공황장애, 불안증

(출처 : 예방의학과 공중보건학, 계축문화사)

4_3 직업성 질환의 예방 및 관리

(1) 작업환경관리

① 기술적 조정 : 독성이 약하고 덜 위험한 물질로 대치, 유해발생원의 격리, 적절한 환기 시행

② 관리적 조정 : 근로자의 교대근무, 노출시간의 축소 등의 조절

③ 작업조건 조정 : 인간공학적인 작업자세 고려

④ 작업실무 관리 : 특정 작업의 작업방법을 기술한 매뉴얼 사용

⑤ 개인보호구 착용 : 위험요인으로부터 근로자를 보호하기 위해 안전모, 보안경, 신체보호구 등의 보호구 사용

(2) 근로자 건강관리

① 배치 전 건강진단 : 근로자의 신체적 조건이 해당 직무를 수행하는 데 적합한지 판단

② 건강진단 : 수시로 건강진단을 시행하여 질병을 조기에 발견하고 적절한 사후조치 강구

(3) 근로자 교육

산업보건교육을 통하여 근로자가 일하고 있는 작업장에 존재하는 유해인자를 알고 이들이 건강에 미치는 영향과 응급상황에서 대처하는 방법을 습득

9
식품위생

1. 식품위생개론의 개념
2. 식중독
3. 식인성(食因性) 병해 및 위해 방지대책
4. 식품첨가물
5. HACCP

1. 식품위생개론의 개념

1_1 식품위생의 개념

(1) 세계보건기구 환경위생전문위원회(1955)에서 정의(WHO)

① 생육, 생산, 제조, 섭취까지의 안전성, 완전무결성, 건전성을 확보하기 위한 수단

② 변질방지를 확보하기 위한 수단이지만 폐기는 해당되지 않는다.

(2) 목적(식품위생법)

식품영양의 질적 향상을 도모하고 국민보건의 증진에 이바지한다.

(3) 범위(식품위생법)

① 음식물, 첨가물, 기구, 용기, 포장을 포함

㉠ 변질 : 식품의 외관과 내용이 변하여 식용에 부적절한 상태로 변화

㉡ 부패 : 식품에 혐기성 미생물이 증식하여 단백질 분해

㉢ 변패 : 식품에 미생물이 증식하여 지방, 탄수화물 분해

㉣ 발효 : 식품에 미생물이 증식하여 3대 영양소를 분해하여 일상생활에 이롭게 되는 경우

1_2 보건문제에 있어서 3대악

[대통령령 제22075호-보건범죄단속에 관한 특별조치법시행령]

보건분야의 3대악으로 부정식품, 부정의약품 및 부정의료(무면허 의료행위)를 말하고 있는데, 정부에서도 이 3대악에 대하여는 보건범죄 단속에 관한 특별조치법으로 가중처벌을 행함으로써 이의 근절을 위해 노력하고 있다.

① 부정식품 ② 부정의약품 ③ 부정의료(무면허의료행위)

1_3 식품과 기생충 질병

(1) 수육과 관련 있는 기생충

① 쇠고기 : 무구조충

② 돼지고기 : 유구조충

(2) 민물고기와 관련 있는 기생충

① 담수산게, 참게, 가재 : 폐디스토마

② 담수어(참붕어 등) : 간디스토마

③ 은어, 숭어 : 요코가와흡충, 이형흡충

(3) 기생충 질병의 예방

① 수육을 완숙해서 먹도록 한다.

② 도축장에서 위생검사를 철저히 한다.

③ 생선회를 금한다.

④ 조리 후 도마, 칼, 식기구를 청결히 한다.

⑤ 생수를 음용하지 말아야 한다.

⑥ 야채를 흐르는 물에 5회 이상 씻어 먹는다.

⑦ 분변관리, 파리구제 등의 대책이 필요하다.

2. 식중독

2_1 식중독의 정의

① 의학적인 측면에선 특정한 질병으로 분류하지 않으므로 정의를 말하기엔 모호함이 있지만, 통상적으로 식품에 의해서 일어나는 급성위장염을 주요 증상으로 하는 건강 장애를 말한다.

② 식품위생법 제2조 제14호에 의하면 식중독은 식품의 섭취로 인하여 인체에 유해한 미생물 또는 유독 물질에 의하여 발생하였거나 발생한 것으로 판단되는 감염성 질환 또는 독소형 질환을 말한다.

③ 세계보건기구(WHO)의 식중독 정의 : 식품 또는 물의 섭취에 의해 발생되었거나 발생된 것으로 생각되는 감염성 또는 독소형 질환으로 규정한다.

2_2 식중독의 분류

(1) 세균성 식중독

① 세균성 식중독의 특성은 다음과 같다.

㉠ 균이 미량으로는 발생하지 않고 다량의 세균이나 독소량이 있어야 발병

㉡ 잠복기가 짧다.

㉢ 2차 감염이 잘 안 된다(원인식품의 섭취로 발생).

㉣ 면역력이 획득되지 않다.

〈표 9-1〉 식중독의 분류

- **세균성**
  - **감염형** : 세균의 체내 증식에 의한 것(예 살모넬라, 병원성대장균, 장염비브리오균 등)
  - **독소형**
    - 세균독소에 의한 것(예 보툴리눔, 황색포도상구균, 세레우스균, 장구균 등)
    - 부패 산물에 의한 것(예 알레르기성 식중독)
  - **중간형** : 캠필로박터
- **바이러스성**
  - 노로바이러스
- **자연독**
  - **식물성**
    - 식용식물로 오인하여 섭취하는 것(예 버섯)
    - 독물이 특정부위에 국한되어 있는 것(예 감자)
  - **동물성**
    - 동물이 특정 장기에 국한되어 있는 것(예 복어)
    - 특정적인 환경에서 유독화하는 것(예 어패류)
- **화학성** : 화학물질의 식품으로 혼입(예 첨가물, 유해중금속, 농약 등)
- **곰팡이성** : 곰팡이의 기생에 의한 것(예 황변미, 아플라톡신)
- **기 타** : 알레르기형, 기생충, 이물혼입

(출처 : 김나래, 2013 공통교재 식품위생)

② 감염형 식중독

㉠ 살모넬라 식중독

ⓐ 원인균 : 장염균, 쥐티푸스균, 돈콜레라균

ⓑ 증상 : 발열, 오한이 오며 다른 식중독에 비해 열이 가장 심하다.

ⓒ 발병률 : 75% 이상으로 높음, 급성 위장염 증세

ⓓ 원인식품 : 어육류, 유제품, 두부 등 동물성 식품, 난류 및 유제품

ⓔ 잠복기: 12~48시간(평균 20시간)

ⓕ 여름, 가을에 많이 발생하며, 사망률은 낮다.

㉡ 장염 비브리오 식중독

ⓐ 원인균 : 장염비브리오균

ⓑ 증상 : 콜레라와 비슷(급성 위장염)

ⓒ 원인식품 : 조개류, 소금절임 야채

ⓓ 잠복기 : 8~20시간으로 평균 12시간

ⓔ 발생 : 여름철에 집중적으로 발생, 주로 7~9월 사이에 많이 발생한다.

㉢ 병원성 대장균 식중독

ⓐ 원인균 : O-157 : H7

ⓑ 경구적으로 외부에서 침입하여 급성장염을 일으킨다.

ⓒ 원인식품 : 병원성 대장균이 오염된 모든 식품

ⓓ 잠복기 : 평균 10~24시간

㉣ 장출혈성대장균감염증

③ 독소형 식중독

㉠ 포도상구균 식중독

ⓐ 원인균 : 황색포도상구균이 생성하는 체외독소, Enterotoxin(장독소) 원인

ⓑ 증상 : 급성 위장염 증상, 발열이 거의 없다.

ⓒ 발생 : 늦은 봄과 가을

ⓓ 원인식품 : 유제품, 김밥, 도시락 떡

ⓔ 잠복기 : 평균 3시간

㉡ 보툴리누스 식중독

ⓐ 원인균 : Clostridium botulinum이 원인균, 신경독소를 분비

ⓑ 증상 : 신경계 증상

ⓒ 원인식품 : 통조림, 소시지 등 밀봉식품이 주 오염식품, 신경성 증상

ⓓ 잠복기 : 보통 12~36시간, 빠르면 5~6시간 늦으면 72시간 이상

ⓔ 특징

→ 아포균이며 원인균의 아포는 내열성이 강하다.

→ 자연계 존재 독소 중 가장 강력하다.

→ 세균성 식중독 중 치사율이 가장 높다.

(2) 바이러스성 식중독의 특징

① 로타바이러스

ⓐ 원인균 : 로타바이러스(Rotavirus)

ⓑ 증상 : 구토, 묽은 설사, 미열

ⓒ 감염량 : 10~100입자

ⓓ 원인식품 : 감염된 조리사가 만든 음식, 샐러드, 과일

ⓔ 잠복기 : 1~3일

② 노로바이러스

유행성 위장염의 주요 원인체이며 노로바이러스는 연중 발생이 가능하나 저온이 강해서 10~11월에 증가하고, 다음해 1월에 최고 정점에 이른다.

ⓐ 원인균 : 노로바이러스

ⓑ 증상 : 구역질, 구토, 복통, 급성위장염(설사). 소아의 경우 설사보다도 구토증상이 심한 경우가 많다.

ⓒ 감염원 및 감염경로: 감염자의 대변 혹은 구토물이 있는 바이러스 분변, 구강 혹은 구토에 의한 비말형성 경로로 일어난다.

- 원인식품 : 조개, 굴 등 해산물, 과일, 냉동 빵 제품, 샐러드 등
- 잠복기 : 24~48시간

(3) 자연독에 의한 식중독

① 식물성 자연독

〈표 9-2〉 식물성 식중독의 성분 및 증상

종류	유독성분	증상
독미나리	cicutoxin	심한 위통, 구토, 현기증, 경련 등
피마자씨	risin	알레르기성 증상
은행	청산(HCN)	소화기계 증상, 호흡곤란, 호흡중추마비
목화씨	gossypol	위장장애, 식욕감퇴, 정력감퇴 등
맥각류	ergotamine, ergotoxin	교감신경에 작용하여 위장계 증상, 신경계 증상, 중독
감자	solanine	저장 중의 녹색부위와 태양에 노출되어 생기는 녹색부위, 복통, 설사, 구토, 현기증, 언어장애, 환각작용
청매	amygdalin	자체 효소에 의해 청산을 형성, 식중독, 소화불량 등
버섯	muscarin, cholin, phaline	위장형 중독: 구토, 설사, 허탈, 흉내고민 콜레라형 중독: 심한 위장염, 허탈, 경련, 혼수 뇌중형 중독: 유연, 발한, 지맥, 축동

② 동물성 자연독

〈표 9-3〉 동물성 식중독의 성분 및 증상

종류	유독성분	증상
복어	tetrotoxin (50% 치사율)	동물성 식중독 중 가장 많이 발생 복어의 난소, 간장, 고환, 위장, 5~6월 최고, 신경독, 지각이상, 운동장애, 혈행장애
조개류 중독	venerupin	모시조개, 바지락, 굴 및 고동 등의 독성분 3~4월에 많이 발생, 잠복기 12~48시간 불쾌감, 전신권태, 피하출혈 반점
	saxitoxin	마비성, 조개중독, 검은조개, 섭조개, 대합조개 30분~3시간의 잠복기, 입술, 혀, 사지 마비, 기립보행 불가, 사망

(4) 화학물질에 의한 식중독

① 불량첨가물 및 과량사용에 의한 식중독

㉠ 유해 감미료 : Cyclamate(발암성), p-Nitro-o-toluidine(살인당), Dulcin(당원)

㉡ 인공착색료 : 주로 염기성 색소, auramine, rhodamine, 피크린산

㉢ 보존료, 살균제, 표백제 등

② 오용, 우연히 첨가된 유독물에 의한 식중독

㉠ 농약 : 비소화합물, 유기인제, 유기염소제, 유기수은제 등

㉡ 식품관련기구용기 및 포장

㉢ 유해금속물질 : 비소, 납, 카드뮴, 다이옥신 등

(5) 곰팡이독(mycotoxin) 식중독

곰팡이의 대사산물은 사람 또는 동물에게 기능 및 기질적 장애를 일으키는 물질의 총칭으로서 주로 농산물 특히 곡류에 기생한다.

〈표 9-4〉 곰팡이독에 의한 식중독

곰팡이독 대사산물에 의한 식중독	aflatoxin	① 탄수화물 : 쌀, 보리, 옥수수 등에 많이 발생 ② 간장독소로 간출혈, 담관증식, 신장출혈 등의 증상이 나타나며 발암물질로 알려짐
	황변미 : citrinin	쌀 수분함량 14~15% 저장미에서 곰팡이가 발생 · 간경련 : islandia 호아변미(동남아시아쌀) · 신경독 : toxicarium 황변미(대만쌀) · 급, 만성 신장염 : 태국 황변미
	Ochraxin	옥수수

3. 식인성(食因性) 병해 및 위해 방지대책

3_1 식인성 질병의 정의

식인성 질병(food born illnesses)은 식품에 의해 일어나는 건강장해를 말한다.

3_2 식인성 질병의 원인 구분

① 식품 자체에 유해한 인자가 있어서 발생하는 내인성(內因性), 식품 외적인 원인(생육, 생산, 제조, 유통, 소비과정)에 의한 외인성(外因性) 및 식품의 섭취에 의해서 식품이나 생체 내에 유해물질이 생성됨으로써 발생하는 유기성(誘期性)으로 나누어 볼 수 있다.

② 내인성에 의한 것으로는 유해하거나 유독한 성분과 생리적 작용에 영향을 미치는 성분이 있다. 유해 유독한 물질로는 자연독으로서 복어독, 버섯독 등이 있으며 생리작용 성분으로는 항비타민성 물질, 항갑상샘 물질 등이 있다.

3_3 식품의 위해요인의 예방대책

① 경구감염병 및 세균성 식중독의 원인균에 오염되지 않도록 하며, 일단 오염된 것은 절대로 섭취하지 않을 것

② 부패나 변패를 일으키는 미생물에 오염되지 않도록 살균 후 저온에서 단기간 저장

③ 식품첨가물 사용량의 한계를 넘지 않도록 하며, 잔류농약 및 공장폐수 등에 오염되지 않도록 할 것

④ 생육, 생산, 제조, 저장, 조리 등의 과정에 유독 또는 유해한 물질의 혼입을 방지할 것

⑤ 불량, 부정식품을 제조하지 않도록 하며, 이의 단속을 지속적으로 실시하여 제조를 근절시키는 것이 중요

3_4 식품의 보존방법

(1) 식품의 변질

식품을 자연조건에 방치하면 본래의 성질을 잃게 되어, 영양소 비타민의 파괴와 향미가 손상되며 탈수가 되

어 식용에 부적합하게 되는 현상을 변질이라 한다. 단순히 수분의 증발과 빛, 온도에 의한 변질도 있으나 식품 중의 효소의 작용과 공기 중의 산소의 산화작용에 의한 변질도 있다.

① 식품의 미생물

㉠ 각종 많은 미생물은 물질 순환에 있어서 중요한 역할을 한다.

㉡ 미생물 중에는 식품의 변질과 동식물에 대한 병원작용 등 위해한 작용을 하는 미생물과 발효 그리고 페니실린 등과 같은 의약품 생산 등에 관여하는 유용한 작용을 하는 미생물이 공존한다.

② 식품의 오염미생물

㉠ 식품의 오염원이 되는 미생물을 그 환경에 따른 생태학적 관점에서 분류하면 토양·수생·공기 중 미생물 및 분변 미생물이다.

③ 미생물 번식요소

식품의 변질을 막기 위해서는 미생물이 오염을 방지하거나 오염된 미생물의 증식과 발육을 억제하는 것이 중요하다. 미생물의 번식과 발육에 관계되는 것으로는 온도, 습도, 영양분 및 pH 등이 가장 중요한 요소이다.

㉠ 온도

ⓐ 미생물의 증식과 사멸에 있어서 가장 중요한 요소

ⓑ 세균번식이 가장 용이한 온도는 25~35℃

㉡ 습도

ⓐ 습도가 높을수록 미생물은 발육하기 쉽다.

ⓑ 식품의 수분활성도를 될 수 있는 대로 낮게 유지 → 식품보존의 원리

ⓒ 건조한 상태에서는 휴지기를 가지고, 수분이 적당히 공급되면 발육이 증식

ⓓ 각종 대사물의 활동 매개체로서의 필수 성분

㉢ pH

ⓐ 미생물은 생육에 가장 적합한 pH 영역을 벗어나면 생육하기가 어려워지는데 특히 산성에서 현저하다.

ⓑ 일반적으로 곰팡이, 효모의 최적 pH는 미산성, 세균의 경우는 중성에서 알칼리성이다.

㉣ 영양분

ⓐ 질소원, 무기염류 등의 영양소가 충분히 공급되어야 한다.

ⓑ 미생물이 증식하기 위해서는 에너지원이 있어야 한다.

※ 햇빛은 미생물의 번식에 장애요소이다.

(2) 식품의 보존방법

① 물리적 방법

냉동, 냉장법, 가열법, 탈수법, 자외선 및 방사선 조사

② 화학적 보전법

㉠ 절임법(염장, 당장, 산장)

- 염장(salting) : 일반적으로 10~20%, 식품에 소금을 넣어 미생물의 생육을 억제하는 방법
- 당장 : 식품의 설탕 또는 전화당으로 저장하는 방법
- 산장(piklling) : 초산, 젖산을 이용하여 식품을 저장하는 방법, pH 3.1 이하

㉡ 보존료 첨가법 : 합성보존료나 산화제를 사용하여 보존하는 방법

③ 복합처리법

- 훈증 : 식품을 훈증제로 처리하여 곤충의 충란이나 미생물을 사멸시킨다.
- 훈연 : 목재를 불완전 연소시켜 연기를 식품에 침투하도록 하여 저장성을 높이는 방법

④ 생물학적 보전법 : 발효유, 치즈 등

4. 식품첨가물

4_1 식품첨가물의 정의

우리나라 식품위생법에서는 첨가물을 '식품을 제조, 가공 또는 보존함에 있어서 식품에 첨가, 혼합, 침윤 및 기타의 방법에 의하여 사용되는 물질'이라고 정의하고 있다.

4_2 식품첨가물의 구비조건

① 인체에 유해한 영향을 미치지 않을 것

② 식품의 제조가공에 필수불가결할 것

③ 사용목적에 따른 효과가 소량으로도 충분히 나타날 것

④ 식품의 영양, 이화학적 성질 등에 영향을 주지 않을 것

⑤ 식품의 화학분석 등에 의해서 그 첨가물질을 확인할 수 있을 것

⑥ 식품의 상품가치를 향상시킬 것 등

4_3 식품첨가물의 분류와 사용기준

① 산업 발달로 제조 기술이 다양해짐에 따라 천연첨가물도 화학적으로 제조가 가능해지는 등 합성·천연 구분이 모호해지는 한계 제시

② 이에 따라 식품의약품안전처는 천연·합성으로 구분하는 식품첨가물 분류체계를 용도 중심으로 개편하여 식품첨가물을 감미료, 발색제, 살균제 등 31개 용도로 분류하고 품목별로 주용도를 명시하여 식품첨가물의 사용 목적을 쉽게 확인할 수 있도록 하였다.

4_4 식품첨가물의 종류 및 특성

(1) 감미료

식품에 단맛을 부여하는 식품첨가물을 말한다.

① 종류 : 아세설팜칼륨, 수크랄로오서, 사카린나트륨, 자일리톨 등

② 대표식품 : 청량음료, 유산균음료, 발효유, 어패류, 가공품, 간장, 된장, 식초, 잼, 과자, 빙과류 등

(2) 고결방지제

식품의 입자 등이 서로 부착되어 고형화 되는 것을 감소시키는 식품첨가물을 말한다.

① 종류 : 규산마그네슘 등

② 대표식품 : 분말류 크림 등

(3) 거품제거제

식품의 거품 생성을 방지하거나 감소시키는 식품첨가물을 말한다.

① 종류 : 규소수지, 옥시스테아린, 미리스트산, 라우린산 등

② 대표식품 : 간장, 맥주, 잼 등

(4) 껌기초제

적당한 점성과 탄력성을 갖는 비영양성의 씹는 물질로서 껌 제조의 기초 원료가 되는 식품첨가물을 말한다.

① 종류 : 에스테르검, 천연검, 초산비닐수지 등

② 대표식품 : 추잉껌 등

(5) 밀가루개량제

밀가루나 반죽에 첨가되어 제빵 품질이나 색을 증진시키는 식품첨가물을 말한다.

① 종류 : 과산화벤조일(희석)등

② 대표식품 : 빵, 국수 등

(6) 발색제

식품의 색을 안정화시키거나, 유지 또는 강화시키는 식품첨가물을 말한다.

① 종류 : 아질산나트륨, 질산칼륨, 질산나트륨 등

② 대표식품 : 햄, 소시지, 어류 제품 등

(7) 보존료

미생물에 의한 품질 저하를 방지하여 식품의 보존기간을 연장시키는 식품첨가물을 말한다.

① 종류 : 소르빈산 및 소르빈산칼륨, 안식향산 및 안식향산나트륨 등

② 대표식품 : 빵, 소시지, 치즈, 어묵, 간장, 된장, 식초, 단무지, 오이지 등

(8) 분사제

용기에서 식품을 방출시키는 가스 식품첨가물을 말한다.

① 종류 : 질소, 산소, 아산화질소 등

② 대표식품 : 크림(우유), 우유 등

(9) 산도조절제

식품의 산도 또는 알칼리도를 조절하는 식품첨가물을 말한다.

① 종류 : 구연산, 젖산, 수산화나트륨, 탄산칼륨 등

② 대표식품 : 면, 치즈, 발효유 등

(10) 산화방지제

산화에 의한 식품의 품질 저하를 방지하는 식품첨가물을 말한다.

① 종류 : 아황산나트륨, 차아황산나트륨 이산화황, 에리쓰르빈산 등

② 대표식품 : 어패류 건제품, 어패류 염장품, 어패류 냉동품, 유지, 버터 등

(11) 살균제

식품 표면의 미생물을 단시간 내에 사멸시키는 작용을 하는 식품첨가물을 말한다.

① 종류 : 하이포아염소산·하이포아염소산나트륨이 등

② 대표식품 : 두부, 햄, 소시지, 음료, 육가공, 수산물 가공, 장류, 신선편의식품, 국수, 어육연제품 등

(12) 습윤제

식품이 건조되는 것을 방지하는 식품첨가물을 말한다.

① 종류 : 글리세린, 프로필렌글리콜, 솔비톨, 자일리톨 등

② 대표식품 : 어묵, 무설탕 껌, 무설탕 캔디, 무설탕 잼, 냉동유제품류, 푸딩 등

(13) 안정제

두 가지 또는 그 이상의 성분을 일정한 분산 형태로 유지시키는 식품첨가물을 말한다.

① 종류 : 로카스트빈 검, 구아검, 알긴산나트륨 등

② 대표식품 : 액상요구르트, 마요네즈 등

(14) 여과보조제

불순물 또는 미세한 입자를 흡착하여 제거하기 위해 사용되는 식품첨가물을 말한다.

① 종류 : 펄라이트, 타닌산, 벤토나이트 증

② 대표식품 : 식용유 등

(15) 영양강화제

식품의 영양학적 품질을 유지하기 위해 제조공정 중 손실된 영양소를 복원하거나, 영양소를 강화시키는 식품첨가물을 말한다.

① 종류 : L-아스코르빈산, L-아스코르빈산나트륨, 칼슘 등

② 대표식품 : 시리얼, 영양강화 가공식품

(16) 유화제

물과 기름 등 섞이지 않는 두 가지 또는 그 이상의 상(phases)을 균질하게 섞어주거나 유지시키는 식품첨가물을 말한다.

① 종류 : 글리세린지방산에스테르, 레시틴 등

② 대표식품 : 마가린, 쇼트닝, 케이크, 캐러멜, 껌, 초콜릿, 아이스크림, 비스킷, 두부, 케첩, 버터, 쿠키, 크래커 등

(17) 이형제

식품의 형태를 유지하기 위해 원료가 용기에 붙는 것을 방지하여 분리하기 쉽도록 하는 식품첨가물을 말한다.

① 종류 : 유동파라핀 등

② 대표식품 : 빵, 비스킷류 등

(18) 응고제

식품 성분을 결착 또는 응고시키거나, 과일 및 채소류의 조직을 단단하거나 바삭하게 유지시키는 식품첨가물을 말한다.

① 종류 : 염화칼슘, 글루코노-델타-락톤, 레닌 등

② 대표식품 : 두부 등

(19) 제조용제

식품의 제조·가공 시 촉매, 침전, 분해, 청징 등의 역할을 하는 보조제 식품첨가물을 말한다.

① 종류 : 미세섬유상셀룰로오스, 황산알루미늄암모늄 등

(20) 젤형성제

젤을 형성하여 식품에 물성을 부여하는 식품첨가물을 말한다.

① 종류 : 염화칼륨 등

(21) 증점제

식품의 점도를 증가시키는 식품첨가물을 말한다.

① 종류: 알긴산프로피렌리콜, 카르복시메틸셀룰로오스칼륨, 펙틴 등

② 대표식품 : 발효유, 젤리, 푸팅 등

(22) 착색료

식품에 색을 부여하거나 복원시키는 식품첨가물을 말한다.

① 종류 : 식용색소적색제102호, 식용색소황색제4호, 코치닐추출색고 등

② 대표식품 : 치즈, 버터, 아이스크림, 과자류, 캔디, 소시지, 통조림고기, 푸딩 등

(23) 청관제

식품에 직접 접촉하는 스팀을 생산하는 보일러 내부의 결석, 물 때 형성, 부식 등을 방지하기 위하여 투

입하는 식품첨가물을 말한다.

(24) 추출용제

유용한 성분 등을 추출하거나 용해시키는 식품첨가물을 말한다.

① 종류 : 아이소프로필알코올 등

② 대표식품 : 빵, 케이크, 카스테라, 만두, 견과류가공품, 아이스크림, 식물종자의 유지 추출(콩기름 등) 등

(25) 충전제

산화나 부패로부터 식품을 보호하기 위해 식품의 제조 시 포장 용기에 의도적으로 주입시키는 가스 식품첨가물을 말한다.

① 종류 : 말토덱스트린, 액체질소 등

② 대표식품 : 과자류 등

(26) 팽창제

가스를 방출하여 반죽의 부피를 증가시키는 식품첨가물을 말한다.

① 종류 : 중탄산소다, 중탄산암모늄, 탄산암모늄 등

② 대표식품 : 케이크, 빵, 도넛, 비스킷, 쿠키, 과자, 초콜릿 등

(27) 표백제

식품의 색을 제거하기 위해 사용되는 식품첨가물을 말한다.

① 종류 : 아황산나트륨, 차아황산나트륨, 무수아황산 등

② 대표식품 : 와인, 말린 과일, 과자, 빵, 빙과류, 곤약분, 건조감자 등

(28) 표면처리제

식품의 표면을 매끄럽게 하거나 정돈하기 위해 사용되는 식품첨가물을 말한다.

① 종류 : 탤크 등

② 대표식품 : 추잉껌 등

(29) 피막제

식품의 표면에 광택을 내거나 보호막을 형성하는 식품첨가물을 말한다.

① 종류 : 몰포린지방산염, 담마검 등

② 대표식품 : 건강기능식품, 캡슐류 등

(30) 향미증진제

식품의 맛 또는 향미를 증진시키는 식품첨가물을 말한다.

① 종류 : L-루타민산나트륨, 5'-이노신산이나트륨, 5'-구아닐산이나트륨 등

② 대표식품 : 조미료, 냉동어묵 등

(31) 향료

식품에 특유한 향을 부여하거나 제조공정 중 손실된 식품 본래의 향을 보강시키는 식품첨가물을 말한다.

① 종류 : 합성착향료, 천연착향료 등

② 대표식품 : 껌, 과장, 아이스크림, 주스, ○○맛 음료, ○○맛 우유 등

(32) 효소제

특정한 생화학 반응의 촉매 작용을 하는 식품첨가물을 말한다.

① 종류 : 루코아라아제, 아스파라기나아제

〈표 9-5〉 유해식품첨가물의 종류와 특징

분류	종류	특징
보존료	붕산(H_3BO_3) 붕사($Na_2B_4O_7$)	• 어육연제품, 마가린, 버터 등에 사용했던 물질 • 소화불량, 체중감소, 구토, 설사, 홍반생성 등의 독성으로 사용 금지
	포름알데히드(HCHO) 포르말린(포름알데히드의 수용액)	• 주류, 장류, 유제품 및 육제품에 사용 • 체내 축적 시 두통, 구토, 현기증, 식도나 위에 염증 유발
	말라카이트그린 (malachite green)	• 발암물질로 1990년대부터 식용 어류에 사용 금지 • 양식 어류의 병해 방지용으로 불법 사용
	살리실산(salicylic acid)	• 과일주, 청주, 식초 등에 사용하였으나 1972년 이후 사용 금지
착색료	오우라민(auramine)	• 황색의 염기성 타르색소로 사용 금지 • 1950년대에 일본에서 과자, 국수, 카레가루, 단무지 등에 사용
	로다민 B(rhodamine B)	• 동물에서 발암성으로 인해 전 세계적으로 사용이 금지된 염기성 타르색소 • 과거에 일본에서 가마보코, 우메보시 같은 적색이나 분홍색 식품에 사용
	파라니트로아닐린 (p-nitroaniline)	• 지용성인 황색 합성착색료로 혈액이나 신경에 독성 발현
	실크 스카렛(silk scalet)	• 등적색의 수용성 타르색소 • 이 색소로 착색된 대구알젓의 섭취로 중독사고 발생
	롱가리트(rongalite)	• 과거 물엿, 우엉, 연근의 표백제로 사용 • 아황산과 포름알데히드가 잔류하여 독성 발현
	삼염화질소(NCl_3)	• 과거에 밀가루 개량제로 사용하였으나 이 밀가루로 만든 음식을 먹은 개가 히스테리 증상을 보여 사용 금지
표백제	둘신(dulcin)	• 청량음료, 과자, 절임류 등에 널리 사용되었으나 동물실험에서 간종양을 유발하여 1966년부터 사용 금지 • 소화효소를 억제하며 분해되면 혈액독인 p-아미노페놀이 생성되어 중추신경 자극
감미료	사이클라메이트(cyclamate)	• 발암성(방광암) 유발논란으로 우리나라는 1970년부터 사용 금지 • 미국, 일본, 한국은 사용을 금지하지만 CODEX, EU, 호주, 뉴질랜드, 중국 등 약 55개국에서는 사용을 허가
	파라-니트로-오르토-톨루이딘 (p-nitro-o-toluidine)	• 중독 시 위통, 식욕부진, 권태감, 황달, 혼수(간장독), 심하면 사망하는 맹독성인 속효성 유해감미료
	에틸렌글리콜	• 식혜나 팥앙금에 불법으로 사용 • 섭취 시 수산이 유리되어 뇌나 신장기능에 이상을 일으켜 호흡곤란, 구토, 신경장애를 유발하며 심하면 사망
기타	메탄올(CH_3OH)	• 알코올 발효과정에서 펙틴이 있을 때 생성되므로 과실주, 증류주 등에 함유 • 메탄올은 체내에서 포름알데히드를 거쳐 포름산으로 분해되는데 이 두 물질이 실명을 유발하고 서서히 산화되어 산독증 유발 • 급성 중독증상 : 두통, 현기증, 구토, 복통, 설사, 실명, 심하면 환각, 호흡장애, 심장쇠약 등으로 사망 • 만성 중독증상 : 두통, 흉통, 신경염

5. HACCP

5_1 HACCP의 정의

① HACCP는 Hazard Analysis and Critical Control Points의 약칭으로 '식품안전관리인증기준'으로 일반적으로 '해썹'이라고 한다.

② HACCP은 식품의 원료 관리에서 제조, 가공, 보존, 조리, 유통에 이르는 모든 과정에서 발생할 우려가 있는 위해요소를 규명하고, 사전에 위해요소의 발생원인을 차단하여 보다 안전한 식품을 공급하기 위해 중점적으로 관리하기 위한 체계를 말한다.

③ HACCP은 전 세계적으로 가장 효과적이고 효율적인 식품안전관리 체계로 인정받고 있으며, 미국, 일본, 유럽연합, WHO 등에서도 모든 식품에 해썹을 적극 적용하도록 권장하고 있다.

〈그림 9-1〉 HACCP(한국식품안전관리인증원)

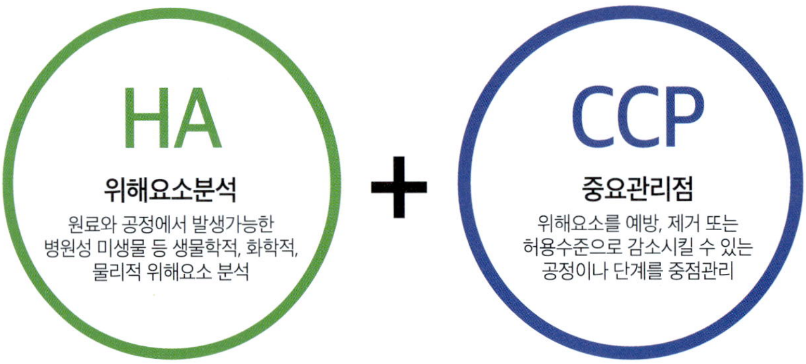

(출처: 한국식품관리인증원)

5_2 HACCP의 필요성 및 도입효과

국내에서 생산되는 식품뿐만 아니라 국제적 식품교역이 확대됨으로 인해 최근 전 세계적으로 다양한 식품안전사고가 발생하고 있다. 우리나라에도 2005년 중국산 기생충 알 감지, 2015년 대장균 오염 떡 유통, 2017년 살충제 계란 등 여러 가지 식품 안전 사고가 발생하여 식품에 대한 안전성 및 제품의 질 향상을 위한 HACCP의 적용이 증가하고 있다. 더욱이 EU, 미국 등 선진국으로의 식품 수출경쟁력을 확보하기 위해서 HACCP의 도입이 더욱 요구되고 있는 실정이다.

HACCP을 도입함으로써 업체 측면에서는 체계적인 위생관리 체계의 구축과 집중적인 위생관리, 위생적이고 안전한 식품의 제조뿐만 아니라 회사의 이미지 제고와 신뢰성을 향상시킬 수 있고, 소비자 측면에서는 HACCP시스템을 통하여 안전한 식품을 소비자가 스스로 판단하여 선택할 수 있다.

5_3 HACCP의 7원칙 12절차

〈표 9-6〉 HACCP의 7원칙 12절차

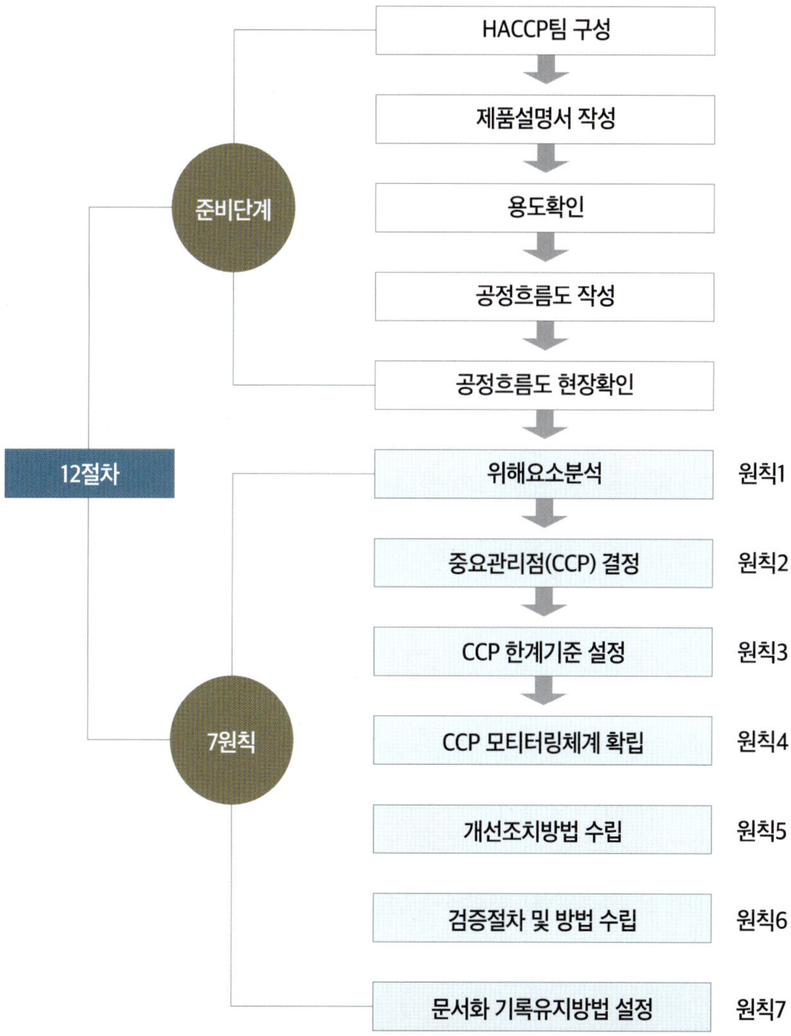
12절차
준비단계
HACCP팀 구성
제품설명서 작성
용도확인
공정흐름도 작성
공정흐름도 현장확인
7원칙
위해요소분석
원칙1
중요관리점(CCP) 결정
원칙2
CCP 한계기준 설정
원칙3
CCP 모티터링체계 확립
원칙4
개선조치방법 수립
원칙5
검증절차 및 방법 수립
원칙6
문서화 기록유지방법 설정
원칙7

(한국식품안전관리인증원)

(1) 해썹팀 구성

HACCP팀을 구성할 때는 어떤 형태로든 최고경영자의 직접적인 참여를 포함시키는 것이 바람직하며, 업체 내 핵심요원들을 팀원에 포함한다.

해썹(HACCP)계획을 개발하는 팀원은 작업공정(시설·설비 및 기술, 실제 작업상황, 위생, 품질보증 등)에 대해 상세한 지식과 식품위생학, 식품미생물학, 공중보건학, 식품공학 분야의 기술 및 지식을 갖고 있는 게 좋다.

(2) 제품설명서 작성

제품설명서에는 제품명, 제품유형 및 성상, 품목제조보고연월일, 작성자 및 작성연월일, 성분(또는 식자재) 배합비율 및 제조(또는 조리)방법, 제조(포장)단위, 완제품의 규격, 보관·유통(또는 배식)상의 주의사항, 제품용도 및 유통(또는 배식)기간, 포장방법 및 재질, 표시사항, 기타 필요한 사항이 포함되어야 한다.

(3) 용도 확인

해당 식품을 그대로 섭취할 것인가, 가열조리 후 섭취할 것인가, 다른 식품의 원료로 사용되는가 등의 사용방법과 범위, 그리고 제품에 오염될 수 있는 잠재적 위해물질에 감수성이 있는 소비자(노인, 어린이, 면역관련 환자 등)를 파악해야 한다.

(4) 공정흐름도 작성

원료의 입고에서부터 완제품의 출하에 이르기까지 위해요소의 교차오염 또는 2차오염, 증식 등의 가능성을 파악하기 위해 모든 공정별로 공정흐름도를 작성한다.

(5) 공정흐름도 현장 확인

공정흐름도 및 평면도가 실제 작업공정과 동일한지를 각 공정별 단계를 직접 확인하면서 검증한다.

(6) 위해요소 분석

원료별·공정별로 생물학적, 화학적, 물리적 위해요소와 발생원인을 모두 파악하여 목록화한 후, 파악된 잠재적 위해요소(Hazard)에 대한 위해(Risk)를 평가한다. 마지막으로 파악된 잠재적 위해요소를 예방하거나 완전히 제거할 수 있는 예방조치방법을 확인하여 기재한다.

(7) 중요관리점(CCP) 결정

'위해요소분석'에서 파악된 위해요소를 예방, 제거 또는 허용 가능한 수준까지 감소시킬 수 있는 최종 단계 또는 공정

(8) CCP 한계기준 설정

'중요관리점(CCP)'에서 취해져야 할 예방조치에 대한 한계기준을 설정하는 것으로 현장에서 확인 가능하도록 육안관찰이나 간단한 측정으로 확인할 수 있는 수치 또는 특정지표로 나타내어야 한다.

(9) CCP 모니터링 체계 확립

'중요관리점(CCP)' 공정이 안전적으로 운영되도록 관리하기 위한 모니터링 체계를 수립하는 것이다.

(10) 개선조치방법 수립

모니터링 결과 한계기준을 벗어날 경우 취해야 할 개선조치 방법을 사전에 설정하는 단계로 신속한 대응조치가 이루어지도록 한다.

(11) 검증절차 및 방법 수립

HACCP팀은 HACCP계획이 올바르게 수립되어 있는지, 계획된 대로 이행되고 있는지를 검증하는 절차를 설정하고 HACCP계획이 변경될 때나, 재평가를 위한 검증을 연 1회 이상 실시하여야 한다.

(12) 문서화, 기록유지 설정

기록유지는 최적의 기록담당자 및 검토자, 기록의 보관장소와 기간 등을 고려하여 가장 단순하게 서식을 개발하여야 한다.

10
보건영양

1. 보건영양의 개념
2. 영양소의 종류 및 작용
3. 에너지 대사
4. 보건영양

1. 보건영양의 개념

균형 잡힌 영양섭취는 지역사회의 모든 주민의 건강생활과 질병예방에 중요한 요소가 되므로 보건영양은 지역사회 주민의 식생활의 결함을 제거, 개선하여 건강한 생활을 유지하도록 하는 것이다.
영양소는 인간의 건강과 생명을 유지할 수 있도록 필요한 물질을 제공하는 것으로, 단백질, 탄수화물, 지방, 무기질, 비타민, 물을 6대 영양소라 한다.

2. 영양소의 종류 및 작용

2_1 영양소의 3대 기능

① 신체의 열량공급 작용
② 신체조직의 구성
③ 신체의 생리기능 조절작용

2_2 단백질(protein)

(1) 주요작용

신체구성의 주요 성분, 효소와 호르몬의 성분, 체내 생리작용의 조절기능

(2) 단백질의 결핍

발육저지, 부종, 빈혈, 감염병에 대한 저항력의 감소

(3) 필수아미노산

인체에서 합성되지 않는 아미노산으로 외부에서 섭취해야 한다. 종류로는 ①리신 ②발린 ③로이신 ④이솔루신 ⑤메티오닌 ⑥슬레오닌 ⑦아르기닌 ⑧페니알라린 ⑨히스티딘 ⑩트리토판이 있다.

2_3 탄수화물

(1) 주요작용

에너지의 공급원으로 소화흡수율이 98%이며, 과잉된 당질은 지방으로 변해 체내 저장

(2) 탄수화물의 과부족

① 탄수화물 과다 → 지방축적, 비만증의 원인

② 탄수화물 부족 → 저혈당, 근손실

2_4 지방

(1) 주요작용

인체의 체온유지 및 피부보호, 에너지원, 뇌, 척수, 신경 등의 생성성분

(2) 지방 결핍

허약, 빈혈, 거친 피부 등

2_5 비타민

체내에서 필요한 만큼 합성되지 않아 식품으로 반드시 섭취해야 한다.

(1) 주요기능

성장촉진, 생식능력 증진, 에너지 대사 관여 등

(2) 지용성 비타민

비타민 A, 비타민 D, 비타민 E, 비타민 K

(3) 수용성 비타민

비타민 B_1, B_2, B_6, B_{12}, 니코틴산, 비타민 C

〈표 10-1〉 비타민의 종류와 결핍증

종류	발견연도	기능	함유식품	결핍증상
비타민 A (레티놀)	1913	눈의 건강	간, 당근, 채소, 과일	야맹증, 안구 건조
비타민 B1 (티아민)	1910	정신 건강, 이뇨 작용, 성장 촉진	돼지고기, 땅콩, 생선, 계란노른자	각기병, 식욕 부진, 부종, 불면증
비타민 B2 (리보플라빈)	1933	혈액순환, 피부 및 소화계 건강	우유, 버섯, 시금치, 생선	구내염, 피부염, 감각 이상
비타민 B3 (니아신)	1937	손 저림 완화, 항체 형성	돼지고기, 생선, 무화과	구토, 설사, 피부염, 감각 이상
비타민 B5 (판토텐산)	1933	면역체계 강화	간, 견과류, 닭고기	피부염, 식욕 부진, 설사, 변비
비타민 B6 (피리독신)	1934	면역체계 강화	간, 생선, 시금치, 감자, 바나나	경련, 우울증, 빈혈, 피부염
비타민 B7 (비오틴)	1939	탈모 예방, 피부염 완화	간, 우유, 땅콩, 계란노른자	결막염, 탈모, 피부염
비타민 B9 (엽산)	1941	DNA 합성 효소, 기형아 예방	채소, 간, 콩, 오렌지	빈혈
비타민 B12 (코발라민)	1948	칼슘과 결합해 성장 촉진	간, 소고기, 돼지고기, 우유, 치즈, 계란	감각 이상, 빈혈
비타민 C	1928	항산화, 상처 치유, 콜레스테롤 저하, 근육과 뼈 형성	귤, 딸기, 오렌지, 토마토, 감자	괴혈병, 잇몸 출혈, 면역 감소
비타민 D (칼시페롤)	1919	칼슘과 인의 농도 유지	참치, 우유	구루병, 골연화증
비타민 E (토코페롤)	1922	노화 지연, 불포화 지방산의 산화 방지	견과류, 계란, 간	근위축, 생식 불능, 신경 손상
비타민 K (필로퀴논)	1935	혈액 응고, 뼈 조직의 단백질 합성	채소	출혈, 골절

(출처 : 비타민 연구소)

2_6 무기염류

• 생리작용 조절, 칼슘(Ca), 인(P), 나트륨(Na), 염소(Cl), 철(Fe), 요오드(I), 구리(Cu)

〈표 10-2〉 주요 무기염류의 종류와 특징

종류	기능	결핍증	함유식품
칼슘(Ca)	뼈·이·혈장의 성분으로 혈액응고와 근수축에 관여	성장부진, 골연화증, 구루병, 임산부 치아의 약화	우유 및 유제품, 뼈째 먹는 생선
인(P)	칼슘과 함께 뼈와 치아의 구성성분, 뇌신경의 구성성분	골연화증, 골절, 구루병	육류, 가금, 생선, 달걀, 곡류
나트륨(Na)	pH 조절, 혈장의 성분	구토, 설사, 저혈압(부종환자에게는 나트륨이 제한됨), 신경통	소금
염소(Cl)	혈장과 위액의 성분	위산분비 결핍	소금 및 가공식품
철(Fe)	헤모글로빈의 구성성분	허약, 빈혈, 두통	달걀노른자, 간, 소고기, 콩류
요오드(I)	갑상샘 기능 유지(갑상샘에서 분비되는 티록신 호르몬의 구성요소)	크레틴증(아동) 믹스이데마(성인)	다시마, 미역, 김 등의 해조류
황	단백질의 성분 해독작용	피로, 근위축, 손톱과 발톱 연화증	토마토, 옥수수

2_7 수분

• 주요 작용 : 생리기능 조절, 영양소의 흡수와 운반, 체온조절, 삼투압 조절 등

3. 에너지 대사

3_1 에너지의 단위

① 식품이 가지고 있는 잠재에너지와 신체 내에서 일어나는 에너지 대사에 사용되는 에너지의 단위는 칼로리(calorie)와 줄(joule)로 나타낸다.

② 1칼로리는 물 1g의 온도를 15℃에서 16℃로 올리는 것을 말한다.

3_2 에너지 대사

① 1℃ 올리는 데 필요한 열에너지의 양이다.

- 일반적으로 영양학에서는 대단위인 킬로칼로리(kilocalorie)를 사용하며 다음의 약자로 표시

calorie = cal
kilocalorie = 1,000cal = kcal = C

② 1Joule(kilojoule=J)은 1kg의 물체를 1미터 움직일 수 있는 힘을 1N(newton)이라 할 때, 이때 필요한 기계에너지의 양을 말한다.

③ 칼로리와 줄의 관계는 다음과 같다.

1kcal = 4.18J

3_3 기초대사량(Basal Metabolic Rate : BMR)

(1) 기초대사량이란?

① 신체 내에서 생명현상을 유지하기 위하여 필요한 최소한의 에너지를 요구하는 상태가 기초상태(basal state)

② 체중 1kg당 한 시간에 1kcal가 소모되며, 실온이 20℃일 때 최저를 나타낸다.

③ 60kg인 사람은 대략 60×24 = 1,440kcal가 기초대사량이다.

④ 에너지 요구량을 기초대사율(basal metabolic rate : BMR) 또는 기초대사량

(2) 기초대사량에 영향을 주는 인자

기초대사량에 영향을 주는 인자에는 체표면적, 연령, 성별, 기온, 호르몬 분비량 등이 있는데 남녀 모두 20~40세 사이에는 비슷하다.

(3) 기초대사율 측정

① 식후 12시간 이상이 지난 후 또는 아침식사 전의 공복상태에서 감정적인 흥분상태나 걱정이 전혀 없는 완전히 육체적·정신적으로 편안한 상태를 유지

② 표준화된 실험실 조건에서 누워서 측정

(4) 기초대사의 항일성

기초대사량은 개인마다 다른데 일반적으로 체중 1kg당 한 시간에 1kcal로서 일정기간 중에 기초대사율의 변동은 5% 전후로 항상 일정하기 때문에 이를 기초대사의 항일성(恒一性)이라고 한다.

3_4 특이동적 작용(specific dynamic action, SDA)

(1) 특이동적작용이란?

음식물의 소화 흡수과정에 이용되는 칼로리 소모현상을 말한다.

① 탄수화물이나 단백질, 지방의 섭취 시 특히, 단백질의 경우 SDA에 의한 대사량이 섭취열량의 30% 정도 증가되며 탄수화물이나 지방에 의해 연소되지 않고 비축되었다가 필요시 이용된다.

② 즉, 단백질은 16~30%, 당류는 4~9%, 지방질은 3~4%가 소모된다. 단백질이 열량원으로서 불리한 이유는 SDA에 소요되는 열량이 많기 때문이다.

3_5 휴식대사(resting energy expenditure)

① 휴식대사 또는 휴식대사율(resting metabolic rate : RMR)은 쾌적한 생활환경에서 휴식하고 있을 때에 에너지 대사를 말한다.

② 휴식대사율은 식품의 특이동적 작용을 포함하므로 기초대사율보다 증가할 때의 대사도 포함되며, 수면할 때와 같이 기초대사량보다 감소할 때의 대사도 포함하게 된다.

③ 기초대사율을 측정하는 같은 조건에서 식후 4시간 경과하였을 때 측정한 값과 근사하게 나타난다.

④ 1989년에 개정한 미국의 영양권장량 중 에너지권장량은 기초대사율보다는 휴식대사율을 근거로 하여 정하였다.

4. 보건영양

4_1 1일 총열량 소요의 계산

(1) 1일 총열량 소요

① 1일의 총열량을 계산하는 데 필요한 것은 기초대사량, 활동대사량과 식품의 특이동적작용이다. 일반적으로 1일의 총에너지 소요량을 계산하는 방법은 다음과 같다.

첫째, 체중을 사용하여 24시간 소모된 기초대사량을 계산한다.

둘째, 하루 24시간 동안의 각종 활동 상태를 기록하고 활동기준을 참작하여 활동대사량을 계산한다.

셋째, 식품의 특이동적작용으로 인한 10%의 에너지 소모량을 계산에 넣는다.

② 이를 식으로 표시하면 다음과 같다.

$$A = B + BX = B(1 + X)$$

③ 이때 기초대사량과 전체 소요 열량을 안다면 생활활동지수(X)는 산출되며, 1일간의 열량소요는 다음 식에 의해서 계산된다.

$$A = B + BX + A / 10$$

A : 칼로리 소요량, B: 1일 기초대사량, X: 생활활동지수

BX : 생활활동에 따른 증가 칼로리, A/10: 특이동적작용에 소모되는 양

4_2 열량제한 요소 및 체열생산

① 사람의 생명현상에 필요한 열량은 여러 가지 제한요소에 의해 달라지는데, 성별, 연령, 활동량, 신체적 조건, 체중, 기후 등이 있다.

② 열생산 : 근육이 60% 이상을 차지하며, 체온방산은 체표면적이 가장 큰 비중을 차지한다.

③ 열량의 손실은 방산(radiation)은 65%, 증발(evaporation)에 30%, 호흡(respiration)에 3%, 대소변에 2%를 소모한다.

4_3 특수시기 영양

① 특수시기의 영양관리로는 영유아, 임산부 및 수유부, 노인에 대하여 특별한 관리가 필요하다.

② 영유아기는 성인에 비하여 생리작용에 필요한 영양뿐만 아니라 성장 발육에 필요한 영양분의 공급이 필요하기 때문에 단위 체중당 성인의 3배가량이 더 소요된다.

㉠ 뇌의 무게는 1세 때 이미 성인의 70%까지 자라며,

㉡ 2세 때는 머리 둘레가 성인의 90%까지 성장하고,

㉢ 3세 때까지는 급속히 성장하므로 이때의 영양공급은 대단히 중요하다.

㉣ 임산부 및 수유부도 일반적인 성인 여자의 열량이나 영양의 공급에 추가적인 공급이 필요. 특히 철분의 공급이 부족할 시는 약제에 의한 공급이 고려되어야 한다.

㉤ 영유아나 임산부 및 수유부의 영양공급의 내용은 한국인의 1일 영양권장량에 구체적으로 명시되어 있다.

㉥ 노년기의 영양은 소화기능의 약화로 식품의 질적인 면에서 소화가 잘되는 것으로 선택하고, 칼슘의 공급을 하여 골다공증에 걸리지 않도록 하여야 한다.

4_4 영양상태 판정 및 영양장애

(1) 영양상태 평가

영앙상태를 평가하는 데는 크게 직접측정과 간접측정으로 대별된다.

① 직접측정은 임상증상에 의한 판정으로 주관적인 판정법과 신체계측이나 생화학적 검사 등 객관적인 방법이 있다.

② 간접적인 방법에는 연령별 특수사망, 특수질병의 이환율 및 식이섭취평가 등이 있다.

(2) 영양장애

영양소의 과량섭취나 부족으로 발생되는 비만증이나 결핍증 등의 건강장애나 질병상태를 말한다.

(3) 영양장애의 형태 : 영양의 부족

① 영양상태의 결핍증이란 필요 영양소의 결핍으로 발생되는 병적 상태를 말한다.

② 저영양(under nutrition)이란 열량섭취의 부족 상태를 말하고,

③ 영양실조증(malnutrition)이란 영양소의 공급이 질적·양적 부족으로 나타난 불건강의 상태를 말하며,

④ 기아상태(starvation)란 저영양과 영양실조증이 함께 발생된 상태를 말한다.

(4) 영양장애의 형태 : 영양의 과다

① 영양의 과다섭취로 인한 영양장애의 형태는 비만증(obesity)이라 한다. 비만증이란 체지방의 과량 침착 상태로서 운동선수의 근육발달로 인한 체중과다를 비만증이라 하지는 않는다.

㉠ 우리가 흔히 비만증의 5D

ⓐ 용모손상(disfigurement)

ⓑ 불편(discomfort)

ⓒ 활동불편(disability)

ⓓ 질병(disease)

ⓔ 사망(death)

② 열량영양소의 과량섭취는 당질이 지방질로 변화되어 축적되며, 이것은 당질로 다시 환원되지 않는데, 평균체중의 20%를 초과하는 경우로서 체지방이 체중의 25%에 이르면 비만이라 한다.

③ 비만증의 원인은 유전적 요인, 과다열량의 섭취, 운동부족, 내분비계의 장애 및 심리적 요인들이 작용한다.

④ 비만증의 진단은 외모, 피하지방층의 두께, 신장과 체중의 비교, 체성분 등에 의해서 판단한다.

4_5 우리나라의 국민영양관리계획

2010년 3월 국민영양관리법 제정 후 「제1차 국민영양관리기본계획(2012~2016년)」이 종료됨에 따라 인구고령화, 영양불균형, 비만 및 만성질환의 증가 등 정책여건을 고려하여 「제2차 국민영양관리기본계획(2017년~2021년)」을 수립

(1) 국민영양실태

① 인구고령화, 1인가구, 만성질환 관련 사회경제적 부담이 증가하고, 칼슘과 과일 섭취 부족 등의 영양불균형과 불규칙한 식생활이 지속되고 도시락이나 간편식 등의 식품선택 환경이 변화

㉠ 나트륨 과잉섭취 → 2015년 목표섭취량(2,000mg) 대비 남자 2.4배, 여자 1.7배

〈표 10-3〉 연도별 나트륨 목표섭취량 대비 섭취비율(만 9세 이상, 표준화)

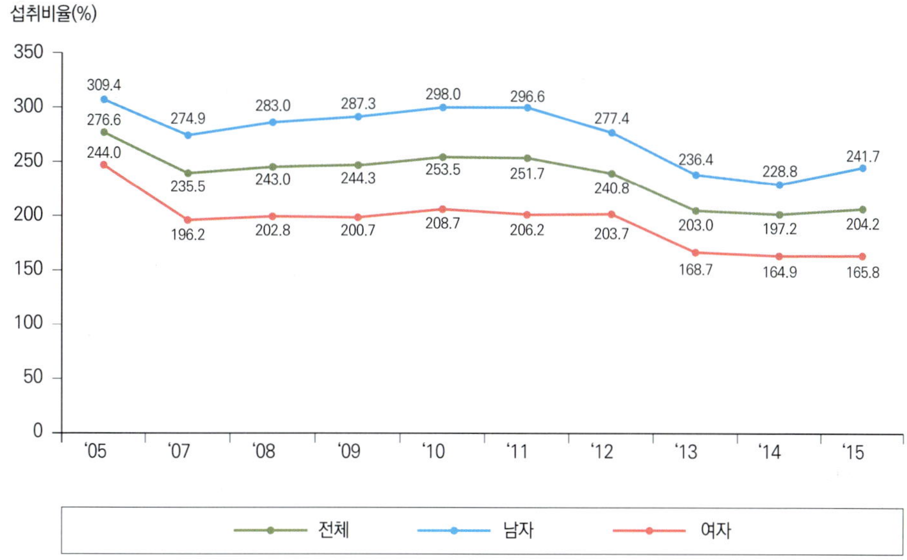

(출처 : 보건복지부, 제2차(2017~2021) 국민영양관리기본계획)

㉡ 음료, 주류 섭취량의 급격한 증가

음료류 2005년 62g/일 → 2015년 192g/일, 주류 2005년 81g/일 → 2015년 123g/일

〈표 10-4〉 연도별 주류 1일 섭취량(g) 추이(만 1세 이상, 표준화)

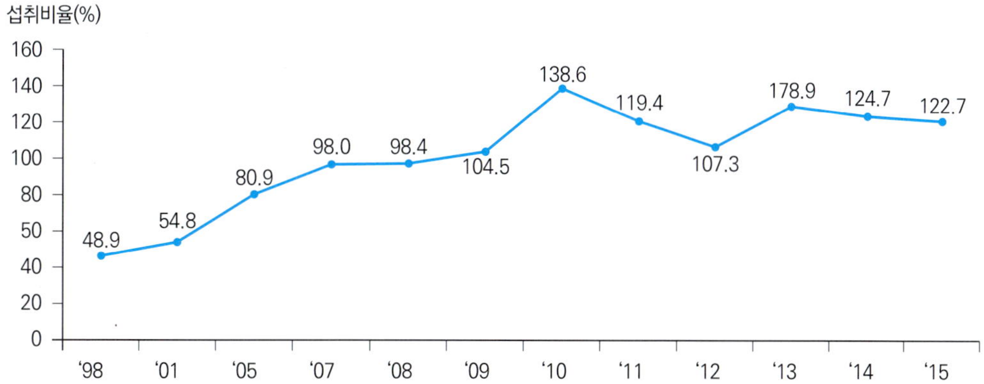

(출처 : 보건복지부/질병관리본부(2016), 「2015국민건강통계」)

(2) 「제2차 국민영양관리계획」의 목표

〈표 10-5〉 제2차 국민영양관리계획의 목표

목표	건강식생활 실천 인구 증가
	• 적정 수준의 지방 적정 섭취 인구 비율 증가('15년 44.2%→'21년 50%) • 나트륨 2,000mg/일 이하 섭취 인구 비율 증가('15년 19.6%→'21년 31%) • 적정 수준의 당 섭취 인구 비율 증가('15년 64.6%→'21년 80%) • 과일·채소 500g/일 이상 섭취 인구 비율 증가('15년 38.5%→'21년 42%) • 가공식품 선택 시 영양표시 이용 인구 비율 증가('15년 26.4%→'21년 30%) • 아침결식률 감소('15년 26.1%→'21년 18%)

(출처 : 보건복지부)

(3) 「제2차 국민영양관리계획」의 추진과제

〈표 10-6〉 제2차 국민영양관리계획의 추진과제

전략	건강식생활 실천 국민 인식 제고	건강식생활 실천 환경 조성	건강식생활 실천 기반 강화	맞춤형 영양관리서비스 지원강화
추진과제	• 건강식생활 실천 운동 전개 • 건강식생활 실천 참여형 홍보 활동 강화	• 신뢰성 있는 영양정보 제공 • 건강한 식품 선택권 보장 • 개인의 영양관리 능력 향상 및 실천을 위한 영양관리 서비스 산업 활성화	• 국민 식생활·영양 모니터링 강화 • 식생활·영양 관리 기준의 체계적 재·개정 및 보급 • 식생활·영양 관련 체계적 DB 구축·관리 • 관련 제도·인력·재정적 기반 강화	• 영유아·임산부 영양관리 지원 강화 • 아동·청소년의 영양관리 능력 향상 • 성인 만성질환 예방을 위한 영양관리 강화 • 노인 영양관리 강화 • 지역사회 특화 영양사업 개발

(출처 : 보건복지부)

11

보건관리

1. 보건의료
2. 보건행정
3. 보건교육의 정의 및 구분
4. 보건교육의 목적
5. 보건교육 전문가의 역할
6. 보건교육의 계획 및 추진

1. 보건의료

1_1 보건의료의 정의

보건서비스는 건강을 보살핀다는 예방의 의미가 강하고, 의료서비스는 질병을 다스리는 치유의 의미가 강하다. 보건의료기본법에서 규정한 보건의료는 "국민의 건강을 보호·증진하기 위하여 국가, 지방자치단체, 보건의료기관 또는 보건의료인 등이 행하는 모든 활동"을 뜻한다. 그러므로 보건의료라 하면 건강증진서비스와 더불어 예방보건서비스, 질병의 진단과 치료 및 재활에 이르는 질병의 스펙트럼 전체를 포괄하는 용어라 정의할 수 있다.

1_2 보건의료의 구성요소

(1) 질병 예방적 관점에서의 분류

① 일차예방

질병발생 이전에 제공되는 건강증진서비스와 예방서비스를 포함한다.

② 이차예방

조기진단, 조기치료 등 질병에 대한 진단과 치료를 모두 포함하는 개념이다.

③ 삼차예방

질병의 결과로 초래된 장애에서 벗어나 정상적인 생활을 할 수 있도록 도와주는 재활서비스를 말한다.

(2) 의료기술의 복잡성에 따른 분류

① 일차의료

주로 의원과 보건소에서 예방접종이나 건강교육을 비롯, 단순한 감기나, 외상등의 진료를 하며, 대상 문제의 범위가 넓고 대상자의 수도 많다.

② 이차의료

일차의료에 비해 전문적인 인력, 복잡한 시설과 장비가 있어야 해결할 수 있으며, 대상 문제의 범위와 대상자수가 일차의료에 비해 제한적이다.

③ 삼차의료

특수시설과 장비, 특정 의료영역을 전공한 전문의 등이 제공하는 의료서비스로 인적자원과 물적 자원의 소요가 매우 크다.

(3) 우리나라의 보건의료체계

① 우리나라의 의료제도는 공공보건의료보다는 민간의료 주도형으로 구성되어 있으나 의료서비스평가제도와 건강보험심사평가원의 진료비 심사제도가 부족하나마 소비자를 보호해 주고 있다.

② 질병마다 미리 정해진 금액을 내는 포괄수가제에 행위별수가제를 혼합한 신포괄수과제를 2017년 42개 기관에서 2022년 200개 기간으로 단계적으로 확대 시행할 예정

③ 우리나라의 의료제도는 환자의 짧은 치료대기시간, GDP에 대한 의료비 비중이 낮고, 보건지표의 성과가 높은데 반하여, 환자 보호기능이 취약하고, 의료서비스가 질병 치료에 집중되어 있다는 단점이 있다.

④ 의약품 오남용으로부터 국민의 건강을 지키고, 약제비 절감으로 건강보험재정 안정화 명목으로 2000년 7월에 의약분업을 실시하고 있다.

⑤ 우리나라에서 법적으로 공인하는 한방의학은 의료서비스 제공 체계 내에서 인정되어 건강보험의 급여범위에 포함되어 있으며, 보건복지부 내 한의약정책관을 두어 한의약정책이나 한의약산업을 이끌어가고 있다.

2. 보건행정

2_1 보건행정의 정의

W.G.Smillie는 《미국보건행정(1936)》이라는 저서에서 "보건행정이란 공적(公的) 또는 사적(私的) 기관이 사회복지를 위하여 공중보건의 원리와 기법을 응용하는 것이다."라고 정의하였다. 따라서 행정조직을 통해 모든 국민의 생명을 연장하고 질병을 예방하기 위해 일반대중의 생활 속으로 도입하는 사회적 과정이라고 정의할 수 있다.

2_2 보건행정의 범위

〈표 11-1〉 보건행정의 범위

Emerson	세계보건기구	미국공중보건협회
1) 보건통계 2) 대중에 대한 건강교육 3) 환경위생 4) 감염병관리 5) 모자보건 6) 만성병관리 7) 보건검사실 운영	1) 보건관계 기록의 보존 2) 대중에 대한 보건교육 3) 환경위생 4) 감염병관리 5) 모자보건 6) 의료 7) 보건간호	1) 보건자료의 기록과 분석 2) 보건교육과 홍보 3) 감독과 통제 4) 직접적 환경서비스 5) 개인 보건서비스의 실시 6) 보건시설의 운영 7) 사업과 자원 간의 조정

2_3 보건행정의 특성

(1) 공공성 및 사회성

보건행정은 사회 전체 구성원을 대상으로 한 사회적 건강향상을 추구하는 행정적 성격을 띠고 있다.

(2) 봉사성

국민의 행복과 복지를 위해 직접 개입하고 간섭하는 봉사행정의 특성을 가지고 있다.

(3) 조장성 및 교육성

보건행정은 지역사회 주민의 자발적인 참여를 조장하기 위해 교육을 주된 수단으로 사용하고 있다.

(4) 과학성 및 기술성

보건행정에 이용되는 과학과 기술은 가격이 비교적 저렴하고 간단하며 조작이 쉬워야 한다.

2_4 보건행정의 과정

(1) 목표설정(Goal setting)

보건행정이 달성하고자 하는 미래의 상태를 설정하는 것

(2) 정책결정(Policy making)

정부기관에 의한 장래의 활동지침의 결정

(3) 계획(Planning)

목표달성을 위한 합리적인 수단을 선택하는 과정

(4) 조직화(Organizing)

구조, 인사, 예산의 문제를 구체화하는 수단

(5) 동기부여(Motivating)

조직이 자발적으로 움직일 수 있도록 조직의 인적자원을 다루는 데 필요한 활동

(6) 통제(Controlling)

조직활동을 감사하는 데 초점을 두고 조직의 활동결과를 측정하는 기준을 결정

(7) 환류(Feedback)

다음에 일을 하는 데 이바지하도록 시도된 것의 결과를 환류한다.

2_5 우리나라의 보건행정조직

(1) 보건복지부

〈표 11-2〉 보건복지부 조직도

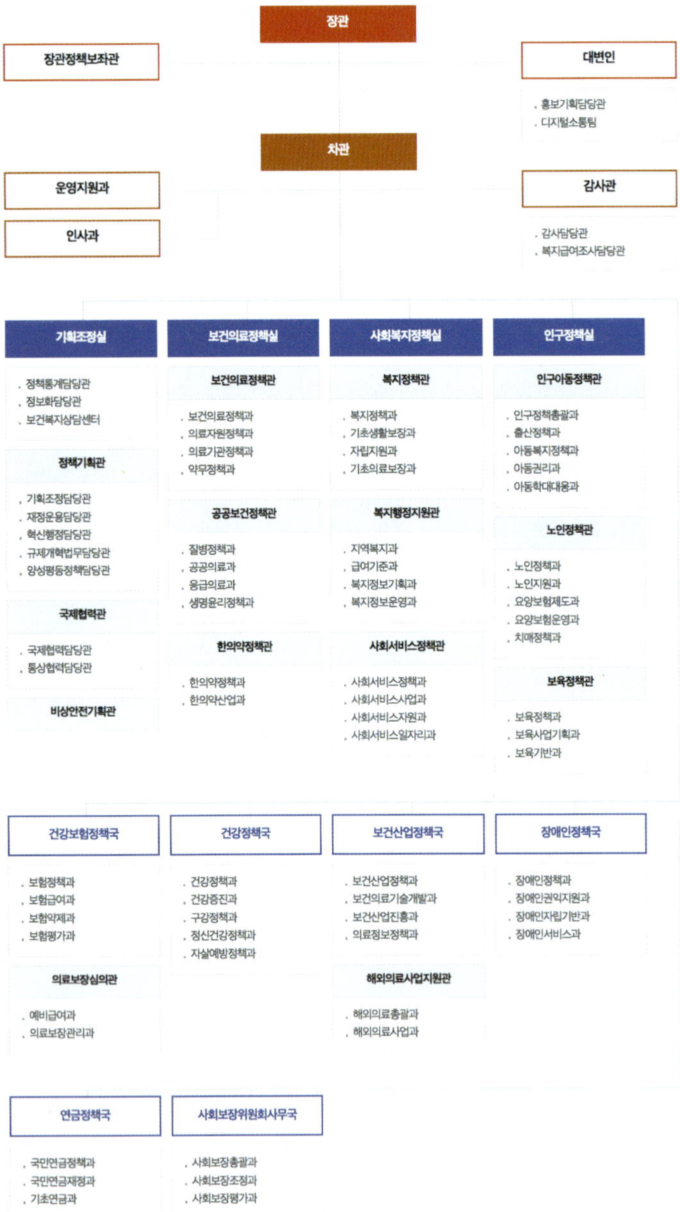

장관
장관정책보좌관
대변인
. 홍보기획담당관
. 디지털소통팀
차관
운영지원과
인사과
감사관
. 감사담당관
. 복지급여조사담당관
기획조정실
. 정책통계담당관
. 정보화담당관
. 보건복지상담센터
정책기획관
. 기획조정담당관
. 재정운용담당관
. 혁신행정담당관
. 규제개혁법무담당관
. 양성평등정책담당관
국제협력관
. 국제협력담당관
. 통상협력담당관
비상안전기획관
보건의료정책실
보건의료정책관
. 보건의료정책과
. 의료자원정책과
. 의료기관정책과
. 약무정책과
공공보건정책관
. 질병정책과
. 공공의료과
. 응급의료과
. 생명윤리정책과
한의약정책관
. 한의약정책과
. 한의약산업과
사회복지정책실
복지정책관
. 복지정책과
. 기초생활보장과
. 자립지원과
. 기초의료보장과
복지행정지원관
. 지역복지과
. 급여기준과
. 복지정보기획과
. 복지정보운영과
사회서비스정책관
. 사회서비스정책과
. 사회서비스사업과
. 사회서비스자원과
. 사회서비스일자리과
인구정책실
인구아동정책관
. 인구정책총괄과
. 출산정책과
. 아동복지정책과
. 아동권리과
. 아동학대대응과
노인정책관
. 노인정책과
. 노인지원과
. 요양보험제도과
. 요양보험운영과
. 치매정책과
보육정책관
. 보육정책과
. 보육사업기획과
. 보육기반과
건강보험정책국
. 보험정책과
. 보험급여과
. 보험약제과
. 보험평가과
의료보장심의관
. 예비급여과
. 의료보장관리과
건강정책국
. 건강정책과
. 건강증진과
. 구강정책과
. 정신건강정책과
. 자살예방정책과
보건산업정책국
. 보건산업정책과
. 보건의료기술개발과
. 보건산업진흥과
. 의료정보정책과
해외의료사업지원관
. 해외의료총괄과
. 해외의료사업과
장애인정책국
. 장애인정책과
. 장애인권익지원과
. 장애인자립기반과
. 장애인서비스과
연금정책국
. 국민연금정책과
. 국민연금재정과
. 기초연금과
사회보장위원회사무국
. 사회보장총괄과
. 사회보장조정과
. 사회보장평가과

(출처 : 보건복지부)

(2) 보건복지부 핵심정책

① 저출산·고령화 대응

㉠ 우리나라 가임여성(15~49세) 1명이 평생 출산하는 자녀의 수는 2013년 1.19명으로 세계에서 가장 낮은 수준이다. 반면, 65세 이상의 인구는 2010년 545만명에서 2030년 1,269만 명으로 계속 증가할 것으로 예상된다.

㉡ 저출산·고령화에 따라 노동력 고령화의 급속 진행, 잠재성장률 하락, 사회보장 부담 증가, 재정수지 악화 등으로 미래사회가 위협받고 있다.

㉢ 이에 보건복지부에서는 제1차 저출산·고령사회기본계획(2006~2010), 제2차 저출산고령사회기본계획(2011~2015)을 추진하여 저출산·고령사회 대응체계 확립을 목표로 대응하였다.

㉣ 제3차 저출산.고령사회 기본계획(2016~2020) 대응방안

ⓐ 보육 중심 대책만으로는 출산율 제고에 한계를 느끼고, 일·가정 양립, 사회문화 환경, 경제적 부담 경감 등 균형적 대응

ⓑ 저출산을 초래하는 장시간 근로행태, 여성중심 일·가정양립, 배타적 가족관 등의 개혁에 초점

ⓒ 국민·주택연금 확대 등 준비되지 않은 고령화에 대비하기 위한 정책적 노력 강화

ⓓ 생산인구 감소를 대비, 신성장동력 육성, 실버경제 등 성공적 고령사회로 가기 위한 구조적 대응 강화

ⓔ 민간-지역-정부가 조화를 이루는 저출산 극복을 위한 전 사회적 대응체계 구축

ⓕ 합계출산율을 현재 1.21명에서 2020년 1.5명으로 높이는 「브릿지 플랜 2020」을 계획

② 사회보험

㉠ 사회보험은 국민을 대상으로 질병, 사망, 노령, 실업, 기타 신체장애 등으로 인하여 활동 능력의 상실과 소득의 감소가 발생하였을 때 국가가 사회 연대성에 기반하여 만든 사회·경제제도이다.

ⓐ 건강보험

국민의 질병·부상에 대한 예방, 진단, 치료, 재활과 출산·사망 및 건강증진에 대하여 보험급여를 실시함으로써 국민건강을 향상시키고 사회보장을 증진함을 목적으로 「국민건강보험법」을 제정, 생활유지 유무에 따라 건강보험제도와 의료급여제도를 실시하고 있다.

㉡ 의료급여

생활유지 능력이 없거나 어려운 저소득 국민의 의료문제를 국가가 보장하는 사회보장제도

<표 11-3> 의료급여 대상자

1종 수급권자	2종 수급권자
• 국민기초생활보장법수급자 : 근로무능력 가구, 희귀난치성질환, 중증질환(암환자, 중증화상환자만 해당) 등록자, 시설수급자 • 행려환자 • 타법적용자 : 이재민, 의상자 및 의사자, 입양아동(18세 미만), 국가유공자, 국가무형문화재보유자, 북한이탈주민(새터민), 5·18 민주화운동 관련자, 노숙인	국민기초생활보장대상자 중 1종 수급 대상이 아닌 가구

(출처 : 보건복지부)

㉢ 사회서비스와 보건의료서비스

사후대응 중심의 소비적 지원에서 벗어나 '사회투자국가'로의 전환을 통해 더 나은 미래를 구현하기 위해 국가발전 전략을 구체화하고 있다.

ⓐ 의약품, 의료기기 거래의 투명화를 위하여 법무부, 공정거래위원회, 경찰청, 국세청 등 정부합동 단속 공조체계를 구성하여 실효성을 높이고 있다.

ⓑ 2010년 의료법 개정으로 의료기간 인증제도를 도입하여 의료의 질 향상과 환자안전 수준의 제고를 도모하고 있다.

ⓒ 2015년 담뱃세 인상정책으로 성인남성 흡연율을 2003년 49.4%에서 2013년 42.5%로 하락시켰고, '국민건강증진종합계획'과 '국민영양관리기본계획'을 수립하여 건강수명을 늘리는 것을 목표로 국민건강증진정책을 강화하였다.

ⓓ 해외진출, 인허가사업, 기술사업화 등 보건산업체의 애로를 해결해 주는 보건산업 육성에 기여하고 있다.

(3) 보건복지부 소속기관

질병관리본부, 국립소록도병원, 국립정신병원, 국립병원, 국립재활원, 국립검역소, 오송생명과학단지지원센터

(4) 보건복지부 관련기관

① 보건의료분야 : 국민건강보험공단, 건강보험심사평가원, 국립암센터, 국립중앙의료원, 한국보건의료연구원, 한국보건사회연구원, 한국보건복지인력개발원, 한국보건산업진흥원, 한국국제보건의료재단, 한국의료분쟁 조정중재원, 한국건강증진개발원, 한국보건의료인국가시험원

② 사회복지분야 : 국민연금공단, 한국보건복지정보개발원, 한국노인인력개발원, (재)한국장애인개발원, (재)한국보육진흥원, 대한적십자사, 한국사회복지협의회, 사회서비스바우처, 두드림

2_6 보건관련 국제기구

(1) 국제공중보건사무국(International Office Public Health)

1851년 지중해 연안 125개국이 전염병 예방을 위한 국제적 협력 논의한 이래 1918년 국제연맹(League of Nation)이 창설하여 1923년 국제공중보건사무국의 업무 흡수

(2) 범미보건기구(PAHO, Pan-American Health Organization)

1902년 범미위생국 창설 국제연맹보건기구의 지역사무처로 되었다가 1949년 세계보건기구의 미주지역기구 역할

(3) 국제연합부흥행정처(UNKRA)

세계 제2차 대전 이후 경제문제와 보건문제의 해결을 위해 1943년 미국을 포함한 44개국이 모여 설립, 국제 간의 협력이 이뤄져 오다 1946년에 세계보건기구의 기초를 마련하였다.

(4) 세계보건기구(WHO, World Health Organization)

① 1946년 국제연합헌장이 기초될 때 국제보건기구의 필요성이 인정되어 1946년 뉴욕에서 개최된 국제보건회의 의결에 의하여 61개국의 대표가 세계보건기구 헌장을 기초, 1948년 4월 7일에 세계보건기구가 정식으로 출범

② 우리나라는 1949년 8월 17일 65번째로 가입, 북한은 1973년 5월 19일에 138번째 회원국으로 가입

③ 본부는 스위스의 제네바에 있으며, 6개 지역사무소 중 우리나라는 서태평양 지역사무소에 소속되어 있다.

④ 6개 지역사무소 : 동지중해지역, 동남아시아지역, 서태평양지역, 범미주지역, 유럽지역, 아프리카지역

(5) 기타

유엔 국제아동긴급기금(UNICEF), 식량 및 농업기구(FAO), 국제노동기구(ILO), 유엔 인구활동기금(UNFPA), 유엔 환경계획(UNEP), 유엔 교육과학문화기구(UNESCO) 등은 유엔총회가 설립하여 세계 보건문제에 연관되고 있다.

3. 보건교육의 정의 및 구분

3_1 보건교육의 정의

일반적으로 건강생활을 위하여 행위를 변화시키는 방법에 대한 관심의 영역으로 이해되며 개인이나 집단의 건강과 관계되는 지식, 태도, 행동에 영향을 미칠 목적으로 학습경험을 베풀어주는 과정이다.
보건교육의 중요성은 세계보건기구나 미국공중보건협회 등의 주요관련 기관에서 지역사회나 국가에 공중보건활동을 하는 데 있어서 가장 밑바탕이 되는 활동으로 제시되고 있다.

(1) 미국의 학교보건교육용어 제정위원회의 정의

개인이나 집단의 건강과 관계되는 지식, 태도, 행동에 영향을 미칠 목적으로 학습경험을 베풀어주는 과정

(2) 미국 미네소타대학의 그로우트와 왓킨스(R.Grout & Watkins, 1971)의 정의

보건교육을 교육적 과정을 통해 개인과 지역사회의 건강행위를 바람직한 방향으로 바꿔놓는 것

(3) 세계보건기구(WHO, 1988)의 보건교육의 정의

사람들과 그 행위에 중점을 두고, 사람들이 건강한 삶을 선택하고 유지하며, 유용한 의료서비스를 합리적으로 허용하며, 개인 또는 집단적으로 건강수준 및 환경개선에 대한 결정을 스스로 수행하도록 돕는 역할을 한다고 주장

3_2 보건교육의 구분

보건교육의 구분은 가정보건교육, 학교보건교육, 지역사회보건교육이 있다.

(1) 가정보건교육

① 가정에 있어서의 보건교육은 주로 부모가 취학 전 어린이에게 건강에 관한 지식을 전하고 부모 스스로가 건강한 행동 또는 생활을 시범하는 데 있다.
② 구체적으로는 신생아의 보건지도, 미숙아의 보건지도, 영아의 보건지도 및 유아의 보건지도로 구분

(2) 학교보건교육

① 학교보건교육은 학교에서 이루어지는 보건교육을 말한다.

② 보건수준이 낮은 저개발국가에서는 학교 보건교육의 개발과 추진은 학교를 중심으로 한 지역사회 및 그 나라의 보건향상에 크게 공헌하게 된다.

③ 학생은 학습에 대한 감수성이 높으므로 보건교육에 있어서 중요성과 효율성이 높다.

(3) 지역사회 보건교육

① 지역주민 또는 지역사회 내 각 기관 및 단체를 대상으로 하는 보건교육

② 그 전에는 주로 대중매체를 통한 지식의 전달이 위주였으나 대인접촉이나 지역사회의 조직을 통한 방법에 중점을 두어야 한다.

4. 보건교육의 목적

(1) 보건교육의 목적

① 대상자들이 최적의 건강상태를 유지한다.

② 증진할 수 있는 자기관리 능력을 함양하여 질병을 예방한다.

③ 질병과정을 극복하는 데 필요한 건강행위를 스스로 수행할 수 있도록 돕는데 목적으로 둔다.

④ 잘못 알고 있는 건강지식(knowledge), 태도(attitude) 및 행동(behavior) 등에 영향을 주어 이를 새롭고 올바른 양상으로 바꾸어 놓는 데 목적을 둔다.

(2) 세계보건기구의 보건교육 목적

① 개인이나 집단이 자신의 건강을 스스로 관리할 수 있는 능력을 갖도록 돕는다.

② 지역사회 구성원의 건강은 중요한 자산임을 인식하도록 한다.

③ 지역사회가 자신들의 건강문제를 인식하고 스스로 해결함으로써 지역사회 건강을 증진시키도록 한다.

5. 보건교육 전문가의 역할

2003년 9월 29일 법률 제6983호로 국민건강증진법률 제12조의 2를 두어'체계적이고 전문적인 보건교육 전문가'로서 보건의료인 보건교육사를 국가자격으로 도입하였다.

① 프로그램 기획자로서의 역할
② 교육방법 개발자로서의 역할
③ 교육자료 개발자로서의 역할
④ 건강홍보관리자로서의 역할
⑤ 보건교육 및 건강증진교육 서비스 조정자의 역할
⑥ 건강정보 보관 및 관리자의 역할 수행
⑦ 보건지식 및 건강기술을 보완 대처할 수 있도록 교육훈련의 역할 수행

6. 보건교육의 계획 및 추진

보건교육은 보건에 종사하는 모든 사람의 일이다. 이 말이 의미하는 것에는 두 가지 뜻이 있다. 그 하나는 협의의 보건교육을 누구나 모두 하지 않으면 안 된다는 것을 의미하고, 다른 하나는 광의의 보건교육이라는 입장에서 일상적인 여러 가지 일도 교육적인 효과가 있게 하지 않으면 안 된다는 점이다.
여기서는 협의의 보건교육의 계획과 추진에 대하여 살펴보고자 한다.

(1) 보건교육의 계획

① 보건교육사업을 효과 있게 하려면 그 지역사회의 힘으로 달성할 수 있는 목적과 가능한 자원을 고려하여 계획을 세워야 한다.
② 보건계획의 계획과 추진의 지침이 되는 원칙에 대하여 세계보건기구의 보건교육전문위원회에서 권장한 것에 대하여 살펴보면 다음과 같다.
  ㉠ 보건교육은 전체 보건사업 계획의 일부로서 처음부터 함께 계획되어야 하며, 사전 지역사회 진단이 필요하다.
  ㉡ 보건교육 계획에 주민들이 참여하여야 한다.
  ㉢ 지역사회의 인재와 자원에 관한 실태파악을 하며, 지도자를 발견한다. 그리고 지역개입의 및 공공기관의 협

조를 얻도록 한다.

㉣ 보건교육은 뚜렷한 목표가 있어야 하며, 그 목표달성을 위하여 구체적인 계획이 서야 한다.

㉤ 시범사업으로부터 시작하여 점차 확대한다.

(2) 보건교육 실시 전 평가

① 보건교육 목적의 확인: 보건사업의 주체는 주민들이므로 주민들의 문제, 욕구, 보건에 대한 인식, 지식 및 신념 등에 관하여 객관적인 자료를 수집하여 검토함으로써 정확한 목표를 세우도록 하여야 한다.

② 성공과 실패의 기준 설정 : 사업의 성공과 실패의 구분은 그 사업의 각 개별 활동이 달성되었느냐 하는 점에 있다. 그러므로 목적을 달성하였다고 가정할 경우 그 효과의 기준을 무엇으로 할 것인가를 미리 결정하여야 한다.

③ 평가방법의 기획 및 선정 : 평가의 기준이 결정되면 이에 따라 평가의 방법이 선정된다. 평가의 방법이 선정될 시기는 사업의 성장과 진도를 평가할 수 있는 기준선과 변화에 대한 측정 및 변화를 확인하게 된다.

④ 사업진도 측정의 척도 결정 : 교육활동의 평가에 있어서 또 하나의 요점은 진도를 설정하는 것이다. 진도의 측정을 잘못하면 진행하는 다음의 단계에 해를 끼치게 된다.

(3) 보건교육 추진의 준비

보건교육을 추진할 때는 계획하는 단계에서 준비할 일이 많다. 즉 교육대상, 교육장소, 교육매체, 교육내용, 교육시간 등을 고려해야 한다.

① 교육대상에 대한 예비지식을 갖추어야 한다. 교육대상의 유형, 인원수, 교육정도, 생활수준, 흥미와 욕구 등을 파악한다.

② 교육장소에 관해서도 사전 조사를 하여야 한다. 교육장의 크기, 시청각 기자재 설치가능성, 암막장치, 칠판 등을 점검한다.

③ 매체의 선정은 교육자가 쓰기 쉬운 것으로 하되, 피교육자가 쉽게 이해할 수 있고 흥미를 가질 수 있는 것으로 선정하고 교육자가 그 사용법을 충분히 숙지한다.

④ 교육할 내용의 순서를 미리 정한다. 교육내용은 피교육자와 관계가 있어야 하고 그 내용에 관해서는 교육자가 먼저 이해한다.

⑤ 정해진 시간을 엄수하도록 하며, 교안의 시간배당을 적당히 하여야 한다.

(4) 보건교육의 추진

보건교육의 목적달성을 위해서는 계획과정 뿐만 아니라 보건교육을 실시하는 과정도 중요하다.

▶ **교육을 실시할 때 주의할 점**

① 피교육자의 주의를 집중시킨다. 청중이 요구하는 것이 무엇인가를 파악하고 충분히 대응하는 내용을 선정하여 가급적이면 동질성의 대상별로 교육을 실시한다.

② 피교육자들의 이해와 흡수능력은 제한, 한 번에 많은 내용을 가르치지 않도록 유의한다.

③ 교육은 말로서만 그치지 않도록 한다. 시범을 통해서 설명, 가능한 한 피교육자로 하여금 실제로 연습하여 보도록 한다.

④ 의욕을 북돋아 주어야 한다. 배운 결과를 실생활에 응용할 수 있도록 실생활과 결부시켜 가르친다.

⑤ 배운 결과가 유익하다고 확신을 갖도록 가르친다. 행동의 변화는 배운 결과가 유익하다는 확신을 얻을 때에만 일어나며, 지속된다.

⑥ 배운 것을 실천하였을 때에 만족을 느낄 수 있도록 한다.

(5) 보건교육의 내용(국민건강증진법 시행령 제17조)

① 금연, 절주 등 건강 생활의 실천에 대한 사항

② 만성 퇴행성 질환 등 질병의 예방에 대한 사항

③ 영양 및 식생활에 대한 사항

④ 구강 건강에 대한 사항

⑤ 공중위생에 대한 사항

⑥ 건강 증진을 위한 체육 활동에 대한 사항

⑦ 기타 건강 증진 사업에 대한 사항

12
소독학

1. 세균학
2. 소독학
3. 피부관리실(업소) 및 개인의 위생
4. 피부미용업 창업절차

1. 세균학

1_1 미생물학

미생물(Microorganism)이란 개체가 아주 작아서 육안으로는 볼 수 없고, 현미경으로만 구분할 수 있는 생물집단을 말한다.

① 크기가 0.1m 이하의 미세한 생물체

② 병원미생물과 비병원미생물, 유용미생물 등을 포함

③ 미생물의 크기 : 곰팡이 > 세균 > 리케차 > 바이러스

(1) 병원미생물

① 체내에 미생물이 침입하여 병적반응을 일으키는 것이다.

② 포도상구균, 폐렴구균, 결핵균, 이질균, 콜레라균, 페스트균 등의 세균이 있다.

③ 홍역(마진), 뇌염, 광견병 등의 원인이 되는 바이러스이다.

④ 이질아메바, 말라리아 원충 등이 있다.

(2) 비병원미생물

① 병원균이 침입하여도 반응이 없는 미생물을 말하는 것이다.

② 유산균, 효모, 곰팡이류가 이에 속한다.

(3) 유용미생물

술, 간장, 된장, 기타 발효식품 등에 이용되는 젖산균, 유산균, 효모균, 곰팡이균 등의 발효균을 말하는 것이다.

1_2 미생물의 종류

(1) 균류

균류는 분류상 식물에 속하는 것으로 피부미용학적으로 주의하지 않으면 안 될 병원균에는 다음과 같은 것이 있다.

① 백선균 : 백선, 무좀, 완선의 병원체이다.

② 포도상구균 : 부스럼, 습진과 같은 화농증을 일으키는 것으로 알려져 있으며 건강한 피부나 비강에도 기

생하고 있다.

③ 용혈성연쇄구균 : 단독, 화농증을 일으키는 원인이 된다.

④ 파상풍균 : 파상풍의 병원균으로 아포를 만드는 것으로 특히 심한 상처에 발병하기 쉽다.

⑤ 기타 : 피독스균, 이질균, 병원성 대장균, 콜레라균, 페스트균, 결핵균, 매독 등

(2) 곰팡이

① 비병원성미생물로 발효와 항생물질을 만들어 내는 데 필요한 유용미생물이다.

② 누룩이나 메주의 발효도 이에 해당한다.

(3) 효모

① 주류계통이나 발효식품의 제조, 제빵에 이용되는 것이다.

② 식품변질에 관여

(4) 리케차

세균과 바이러스의 중간

(5) 바이러스

① 미생물 중 가장 크기가 작아서 여과기를 통과하므로 여과성 병원체라 한다.

② 광학현미경으로는 볼 수 없다.

③ 살아있는 세포에서만 증식을 하고 인공상태에서는 발육하지 못한다.

④ 소아마비, 천연두, 뇌염, 인플루엔자가 감염병 병원체의 예이다.

(6) 기생원충

① 기생원충은 원생동물로 분류된다.

② 이질아메바, 말라리아 원충, 트리코모나스 등이 있다.

1_3 세균의 형태와 배열

(1) 세균의 형태에 따른 분류

① 구균(coccus) : 둥근 모양으로 세균의 형태가 타원형이나 공 모양의 세균

② 간균(bacillus) : 원통형 또는 막대 모양으로 길쭉한 모양의 세균

③ 나선균(spirillum) : 나선형이나 코일 모양의 세균

〈그림 12-1〉 세균의 형태

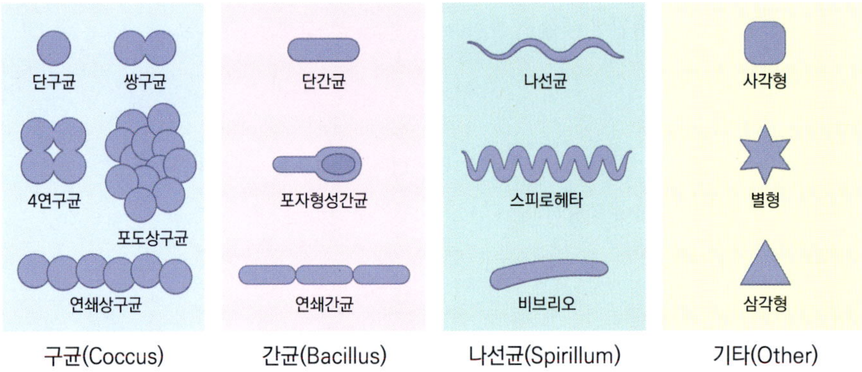

(2) 세균의 배열에 따른 분류

① 쌍구균(diplococcus) : 완두콩 또는 콩팥모양

② 연쇄구균(streptococcus) : 구형모양이 사슬모양으로 배열되어 있는 모양

③ 포도상구균(staphylococcus) : 포도송이 모양의 구균

1_4 미생물의 발육에 필요한 조건

(1) 영양소

① 질소원, 무기염류 등의 영양소가 충분히 공급되어야 한다.

② 미생물이 증식하기 위해서는 에너지원이 있어야 한다.

(2) 수분

① 건조한 상태에서는 휴지기를 가지고, 수분이 적당히 공급되면 발육이 증식한다.

② 미생물 균체의 약 90%가 수분

③ 각종 대사물의 활동 매개체로서의 필수 성분

(3) 온도

① 미생물의 증식과 사멸에 있어서 가장 중요한 요소

② 저온균 : 발육온도가 0~25℃이고, 최적온도가 15~20℃로 저온에 저장하는 식품류의 세균이다.

③ 중온균 : 발육온도가 15~55℃이고, 최적온도가 25~37℃로 대부분의 세균이 이에 속한다.

④ 고온균 : 발육온도가 40~47℃이고, 최적온도가 50~60℃로 온천수의 세균이 이에 속한다.

(4) 산소

① 미생물의 증식과 대사에 영향

② 산소 필요 유무에 따라

㉠ 호기성균 : 산소를 필요로 하는 세균

㉡ 혐기성균 : 산소를 필요로 하지 않는 세균

㉢ 통성호기성균 : 산소 유무에 관계없이 발육하는 세균

(5) 수소이온농도(pH)

① 생활환경의 수소이온농도가 미생물의 발육이나 증식에 커다란 영향을 미친다.

② 대부분 미생물의 pH는 5.0~5.8 정도에서 성장한다.

③ 중성 내지 약알칼리성을 좋아한다. 그러나 효모나 곰팡이는 산성을 좋아하는 경우가 많다.

㉠ 강산성 : pH 4.5~5.0

㉡ 중성알칼리성 : pH 7.0~7.5

㉢ 강알칼리성 : pH 8.0~8.5

1_5 관리사의 살균과 소독

완전하게 살균된 환경을 조성한다는 것은 거의 불가능하나 높은 수준의 위생 상태를 유지함으로써 미생물의 생성을 제한하고 파괴하기 위한 모든 노력을 해야만 하며 고객과 관리사들은 서로 감염이 되지 않도록 보호되어야 한다.

(1) 주의사항

관리사는 고객을 만져야 하므로 서로의 감염을 방지하기 위해서 모든 주의사항을 지켜야 한다.

① 관리사의 손은 항상 세척하며 박테리아를 제거하여야 한다.

② 고객의 피부도 샤워나 깨끗이 닦아냄으로써 세척이 되어야 한다.

③ 작은 상처나 찰과상들이 관리사의 손이나 고객의 피부에 존재할 때 방수석고로 반드시 가려 주어야 한다.

④ 만일 혈액으로 전달될 확률이 있다면 절대로 관리가 이루어져서는 안 된다.

(2) 장비의 세척

① 모든 부품들은 살균이나 소독 전에 깨끗이 세척되어야 한다.

② 모든 부분품은 물과 세제에 담갔다가 강한 브러시로 깨끗하게 문질러 닦아야 하고 손이 닿기 힘든 곳이라도 모든 이물질들이 제거되도록 해야 한다.

③ 마지막으로 흐르는 물에 모두 깨끗이 헹군다.

㉠ 부품들에 남아 있는 물질들, 살균이나 소독의 효과를 감소시킬 수 있는 모든 기름이나 유분 등을 제거한다.

㉡ 시간이 지나 단단한 막을 형성할 수 있는 유기물질과 더러운 것들을 제거한다.

→ 이런 것들은 나중에 살균이나 소독의 효과를 떨어뜨리고 장비의 성능을 저하시킬 수도 있다.

(2) 살균

① 살균은 작은 장비들에 있어서 가장 좋은 방법이므로 장비 구입 시 우선 고려되어야 한다.

② 관리사들은 원자재가 살균하기 알맞게 구성되어 있는가를 제작자에게 확인하여야 한다.

③ 스테인리스강이나 일부 플라스틱 종류의 장비들은 문제가 없으나, 날카로운 모서리들은 열에 노출됨으로써 무뎌질 수 있다.

(3) 광선

① 직사광선은 대부분 세균을 몇 분 또는 몇 시간 안에 죽인다. 태양광선 중에서도 특히 자외선이 세균에 대한 살균작용을 가진다.

② 업소에서 미생물을 제거하는 과정은 관리사가 엄격하게 지켜할 의무

③ 기기들은 항상 사용 후 깨끗하게 소독 세척되어야 한다.

④ 위생적인 관리를 위하여 많은 용어들이 사용되는데 그 의미들을 정확하게 이해하여야 한다.

용어의 정의

① 항생제 : 유기화학적 물질로서 희석되면 박테리아나 다른 유기물의 성장을 제한하거나 파괴할 수 있는 물질이며 인간, 동물 또는 식물에 존재하는 감염성 있는 질병을 치료하기 위하여 사용된다.
② 방부제 : 화학적인 물질로서 살아있는 세포 위에 있는 유기물의 성장을 제한하거나 파괴하여 감염의 결과를 제한하거나 막아준다.(상처나 피부의 세척 등에 사용된다)
③ 살균법 : 감염을 피하기 위하여 그에 맞는 조건을 만들어 주기 위해 채택된 과정이다.
④ 살박테리아제 : 어떤 상태하에서 박테리아를 죽일 수 있으나 포자는 죽일 수 없는 화학적인 물질이다.
⑤ 박테리아 억제제/균억제제 : 어떤 제한된 조건하에서 박테리아나 균의 번식을 막아 주는 화학적 물질이다.
⑥ 살생제, 살진균제, 살바이러스제, 포자박멸제 : 박테리아균, 바이러스와 포자의 파괴제를 의미한다. 살생제는 이 모든 것을 박멸한다.
⑦ 소독제 : 미생물을 파괴하나 포자는 파괴하지 못하는 화학적인 물질(주로 기구표면, 하수구, 각부품 등에 사용되는 물품)이다.
⑧ 위생 : 질병에 감염을 막고 건강에 유익한 조건을 만들어 주는 것이다.
⑨ 패혈증 : 박테리아에 의해서 감염되는 것, 주로 고름의 생성과 관련이 있다.
⑩ 살균 : 모든 유기물질과 그들의 포자를 모두 파괴해 버리는 것

2. 소독학

2_1 소독학의 역사

(1) 신벌설

① 이집트에서 전해져 내려오는 설
② 인간에 대한 모든 제재를 질병으로 보는 것을 말한다.

(2) 접촉 전염설

건강한 사람이 환자와 접촉을 했을 때 똑같은 병에 걸리게 되는 사실에 의문을 갖던 시대에 나온 설이다.

(3) 미아즈마설

자연현상의 이변에 의하여 오염된 공기가 원인이 된다는 설이다.

(4) 제미나리아설

① 전염의 형식을 접촉에 의한 것, 매개체에 의한 것, 일정한 거리를 두고 전염되는 것 등의 세 가지로 크게 나누는 것이다.

② 그 원인으로는 각 병마다 사람의 눈에는 보이지 않는 작은 눈이 있다는 설

(5) 미생물의 발견(17~18세기)

① 보일 : 1663년 부패와 병의 상호관련성을 주장했다.

② 레벤훅 : 1675년 확대경을 통해 미생물을 최초로 발견했으며, 미생물이 질병발생의 원인이라는 사실을 인정하였다.

③ 스팔란차니 : 1765년 생물의 자연발생설을 부정했다.

(6) 미생물의 발전시기(19세기)

① 라바라크 : 1825년 최초로 차아염소산을 화농된 상처 소독에 사용했다.

② 알코크 : 음용수 소독에 차아염소산을 사용할 것을 제안했다.

③ 셈멜와이스 : 의사의 손을 통한 산욕열을 막기 위해 염소수로 손을 씻었다.

④ 루이 파스퇴르 : 근대 면역학의 아버지로 불린다. 저온살균법을 고안했으며, 미생물의 자연발생설 부정을 입증했다.

⑤ 리즈터 : 화학적 소독법으로 페놀을 수술환부에 응용했다.

⑥ 코흐 : 병원 미생물의 발견과 분리에 대한 검사를 했다.

⑦ 쉼멜부시 : 외과용 재료에 증기소독을 실시했다.

⑧ 언더우드 : 고압멸균기를 고안했으며, 자비소독 시 탄산수소나트륨을 넣으면 살균력이 증대되고 기구도 녹슬지 않는다는 사실을 발견하였다.

2_2 소독의 의미

(1) 소독

소독이란 모든 종류의 균을 파괴함으로써 목적물로부터 균이 없는 상태를 만드는 것이다.

① 소독은 감염을 미연에 방지한다는 데에 중요한 의의가 있다.

② 비교적 약한 살균작용으로 세균의 포자까지는 작용을 못 한다.

(2) 치료

감염된 인체 내의 병원균을 죽여서 발병을 예방하거나 병을 고치고자 하는 것을 말하며, 소독과는 개념이 다르다.

2_3 세균의 감염과 오염

(1) 감염

① 병원체가 생체 내에 침입하여 일정한 조직이나 장기 내에 정착하여 증식하는 것을 말한다.
② 발병은 병원체의 감염을 받은 생체가 발열, 발진 등의 자각적 또는 타각적 증상을 수반하는 것이다.

(2) 오염

물체의 표면에 병원체가 붙어서 떨어지지 않는 것으로 음식물과 물 등에 병원체가 들어간 경우를 말한다.

(3) 소독, 멸균, 방부의 정의

① 소독 : 소독이란 감염력을 없애는 것으로 약 70% 정도의 제거효과를 가지고 있다.
② 멸균 : 멸균이란 살아있는 모든 균을 100% 완전히 없애는 것을 말한다.
③ 방부 : 방부란 병원체의 발육과 번식을 억제시켜 음식물의 발효와 부패를 예방하고 방지하는 것을 말한다.

(4) 소독 시의 주의사항

① 대상에 알맞은 소독약과 소독법을 선택해야 한다.
② 소독대상물이 열, 광선, 소독약 등에 충분히 접촉되어야 한다.
③ 소독작용을 일으키기에 충분한 수분이 주어지도록 해야 한다.
④ 열, 광선, 소독약 등이 충분히 작용할 수 있는 시간을 주어야 한다.
⑤ 소독방법에 따라 각각 적절한 온도와 압력을 유지해 주어야 한다.
⑥ 화학적 소독의 경우에는 반드시 사용농도를 지켜야 한다.
⑦ 약물은 사용할 때마다 새로 제조하도록 한다.
⑧ 약물은 사용 후 반드시 밀폐시켜 냉암소에 보존해야 한다.

2_4 소독의 방법

(1) 물리적 소독법(이학적 소독법)

① 건열에 의한 소독법

㉠ 화염소독법

ⓐ 알코올 램프나 분젠버너 불꽃에서 20초 이상 가열하는 것이다.

ⓑ 불꽃소독으로 20초 이상 접촉 → 금속류, 유리봉, 백금루프 등

㉡ 건열멸균법

건열멸균기에 의해 공기를 밀폐시켜 건조한 상태에서 고온열을 가한 소독 방법

- 150℃에서 2시간
- 160℃에서 1~2시간
- 170℃에서 30분~1시간
- 180℃에서 30분간 건열처리

ⓐ 너무 고온을 사용할 경우 녹거나 탈 염려가 있으므로 주의한다.

ⓑ 고온에서는 종이나 헝겊의 색이 바래거나 눌릴 수 있으므로 주의한다.

ⓒ 거즈, 솜, 유리제품 등을 대상으로 한다.

② 습열에 의한 소독법

㉠ 자비소독법

ⓐ 비등 후 100℃에서 10분 이상 소독

ⓑ 가위, 클리퍼, 면도칼, 자기, 유리제품, 의류기구 등을 대상

㉡ 자비소독 시 주의점

ⓐ 소독할 물건을 끓는 물에 완전히 잠기게 하여 소독

ⓑ 금속기계는 끓기 전에 넣으면 반점이 생기므로 주의한다.

ⓒ 면도날, 가위 등은 거즈로 싸서 소독해야 날이 무뎌지는 것을 방지할 수 있다.

㉢ 유통증기 멸균법

ⓐ 대상물에 물이 직접 스며들지 않게 한다.

ⓑ 100℃의 유통하는 증기 중에서 30~60분간 가열하는 방법

ⓒ 스팀 타월, 편류, 유류, 도자기, 식기 등을 대상으로 한다.

ⓓ 항상 증기와 용기 내의 온도에 주의하여 완전한 소독을 해야 한다.

㉣ 고압증기 멸균법

ⓐ 고압증기 멸균기를 사용하여 압력 15파운드 120℃에서 20분간 소독하는 방법

ⓑ 아포 형성균의 멸균에 가장 좋은 살균방법

ⓒ 의류, 이불, 외과용 수술복, 외과용 거즈, 통조림 등을 대상으로 한다.

㉤ 간헐멸균소독법

고압증기솥 100℃에서 40~50분간 살균한 후 3회 반복하여 살균한다.

㉥ 저온멸균법(파스퇴르법)

ⓐ 프랑스와 세균면역학자인 파스퇴르에 의해 고안되었다.

ⓑ 병원 미생물은 죽지만 부패의 원인이 되는 비병원 미생물은 죽지 않으므로 쉽게 부패되는 것으로 식품에 주로 이용한다.

ⓒ 저온에서 살균하므로 맛이 그대로 유지된다.

ⓓ 우유, 포도주, 예방주사약 등을 대상으로 한다.

ⓔ 60~65℃에서 30분간 살균해 준다.

▶ 열을 이용하지 않는 소독법(무가열멸균법)

㉠ 자외선 소독법

ⓐ 60~280nm 파장의 살균력을 주로 이용한다.

ⓑ 수술실, 무균실, 제약실, 음식점에서 사용한다.

㉡ 여과를 이용한 소독법(세균여과법)

(2) 화학적 소독법 - 약품을 사용하는 소독법

① 소독약의 구비조건

㉠ 살균력이 강할 것

㉡ 물품의 부식성, 표백성이 없을 것

㉢ 용해성이 높고, 안정성이 있을 것

㉣ 경제적이고 사용방법이 간편할 것

② 소독약의 살균기전

㉠ 산화작용 : 염소와 그 유도체 과산화수소, 오존 등

㉡ 균단백 응고작용 : 석탄산, 알코올, 크레졸, 포르말린, 승홍

㉢ 균체의 효소 불활화작용 : 알코올, 석탄산, 중금속염, 역성비누

㉣ 가수분해작용 : 강산, 강알칼리, 열탕수

㉤ 탈수작용 : 식염, 설탕, 포르말린, 알코올

㉥ 중금속염의 형성작용 : 승홍, 머큐로크롬, 질산은

③ 소독약의 종류별 특성

㉠ 석탄산 : 3% 수용액 → 환자의 오염, 의류, 용기, 오물, 실험대소독에 사용한다. 석탄산계수는 소독약의 살균력을 비교할 때 이용한다.

예 크레졸의 석탄산계수: 2(석탄산에 비해서 소독력이 2배 강함)

$$\textbf{석탄산계수} = \frac{\text{소독약의 희석배수}}{\text{석탄수의 희석배수}}$$

※ 석탄산 희석배수 : 실험균을 10~20분 사이 죽일 수 있는 석탄산 희석배수 실험균은 장티푸스균이나 황색포도상구균을 사용한다.

ⓐ 석탄산의 장점 : 살균력이 안정하고 유기물에 소독력이 약화되지 않는다.

ⓑ 석탄산의 단점 : 피부 점막 자극, 금속 부식성, 냄새와 독성이 강하다.

㉡ 알코올 : 메틸-75%, 에틸-70% → 무포자균에 효과, 피부, 기구소독에 적당하다.

㉢ 크레졸 : 3% 수용액 → 석탄산보다 2배 소독력 → 손, 오물, 객담의 소독

㉣ 과산화수소 : 3%의 수용액 → 구내염, 인두염, 상처소독에 적합하다.

㉤ 승홍 : 0.1% 수용액 → 피부소독, 금속 부식성이 강하다.

㉥ 생석회 : 결핵균, 아포 형성균 이외 균에 유효, 변소소독, 하수, 토사물 소독에 적당

㉦ 역성비누 : 0.01~0.1% 수용액 → 무독, 무해, 무미, 무자극성으로 식품소독에 사용

㉧ 머큐로크롬 : 사용농도 2% → 피부 또는 점막의 상처에 이용

㉨ 약용비누 : 손, 피부소독

3. 피부관리실(업소) 및 개인의 위생

▶ 이것은 모든 관리사들의 책임이며 매우 신중하게 고려해야 한다. 고객을 보호할 뿐만 아니라 관리사 자신도 보호해야 한다.

▶ 살균하지 않은 날카로운 물질이나 장비 등을 다룰 때는 찔리거나 베이지 않도록 매우 조심하여야 하고 소독제를 다룰 때도 조심하여야 한다. 이것들은 매우 강한 화학물질로 미생물을 파괴할 뿐만 아니라 그것을 다루는 사람에게도 손상을 줄 수 있기 때문에 이런 물질을 다룰 때에는 고무장갑이나 외과용 마스크를 반드시 사용한다.

▶ 또한 피부에 튀지 않도록 조심하여야 하고 피부나 눈, 입 등에 떨어지면 찬물로 즉시 깨끗하게 세척한다.

업소의 위생 상태를 높은 수준으로 유지하기 위해 다음 사항들을 준수해야 한다.

① 필요할 때는 1회용 도구나 기구 사용
② 모든 금속 기기들은 다음 중 적당한 방법으로 세척하고 살균해야 한다.
   ㉠ 건열살균기 : 바늘, 핀셋이나 다른 소독 소도구들은 어느 부분이 잠기지 않아 살균되지 않았는지를 점검
   ㉡ 고압멸균기(습열멸균) : 가장 좋은 방법으로 이 방법을 사용할 수 없는 금속 장비들은 녹이 발생하지 않는 제품으로 소독
③ 살균에 적합하지 않은 모든 기기들은 cydex와 같은 제품에 담가 소독
④ 다음과 같은 재료로 만들어진 부분품들은 따로 세척
   ㉠ 진공흡입컵 : 물로 씻고, 세제를 작은 솔에 묻혀 손이 닿지 않는 부분까지 깨끗이 닦아주고 헹군 후 말려서 소독액에 담가둔다.
   ㉡ 고주파 전극봉 : 끝부분의 금속연결부를 건조하게 보관 전극봉의 면을 면과 세제로 잘 씻어주고 헹군 후 말려준다.
   ㉢ 고무패드 : 연결부위를 건조하게 유지, 물과 세제로 부드러운 브러시를 사용하여 잘 닦아준다. 세제가 고무의 오염물이 될 수 있으므로 제작자의 확인 없이는 사용하지 않는다.
   ㉣ 비스코스 혹은 홈패드 : 찬물에 잘 씻어 모든 화학물질을 제거하고, 따뜻한 물에 세제로 씻어준 후 헹구고 말려준다.

3_1 피부미용 작업장 위생관리

(1) 피부미용실 작업장 환경

① 쾌적하고 아늑해야 하며, 환기가 잘되어야 한다.
② 상담실과 작업장은 구분되어야 한다.
③ 고객용 베드와 화장품 정리대는 항상 청결하고 위생적으로 준비되어 있어야 한다.
④ 냉난방과 방음 시설을 갖추고, 75룩스 이상의 간접조명이 이상적이다.
⑤ 냉온수를 사용할 수 있고, 뚜껑이 있는 휴지통을 비치한다.
⑥ 사용하는 기기와 도구들은 도구의 종류·재질 및 용도에 따라 소독하여야 한다.

(2) 피부미용실에서 사용하는 소독의 종류 및 방법

〈표 12-1〉 소독방법의 종류

기능	소독명	소독방법	적용기구
가열 소독법	화염 멸균법	불꽃에서 20초 이상 소독한다.	도구, 기구 소독
	건열 멸균법	섭씨 100℃ 이상의 건조한 열에 20분 이상 쐬어 준다.	도구, 기구 소독
	소각 소독법	소각하여 완전 멸균시킨다.	오염된 가운, 수건, 쓰레기 처리
습열 소독법	자비 소독법 (열탕 소독법)	섭씨 100℃ 이상의 물속에 10분 이상 끓여 준다.	식기류, 의료소독
	고압 증기 멸균법	120℃ 20분 이상 소독한다. 아포까지 멸균.	자기류
	유통 증기 멸균법	섭씨 100℃ 이상의 습한 열에 20분 이상 쐬어 준다.	식기류, 도자기류
자연 소독법	자외선 멸균법	1㎠당 85㎼ 이상의 자외선을 20분 이상 쬐어 준다.	자외선소독기 적용
화학적 소독법	석탄산수 소독	석탄산수(석탄산 3%, 물 97%의 수용액을 말한다)에 10분 이상 담가 둔다.	도구, 기구 소독, 실내 소독
	크레졸 소독	크레졸수(크레졸 3%, 물 97%의 수용액을 말한다)에 10분 이상 담가둔다.	화장실 소독
	에탄올 소독	에탄올수용액(에탄올이 70%인 수용액을 말한다.) 10분 이상 담가두거나 에탄올수용액을 머금은 면 또는 거즈로 기구의 표면을 닦아 준다.	도구, 기구 소독 손소독으로 가장 많이 사용됨
	역성 비누	0.01~0.1% 수용액을 사용한다. 살균력이 매우 강하다. 자극성과 독성이 없다.	손소독
	포르말린	1%의 수용액을 사용한다. 온도가 높을수록 소독력이 상승한다.	손소독
	승홍수	0.1%의 수용액을 사용한다. 무색, 무취이나 독성이 있다. 금속은 부식성이 있어 사용하지 않는다.	손소독
	생석회	물을 뿌린 후 생석회를 뿌려야 한다. 평당 1kg 정도, 최소 일주일 간격으로 다시 뿌려준다.	하수도 소독

(출처 : www.ncs.go.kr)

4. 피부미용업 창업절차

위생적이고 건전한 환경은 업소를 설립하는 사람에게 가장 중요하다.

(1) 업소 설립 시 관심을 기울여야 할 내용

① 방은 밝고 따뜻하며 환기 시설 및 온냉방시설 잘되어야 한다.
② 벽은 세척하기 쉽고, 물청소가 가능한 재료로 마감을 해야 한다.
③ 바닥은 비닐과 같은 단단하고 세척이 쉬운 것으로 마감한다.
④ 커튼이나 그 밖의 매달려 있는 것들은 쉽게 세탁·처리해 줄 수 있는 직물을 사용
⑤ 쇼파, 의자, 걸상 등은 부드럽고 세탁 가능한 비닐이나 천 사용
정리대 등은 잘 깨지지 않고 세척하기가 쉬워야 하며 항상 깨끗하고 단정함을 유지하여야 한다.
⑥ 세면시설과 샤워 시설 및 헤어드라이어를 구비하고 타월들을 말릴 수 있는 건조대 준비
⑦ 기기를 살균하기 위한 고압살균기 준비
⑧ 응급 구급상자 구비
⑨ 각 실의 휴지통 위생적 관리
⑩ 고객이 사용한 타월은 반드시 삶는다.
⑪ 바늘 등의 날카로운 소모품을 위한 상자 별도 구비
⑫ 화장실이 청결하게 유지
⑬ 탈의실과 옷장 구비

4_1 피부미용업 시장환경

(1) 운영방식에 따른 창업형태의 장단점

〈표 12-2〉 운영방식에 따른 창업형태의 장단점

	프랜차이즈 창업	독립창업
장점	• 실패위험성 낮음 • 용이한 고객신뢰감 • 공동 광고 효과	• 독자적인 경영, 홍보 가능 • 가맹비, 보증금 없음 • 시장변화에 민첩한 대응
단점	• 높은 창업 비용 • 독자적 경영 어려움 • 계약해지 어려움	• 실패위험성 높음 • 낮은 광고효과 • 고객 신뢰 오래 걸림

(출처 : 소상공인시장진흥공단)

(2) 피부미용업 시장트렌드

① 서비스 복합형 피부미용실 : 일반 피부관리뿐 아니라 스파, 마사지 등의 다양한 뷰티서비스를 제공하는 형태의 수요가 증대

② 독립적 공간 : 20~40대 여성고객의 새로운 독립적 문화공간으로 자리매김

③ 고객만족을 위한 노력 : 세련된 인테리어와 최첨단 피부미용 장비로 맞춤형 서비스 제공

④ 높은 이직률 : 타 산업에 비해 높은 이직률을 가지고 있는 업종

(3) 피부미용업 창업 시 핵심 포인트

① 기술경쟁력 : 변화하는 트렌드에 맞는 시술 교육, 개발 및 분석

② 경험 축적: 피부미용실에 취업하여 사업적인 감각과 노하우를 축적한 후 창업

③ 고객과의 커뮤니케이션 및 고객관리 : 타 업종에 비해 고객과의 접촉시간이 높은 만큼 단골고객 확보 및 유지가 중요하다.

④ 종업원 관리 : 종업원의 만족도를 높여 내실을 키우도록 한다.

4_2 피부미용업 인허가 절차

〈표 12-3〉 피부미용업 인허가 절차

단계	절차	내용
1단계	미용면허발급 및 위생교육	• 면허발급 : 시·군·구청 • 면허발급필요서류 : 미용사(피부)면허신청서 1부 의사진단서 1부 증명사진 (3cm×4cm) 2장 증명서 또는 국가기술자격증 1부 • 위생교육이수 : (1)(사)한국피부미용사회중앙회 (2)(사)대한미용사회
↓		
2단계	영업신고	• 영업신고 : 시·군·구청 • 영업신고필요서류 : 영업신고서 영업시설 및 설비 개요서 위생교육필증
↓		
3단계	사업자등록 후 개업	• 사업자등록 : 관할 세무서 • 사업자등록 필요서류 : 사업자등록신청서 임대차계약서 사본 1부 영업허가증 신분증, 도장

(출처 : 소상공인시장진흥공단)

4_3 피부미용업 창업 절차

피부미용업의 창업절차는 ①창업 준비구성 ②점포 개설준비 ③개업준비 순서로 진행한다.

〈표 12-4〉 피부미용업 창업절차

단계				
1단계 창업 준비 구성	1. 사업계획서 작성			
	2. 입지 및 상권분석 - 입지 타당성 - 유동인구 분석	3. 피부미용사 면허 취득 - 피부미용사 면허 취득	4. 창업형태 선택 - 창업형태 구체화 - 독립창업 형태 - 프랜차이즈 형태	
2단계 점포 개설 준비	5. 점포계약 - 점포 물색 후 - 임대차 계약	6. 인테리어 - 시설설비 - 내,외부 인테리어 - 고객 동선 및 종업원 동선고려	7. 기계 및 집기 구입 - 필요기계 및 집기 구입	8. 인허가 - 인허가사항 및 관련제도
3단계 개업 준비	9. 오픈 전 준비사항 확인 및 오픈준비 - 행정 및 영업신고 부분 - 관리부분 - 접객부분 - 점포 외부 부분 등 - 체크리스트를 통한 철저한 사전 준비			

(출처 : 소상공인시장진흥공단)

부록

1

1. 공중위생관리법
2. 공중위생관리법 시행규칙

1. 공중위생관리법

1. 공중위생관리법의 총칙

1_1 공중위생관리법의 목적

공중위생관리법은 공중이 이용하는 영업과 시설의 위생관리 등에 관한 사항을 규정함으로써 위생수준을 향상시켜 국민의 건강증진에 기여함을 목적으로 한다.

1_2 용어의 정의(법 제2조)

(1) 공중위생영업

다수인을 대상으로 위생관리 서비스를 제공하는 영업으로써 숙박업, 미용업, 목욕장업, 세탁업, 이용업, 위생관리용역업을 말한다.

① 미용업 : 손님의 얼굴, 머리, 피부 등을 손질하여 손님의 외모를 아름답게 꾸미는 영업을 말한다.

② 이용업 : 손님의 머리카락 또는 수염을 깎거나 다듬는 방법으로 손님의 용모를 단정하게 하는 영업을 말한다.

(2) 공중이용시설

다수인이 이용함으로써 이용자의 건강 및 공중위생에 영향을 미칠 수 있는 건축물 또는 시설로서 대통령령이 정하는 것을 말한다.

2. 공중위생영업의 신고 및 폐업신고

2_1 영업의 신고

① 공중위생영업의 신고(법 제3조)

공중위생영업을 하고자 하는 자는 공중위생영업의 종류별로 보건복지부령이 정하는 시설 및 설비를 갖추고 시장, 군수, 구청장(자치구의 구청장에 한한다)에게 신고하여야 한다. 다만, <전자정부구현을 위한 행정업무 등의 전자화 촉진에 관한 법률>의 규정에 따른 행정정보의 공동이용을 통해 첨부서류에 대한 정보를 확인할 수 있는 경우에는 그 확인으로 첨부서류에 갈음할 수 있다.

㉠ 영업소의 명칭, 상호

㉡ 영업소의 소재지

㉢ 신고한 영업장 면적의 3분의 1 이상의 증감

② 공중위생영업신고 시 필요한 서류

㉠ 영업시설 및 설비 개요서

㉡ 교육필증

㉢ 면허증 원본(이용업·미용업의 경우)

2_2 영업신고사항 변경신고

① 보건복지부령이 정하는 주요사항의 변경인 경우 시장·군수·구청장에게 변경하고자 하는 때에도 또한 같다.

㉠ 영업소의 명칭, 상호

㉡ 영업소의 소재지

㉢ 신고한 영업장 면적의 3분의 1 이상의 증감

㉣ 대표자의 성명(법인의 경우에 한함)

② 공중위생영업 변경신고 시 필요한 서류

㉠ 영업신고증

㉡ 변경사항을 증명하는 서류

2_3 폐업신고

공중위생영업의 신고를 한 자는 공중위생영업을 폐업한 날부터 20일 이내에 시장, 군수, 구청장에게 신고하여야 한다.

2_4 공중위생영업의 승계 및 영업자의 지위승계신고

① 이용업 또는 미용업의 경우에는 면허를 소지한 자에 한하여 공중위생영업자의 지위를 승계할 수 있다.

② 공중위생영업자의 지위를 승계한 자는 1월 이내에 보건복지부령이 정한 바에 따라 시장, 군수, 또는 구

청장에게 신고하여야 한다.

③ 영업자의 지위승계신고를 하고자 하는 자는 영업자 지위승계 신고서에 다음 서류를 첨부하여 시장, 군수, 구청장에게 제출한다.

- 영업양도의 경우 : 양도, 양수를 증명할 있는 서류 사본 및 인감증명서
- 상속의 경우 : 가족관계증명서 및 상속인임을 증명하는 서류

3. 공중위생영업자의 위생관리 의무 등

3_1 공중위생업자는 그 이용자에게 건강상 위해요인이 발생하지 아니하도록 영업 관련 시설 및 설비를 위생적이고 안전하게 관리하여야 한다.(법 제4조)

3_2 미용업을 하는 자는 다음의 사항을 지켜야 한다.

① 의료기구와 의약품을 사용하지 아니하는 순수한 화장 또는 피부미용을 할 것

② 미용기구는 소독을 한 기구와 소독을 하지 아니한 기구로 분리하여 보관

③ 면도기는 1회용 면도날만을 손님 1인에 한하여 사용할 것(이 경우 미용기구의 소독기준 및 방법은 보건복지부령으로 정한다.)

④ 미용사면허증을 영업소 안에 게시할 것

3_3 공중위생영업자가 준수하여야 할 위생 관리 기준, 위생관리 서비스의 제공에 관하여 필요한 사항으로써 감염병 환자 기타 출입시켜서는 안 되는 자의 범위와 건전한 영업질서 유지를 위하여 영업자가 준수하여야 할 사항은 「보건복지부령」으로 정한다.

4. 공중이용시설의 위생관리

4_1 공중이용시설의 소유자 · 점유자 또는 관리자(이하 「소유자 등」)는 시설 이용자의 건강에 해가 없도록 다음 사항을 지켜야 한다.

4_2 실내공기는 보건복지부령이 정하는 위생관리기준에 적합하도록 유지할 것

4_3 영업소, 화장실, 기타 공중이용시설 안에서 시설이용자의 건강을 해할 우려가 있는 오염 물질이 발생되지 아니하도록 할 것(이 경우 오염물질의 종류와 오염 허용기준은 보건복지부령으로 정한다.)

5. 이용사 및 미용사의 면허 등

5_1 면허발급

(1) 이·미용사가 되고자 하는 자는 보건복지부령이 정하는 바에 의하여 시장, 군수, 구청장의 면허를 받아야 한다.

(2) 이·미용사 면허를 받을 수 있는 경우

① 전문대학 또는 이와 동등 이상의 학력이 있다고 교육인적자원부장관이 인정하는 학교에서 이용 또는 미용에 관한 학과를 졸업한 자

② 고등학교 또는 이와 동등한 학력이 있다고 교육인적자원부 장관이 인정하는 학교에서 이용 또는 미용에 관한 학과를 졸업한 자

③ 교육인적자원부장관이 인정하는 고등기술학교에서 1년 이상 이용 또는 미용에 관한 소정의 과정을 이수한 자

④ 국가기술자격법에 의한 이용사 또는 미용사의 자격을 취득한 자

(3) 이·미용사 면허를 받을 수 없는 경우

① 피성년후견인

② 정신보건법률에 따른 정신질환자. 다만 전문의가 이용사 또는 미용사로서 적합하다고 인정하는 경우는 제외

③ 공중의 위생에 영향을 미칠 수 있는 감염병 환자로서 보건복지부령이 정하는 자

④ 마약 등 기타 대통령령으로 정하는 약물 중독자

⑤ 면허가 취소된 후 1년이 경과되지 아니한 자

5_2 이·미용사 면허취소 등

(1) 시장, 군수, 구청장은 이·미용사의 면허를 취소하거나 6월 이내의 기간을 정하여 면허의 정지를 명할 수 있다.

(2) 면허정지(6월 이내의 기간을 정하여)

- 이 법 또는 이 법의 규정에 의한 명령에 위반한 때

• 면허증을 다른 사람에게 대여한 때

(3) **면허취소(법 제 7조)시장·군수·구청장은 이용사 또는 미용사가 다음 취소사유 중 어느 하나에 해당하는 때에는 그 면허를 취소하거나 6월 이내의 기간을 정하여 그 면허를 정지를 명할 수 있다. 다만 ①~④ 중 ②에 해당하는 경우에는 면허를 취소해야 한다.**

① 금치산자
② 정신보건법상 정신질환자. 다만, 전문의가 이용사 또는 미용사로서 적합하다고 인정하는 경우는 제외
③ 공중의 위행에 영향을 미칠 수 있는 감염병 환자로서 보건복지부령이 정하는 자
④ 마약 기타 대통령령으로 정하는 향정신성 약물 중독자
⑤ 면허가 취소된 후 1년이 경과되지 아니한 자

(4) **면허취소, 정지처분의 세부적인 기준은 그 처분의 사유와 위반의 정도 등을 감안하여 「보건복지부령」으로 정한다.**

6. 이·미용사의 업무범위 등

이·미용사 면허를 받지 아니한 자는 이·미용업을 개설하거나 업무에 종사할 수 없다. 다만 이용사 또는 미용사의 감독을 받아 이용 또는 미용 업무의 보조를 행하는 경우에는 그러하지 아니한다.(법률 제8조 1항)

6_1 이·미용사 업무범위

(1) 미용사의 업무

① 미용사(일반) 업무범위 : 파마·머리카락 자르기·머리카락 모양내기·머리피부 손질·머리카락 염색·머리 감기, 의료기기나 의약품을 사용하지 아니하는 눈썹손질
② 미용사(피부) 업무범위 : 의료기기나 의약품을 사용하지 아니하는 피부상태 분석·피부관리·제모·눈썹손질
③ 미용사(네일) 업무범위 : 손톱과 발톱의 손질 및 화장
④ 미용사(메이크업) 업무범위 : 얼굴 등 신체의 화장·분장 및 의료기기나 의약품을 사용하지 아니하는 눈썹손질

(2) 이용사의 업무 : 이발·아이론·면도·머리피부 손질·머리카락 염색 및 머리감기

6_2 이·미용사 업무보조범위

(1) 이용·미용 업무를 위한 사전 준비에 관한 사항

(2) 이용·미용 업무를 위한 기구·제품 등의 관리에 관한 사항

(3) 영업소의 청결 유지 등 위생관리에 관한 사항

(4) 그 밖에 머리감기 등 이용·미용 업무의 조력(助力)에 관한 사항

6_3 영업소 외의 장소에서의 이·미용업무

(1) 원칙적으로 행할 수 없다. 그러나 보건복지부령이 정한 특별한 사유가 있는 경우에는 그러하지 아니하다.

(2) 특별한 사유

① 질병 기타의 사유로 인하여 영업소에 나올 수 없는 자에 대하여 이용 또는 미용을 하는 경우

② 혼례 기타 의식에 참여하는 자에 대하여 그 의식 직전에 이용 또는 미용을 하는 경우 ③ 사회복지시설에서 봉사활동으로 이용 또는 미용을 하는 경우

④ 방송 등의 촬영에 참여하는 사람에 대하여 그 촬영 직전에 이용 또는 미용을 하는 경우

7. 행정감독 및 처분

7_1 보고 및 출입, 검사(법 제9조)

① 시·도지사(이하 "시·도지사"라 한다) 또는 시장·군수·구청장은 공중위생관리상 필요하다고 인정하는 때에는 공중위생영업자에 대하여 필요한 보고를 하게 하거나 소속공무원으로 하여금 영업소·사무소 등에 출입하여 공중위생영업자의 위생관리의무이행 등에 대하여 검사하게 하거나 필요에 따라 공중위생영업장부나 서류를 열람하게 할 수 있다.

② 시·도지사 또는 시장·군수·구청장은 공중위생영업자의 영업소에 제5조에 따라 설치가 금지되는 카메라나 기계장치가 설치되었는지를 검사할 수 있다. 이 경우 공중위생영업자는 특별한 사정이 없으면 검사에 따라야 한다.

③ 제2항의 경우에 시·도지사 또는 시장·군수·구청장은 관할 경찰관서의 장에게 협조를 요청할 수 있다.

④ 제2항의 경우에 시·도지사 또는 시장·군수·구청장은 영업소에 대하여 검사 결과에 대한 확인증을 발부할 수 있다.

⑤ 제1항 및 제2항의 경우에 관계공무원은 그 권한을 표시하는 증표를 지녀야 하며, 관계인에게 이를 내보여야 한다.

7_2 영업의 제한

(1) 시・도지사는 공익상 또는 선량한 풍속을 유지하기 위해 필요하다고 인정하는 공중위생영업자 및 종사원에 대하여 영업시간 및 영업행위에 관한 필요한 제한을 할 수 있다.

(2) 대통령령이 정하는 자

① 공중이용시설의 소유자, 점유자 또는 관리자와 공중위생영업자의 위생관리에 관한 의무사항의 위반에 대한 신고 등이 있는 때

② 시장, 군수, 구청장이 공중위생영업소의 영업의 정지 또는 일부시설의 사용중지를 명하거나 영업소의 폐쇄를 명하기 위하여 조사가 필요하다고 인정한 때

③ 보건복지부장관, 특별시장, 광역시장, 도지사(시・도지사) 또는 시장, 군수, 구청장이 감염병의 발생, 확산 등으로 인해 공중위생영업소의 공중 이용시설의 위생관리를 위하여 긴급한 조사가 필요하다고 인정한 때

7_3 위생지도 및 개선명령(법 제10조)

(1) 개선명령

① 영업신고 규정에 의한 공중위생영업의 종류별 시설 및 설비기준을 위반한 공중위생영업자

※ 미용업의 시설 및 설비기준

㉠ 미용업(일반), 미용업(손톱·발톱) 및 미용업(화장·분장)

ⓐ 미용기구는 소독을 한 기구와 소독을 하지 아니한 기구를 구분하여 보관할 수 있는 용기를 비치하여야 한다.

ⓑ 소독기·자외선살균기 등 미용기구를 소독하는 장비를 갖추어야 한다.

ⓒ 작업장소, 응접장소, 상담실 등을 분리하기 위해 칸막이를 설치할 수 있으나, 설치된 칸막이에 출입문이 있는 경우 출입문의 3분의 1 이상을 투명하게 하여야 한다. 다만, 탈의실의 경우에는 출입문을 투명하게 하여서는 아니 된다.

㉡ 미용업(피부) 및 미용업(종합)

ⓐ 미용기구는 소독을 한 기구와 소독을 하지 아니한 기구를 구분하여 보관할 수 있는 용기를 비치

하여야 한다.

ⓑ 소독기·자외선살균기 등 미용기구를 소독하는 장비를 갖추어야 한다.

ⓒ 작업장소, 응접장소, 상담실 등을 분리하기 위해 칸막이를 설치할 수 있으나, 설치된 칸막이에 출입문이 있는 경우 출입문의 3분의 1 이상을 투명하게 하여야 한다. 다만, 탈의실의 경우에는 출입문을 투명하게 하여서는 아니 된다.

ⓓ 작업장소 내 베드와 베드 사이에 칸막이를 설치할 수 있으나, 설치된 칸막이에 출입문이 있는 경우 그 출입문의 3분의 1 이상은 투명하게 하여야 한다.

② 위생관리의무 등을 위반한 공중위생영업자

※ 미용기구의 소독 기준 및 방법

㉠ 소독을 한 기구와 소독을 하지 아니한 기구로 분리하여 보관한다.

㉡ 소독 전에는 브러시나 솔을 이용하여 표면에 붙어있는 머리카락 등의 이물질을 제거한 후, 소독액이 묻어있는 천이나 거즈를 이용하여 표면을 닦아낸다.

㉢ 사용 중 혈액이나 체액이 묻은 기구는 소독하기 전, 흐르는 물에 씻어 혈액 및 체액을 제거한 후 소독액이 묻어있는 일회용 천이나 거즈를 이용하여 표면을 닦아 물기를 제거한다.

㉣ 기타 사항

ⓐ 각 손님에게 세탁된 타월이나 도포류를 제공하여야 하며, 한번 사용한 타월이나 도포류는 사용즉시 구별이 되는 용기에 세탁 전까지 보관하여야 한다.

ⓑ 사용한 타월이나 도포류는 세제로 세탁한 후 건열멸균소독·증기소독·열탕소독 중 한 방법을 진행한 후 건조하거나, 0.1% 차아염소산나트륨용액(유효염소농도 1000 ppm)에 10분간 담가둔 후 세탁하여 건조하기를 권장한다.

ⓒ 혈액이 묻은 타월, 도포류는 폐기한다.

ⓓ 스팀타월은 사용전 80℃ 이상의 온도에서 보관하고, 사용 시 적정하게 식힌 후 사용하고 사용 후에는 타월 및 도포류와 동일한 방법으로 소독한다.

㉤ 기구사용 후 기구별 소독기준

기구명	위험도	소독방법
• 가위 • 바리캉, 클리퍼 • 푸셔 • 빗	피부감염 및 혈액으로 인한 바이러스 전파 우려	① 표면에 붙은 이물질과 머리카락 등을 제거한다. ② 위생티슈 또는 소독액이 묻은 천이나 거즈로 날을 중심으로 표면을 닦는다. ③ 마른 천이나 거즈를 사용하여 물기를 제거한다.
• 토우세퍼레이터 • 라텍스 • 퍼프 • 해면	감염매체의 전달이나 자체 감염 우려	① 천을 이용하여 표면의 이물질을 닦아 낸다. ② 세척 후 소독액에 10분 이상 담근 후 흐르는 물에 헹구고 물기를 제거한다. ③ 자외선 소독 후 별도의 용기에 보관한다.
• 브러시(화장·분장용)	감염매체의 전달이나 자체 감염 우려	① 표면의 이물질을 제거한다. ② 세척제를 사용하여 세척한다. ③ 자외선 소독 후 별도의 용기에 보관한다.

▪ 기구명은 현재 일반적으로 이 · 미용업소에서 주로 사용 · 지칭하는 용어를 사용

ⓑ 영업종료 후 기구는 이물질 등을 제거하고 일반기준에 의해 소독작업 후, 별도의 용기에 보관하여 위생적으로 관리하여야 한다.

③ 위의 사항을 위반할 경우

시·도지사 또는 시장, 군수, 구청장은 즉시 또는 일정기간을 정하여 그 개선을 명할 수 있다.

7_4 공중위생영업의 폐쇄 등(법 제11조)

(1) 시장·군수·구청장은 다음 각 호의 어느 하나에 해당하는 경우에는 영업소 폐쇄를 명할 수 있다.

① 공중위생영업자가 정당한 사유 없이 6개월 이상 계속 휴업하는 경우

② 공중위생영업자가 관할 세무서장에게 폐업신고를 하거나 관할 세무서장이 사업자 등록을 말소한 경우

(2) 시장·군수·구청장은 공중위생영업자가 제1항의 규정에 의한 영업소 폐쇄명령을 받고도 계속하여 영업을 하는 때에는 관계공무원으로 하여금 당해 영업소를 폐쇄하기 위하여 다음 각 호의 조치를 하게 할 수 있다.

① 당해 영업소의 간판 기타 영업표지물의 제거

② 당해 영업소가 위법한 영업소임을 알리는 게시물 등의 부착

③ 영업을 위하여 필수불가결한 기구 또는 시설물을 사용할 수 없게 하는 봉인

(3) 시장·군수·구청장은 제5항제3호에 따른 봉인을 한 후 봉인을 계속할 필요가 없다고 인정되는 때와 영업자 등이나 그 대리인이 당해 영업소를 폐쇄할 것을 약속하는 때 및 정당한 사유를 들어 봉인의 해제를 요청하는 때에는 그 봉인을 해제할 수 있다. 제5항제2호에 따른 게시물등의 제거를 요청하는 경우에도 또한 같다.

7_5 과징금 처분

(1) 시장·군수·구청장은 영업정지가 이용자에게 심한 불편을 주거나 그 밖에 공익을 해할 우려가 있는 경우에는 영업정지 처분에 갈음하여 1억원 이하의 과징금을 부과할 수 있다. 다만, 제5조, 「성매매알선 등 행위의 처벌에 관한 법률」, 「아동·청소년의 성보호에 관한 법률」, 「풍속영업의 규제에 관한 법률」 제3조 각호의 1 또는 이에 상응하는 위반행위로 인하여 처분을 받게 되는 경우를 제외한다.

(2) 제1항의 규정에 의한 과징금을 부과하는 위반행위의 종별 · 정도 등에 따른 과징금의 금액 등에 관하여 필요한 사항은 대통령령으로 정한다.

(3) 시장·군수·구청장은 제1항의 규정에 의한 과징금을 납부하여야 할 자가 납부기한까지 이를 납부하지 아니한 경우에는 대통령령으로 정하는 바에 따라 과징금 부과처분을 취소하고, 영업정지 처분을 하거나 「지방세외수입금의 징수 등에 관한 법률」에 따라 이를 징수한다.

(4) 제1항 및 제3항의 규정에 의하여 시장·군수·구청장이 부과·징수한 과징금은 당해 시·군·구에 귀속된다.

(5) 시장·군수·구청장은 과징금의 징수를 위하여 필요한 경우에는 다음 각 호의 사항을 기재한 문서로 관할 세무관서의 장에게 과세정보의 제공을 요청할 수 있다.
① 납세자의 인적사항
② 사용목적
③ 과징금 부과기준이 되는 매출금액

7_6 행정제재처분효과의 승계

(1) 공중위생영업자가 그 영업을 양도하거나 사망한 때 또는 법인의 합병이 있는 때에는 종전의 영업자에 대하여 영업소 폐쇄 등의 위반을 사유로 행한 행정제재처분의 효과는 그 처분기간이 만료된 날부터 1년간 양수인, 상속인 또는 합병 후 존속하는 법인에 승계된다.

(2) 공중위생영업자가 그 영업을 양도하거나 사망할 때 또는 법인의 합병이 있는 때에는 영업소 폐쇄 등의 위반을 사유로 종전의 영업자에 대하여 진행 중인 행정제재처분절차를 양수인, 상속인 또는 합병 후 존속한다.

7_7 청문

보건복지부장관 또는 시장·군수·구청장은 다음 각 호의 어느 하나에 해당하는 처분을 하려면 청문을 하여야 한다.

(1) 신고사항의 직권말소

(2) 이용사와 미용사의 면허취소 또는 면허정지

(3) 영업정지 명령, 일부 시설의 사용중지명령 또는 영업소 폐쇄명령

7_8 공중위생관리

(1) 위생서비스 수준의 평가

① 시·도지사는 공중위생 영업소(관광숙박업의 경우 제외)의 위생관리 수준을 향상시키기 위하여 위생서비스평가 계획(이하 평가계획)을 수립하여 시장·군수·구청장에게 통보하여야 한다.

② 시장·군수·구청장은 평가계획에 따라 관할 지역별 세부 평가계획을 수립한 후 공중위생영업소의 위생서비스 수준을 평가(이하 위생서비스 평가)하여야 한다.

③ 시장·군수·구청장은 위생서비스 평가의 전문성을 높이기 위하여 필요하다고 인정하는 경우에는 관련 전문기관 및 단체로 하여금 위생서비스 평가를 실시하게 할 수 있다.

④ 위생서비스평가의 주기, 방법, 위생관리 등급의 기타 평가에 관하여 필요한 사항은 보건복지부령으로 정한다.

(2) 위생관리 등급·공표 등

① 시장·군수·구청장은 보건복지부령이 정하는 바에 의하여 위생서비스평가의 결과에 따른 위생관리 등급을 해당 공중위생영업자에게 통보하고 이를 공표하여야 한다.

② 공중위생영업자는 시장·군수·구청장으로부터 통보받은 위생관리등급의 표지를 영업소의 명칭과 함께 영업소의 출입구에 부착할 수 있다.

③ 시·도지사 또는 시장·군수·구청장은 위생서비스평가의 결과 위생서비스의 수준이 우수하다고 인정되는 영업소에 대하여 포상을 실시할 수 있다.

④ 시·도지사 또는 시장·군수·구청장은 위생서비스평가의 결과에 따른 위생관리등급별로 영업소에 대한 위생감시를 실시하여야 한다. 이 경우 영업소에 대한 출입·검사와 위생감시의 실시주기 및 횟수 등 위

생관리등급별 위생감시기준은 보건복지부령으로 정한다.

(3) 공중위생 감시원

공중위생영업의 신고, 승계, 위생관리업무 등의 관계공무원의 업무를 행하기 위하여 특별시, 광역시, 시・도 및 시・군・구(자치구에 한한다)에 공중위생감시원을 둔다.

공중위생감시원의 자격, 임명, 업무범위 기타 필요한 사항은 대통령령으로 정한다.

① 공중위생감시원의 자격 및 임명

* 보건복지부장관・시・도지사・시장・군수・구청장은 해당하는 소속공무원 중에서 공중위생 감시원을 임명한다.
  - ㉠ 위생사 또는 환경기사 2급 이상의 자격이 있는 자
  - ㉡ 고등교육법에 의한 대학에서 화학, 화공학, 환경공학 또는 위생학 분야를 전공하고 졸업한 자 또는 이와 동등 이상의 자격이 있는 자
  - ㉢ 외국에서 위생사 또는 환경기사의 면허를 받은 자
  - ㉣ 3년 이상 공중위생 행정에 종사한 경력이 있는 자

* 보건복지부장관・시・도지사・시장・군수・구청장은 해당자격자만으로는 공중위생감시원의 인력확보가 곤란하다고 인정되는 때에는 공중위생 행정에 종사하는 자 중 공중위생 감시에 관한 교육훈련을 2주 이상 받은 자를 공중위생 행정에 종사하는 기간 동안 공중위생감시원으로 임명할 수 있다.

② 공중위생감시원의 업무범위

- 보건복지부령이 정한 시설 및 설비의 확인
- 공중위생영업 관련 시설 및 설비의 위생 상태확인, 검사
- 공중위생영업자의 위생관리 의미 및 영업자준수사항 이행여부의 확인
- 공중이용시설의 소유자, 점유자 또는 관리자에 의한 위생관리 상태의 확인, 검사
- 위생지도 및 개선명령 이행여부의 확인
- 영업의 정지, 일부 시설의 사용중지 또는 영업소 폐쇄명령 이행 여부의 확인
- 규정에 의한 위생교육 이행여부의 확인

(4) 명예공중위생감시원

① 시·도지사는 공중위생의 관리를 위한 지도, 계몽 등을 행하게 하기 위하여 명예공중위생감시원을 둘 수 있다.

② 명예공중위생감시원의 자격 및 위촉방법, 업무범위 등에 관하여 필요한 사항은 대통령령으로 정한다.

(5) 공중위생영업자의 단체 설립

공중위생영업자는 공중위생과 국민보건의 향상을 기하고 그 영업의 건전한 발전을 도모하기 위하여 영업의 종류별로 전국적인 조직을 가지는 영업자단체를 설립할 수 있다.

(6) 위생교육

- 공중위생 영업자는 매년 3시간의 위생교육을 받아야 한다.
- 영업신고를 하고자 하는 자는 미리 위생교육을 받아야 한다. 다만, 부득이한 사유로 미리 교육을 받을 수 없는 경우에는 영업 개시 후 보건복지부령이 정하는 기간 안에 위생교육을 받을 수 있다.
- 위생교육의 방법, 절차 기타 필요한 사항은 보건복지부령으로 정한다.

※ 공중위생영업자는 공중위생관리법 제17조(위생교육) 제1항에 의해 매년 위생교육을 받아야 하며, 위생교육은 「공중위생관리법」 및 관련 법규, 소양교육(친절 및 청결에 관한 사항을 포함한다), 기술교육, 그 밖에 공중위생에 관하여 필요한 내용으로 정하여 실시하고 있습니다. 위생교육의 교육시간은 공중위생관리법 시행규칙 제23조(위생교육) 제1항에 의하여 3시간으로 규정하고 있으니 참고하시기 바랍니다.

(7) 위임 및 위탁

- 보건복지부장관은 이 법에 관한 일부를 대통령이 정하는 바에 의하여 시·도지사 또는 시장·군수·구청장에게 위임할 수 있다
- 보건복지부장관은 대통령령이 정하는 바에 의하여 관계전문기관 및 공중위생과 국민보건의 향상을 기하고 그 영업의 건전한 발전을 도모하기 위하여 설립하되 공중위생영업자단체 등에 그 업무의 일부를 위탁할 수 있다.

2. 공중위생관리법 시행규칙

1. 미용업 개별 행정처분 기준

〈표1〉 미용업의 행정처분기준(공중위생관리법 시행규칙)[시행 2019.7.1.],[보건복지부령 제610호, 2018.12.31., 일부개정]

위반행위	근거 법조문	행정처분기준			
		1차 위반	2차 위반	3차 위반	4차 이상 위반
1. 영업신고를 하지 않거나 시설과 설비기준을 위반한 경우	법 제11조 제1항제1호				
1) 영업신고를 하지 않은 경우		영업장 폐쇄명령			
2) 시설 및 설비기준을 위반한 경우		개선명령	영업정지 15일	영업정지 1월	영업장 폐쇄명령
2. 변경신고를 하지 않은 경우	법 제11조 제1항제2호				
1) 신고를 하지 않고 영업소의 명칭 및 상호 또는 영업장 면적의 3분의 1 이상을 변경한 경우		경고 또는 개선명령	영업정지 15일	영업정지 1월	영업장 폐쇄명령
2) 신고를 하지 않고 영업소의 소재지를 변경한 경우		영업정지 1월	영업정지 2월	영업장 폐쇄명령	
3. 지위승계신고를 하지 않은 경우	법 제11조 제1항제3호	경고	영업정지 10일	영업정지 1월	영업장 폐쇄명령
4. 공중위생영업자의 위생관리의무 등을 지키지 않은 경우	법 제11조 제1항제4호				
1) 소독을 한 기구와 소독을 하지 않은 기구를 각각 다른 용기에 넣어 보관하지 않거나 1회용 면도날을 2인 이상의 손님에게 사용한 경우		경고	영업정지 5일	영업정지 10일	영업장 폐쇄명령
2) 피부미용을 위하여 「약사법」에 따른 의약품 또는 「의료기기법」에 따른 의료기기를 사용한 경우		영업정지 2월	영업정지 3월	영업장 폐쇄명령	
3) 점빼기·귓불뚫기·쌍꺼풀수술·문신·박피술 그 밖에 이와 유사한 의료행위를 한 경우		영업정지 2월	영업정지 3월	영업장 폐쇄명령	
4) 미용업 신고증 및 면허증 원본을 게시하지 않거나 업소 내 조명도를 준수하지 않은 경우		경고 또는 개선명령	영업정지 5일	영업정지 10일	영업장 폐쇄명령
5) 개별미용서비스의 최종 지불가격 및 전체 미용서비스의 총액에 관한 내역서를 이용자에게 미리 제공하지 않은 경우		경고	영업정지 5일	영업정지 10일	영업정지 1월
5. 법 제5조를 위반하여 카메라나 기계장치를 설치한 경우	법 제11조 제1항 제4호의 2	영업정지 1월	영업정지 2월	영업장 폐쇄명령	

6. 법 제7조제1항 각 호의 어느 하나에 해당하는 면허 정지 및 면허 취소 사유에 해당하는 경우	법 제7조제1항				
1) 법 제6조제2항제1호부터 제4호까지에 해당하게 된 경우		면허취소			
2) 면허증을 다른 사람에게 대여한 경우		면허정지 3월	면허정지 6월	면허취소	
3) 「국가기술자격법」에 따라 자격이 취소된 경우		면허취소			
4) 「국가기술자격법」에 따라 자격정지 처분을 받은 경우(「국가기술자격법」에 따른 자격정지 처분기간에 한정한다)		면허정지			
5) 이중으로 면허를 취득한 경우(나중에 발급받은 면허를 말한다)		면허취소			
6) 면허정지 처분을 받고도 그 정지기간 중 업무를 한 경우		면허취소			
7. 영업소 외의 장소에서 미용 업무를 한 경우	법 제11조 제1항제5호	영업정지 1월	영업정지2월	영업장 폐쇄명령	
8. 보고를 하지 않거나 거짓으로 보고한 경우 또는 관계 공무원의 출입, 검사 또는 공중위생영업 장부 또는 서류의 열람을 거부·방해하거나 기피한 경우	법 제11조 제1항제6호	영업정지 10일	영업정지 20일	영업정지 1월	영업장 폐쇄명령
9. 개선명령을 이행하지 않은 경우	법 제11조 제1항제7호	경고	영업정지 10일	영업정지 1월	영업장 폐쇄명령
10. 「성매매알선 등 행위의 처벌에 관한 법률」, 「풍속영업의 규제에 관한 법률」, 「청소년 보호법」, 「아동·청소년의 성보호에 관한 법률」 또는 「의료법」을 위반하여 관계 행정기관의 장으로부터 그 사실을 통보받은 경우	법 제11조 제1항제8호				
1) 손님에게 성매매 알선 등 행위 또는 음란행위를 하게 하거나 이를 알선 또는 제공한 경우					
가) 영업소		영업정지 3월	영업장 폐쇄명령		
나) 미용사		면허정지 3월	면허취소		
2) 손님에게 도박 그 밖에 사행행위를 하게 한 경우		영업정지 1월	영업정지 2월	영업장 폐쇄명령	
3) 음란한 물건을 관람·열람하게 하거나 진열 또는 보관한 경우		경고	영업정지 15일	영업정지 1월	영업장 폐쇄명령
4) 무자격안마사로 하여금 안마사의 업무에 관한 행위를 하게 한 경우		영업정지 1월	영업정지 2월	영업장 폐쇄명령	
11. 영업정지 처분을 받고 도 그 영업정지 기간에 영업을 한 경우	법 제11조 제2항	영업장 폐쇄명령			
12. 공중위생영업자가 정당한 사유 없이 6개월 이상 계속 휴업하는 경우	법 제11조 제3항제1호	영업장 폐쇄명령			
13. 공중위생영업자가 「부가가치세법」 제8조에 따라 관할 세무서장에게 폐업신고를 하거나 관할 세무서장이 사업자 등록을 말소한 경우	법 제11조 제3항제2호	영업장 폐쇄명령			

2. 공중위생관리법 일반 행정처분 기준

(1) 위반행위가 2 이상인 경우로서 그에 해당하는 각각의 처분기준이 다른 경우에는 그중 중한 처분기준에 의하되, 2 이상의 처분기준이 영업정지에 해당하는 경우에는 가장 중한 정지처분기간에 나머지 각각의 정지처분기간의 2분의 1을 더하여 처분한다.

(2) 행정처분을 하기 위한 절차가 진행되는 기간 중에 반복하여 같은 사항을 위반한 때에는 그 위반횟수마다 행정처분 기준의 2분의 1씩 더하여 처분한다.

(3) 위반행위의 차수에 따른 행정처분 기준은 최근 1년간(「성매매알선 등 행위의 처벌에 관한 법률」 제4조를 위반하여 관계 행정기관의 장이 행정처분을 요청한 경우에는 최근 3년간) 같은 위반행위로 행정처분을 받은 경우에 이를 적용한다. 이 경우 기간의 계산은 위반행위에 대하여 행정처분을 받은 날과 그 처분 후 다시 같은 위반행위를 하여 적발된 날(수거검사에 의한 경우에는 해당 검사결과를 처분청이 접수한 날을 말한다)을 기준으로 한다.

(4) 제3호에 따라 가중된 행정처분을 하는 경우 가중처분의 적용 차수는 그 위반행위 전 행정처분 차수(제3호에 따른 기간 내에 행정처분이 둘 이상 있었던 경우에는 높은 차수를 말한다)의 다음 차수로 한다.

(5) 행정처분권자는 위반사항의 내용으로 보아 그 위반 정도가 경미하거나 해당 위반사항에 관하여 검사로부터 기소유예의 처분을 받거나 법원으로부터 선고유예의 판결을 받은 때에는 Ⅱ. 개별기준에 불구하고 그 처분기준을 다음의 구분에 따라 경감할 수 있다.

가. 영업정지 및 면허정지의 경우에는 그 처분기준 일수의 2분의 1의 범위 안에서 경감할 수 있다.

나. 영업장 폐쇄의 경우에는 3월 이상의 영업정지처분으로 경감할 수 있다.

(6) 영업정지 1월은 30일을 기준으로 하고, 행정처분 기준을 가중하거나 경감하는 경우 1일 미만은 처분기준 산정에서 제외한다.

3. 공중위생관리

3_1 위생서비스 수준의 평가

(1) 공중위생영업소의 위생서비스 수준 평가는 "2년"마다 실시하되 공중위생영업소의 보건, 위생관리를 위하여 특히 필요한 경우에는 보건복지부장관이 정하여 고시하는 바에 의해 공중위생영업의 종류 또는 위생관리등급별로 평가주기를 달리할 수 있다.

(2) 개선기간

- 시·도지사 또는 시장·군수·구청장이 공중위생영업자 및 공중이용시설의 소유자 등에게 법 위반사항에 대한 개선을 명하고자 하는 때에는 위반사항의 개선에 소요되는 기간 등을 고려하여 즉시 그 개선을 명하거나 6월의 범위 내에서 기간을 정하여 개선을 명하여야 한다.
- 시·도지사 또는 시장, 군수, 구청장으로부터 개선명령을 받은 공중위생영업자 및 공중이용시설의 소유자 등은 천재지변 등 기타 부득이한 사유로 인하여 개선기간 이내에 개선을 완료할 수 없는 경우에는 그 기간이 종료되기 전에 개선기간의 연장을 신청할 수 있다.
- 이 경우 시·도지사 또는 시장, 군수, 구청장은 6월의 범위 내에서 개선기간을 연장할 수 있다.
- 개선명령 시의 명시사항
  시·도지사 또는 시장·군수·구청장은 규정을 위반한 공중이용시설의 소유자 등에게 개선명령을 하는 때에는 위생관리기준, 발생된 오염물질의 종류, 오염 허용기준을 초과한 정도와 개선기간을 명시하여야 한다.

3_2 위생관리등급의 구분

(1) 위생관리등급의 구분

① 최우수업소 : 녹색등급

② 우수업소 : 황색등급

③ 일반관리대상업소 : 백색등급

(2) 위생관리등급의 판정을 위한 세부항목, 등급결정 절차와 기타 위생서비스 평가에 필요한 구체적인 사항은 보건복지부장관이 정하여 고시한다.

(3) 위생관리 등급의 통보 및 공표절차

- 시장·군수·구청장이 위생서비스 평가 결과에 따라 공중위생영업소의 위생관리 등급을 평가한 때에는 그 내용을 시장, 군수, 구청장에게 통보하여야 한다.
- 시장, 군수, 구청장이 시·도지사로부터 공중위생영업소별 위생관리 등급을 통보받은 때에는 위생등급표를 해당 공중 위생영업자에게 송부하여야 한다.
- 시·도지사 또는 시장·군수·구청장은 공중위생영업소별 위생관리 등급을 당해 기관의 게시판에 게시하는 등의 방법으로 공표하여야 한다.

(4) 위생교육시간

- 제2항의 규정에 따라 위생교육을 실시한 기관 또는 단체는 교육실시의 결과를 교육 후 1월 이내에 관할 시장·군수·구청장에게 보고하여야 하며, 교육에 관한 기록을 2년 이상 보관, 관리하여야 한다.
- 시장·군수·구청장은 제1항은 제4항의 규정에 의하여 위생교육을 받거나 받은 것으로 보는 자에게 수료증을 교부하여야 한다.

- 일반기준

① 위반행위가 2 이상인 경우로서 그에 해당하는 각각의 처분기준이 다른 경우에는 그중 중한 처분 기준에 의하되, 2 이상의 처분기준이 영업정지에 해당하는 경우에는 가장 중한 정지처분기간에 나머지 각각의 정지처분기간의 2분의 1을 더하여 처분한다.

② 위반행위의 차수에 따른 행정처분기준은 최근 1년간 같은 위반행위로 행정처분을 받은 경우에 이를 적용한다. 이때 그 기준 적용일은 동일 위반사항에 대한 행정 처분일과 그 처분 후의 재적발일(수거검사에 의한 경우에는 검사결과를 처분청이 접수한날)을 기준으로 한다.

③ 행정처분권자는 위반사항의 내용으로 보아 그 위반 정도가 경미하거나 해당 위반사항에 관하여 검사로부터 기소유예의 처분을 받거나 법원으로부터 선고유예판결을 받은 때에는 개별기준에 불구하고 그 처분기준을 다음의 구분에 따라 경감할 수 있다.

④ 영업정지의 경우에는 그 처분기준 일수의 2분의 1의 범위 안에서 경감할 수 있다.

⑤ 영업장 폐쇄의 경우에는 3월 이상의 영업정지 처분으로 경감할 수 있다.

부록

2

1. 감염병의 예방 및 관리에 관한 법률 시행령
2. 감염병의 예방 및 관리에 관한 법률 시행규칙
3. 국민건강증진법
4. 지역보건법
5. 공중위생관리법
6. 공중위생관리법 시행령
7. 공중위생관리법 시행규칙

1

1. 감염병의 예방 및 관리에 관한 법률 (약칭: 감염병예방법)

[시행 2019. 1. 1] [법률 제16101호, 2018. 12. 31, 타법개정]

보건복지부(질병정책과) 044-202-2505

제1장 총칙

제1조(목적) 이 법은 국민 건강에 위해(危害)가 되는 감염병의 발생과 유행을 방지하고, 그 예방 및 관리를 위하여 필요한 사항을 규정함으로써 국민 건강의 증진 및 유지에 이바지함을 목적으로 한다.

제2조(정의) 이 법에서 사용하는 용어의 뜻은 다음과 같다. <개정 2010. 1. 18., 2013. 3. 22., 2014. 3. 18., 2015. 7. 6., 2016. 12. 2.>

1. 감염병"이란 제1군감염병, 제2군감염병, 제3군감염병, 제4군감염병, 제5군감염병, 지정감염병, 세계보건기구 감시대상 감염병, 생물테러감염병, 성매개감염병, 인수(人獸)공통감염병 및 의료관련감염병을 말한다.
2. "제1군감염병"이란 마시는 물 또는 식품을 매개로 발생하고 집단 발생의 우려가 커서 발생 또는 유행 즉시 방역대책을 수립하여야 하는 다음 각 목의 감염병을 말한다.
   가. 콜레라
   나. 장티푸스
   다. 파라티푸스
   라. 세균성이질
   마. 장출혈성대장균감염증
   바. A형간염
3. "제2군감염병"이란 예방접종을 통하여 예방 및 관리가 가능하여 국가예방접종사업의 대상이 되는 다음 각 목의 감염병을 말한다.
   가. 디프테리아
   나. 백일해(百日咳)
   다. 파상풍(破傷風)
   라. 홍역(紅疫)
   마. 유행성이하선염(流行性耳下腺炎)
   바. 풍진(風疹)
   사. 폴리오
   아. B형간염
   자. 일본뇌염
   차. 수두(水痘)
   카. b형헤모필루스인플루엔자
   타. 폐렴구균
4. "제3군감염병"이란 간헐적으로 유행할 가능성이 있어 계속 그 발생을 감시하고 방역대책의 수립이 필요한 다음 각 목의 감염병을 말한다.
   가. 말라리아
   나. 결핵(結核)
   다. 한센병
   라. 성홍열(猩紅熱)
   마. 수막구균성수막염(髓膜球菌性髓膜炎)
   바. 레지오넬라증
   사. 비브리오패혈증

아. 발진티푸스
자. 발진열(發疹熱)
차. 쯔쯔가무시증
카. 렙토스피라증
타. 브루셀라증
파. 탄저(炭疽)
하. 공수병(恐水病)
거. 신증후군출혈열(腎症侯群出血熱)
너. 인플루엔자
더. 후천성면역결핍증(AIDS)
러. 매독(梅毒)
머. 크로이츠펠트-야콥병(CJD) 및 변종크로이츠펠트-야콥병(vCJD)
버. C형간염
서. 반코마이신내성황색포도알균(VRSA) 감염증
어. 카바페넴내성장내세균속균종(CRE) 감염증

5. "제4군감염병"이란 국내에서 새롭게 발생하였거나 발생할 우려가 있는 감염병 또는 국내 유입이 우려되는 해외 유행 감염병으로서 다음 각 목의 감염병을 말한다. 다만, 갑작스러운 국내 유입 또는 유행이 예견되어 긴급히 예방 · 관리가 필요하여 보건복지부장관이 지정하는 감염병을 포함한다.

가. 페스트
나. 황열
다. 뎅기열
라. 바이러스성 출혈열
마. 두창
바. 보툴리눔독소증
사. 중증 급성호흡기 증후군(SARS)
아. 동물인플루엔자 인체감염증
자. 신종인플루엔자
차. 야토병
카. 큐열(Q熱)
타. 웨스트나일열
파. 신종감염병증후군
하. 라임병
거. 진드기매개뇌염
너. 유비저(類鼻疽)
더. 치쿤구니야열
러. 중증열성혈소판감소증후군(SFTS)
머. 중동 호흡기 증후군(MERS)

6. "제5군감염병"이란 기생충에 감염되어 발생하는 감염병으로서 정기적인 조사를 통한 감시가 필요하여 보건복지부령으로 정하는 감염병을 말한다. 다만, 갑작스러운 국내 유입 또는 유행이 예견되어 긴급히 예방 · 관리가 필요하여 보건복지부장관이 지정하는 감염병을 포함한다.
7. "지정감염병"이란 제1군감염병부터 제5군감염병까지의 감염병 외에 유행 여부를 조사하기 위하여 감시활동이 필요하여 보건복지부장관이 지정하는 감염병을 말한다.
8. "세계보건기구 감시대상 감염병"이란 세계보건기구가 국제공중보건의 비상사태에 대비하기 위하여 감시대상으로 정한 질환으로서 보건복지부장관이 고시하는 감염병을 말한다.
9. "생물테러감염병"이란 고의 또는 테러 등을 목적으로 이용된 병원체에 의하여 발생된 감염병 중 보건복지부장관이 고시하는 감염병을 말한다.
10. "성매개감염병"이란 성 접촉을 통하여 전파되는 감염병 중 보건복지부장관이 고시하는 감염병을 말한다.

11. "인수공통감염병"이란 동물과 사람 간에 서로 전파되는 병원체에 의하여 발생되는 감염병 중 보건복지부장관이 고시하는 감염병을 말한다.
12. "의료관련감염병"이란 환자나 임산부 등이 의료행위를 적용받는 과정에서 발생한 감염병으로서 감시활동이 필요하여 보건복지부장관이 고시하는 감염병을 말한다.
13. "감염병환자"란 감염병의 병원체가 인체에 침입하여 증상을 나타내는 사람으로서 제11조제6항의 진단 기준에 따른 의사 또는 한의사의 진단이나 보건복지부령으로 정하는 기관(이하 "감염병병원체 확인기관"이라 한다)의 실험실 검사를 통하여 확인된 사람을 말한다.
14. "감염병의사환자"란 감염병병원체가 인체에 침입한 것으로 의심이 되나 감염병환자로 확인되기 전 단계에 있는 사람을 말한다.
15. "병원체보유자"란 임상적인 증상은 없으나 감염병병원체를 보유하고 있는 사람을 말한다.
16. "감시"란 감염병 발생과 관련된 자료 및 매개체에 대한 자료를 체계적이고 지속적으로 수집, 분석 및 해석하고 그 결과를 제때에 필요한 사람에게 배포하여 감염병 예방 및 관리에 사용하도록 하는 일체의 과정을 말한다.
17. "역학조사"란 감염병환자, 감염병의사환자 또는 병원체보유자(이하 "감염병환자등"이라 한다)가 발생한 경우 감염병의 차단과 확산 방지 등을 위하여 감염병환자등의 발생 규모를 파악하고 감염원을 추적하는 등의 활동과 감염병 예방접종 후 이상반응 사례가 발생한 경우 그 원인을 규명하기 위하여 하는 활동을 말한다.
18. "예방접종 후 이상반응"이란 예방접종 후 그 접종으로 인하여 발생할 수 있는 모든 증상 또는 질병으로서 해당 예방접종과 시간적 관련성이 있는 것을 말한다.
19. "고위험병원체"란 생물테러의 목적으로 이용되거나 사고 등에 의하여 외부에 유출될 경우 국민 건강에 심각한 위험을 초래할 수 있는 감염병병원체로서 보건복지부령으로 정하는 것을 말한다.
20. "관리대상 해외 신종감염병"이란 기존 감염병의 변이 및 변종 또는 기존에 알려지지 아니한 새로운 병원체에 의해 발생하여 국제적으로 보건문제를 야기하고 국내 유입에 대비하여야 하는 감염병으로서 보건복지부장관이 지정하는 것을 말한다.

제3조(다른 법률과의 관계) 감염병의 예방 및 관리에 관하여는 다른 법률에 특별한 규정이 있는 경우를 제외하고는 이 법에 따른다.

제4조(국가 및 지방자치단체의 책무) ① 국가 및 지방자치단체는 감염병환자등의 인간으로서의 존엄과 가치를 존중하고 그 기본적 권리를 보호하며, 법률에 따르지 아니하고는 취업 제한 등의 불이익을 주어서는 아니 된다.

② 국가 및 지방자치단체는 감염병의 예방 및 관리를 위하여 다음 각 호의 사업을 수행하여야 한다. <개정 2014. 3. 18., 2015. 7. 6.>

1. 감염병의 예방 및 방역대책
2. 감염병환자등의 진료 및 보호
3. 감염병 예방을 위한 예방접종계획의 수립 및 시행
4. 감염병에 관한 교육 및 홍보
5. 감염병에 관한 정보의 수집 · 분석 및 제공
6. 감염병에 관한 조사 · 연구
7. 감염병병원체 검사 · 보존 · 관리 및 약제내성 감시(藥劑耐性 監視)
8. 감염병 예방을 위한 전문인력의 양성
9. 감염병 관리정보 교류 등을 위한 국제협력
10. 감염병의 치료 및 예방을 위한 약품 등의 비축
11. 감염병 관리사업의 평가
12. 기후변화, 저출산 · 고령화 등 인구변동 요인에 따른 감염병 발생조사 · 연구 및 예방대책 수립
13. 한센병의 예방 및 진료 업무를 수행하는 법인 또는 단체에 대한 지원
14. 감염병 예방 및 관리를 위한 정보시스템의 구축 및 운영
15. 해외 신종감염병의 국내 유입에 대비한 계획 준비, 교육 및 훈련
16. 해외 신종감염병 발생 동향의 지속적 파악, 위험성 평가 및 관리대상 해외 신종감염병의 지정
17. 관리대상 해외 신종감염병에 대한 병원체 등 정보 수집, 특성 분석, 연구를 통한 예방과 대응체계 마련, 보고서 발간 및 지침(매뉴얼을 포함한다) 고시

③ 국가 · 지방자치단체(교육감을 포함한다)는 감염병의 효율적 치료 및 확산방지를 위하여 질병의 정보, 발생 및 전파 상황을 공유하고 상호 협력하여야 한다. <신설 2015. 7. 6.>

④ 국가 및 지방자치단체는 「의료법」에 따른 의료기관 및 의료인단체와 감염병의 발생 감시 · 예방을 위하여 관련 정보를 공유하여야 한다. <신설 2015. 7. 6.>

제5조(의료인 등의 책무와 권리) ① 「의료법」에 따른 의료인 및 의료기관의 장 등은 감염병 환자의 진료에 관한 정보를 제공받을 권리

가 있고, 감염병 환자의 진단 및 치료 등으로 인하여 발생한 피해에 대하여 보상받을 수 있다.

② 「의료법」에 따른 의료인 및 의료기관의 장 등은 감염병 환자의 진단 · 관리 · 치료 등에 최선을 다하여야 하며, 보건복지부장관 또는 지방자치단체의 장의 행정명령에 적극 협조하여야 한다.

③ 「의료법」에 따른 의료인 및 의료기관의 장 등은 국가와 지방자치단체가 수행하는 감염병의 발생 감시와 예방 · 관리 및 역학조사 업무에 적극 협조하여야 한다.

[전문개정 2015. 7. 6.]

제6조(국민의 권리와 의무) ① 국민은 감염병으로 격리 및 치료 등을 받은 경우 이로 인한 피해를 보상받을 수 있다. <개정 2015. 7. 6.>

② 국민은 감염병 발생 상황, 감염병 예방 및 관리 등에 관한 정보와 대응방법을 알 권리가 있고, 국가와 지방자치단체는 신속하게 정보를 공개하여야 한다. <개정 2015. 7. 6.>

③ 국민은 의료기관에서 이 법에 따른 감염병에 대한 진단 및 치료를 받을 권리가 있고, 국가와 지방자치단체는 이에 소요되는 비용을 부담하여야 한다. <신설 2015. 7. 6.>

④ 국민은 치료 및 격리조치 등 국가와 지방자치단체의 감염병 예방 및 관리를 위한 활동에 적극 협조하여야 한다. <신설 2015. 7. 6.>

[제목개정 2015. 7. 6.]

제2장 기본계획 및 사업

제7조(감염병 예방 및 관리 계획의 수립 등) ① 보건복지부장관은 감염병의 예방 및 관리에 관한 기본계획(이하 "기본계획"이라 한다)을 5년마다 수립 · 시행하여야 한다. <개정 2010. 1. 18.>

② 기본계획에는 다음 각 호의 사항이 포함되어야 한다. <개정 2015. 7. 6.>

1. 감염병 예방 · 관리의 기본목표 및 추진방향
2. 주요 감염병의 예방 · 관리에 관한 사업계획 및 추진방법
3. 감염병 전문인력의 양성 방안

   3의2. 「의료법」 제3조제2항 각 호에 따른 의료기관 종별 감염병 위기대응역량의 강화 방안
4. 감염병 통계 및 정보의 관리 방안
5. 감염병 관련 정보의 의료기관 간 공유 방안
6. 그 밖에 감염병의 예방 및 관리에 필요한 사항

③ 특별시장 · 광역시장 · 도지사 · 특별자치도지사(이하 "시 · 도지사"라 한다)와 시장 · 군수 · 구청장(자치구의 구청장을 말한다. 이하 같다)은 기본계획에 따라 시행계획을 수립 · 시행하여야 한다.

④ 보건복지부장관, 시 · 도지사 또는 시장 · 군수 · 구청장은 기본계획이나 제3항에 따른 시행계획의 수립 · 시행에 필요한 자료의 제공 등을 관계 행정기관 또는 단체에 요청할 수 있다. <개정 2010. 1. 18.>

⑤ 제4항에 따라 요청받은 관계 행정기관 또는 단체는 특별한 사유가 없으면 이에 따라야 한다.

제8조(감염병관리사업지원기구의 운영) ① 보건복지부장관 및 시 · 도지사는 제7조에 따른 기본계획 및 시행계획의 시행과 국제협력 등의 업무를 지원하기 위하여 민간전문가로 구성된 감염병관리사업지원기구를 둘 수 있다. <개정 2010. 1. 18.>

② 국가 및 지방자치단체는 감염병관리사업지원기구의 운영 등에 필요한 예산을 지원할 수 있다.

③ 제1항 및 제2항에 따른 감염병관리사업지원기구의 설치 · 운영 및 지원 등에 필요한 사항은 대통령령으로 정한다.

제8조의2(감염병병원) ① 국가는 감염병의 연구 · 예방, 전문가 양성 및 교육, 환자의 진료 및 치료 등을 위한 시설, 인력 및 연구능력을 갖춘 감염병전문병원 또는 감염병연구병원을 설립하거나 지정하여 운영한다.

② 국가는 감염병환자의 진료 및 치료 등을 위하여 권역별로 보건복지부령으로 정하는 일정규모 이상의 병상(음압병상 및 격리병상을 포함한다)을 갖춘 감염병전문병원을 설립하거나 지정하여 운영한다.

③ 국가는 예산의 범위에서 제1항 및 제2항에 따른 감염병전문병원 또는 감염병연구병원을 설립하거나 지정하여 운영하는 데 필요한 예산을 지원할 수 있다.

④ 제1항 및 제2항에 따른 감염병전문병원 또는 감염병연구병원을 설립하거나 지정하여 운영하는 데 필요한 절차, 방법, 지원내용 등의 사항은 대통령령으로 정한다.

[본조신설 2015. 12. 29.]

제8조의3(내성균 관리대책) ① 보건복지부장관은 내성균 발생 예방 및 확산 방지 등을 위하여 제9조에 따른 감염병관리위원회의 심의를 거쳐 내성균 관리대책을 5년마다 수립·추진하여야 한다.

② 내성균 관리대책에는 정책목표 및 방향, 진료환경 개선 등 내성균 확산 방지를 위한 사항 및 감시체계 강화에 관한 사항, 그 밖에 내성균 관리대책에 필요하다고 인정되는 사항이 포함되어야 한다.

③ 내성균 관리대책의 수립 절차 등에 관하여 필요한 사항은 대통령령으로 정한다.

[본조신설 2016. 12. 2.]

제8조의4(업무의 협조) ① 보건복지부장관은 내성균 관리대책의 수립·시행을 위하여 관계 공무원 또는 관계 전문가의 의견을 듣거나 관계 기관 및 단체 등에 필요한 자료제출 등 협조를 요청할 수 있다.

② 보건복지부장관은 내성균 관리대책의 작성을 위하여 관계 중앙행정기관의 장에게 내성균 관리대책의 정책목표 및 방향과 관련한 자료 또는 의견의 제출 등 필요한 협조를 요청할 수 있다.

③ 제1항 및 제2항에 따른 협조 요청을 받은 자는 정당한 사유가 없으면 이에 따라야 한다.

[본조신설 2016. 12. 2.]

제8조의5(긴급상황실) ① 질병관리본부장은 감염병 정보의 수집·전파, 상황관리, 감염병이 유입되거나 유행하는 긴급한 경우의 초동조치 및 지휘 등의 업무를 수행하기 위하여 상시 긴급상황실을 설치·운영하여야 한다.

② 제1항에 따른 긴급상황실의 설치·운영에 필요한 사항은 대통령령으로 정한다.

[본조신설 2018. 3. 27.]

제9조(감염병관리위원회) ① 감염병의 예방 및 관리에 관한 주요 시책을 심의하기 위하여 보건복지부에 감염병관리위원회(이하 "위원회"라 한다)를 둔다. <개정 2010. 1. 18.>

② 위원회는 다음 각 호의 사항을 심의한다. <개정 2014. 3. 18., 2016. 12. 2.>

1. 기본계획의 수립
2. 감염병 관련 의료 제공
3. 감염병에 관한 조사 및 연구
4. 감염병의 예방·관리 등에 관한 지식 보급 및 감염병환자등의 인권 증진
5. 제20조에 따른 해부명령에 관한 사항
6. 제32조제2항에 따른 예방접종의 실시기준과 방법에 관한 사항
7. 제34조에 따른 감염병 위기관리대책의 수립 및 시행
8. 제40조제1항 및 제2항에 따른 예방·치료 의약품 및 장비 등의 사전 비축, 장기 구매 및 생산에 관한 사항
   8의2. 제40조의2에 따른 의약품 공급의 우선순위 등 분배기준, 그 밖에 필요한 사항의 결정
9. 제71조에 따른 예방접종 등으로 인한 피해에 대한 국가보상에 관한 사항
10. 내성균 관리대책에 관한 사항
11. 그 밖에 감염병의 예방 및 관리에 관한 사항으로서 위원장이 위원회의 회의에 부치는 사항

제10조(위원회의 구성) ① 위원회는 위원장 1명과 부위원장 1명을 포함하여 30명 이내의 위원으로 구성한다. <개정 2018. 3. 27.>

② 위원장은 질병관리본부장이 되고, 부위원장은 위원 중에서 위원장이 지명하며, 위원은 다음 각 호의 어느 하나에 해당하는 사람 중에서 보건복지부장관이 임명하거나 위촉하는 사람으로 한다. <개정 2010. 1. 18., 2015. 12. 29., 2018. 3. 27.>

1. 감염병의 예방 또는 관리 업무를 담당하는 공무원
2. 감염병 또는 감염관리를 전공한 의료인
3. 감염병과 관련된 전문지식을 소유한 사람
4. 「비영리민간단체 지원법」 제2조에 따른 비영리민간단체가 추천하는 사람
5. 그 밖에 감염병에 관한 지식과 경험이 풍부한 사람

③ 위원회의 업무를 효율적으로 수행하기 위하여 위원회의 위원과 외부 전문가로 구성되는 분야별 전문위원회를 둘 수 있다.

④ 제1항부터 제3항까지에서 규정한 사항 외에 위원회 및 전문위원회의 구성·운영 등에 관하여 필요한 사항은 대통령령으로 정한다.

제3장 신고 및 보고

제11조(의사 등의 신고) ① 의사나 한의사는 다음 각 호의 어느 하나에 해당하는 사실(제16조제6항에 따라 표본감시 대상이 되는 감염병으로 인한 경우는 제외한다)이 있으면 소속 의료기관의 장에게 보고하여야 하고, 해당 환자와 그 동거인에게 보건복지부장관이 정하는 감염 방지 방법 등을 지도하여야 한다. 다만, 의료기관에 소속되지 아니한 의사 또는 한의사는 그 사실을 관할 보건소장에게 신고하여야 한다. <개정 2010. 1. 18., 2015. 12. 29.>

1. 감염병환자등을 진단하거나 그 사체를 검안(檢案)한 경우
2. 예방접종 후 이상반응자를 진단하거나 그 사체를 검안한 경우
3. 감염병환자등이 제1군감염병부터 제4군감염병까지에 해당하는 감염병으로 사망한 경우

② 감염병병원체 확인기관의 소속 직원은 실험실 검사 등을 통하여 감염병환자등을 발견한 경우 그 사실을 감염병병원체 확인기관의 장에게 보고하여야 한다. <개정 2015. 7. 6.>

③ 제1항 및 제2항에 따라 보고를 받은 의료기관의 장 및 감염병병원체 확인기관의 장은 제1군감염병부터 제4군감염병까지의 경우에는 지체 없이, 제5군감염병 및 지정감염병의 경우에는 7일 이내에 보건복지부장관 또는 관할 보건소장에게 신고하여야 한다. <신설 2015. 7. 6.>

④ 육군, 해군, 공군 또는 국방부 직할 부대에 소속된 군의관은 제1항 각 호의 어느 하나에 해당하는 사실(제16조제6항에 따라 표본감시 대상이 되는 감염병으로 인한 경우는 제외한다)이 있으면 소속 부대장에게 보고하여야 하고, 보고를 받은 소속 부대장은 관할 보건소장에게 지체 없이 신고하여야 한다. <개정 2015. 7. 6., 2015. 12. 29.>

⑤ 제16조제1항에 따른 감염병 표본감시기관은 제16조제6항에 따라 표본감시 대상이 되는 감염병으로 인하여 제1항제1호 또는 제3호에 해당하는 사실이 있으면 보건복지부령으로 정하는 바에 따라 보건복지부장관 또는 관할 보건소장에게 신고하여야 한다. <개정 2010. 1. 18., 2015. 7. 6., 2015. 12. 29.>

⑥ 제1항부터 제5항까지의 규정에 따른 감염병환자등의 진단 기준, 신고의 방법 및 절차 등에 관하여 필요한 사항은 보건복지부령으로 정한다. <개정 2010. 1. 18., 2015. 7. 6.>

제12조(그 밖의 신고의무자) ① 다음 각 호의 어느 하나에 해당하는 사람은 제1군감염병 감염병환자등 또는 제1군감염병이나 그 의사증(擬似症)으로 인한 사망자가 있을 경우와 제2군감염병부터 제4군감염병까지에 해당하는 감염병 중 보건복지부령으로 정하는 감염병이 발생한 경우에는 의사나 한의사의 진단이나 검안을 요구하거나 해당 주소지를 관할하는 보건소장에게 신고하여야 한다. <개정 2010. 1. 18., 2015. 7. 6.>

1. 일반가정에서는 세대를 같이하는 세대주. 다만, 세대주가 부재 중인 경우에는 그 세대원
2. 학교, 병원, 관공서, 회사, 공연장, 예배장소, 선박 · 항공기 · 열차 등 운송수단, 각종 사무소 · 사업소, 음식점, 숙박업소 또는 그 밖에 여러 사람이 모이는 장소로서 보건복지부령으로 정하는 장소의 관리인, 경영자 또는 대표자

② 제1항에 따른 신고의무자가 아니더라도 감염병환자등 또는 감염병으로 인한 사망자로 의심되는 사람을 발견하면 보건소장에게 알려야 한다.

③ 제1항에 따른 신고의 방법과 기간 및 제2항에 따른 통보의 방법과 절차 등에 관하여 필요한 사항은 보건복지부령으로 정한다. <개정 2010. 1. 18., 2015. 7. 6.>

제13조(보건소장 등의 보고) ① 제11조 및 제12조에 따라 신고를 받은 보건소장은 그 내용을 관할 특별자치도지사 또는 시장 · 군수 · 구청장에게 보고하여야 하며, 보고를 받은 특별자치도지사 또는 시장 · 군수 · 구청장은 이를 보건복지부장관 및 시 · 도지사에게 각각 보고하여야 한다. <개정 2010. 1. 18.>

② 제1항에 따른 보고의 방법 및 절차 등에 관하여 필요한 사항은 보건복지부령으로 정한다. <개정 2010. 1. 18.>

제14조(인수공통감염병의 통보) ① 「가축전염병예방법」 제11조제1항제2호에 따라 신고를 받은 특별자치도지사(특별자치도의 동지역에 한정된다) · 시장(구를 두지 아니하는 시의 시장을 말하며, 도농복합형태의 시에 있어서는 가축 등의 소재지가 동지역인 경우에 한정된다) · 구청장(도농복합형태의 시의 구에 있어서는 가축 등의 소재지가 동지역인 경우에 한정된다) · 읍장 또는 면장은 같은 법에 따른 가축전염병 중 다음 각 호의 어느 하나에 해당하는 감염병의 경우에는 즉시 질병관리본부장에게 통보하여야 한다.

1. 탄저
2. 고병원성조류인플루엔자
3. 광견병
4. 그 밖에 대통령령으로 정하는 인수공통감염병

② 제1항에 따른 통보를 받은 질병관리본부장은 감염병의 예방 및 확산 방지를 위하여 이 법에 따른 적절한 조치를 취하여야 한다. <신설 2015. 7. 6.>

③ 제1항에 따른 신고 또는 통보를 받은 행정기관의 장은 신고자의 요청이 있는 때에는 신고자의 신원을 외부에 공개하여서는 아

니 된다. <개정 2015. 7. 6.>

④ 제1항에 따른 통보의 방법 및 절차 등에 관하여 필요한 사항은 보건복지부령으로 정한다. <개정 2010. 1. 18., 2015. 7. 6.>

제15조(감염병환자등의 파악 및 관리) 보건소장은 관할구역에 거주하는 감염병환자등에 관하여 제11조 및 제12조에 따른 신고를 받았을 때에는 보건복지부령으로 정하는 바에 따라 기록하고 그 명부(전자문서를 포함한다)를 관리하여야 한다. <개정 2010. 1. 18.>

제4장 감염병감시 및 역학조사 등

제16조(감염병 표본감시 등) ① 보건복지부장관은 감염병 발생의 의과학적인 감시를 위하여 질병의 특성과 지역을 고려하여 「보건의료기본법」에 따른 보건의료기관이나 그 밖의 기관 또는 단체를 감염병 표본감시기관으로 지정할 수 있다. <개정 2010. 1. 18.>

② 보건복지부장관, 시 · 도지사 또는 시장 · 군수 · 구청장은 제1항에 따라 지정받은 감염병 표본감시기관(이하 "표본감시기관"이라 한다)의 장에게 감염병의 표본감시와 관련하여 필요한 자료의 제출을 요구하거나 감염병의 예방 · 관리에 필요한 협조를 요청할 수 있다. 이 경우 표본감시기관은 특별한 사유가 없으면 이에 따라야 한다. <개정 2010. 1. 18.>

③ 보건복지부장관, 시 · 도지사 또는 시장 · 군수 · 구청장은 제2항에 따라 수집한 정보 중 국민 건강에 관한 중요한 정보를 관련 기관 · 단체 · 시설 또는 국민들에게 제공하여야 한다. <개정 2010. 1. 18.>

④ 보건복지부장관, 시 · 도지사 또는 시장 · 군수 · 구청장은 표본감시활동에 필요한 경비를 표본감시기관에 지원할 수 있다. <개정 2010. 1. 18.>

⑤ 보건복지부장관은 표본감시기관이 감염병의 발생 감시 업무를 게을리하는 등 보건복지부령으로 정하는 사유에 해당하는 경우 그 지정을 취소할 수 있다. <개정 2015. 7. 6.>

⑥ 제1항에 따른 표본감시의 대상이 되는 감염병과 표본감시기관의 지정 및 지정취소의 사유 등에 관하여 필요한 사항은 보건복지부령으로 정한다. <신설 2015. 7. 6.>

⑦ 질병관리본부장은 감염병이 발생하거나 유행할 가능성이 있어 관련 정보를 확보할 긴급한 필요가 있다고 인정하는 경우 「공공기관의 운영에 관한 법률」에 따른 공공기관 중 대통령령으로 정하는 공공기관의 장에게 정보 제공을 요구할 수 있다. 이 경우 정보 제공을 요구받은 기관의 장은 정당한 사유가 없는 한 이에 따라야 한다. <개정 2015. 7. 6.>

⑧ 제7항에 따라 제공되는 정보의 내용, 절차 및 정보의 취급에 필요한 사항은 대통령령으로 정한다. <개정 2015. 7. 6.>

제17조(실태조사) ① 보건복지부장관 및 시 · 도지사는 감염병의 관리 및 감염 실태와 내성균 실태를 파악하기 위하여 실태조사를 실시할 수 있다. <개정 2010. 1. 18., 2015. 7. 6., 2016. 12. 2.>

② 제1항에 따른 실태조사에 포함되어야 할 사항과 실태조사의 방법과 절차 등에 관하여 필요한 사항은 보건복지부령으로 정한다. <개정 2010. 1. 18.>

제18조(역학조사) ① 질병관리본부장, 시 · 도지사 또는 시장 · 군수 · 구청장은 감염병이 발생하여 유행할 우려가 있다고 인정하면 지체 없이 역학조사를 하여야 하고, 그 결과에 관한 정보를 필요한 범위 에서 해당 의료기관에 제공하여야 한다. 다만, 지역확산 방지 등을 위하여 필요한 경우 다른 의료기관에 제공하여야 한다. <개정 2015. 7. 6.>

② 질병관리본부장, 시 · 도지사 또는 시장 · 군수 · 구청장은 역학조사를 하기 위하여 역학조사반을 각각 설치하여야 한다.

③ 누구든지 질병관리본부장, 시 · 도지사 또는 시장 · 군수 · 구청장이 실시하는 역학조사에서 다음 각 호의 행위를 하여서는 아니 된다. <개정 2015. 7. 6.>

1. 정당한 사유 없이 역학조사를 거부 · 방해 또는 회피하는 행위
2. 거짓으로 진술하거나 거짓 자료를 제출하는 행위
3. 고의적으로 사실을 누락 · 은폐하는 행위

④ 제1항에 따른 역학조사의 내용과 시기 · 방법 및 제2항에 따른 역학조사반의 구성 · 임무 등에 관하여 필요한 사항은 대통령령으로 정한다.

제18조의2(역학조사의 요청) ① 「의료법」에 따른 의료인 또는 의료기관의 장은 감염병 또는 알 수 없는 원인으로 인한 질병이 발생하였거나 발생할 것이 우려되는 경우 보건복지부장관 또는 시 · 도지사에게 제18조에 따른 역학조사를 실시할 것을 요청할 수 있다.

② 제1항에 따른 요청을 받은 보건복지부장관 또는 시 · 도지사는 역학조사의 실시 여부 및 그 사유 등을 지체 없이 해당 의료인 또는 의료기관 개설자에게 통지하여야 한다.

③ 제1항에 따른 역학조사 실시 요청 및 제2항에 따른 통지의 방법 · 절차 등 필요한 사항은 보건복지부령으로 정한다.

[본조신설 2015. 7. 6.]

제18조의3(역학조사인력의 양성) ① 보건복지부장관은 제60조의2제2항 각 호에 해당하는 사람에 대하여 정기적으로 역학조사에 관한 교육 · 훈련을 실시할 수 있다.

② 제1항에 따른 교육 · 훈련 과정 및 그 밖에 필요한 사항은 보건복지부령으로 정한다.

[본조신설 2015. 7. 6.]

제18조의4(자료제출 요구 등) ① 보건복지부장관은 제18조에 따른 역학조사 등을 효율적으로 시행하기 위하여 관계 중앙행정기관의 장, 대통령령으로 정하는 기관 · 단체 등에 대하여 역학조사에 필요한 자료제출을 요구할 수 있다.

② 보건복지부장관은 제18조에 따른 역학조사를 실시하는 경우 필요에 따라 관계 중앙행정기관의 장에게 인력 파견 등 필요한 지원을 요청할 수 있다.

③ 제1항에 따른 자료제출 요구 및 제2항에 따른 지원 요청 등을 받은 자는 특별한 사정이 없으면 이에 따라야 한다.

④ 제1항에 따른 자료제출 요구 및 제2항에 따른 지원 요청 등의 범위와 방법 등에 관하여 필요한 사항은 대통령령으로 정한다.

[본조신설 2015. 7. 6.]

제19조(건강진단) 성매개감염병의 예방을 위하여 종사자의 건강진단이 필요한 직업으로 보건복지부령으로 정하는 직업에 종사하는 자와 성매개감염병에 감염되어 그 전염을 매개할 상당한 우려가 있다고 시장 · 군수 · 구청장이 인정한 자는 보건복지부령으로 정하는 바에 따라 성매개감염병에 관한 건강진단을 받아야 한다. <개정 2010. 1. 18.>

제20조(해부명령) ① 질병관리본부장은 국민 건강에 중대한 위협을 미칠 우려가 있는 감염병으로 사망한 것으로 의심이 되어 시체를 해부(解剖)하지 아니하고는 감염병 여부의 진단과 사망의 원인규명을 할 수 없다고 인정하면 그 시체의 해부를 명할 수 있다.

② 제1항에 따라 해부를 하려면 미리 「장사 등에 관한 법률」 제2조제16호에 따른 연고자(같은 호 각 목에 규정된 선순위자가 없는 경우에는 그 다음 순위자를 말한다. 이하 "연고자"라 한다)의 동의를 받아야 한다. 다만, 소재불명 및 연락두절 등 미리 연고자의 동의를 받기 어려운 특별한 사정이 있고 해부가 늦어질 경우 감염병 예방과 국민 건강의 보호라는 목적을 달성하기 어렵다고 판단되는 경우에는 연고자의 동의를 받지 아니하고 해부를 명할 수 있다.

③ 질병관리본부장은 감염병 전문의, 해부학, 병리학 또는 법의학을 전공한 사람을 해부를 담당하는 의사로 지정하여 해부를 하여야 한다.

④ 제3항에 따른 해부는 사망자가 걸린 것으로 의심되는 감염병의 종류별로 보건복지부장관이 정하여 고시한 생물학적 안전 등급을 갖춘 시설에서 실시하여야 한다. <개정 2010. 1. 18.>

⑤ 제3항에 따른 해부를 담당하는 의사의 지정, 감염병 종류별로 갖추어야 할 시설의 기준, 해당 시체의 관리 등에 관하여 필요한 사항은 보건복지부령으로 정한다. <개정 2010. 1. 18.>

제20조의2(시신의 장사방법 등) ① 보건복지부장관은 감염병환자등이 사망한 경우(사망 후 감염병병원체를 보유하였던 것으로 확인된 사람을 포함한다) 감염병의 차단과 확산 방지 등을 위하여 필요한 범위에서 그 시신의 장사방법 등을 제한할 수 있다.

② 보건복지부장관은 제1항에 따른 제한을 하려는 경우 연고자에게 해당 조치의 필요성 및 구체적인 방법 · 절차 등을 미리 설명하여야 한다.

③ 보건복지부장관은 화장시설의 설치 · 관리자에게 제1항에 따른 조치에 협조하여 줄 것을 요청할 수 있으며, 요청을 받은 화장시설의 설치 · 관리자는 이에 적극 협조하여야 한다.

④ 제1항에 따른 제한의 대상 · 방법 · 절차 등 필요한 사항은 보건복지부령으로 정한다.

[본조신설 2015. 12. 29.]

제5장 고위험병원체

제21조(고위험병원체의 분리 및 이동 신고 등) ① 감염병환자, 식품, 동식물, 그 밖의 환경 등으로부터 고위험병원체를 분리하거나 이미 분리된 고위험병원체를 이동하려는 자는 지체 없이 고위험병원체의 명칭, 분리된 검체명, 분리 일시 또는 이동계획을 보건복지부장관에게 신고하여야 한다. <개정 2010. 1. 18.>

② 고위험병원체를 보존 · 관리하는 자는 매년 고위험병원체 보존현황에 대한 기록을 작성하여 질병관리본부장에게 제출하여야 한다. <신설 2018. 3. 27.>

③ 제1항에 따른 신고 및 제2항에 따른 기록 작성 · 제출의 방법 및 절차 등에 관하여 필요한 사항은 보건복지부령으로 정한다. <개정 2010. 1. 18., 2018. 3. 27.>

[제목개정 2018. 3. 27.]

제22조(고위험병원체의 반입 허가 등) ① 감염병의 진단 및 학술 연구 등을 목적으로 고위험병원체를 국내로 반입하려는 자는 대통령령으로 정하는 요건을 갖추어 보건복지부장관의 허가를 받아야 한다. <개정 2010. 1. 18.>

② 제1항에 따라 허가받은 사항을 변경하려는 자는 보건복지부장관의 허가를 받아야 한다. 다만, 대통령령으로 정하는 경미한 사항을 변경하려는 경우에는 보건복지부장관에게 신고하여야 한다. <개정 2010. 1. 18.>

③ 제1항에 따라 고위험병원체의 반입 허가를 받은 자가 해당 고위험병원체를 인수하여 이동하려면 대통령령으로 정하는 바에 따라 그 인수 장소를 지정하고 제21조제1항에 따라 이동계획을 보건복지부장관에게 미리 신고하여야 한다. <개정 2010. 1. 18.>

④ 제1항부터 제3항까지의 규정에 따른 허가 또는 신고의 방법과 절차 등에 관하여 필요한 사항은 보건복지부령으로 정한다. <개정 2010. 1. 18.>

제23조(고위험병원체의 안전관리 등) ① 고위험병원체를 검사, 보존, 관리 및 이동하려는 자는 그 검사, 보존, 관리 및 이동에 필요한 시설(이하 "고위험병원체 취급시설"이라 한다)을 설치 · 운영하여야 한다.

② 고위험병원체 취급시설을 설치 · 운영하려는 자는 고위험병원체 취급시설의 안전관리 등급별로 보건복지부장관의 허가를 받거나 보건복지부장관에게 신고하여야 한다.

③ 제2항에 따라 허가를 받은 자는 허가받은 사항을 변경하려면 변경허가를 받아야 한다. 다만, 대통령령으로 정하는 경미한 사항을 변경하려면 변경신고를 하여야 한다.

④ 제2항에 따라 신고한 자는 신고한 사항을 변경하려면 변경신고를 하여야 한다.

⑤ 제2항에 따라 허가를 받거나 신고한 자는 고위험병원체 취급시설을 폐쇄하는 경우 그 내용을 보건복지부장관에게 신고하여야 한다.

⑥ 제2항에 따라 허가를 받거나 신고한 자는 고위험병원체 취급시설의 안전관리 등급에 따라 대통령령으로 정하는 안전관리 준수사항을 지켜야 한다.

⑦ 보건복지부장관은 고위험병원체를 검사, 보존, 관리 및 이동하는 자가 제6항에 따른 안전관리 준수사항 및 제8항에 따른 허가 및 신고 기준을 지키고 있는지 여부 등을 점검할 수 있다.

⑧ 제1항부터 제5항까지의 규정에 따른 고위험병원체 취급시설의 안전관리 등급, 설치 · 운영 허가 및 신고의 기준과 절차, 폐쇄 신고의 기준과 절차 등에 필요한 사항은 대통령령으로 정한다.

[전문개정 2017. 12. 12.]

제23조의2(고위험병원체 취급시설의 허가취소 등) 보건복지부장관은 제23조제2항에 따라 고위험병원체 취급시설 설치 · 운영의 허가를 받거나 신고를 한 자가 다음 각 호의 어느 하나에 해당하는 경우에는 그 허가를 취소하거나 고위험병원체 취급시설의 폐쇄를 명하거나 1년 이내의 기간을 정하여 그 시설의 운영을 정지하도록 명할 수 있다. 다만, 제1호에 해당하는 경우에는 허가를 취소하거나 고위험병원체 취급시설의 폐쇄를 명하여야 한다.

1. 속임수나 그 밖의 부정한 방법으로 허가를 받거나 신고한 경우
2. 제23조제3항 또는 제4항에 따른 변경허가를 받지 아니하거나 변경신고를 하지 아니하고 허가 내용 또는 신고 내용을 변경한 경우
3. 제23조제6항에 따른 안전관리 준수사항을 지키지 아니한 경우
4. 제23조제8항에 따른 허가 또는 신고의 기준에 미달한 경우

[본조신설 2017. 12. 12.]

제6장 예방접종

제24조(필수예방접종) ① 특별자치도지사 또는 시장 · 군수 · 구청장은 다음 각 호의 질병에 대하여 관할 보건소를 통하여 필수예방접종(이하 "필수예방접종"이라 한다)을 실시하여야 한다. <개정 2010. 1. 18., 2013. 3. 22., 2014. 3. 18., 2016. 12. 2., 2018. 3. 27.>

1. 디프테리아
2. 폴리오
3. 백일해
4. 홍역
5. 파상풍
6. 결핵

7. B형간염
8. 유행성이하선염
9. 풍진
10. 수두
11. 일본뇌염
12. b형헤모필루스인플루엔자
13. 폐렴구균
14. 인플루엔자
15. A형간염
16. 사람유두종바이러스 감염증
17. 그 밖에 보건복지부장관이 감염병의 예방을 위하여 필요하다고 인정하여 지정하는 감염병

② 특별자치도지사 또는 시장 · 군수 · 구청장은 제1항에 따른 필수예방접종업무를 대통령령으로 정하는 바에 따라 관할구역 안에 있는 「의료법」에 따른 의료기관에 위탁할 수 있다. <개정 2018. 3. 27.>

③ 특별자치도지사 또는 시장 · 군수 · 구청장은 필수예방접종 대상 아동 부모에게 보건복지부령으로 정하는 바에 따라 필수예방접종을 사전에 알려야 한다. 이 경우 「개인정보 보호법」 제24조에 따른 고유식별정보를 처리할 수 있다. <신설 2012. 5. 23., 2018. 3. 27.>

[제목개정 2018. 3. 27.]

제25조(임시예방접종) ① 특별자치도지사 또는 시장 · 군수 · 구청장은 다음 각 호의 어느 하나에 해당하면 관할 보건소를 통하여 임시예방접종(이하 "임시예방접종"이라 한다)을 하여야 한다. <개정 2010. 1. 18.>

1. 보건복지부장관이 감염병 예방을 위하여 특별자치도지사 또는 시장 · 군수 · 구청장에게 예방접종을 실시할 것을 요청한 경우
2. 특별자치도지사 또는 시장 · 군수 · 구청장이 감염병 예방을 위하여 예방접종이 필요하다고 인정하는 경우

② 제1항에 따른 임시예방접종업무의 위탁에 관하여는 제24조제2항을 준용한다.

제26조(예방접종의 공고) 특별자치도지사 또는 시장 · 군수 · 구청장은 임시예방접종을 할 경우에는 예방접종의 일시 및 장소, 예방접종의 종류, 예방접종을 받을 사람의 범위를 정하여 미리 공고하여야 한다. 다만, 제32조제2항에 따른 예방접종의 실시기준 등이 변경될 경우에는 그 변경 사항을 미리 공고하여야 한다.

제26조의2(예방접종 내역의 사전확인) ① 보건소장 및 제24조제2항(제25조제2항에서 준용하는 경우를 포함한다)에 따라 예방접종 업무를 위탁받은 의료기관의 장은 예방접종을 하기 전에 대통령령으로 정하는 바에 따라 예방접종을 받으려는 사람 본인 또는 법정대리인의 동의를 받아 해당 예방접종을 받으려는 사람의 예방접종 내역을 확인하여야 한다. 다만, 예방접종을 받으려는 사람 또는 법정대리인의 동의를 받지 못한 경우에는 그러하지 아니하다.

② 제1항 본문에 따라 예방접종을 확인하는 경우 제33조의2에 따른 예방접종통합관리시스템을 활용하여 그 내역을 확인할 수 있다.

[본조신설 2015. 12. 29.]

제27조(예방접종증명서) ① 보건복지부장관, 특별자치도지사 또는 시장 · 군수 · 구청장은 필수예방접종 또는 임시예방접종을 받은 사람 본인 또는 법정대리인에게 보건복지부령으로 정하는 바에 따라 예방접종증명서를 발급하여야 한다. <개정 2010. 1. 18., 2015. 12. 29., 2018. 3. 27.>

② 특별자치도지사나 시장 · 군수 · 구청장이 아닌 자가 이 법에 따른 예방접종을 한 때에는 보건복지부장관, 특별자치도지사 또는 시장 · 군수 · 구청장은 보건복지부령으로 정하는 바에 따라 해당 예방접종을 한 자로 하여금 예방접종증명서를 발급하게 할 수 있다. <개정 2010. 1. 18., 2015. 12. 29.>

③ 제1항 및 제2항에 따른 예방접종증명서는 전자문서를 이용하여 발급할 수 있다.

제28조(예방접종 기록의 보존 및 보고 등) ① 특별자치도지사 또는 시장 · 군수 · 구청장은 필수예방접종 및 임시예방접종을 하거나, 제2항에 따라 보고를 받은 경우에는 보건복지부령으로 정하는 바에 따라 예방접종에 관한 기록을 작성 · 보관하여야 하고, 그 내용을 시 · 도지사 및 보건복지부장관에게 각각 보고하여야 한다. <개정 2010. 1. 18., 2018. 3. 27.>

② 특별자치도지사나 시장 · 군수 · 구청장이 아닌 자가 이 법에 따른 예방접종을 하면 보건복지부령으로 정하는 바에 따라 특별자치도지사 또는 시장 · 군수 · 구청장에게 보고하여야 한다. <개정 2010. 1. 18.>

제29조(예방접종에 관한 역학조사) 질병관리본부장, 시 · 도지사 또는 시장 · 군수 · 구청장은 다음 각 호의 구분에 따라 조사를 실시하고, 예방접종 후 이상반응 사례가 발생하면 그 원인을 밝히기 위하여 제18조에 따라 역학조사를 하여야 한다.

1. 질병관리본부장: 예방접종의 효과 및 예방접종 후 이상반응에 관한 조사

2. 시 · 도지사 또는 시장 · 군수 · 구청장: 예방접종 후 이상반응에 관한 조사

제30조(예방접종피해조사반) ① 제71조제1항 및 제2항에 규정된 예방접종으로 인한 질병 · 장애 · 사망의 원인 규명 및 피해 보상 등을 조사하고 제72조제1항에 따른 제3자의 고의 또는 과실 유무를 조사하기 위하여 질병관리본부에 예방접종피해조사반을 둔다.

② 제1항에 따른 예방접종피해조사반의 설치 및 운영 등에 관하여 필요한 사항은 대통령령으로 정한다.

제31조(예방접종 완료 여부의 확인) ① 특별자치도지사 또는 시장 · 군수 · 구청장은 초등학교와 중학교의 장에게 「학교보건법」 제10조에 따른 예방접종 완료 여부에 대한 검사 기록을 제출하도록 요청할 수 있다.

② 특별자치도지사 또는 시장 · 군수 · 구청장은 「유아교육법」에 따른 유치원의 장과 「영유아보육법」에 따른 어린이집의 원장에게 보건복지부령으로 정하는 바에 따라 영유아의 예방접종 여부를 확인하도록 요청할 수 있다. <개정 2010. 1. 18., 2011. 6. 7.>

③ 특별자치도지사 또는 시장 · 군수 · 구청장은 제1항에 따른 제출 기록 및 제2항에 따른 확인 결과를 확인하여 예방접종을 끝내지 못한 영유아, 학생 등이 있으면 그 영유아 또는 학생 등에게 예방접종을 하여야 한다.

제32조(예방접종의 실시주간 및 실시기준 등) ① 보건복지부장관은 국민의 예방접종에 대한 관심을 높여 감염병에 대한 예방접종을 활성화하기 위하여 예방접종주간을 설정할 수 있다. <개정 2010. 1. 18.>

② 예방접종의 실시기준과 방법 등에 관하여 필요한 사항은 보건복지부령으로 정한다. <개정 2010. 1. 18.>

제33조(예방접종약품의 계획 생산) ① 보건복지부장관은 예산의 범위에서 감염병의 예방접종에 필요한 수량의 예방접종약품을 미리 계산하여 「약사법」 제31조에 따른 의약품 제조업자(이하 "의약품 제조업자"라 한다)에게 생산하게 할 수 있으며, 예방접종약품을 연구하는 자 등을 지원할 수 있다. <개정 2010. 1. 18.>

② 보건복지부장관은 보건복지부령으로 정하는 바에 따라 제1항에 따른 예방접종약품의 생산에 드는 비용의 전부 또는 일부를 해당 의약품 제조업자에게 미리 지급할 수 있다. <개정 2010. 1. 18.>

제33조의2(예방접종통합관리시스템의 구축 · 운영 등) ① 보건복지부장관은 예방접종업무에 필요한 각종 자료 또는 정보의 효율적 처리와 기록 · 관리업무의 전산화를 위하여 예방접종통합관리시스템(이하 "통합관리시스템"이라 한다)을 구축 · 운영하여야 한다.

② 보건복지부장관은 통합관리시스템을 구축 · 운영하기 위하여 다음 각 호의 자료를 수집 · 관리 · 보유할 수 있으며, 관련 기관 및 단체에 필요한 자료의 제공을 요청할 수 있다. 이 경우 자료의 제공을 요청받은 기관 및 단체는 정당한 사유가 없으면 이에 따라야 한다.

1. 예방접종 대상자의 인적사항(「개인정보 보호법」 제24조에 따른 고유식별정보 등 대통령령으로 정하는 개인정보를 포함한다)
2. 예방접종을 받은 사람의 이름, 접종명, 접종일시 등 예방접종 실시 내역
3. 예방접종 위탁 의료기관 개설 정보, 예방접종 피해보상 신청 내용 등 그 밖에 예방접종업무를 하는 데에 필요한 자료로서 대통령령으로 정하는 자료

③ 보건소장 및 제24조제2항(제25조제2항에서 준용하는 경우를 포함한다)에 따라 예방접종업무를 위탁받은 의료기관의 장은 이 법에 따른 예방접종을 하면 제2항제2호의 정보를 대통령령으로 정하는 바에 따라 통합관리시스템에 입력하여야 한다.

④ 보건복지부장관은 대통령령으로 정하는 바에 따라 통합관리시스템을 활용하여 예방접종 대상 아동 부모에게 자녀의 예방접종 내역을 제공하거나 예방접종증명서 발급을 지원할 수 있다. 이 경우 예방접종 내역 제공 또는 예방접종증명서 발급의 적정성을 확인하기 위하여 법원행정처장에게 「가족관계의 등록 등에 관한 법률」 제11조에 따른 등록전산정보자료를 요청할 수 있으며, 법원행정처장은 정당한 사유가 없으면 이에 따라야 한다.

⑤ 통합관리시스템은 예방접종업무와 관련된 다음 각 호의 정보시스템과 전자적으로 연계하여 활용할 수 있다.

1. 「초 · 중등교육법」 제30조의4에 따른 교육정보시스템
2. 「유아교육법」 제19조의2에 따른 유아교육정보시스템
3. 「전자정부법」 제9조에 따른 통합전자민원창구 등 그 밖에 보건복지부령으로 정하는 정보시스템

⑥ 제1항부터 제5항까지의 정보의 보호 및 관리에 관한 사항은 이 법에서 규정된 것을 제외하고는 「개인정보 보호법」의 규정에 따른다.

[본조신설 2015. 12. 29.]

제7장 감염 전파의 차단 조치

제34조(감염병 위기관리대책의 수립 · 시행) ① 보건복지부장관은 감염병의 확산 또는 해외 신종감염병의 국내 유입으로 인한 재난상황에 대처하기 위하여 위원회의 심의를 거쳐 감염병 위기관리대책(이하 "감염병 위기관리대책"이라 한다)을 수립 · 시행하여야 한다.

<개정 2010. 1. 18., 2015. 7. 6.>

② 감염병 위기관리대책에는 다음 각 호의 사항이 포함되어야 한다. <개정 2010. 1. 18., 2015. 7. 6.>

1. 재난상황 발생 및 해외 신종감염병 유입에 대한 대응체계 및 기관별 역할
2. 재난 및 위기상황의 판단, 위기경보 결정 및 관리체계
3. 감염병위기 시 동원하여야 할 의료인 등 전문인력, 시설, 의료기관의 명부 작성
4. 의료용품의 비축방안 및 조달방안
5. 재난 및 위기상황별 국민행동요령, 동원 대상 인력, 시설, 기관에 대한 교육 및 도상연습 등 실제 상황대비 훈련
6. 그 밖에 재난상황 및 위기상황 극복을 위하여 필요하다고 보건복지부장관이 인정하는 사항

③ 보건복지부장관은 감염병 위기관리대책에 따른 정기적인 훈련을 실시하여야 한다. <신설 2015. 7. 6.>

④ 감염병 위기관리대책의 수립 및 시행 등에 필요한 사항은 대통령령으로 정한다. <개정 2015. 7. 6.>

제34조의2(감염병위기 시 정보공개) ① 보건복지부장관은 국민의 건강에 위해가 되는 감염병 확산 시 감염병 환자의 이동경로, 이동수단, 진료의료기관 및 접촉자 현황 등 국민들이 감염병 예방을 위하여 알아야 하는 정보를 신속히 공개하여야 한다. 다만, 공개된 사항 중 사실과 다르거나 의견이 있는 당사자는 보건복지부장관에게 이의신청을 할 수 있다.

② 제1항에 따른 정보공개의 범위, 절차 및 방법 등에 관하여 필요한 사항은 보건복지부령으로 정한다.

[본조신설 2015. 7. 6.]

제35조(시 · 도별 감염병 위기관리대책의 수립 등) ① 보건복지부장관은 제34조제1항에 따라 수립한 감염병 위기관리대책을 시 · 도지사에게 알려야 한다. <개정 2010. 1. 18.>

② 시 · 도지사는 제1항에 따라 통보된 감염병 위기관리대책에 따라 특별시 · 광역시 · 도 · 특별자치도(이하 "시 · 도"라 한다)별 감염병 위기관리대책을 수립 · 시행하여야 한다.

제35조의2(재난 시 의료인에 대한 거짓 진술 등의 금지) 누구든지 감염병에 관하여 「재난 및 안전관리 기본법」 제38조제2항에 따른 주의 이상의 예보 또는 경보가 발령된 후에는 의료인에 대하여 의료기관 내원(內院)이력 및 진료이력 등 감염 여부 확인에 필요한 사실에 관하여 거짓 진술, 거짓 자료를 제출하거나 고의적으로 사실을 누락 · 은폐하여서는 아니 된다. <개정 2017. 12. 12.>

[본조신설 2015. 7. 6.]

제36조(감염병관리기관의 지정 등) ① 시 · 도지사 또는 시장 · 군수 · 구청장은 보건복지부령으로 정하는 바에 따라 「의료법」에 따른 의료기관을 감염병관리기관으로 지정할 수 있다. <개정 2010. 1. 18.>

② 제1항에 따라 지정받은 의료기관(이하 "감염병관리기관"이라 한다)의 장은 감염병을 예방하고 감염병환자등을 진료하는 시설(이하 "감염병관리시설"이라 한다)을 설치하여야 한다. 이 경우 보건복지부령으로 정하는 일정규모 이상의 감염병관리기관에는 감염병의 전파를 막기 위하여 전실(前室) 및 음압시설(陰壓施設) 등을 갖춘 1인 병실을 보건복지부령으로 정하는 기준에 따라 설치하여야 한다. <개정 2010. 1. 18., 2015. 12. 29.>

③ 시 · 도지사 또는 시장 · 군수 · 구청장은 감염병관리시설의 설치 및 운영에 드는 비용을 감염병관리기관에 지원하여야 한다.

④ 감염병관리기관이 아닌 의료기관이 감염병관리시설을 설치 · 운영하려면 보건복지부령으로 정하는 바에 따라 특별자치도지사 또는 시장 · 군수 · 구청장에게 신고하여야 한다. <개정 2010. 1. 18.>

⑤ 시 · 도지사 또는 시장 · 군수 · 구청장은 감염병 발생 등 긴급상황 발생 시 감염병관리기관에 진료개시 등 필요한 사항을 지시할 수 있다. <신설 2015. 7. 6.>

제37조(감염병위기 시 감염병관리기관의 설치 등) ① 보건복지부장관, 시 · 도지사 또는 시장 · 군수 · 구청장은 감염병환자가 대량으로 발생하거나 제36조에 따라 지정된 감염병관리기관만으로 감염병환자등을 모두 수용하기 어려운 경우에는 다음 각 호의 조치를 취할 수 있다. <개정 2010. 1. 18.>

1. 제36조에 따라 지정된 감염병관리기관이 아닌 의료기관을 일정 기간 동안 감염병관리기관으로 지정
2. 격리소 · 요양소 또는 진료소의 설치 · 운영

② 제1항제1호에 따라 지정된 감염병관리기관의 장은 보건복지부령으로 정하는 바에 따라 감염병관리시설을 설치하여야 한다. <개정 2010. 1. 18.>

③ 보건복지부장관, 시 · 도지사 또는 시장 · 군수 · 구청장은 제2항에 따른 시설의 설치 및 운영에 드는 비용을 감염병관리기관에 지원하여야 한다. <개정 2010. 1. 18.>

④ 제1항제1호에 따라 지정된 감염병관리기관의 장은 정당한 사유없이 제2항의 명령을 거부할 수 없다.

⑤ 보건복지부장관, 시 · 도지사 또는 시장 · 군수 · 구청장은 감염병 발생 등 긴급상황 발생 시 감염병관리기관에 진료개시 등 필요한 사항을 지시할 수 있다. <신설 2015. 7. 6., 2018. 3. 27.>

제38조(감염병환자등의 입소 거부 금지) 감염병관리기관은 정당한 사유 없이 감염병환자등의 입소(入所)를 거부할 수 없다.

제39조(감염병관리시설 등의 설치 및 관리방법) 감염병관리시설 및 제37조에 따른 격리소 · 요양소 또는 진료소의 설치 및 관리방법 등에 관하여 필요한 사항은 보건복지부령으로 정한다. <개정 2010. 1. 18.>

제39조의2(감염병관리시설 평가) 보건복지부장관, 시 · 도지사 및 시장 · 군수 · 구청장은 감염병관리시설을 정기적으로 평가하고 그 결과를 시설의 감독 · 지원 등에 반영할 수 있다. 이 경우 평가의 방법, 절차, 시기 및 감독 · 지원의 내용 등은 보건복지부령으로 정한다.

[본조신설 2015. 12. 29.]

제39조의3(접촉자 격리시설 지정) ① 시 · 도지사는 감염병 발생 또는 유행 시 감염병환자등의 접촉자를 격리하기 위한 시설(이하 "접촉자 격리시설"이라 한다)을 지정하여야 한다. 다만, 「의료법」 제3조에 따른 의료기관은 접촉자 격리시설로 지정할 수 없다.

② 보건복지부장관 또는 시 · 도지사는 감염병환자등의 접촉자가 대량으로 발생하거나 제1항에 따라 지정된 접촉자 격리시설만으로 접촉자를 모두 수용하기 어려운 경우에는 제1항에 따라 접촉자 격리시설로 지정되지 아니한 시설을 일정기간 동안 접촉자 격리시설로 지정할 수 있다.

③ 제1항 및 제2항에 따른 접촉자 격리시설의 지정 및 관리 방법 등에 필요한 사항은 보건복지부령으로 정한다.

[본조신설 2018. 3. 27.]

제40조(생물테러감염병 등에 대비한 의약품 및 장비의 비축) ① 보건복지부장관은 생물테러감염병 및 그 밖의 감염병의 대유행이 우려되면 위원회의 심의를 거쳐 예방 · 치료 의약품 및 장비 등의 품목을 정하여 미리 비축하거나 장기 구매를 위한 계약을 미리 할 수 있다. <개정 2010. 1. 18.>

② 보건복지부장관은 「약사법」 제31조에도 불구하고 생물테러감염병이나 그 밖의 감염병의 대유행이 우려되면 예방 · 치료 의약품을 정하여 의약품 제조업자에게 생산하게 할 수 있다. <개정 2010. 1. 18.>

③ 보건복지부장관은 제2항에 따른 예방 · 치료 의약품의 효과와 이상반응에 관하여 조사하고, 이상반응 사례가 발생하면 제18조에 따라 역학조사를 하여야 한다. <개정 2010. 1. 18.>

제40조의2(감염병 대비 의약품 공급의 우선순위 등 분배기준) 보건복지부장관은 생물테러감염병이나 그 밖의 감염병의 대유행에 대비하여 제40조제1항 및 제2항에 따라 비축하거나 생산한 의약품 공급의 우선순위 등 분배기준, 그 밖에 필요한 사항을 위원회의 심의를 거쳐 정할 수 있다.

[본조신설 2014. 3. 18.]

제41조(감염병환자등의 관리) ① 감염병 중 특히 전파 위험이 높은 감염병으로서 보건복지부장관이 고시한 감염병에 걸린 감염병환자등은 감염병관리기관에서 입원치료를 받아야 한다. <개정 2010. 1. 18.>

② 보건복지부장관, 시 · 도지사 또는 시장 · 군수 · 구청장은 감염병관리기관의 병상(病床)이 포화상태에 이르러 감염병환자등을 수용하기 어려운 경우에는 감염병관리기관이 아닌 다른 의료기관에서 입원치료하게 할 수 있다. <개정 2010. 1. 18.>

③ 보건복지부장관, 시 · 도지사 또는 시장 · 군수 · 구청장은 다음 각 호의 어느 하나에 해당하는 사람에게 자가(自家) 또는 감염병관리시설에서 치료하게 할 수 있다. <개정 2010. 1. 18.>

1. 제1항 및 제2항에 따른 입원치료 대상자가 아닌 사람
2. 감염병환자등과 접촉하여 감염병이 감염되거나 전파될 우려가 있는 사람

④ 제1항부터 제3항까지의 규정에 따른 자가치료 및 입원치료의 방법 및 절차 등에 관하여 필요한 사항은 대통령령으로 정한다.

제42조(감염병에 관한 강제처분) ① 보건복지부장관, 시 · 도지사 또는 시장 · 군수 · 구청장은 해당 공무원으로 하여금 다음 각 호의 어느 하나에 해당하는 감염병환자등이 있다고 인정되는 주거시설, 선박 · 항공기 · 열차 등 운송수단 또는 그 밖의 장소에 들어가 필요한 조사나 진찰을 하게 할 수 있으며, 그 진찰 결과 감염병환자등으로 인정될 때에는 동행하여 치료받게 하거나 입원시킬 수 있다. <개정 2010. 1. 18.>

1. 제1군감염병
2 제2군감염병 중 디프테리아, 홍역 및 폴리오
3. 제3군감염병 중 결핵, 성홍열 및 수막구균성수막염
4. 제4군감염병 중 보건복지부장관이 정하는 감염병
5. 세계보건기구 감시대상 감염병
6. 생물테러감염병

② 보건복지부장관, 시 · 도지사 또는 시장 · 군수 · 구청장은 제1항에 따른 감염병환자등의 확인을 위한 조사 · 진찰을 거부하는 사람(이하 이 조에서 "조사거부자"라 한다)에 대해서는 해당 공무원으로 하여금 감염병관리기관에 동행하여 필요한 조사나 진찰을 받게 하여야 한다. <개정 2015. 12. 29.>

③ 제1항 및 제2항에 따라 조사 · 진찰을 하거나 동행하는 공무원은 그 권한을 증명하는 증표를 지니고 이를 관계인에게 보여주어

야 한다. <신설 2015. 12. 29.>

④ 보건복지부장관, 시 · 도지사 또는 시장 · 군수 · 구청장은 제2항에 따른 조사 · 진찰을 위하여 필요한 경우에는 관할 경찰서장에게 이에 필요한 협조를 요청할 수 있다. 이 경우 요청을 받은 관할 경찰서장은 정당한 사유가 없으면 이에 따라야 한다. <신설 2015. 12. 29.>

⑤ 보건복지부장관, 시 · 도지사 또는 시장 · 군수 · 구청장은 조사거부자를 자가 또는 감염병관리시설에 격리할 수 있으며, 제2항에 따른 조사 · 진찰 결과 감염병환자등으로 인정될 때에는 감염병관리시설에서 치료받게 하거나 입원시켜야 한다. <신설 2015. 12. 29.>

⑥ 보건복지부장관, 시 · 도지사 또는 시장 · 군수 · 구청장은 조사거부자가 감염병환자등이 아닌 것으로 인정되면 제5항에 따른 격리조치를 즉시 해제하여야 한다. <신설 2015. 12. 29.>

⑦ 보건복지부장관, 시 · 도지사 또는 시장 · 군수 · 구청장은 제5항에 따라 조사거부자를 치료 · 입원시킨 경우 그 사실을 조사거부자의 보호자에게 통지하여야 한다. <신설 2015. 12. 29.>

⑧ 제6항에도 불구하고 정당한 사유 없이 격리조치가 해제되지 아니하는 경우 조사거부자는 구제청구를 할 수 있으며, 그 절차 및 방법 등에 대해서는 「인신보호법」을 준용한다. 이 경우 "조사거부자"는 "피수용자"로, 격리조치를 명한 "보건복지부장관, 시 · 도지사 또는 시장 · 군수 · 구청장"은 "수용자"로 본다(다만, 「인신보호법」 제6조제1항제3호는 적용을 제외한다). <신설 2015. 12. 29.>

⑨ 제2항 및 제5항에 따라 조사 또는 진찰을 하거나 격리 등을 하는 기관의 지정 및 기준 등 필요한 사항은 대통령령으로 정한다. <신설 2015. 12. 29.>

제43조(감염병환자등의 입원 통지) ① 보건복지부장관, 시 · 도지사 또는 시장 · 군수 · 구청장은 감염병환자등이 제41조에 따른 입원치료가 필요한 경우에는 그 사실을 입원치료 대상자와 그 보호자에게 통지하여야 한다. <개정 2010. 1. 18.>

② 제1항에 따른 통지의 방법 · 절차 등에 관하여 필요한 사항은 보건복지부령으로 정한다. <개정 2010. 1. 18.>

제44조(수감 중인 환자의 관리) 교도소장은 수감자로서 감염병에 감염된 자에게 감염병의 전파를 차단하기 위한 조치와 적절한 의료를 제공하여야 한다.

제45조(업무 종사의 일시 제한) ① 감염병환자등은 보건복지부령으로 정하는 바에 따라 업무의 성질상 일반인과 접촉하는 일이 많은 직업에 종사할 수 없고, 누구든지 감염병환자등을 그러한 직업에 고용할 수 없다. <개정 2010. 1. 18.>

② 제19조에 따른 성매개감염병에 관한 건강진단을 받아야 할 자가 건강진단을 받지 아니한 때에는 같은 조에 따른 직업에 종사할 수 없으며 해당 영업을 영위하는 자는 건강진단을 받지 아니한 자를 그 영업에 종사하게 하여서는 아니 된다.

제46조(건강진단 및 예방접종 등의 조치) 보건복지부장관, 시 · 도지사 또는 시장 · 군수 · 구청장은 보건복지부령으로 정하는 바에 따라 다음 각 호의 어느 하나에 해당하는 사람에게 건강진단을 받거나 감염병 예방에 필요한 예방접종을 받게 하는 등의 조치를 할 수 있다. <개정 2010. 1. 18., 2015. 7. 6.>

1. 감염병환자등의 가족 또는 그 동거인
2. 감염병 발생지역에 거주하는 사람 또는 그 지역에 출입하는 사람으로서 감염병에 감염되었을 것으로 의심되는 사람
3. 감염병환자등과 접촉하여 감염병에 감염되었을 것으로 의심되는 사람

제47조(감염병 유행에 대한 방역 조치) 보건복지부장관, 시 · 도지사 또는 시장 · 군수 · 구청장은 감염병이 유행하면 감염병 전파를 막기 위하여 다음 각 호에 해당하는 모든 조치를 하거나 그에 필요한 일부 조치를 하여야 한다. <개정 2015. 7. 6.>

1. 감염병환자등이 있는 장소나 감염병병원체에 오염되었다고 인정되는 장소에 대한 다음 각 목의 조치
   가. 일시적 폐쇄
   나. 일반 공중의 출입금지
   다. 해당 장소 내 이동제한
   라. 그 밖에 통행차단을 위하여 필요한 조치
2. 의료기관에 대한 업무 정지
3. 감염병병원체에 감염되었다고 의심되는 사람을 적당한 장소에 일정한 기간 입원 또는 격리시키는 것
4. 감염병병원체에 오염되었거나 오염되었다고 의심되는 물건을 사용 · 접수 · 이동하거나 버리는 행위 또는 해당 물건의 세척을 금지하거나 태우거나 폐기처분하는 것
5. 감염병병원체에 오염된 장소에 대한 소독이나 그 밖에 필요한 조치를 명하는 것
6. 일정한 장소에서 세탁하는 것을 막거나 오물을 일정한 장소에서 처리하도록 명하는 것

제48조(오염장소 등의 소독 조치) ① 육군 · 해군 · 공군 소속 부대의 장, 국방부직할부대의 장 및 제12조제1항 각 호의 어느 하나에 해당하는 사람은 감염병환자등이 발생한 장소나 감염병병원체에 오염되었다고 의심되는 장소에 대하여 의사, 한의사 또는 관계 공무원의 지시에 따라 소독이나 그 밖에 필요한 조치를 하여야 한다.

② 1항에 따른 소독 등의 조치에 관하여 필요한 사항은 보건복지부령으로 정한다. <개정 2010. 1. 18.>

제8장 예방 조치

제49조(감염병의 예방 조치) ① 보건복지부장관, 시 · 도지사 또는 시장 · 군수 · 구청장은 감염병을 예방하기 위하여 다음 각 호에 해당하는 모든 조치를 하거나 그에 필요한 일부 조치를 하여야 한다. <개정 2015. 7. 6., 2015. 12. 29.>

1. 관할 지역에 대한 교통의 전부 또는 일부를 차단하는 것
2. 흥행, 집회, 제례 또는 그 밖의 여러 사람의 집합을 제한하거나 금지하는 것
3. 건강진단, 시체 검안 또는 해부를 실시하는 것
4. 감염병 전파의 위험성이 있는 음식물의 판매 · 수령을 금지하거나 그 음식물의 폐기나 그 밖에 필요한 처분을 명하는 것
5. 인수공통감염병 예방을 위하여 살처분(殺處分)에 참여한 사람 또는 인수공통감염병에 드러난 사람 등에 대한 예방조치를 명하는 것
6. 감염병 전파의 매개가 되는 물건의 소지 · 이동을 제한 · 금지하거나 그 물건에 대하여 폐기, 소각 또는 그 밖에 필요한 처분을 명하는 것
7. 선박 · 항공기 · 열차 등 운송 수단, 사업장 또는 그 밖에 여러 사람이 모이는 장소에 의사를 배치하거나 감염병 예방에 필요한 시설의 설치를 명하는 것
8. 공중위생에 관계있는 시설 또는 장소에 대한 소독이나 그 밖에 필요한 조치를 명하거나 상수도 · 하수도 · 우물 · 쓰레기장 · 화장실의 신설 · 개조 · 변경 · 폐지 또는 사용을 금지하는 것
9. 쥐, 위생해충 또는 그 밖의 감염병 매개동물의 구제(驅除) 또는 구제시설의 설치를 명하는 것
10. 일정한 장소에서의 어로(漁撈) · 수영 또는 일정한 우물의 사용을 제한하거나 금지하는 것
11. 감염병 매개의 중간 숙주가 되는 동물류의 포획 또는 생식을 금지하는 것
12. 감염병 유행기간 중 의료인 · 의료업자 및 그 밖에 필요한 의료관계요원을 동원하는 것
13. 감염병병원체에 오염된 건물에 대한 소독이나 그 밖에 필요한 조치를 명하는 것
14. 감염병병원체에 감염되었다고 의심되는 자를 적당한 장소에 일정한 기간 입원 또는 격리시키는 것

② 시 · 도지사 또는 시장 · 군수 · 구청장은 제1항제8호 및 제10호에 따라 식수를 사용하지 못하게 하려면 그 사용금지기간 동안 별도로 식수를 공급하여야 하며, 제1항제1호 · 제2호 · 제6호 · 제8호 · 제10호 및 제11호에 따른 조치를 하려면 그 사실을 주민에게 미리 알려야 한다.

제50조(그 밖의 감염병 예방 조치) ①육군 · 해군 · 공군 소속 부대의 장,국방부직할부대의 장 및 제12조제1항제2호에 해당하는 사람은 감염병환자등이 발생하였거나 발생할 우려가 있으면 소독이나 그 밖에 필요한 조치를 하여야 하고, 특별자치도지사 또는 시장 · 군수 · 구청장과 협의하여 감염병 예방에 필요한 추가 조치를 하여야 한다. <개정 2015. 7. 6.>

② 교육부장관 또는 교육감은 감염병 발생 등을 이유로 「학교보건법」 제2조제2호의 학교에 대하여 「초 · 중등교육법」 제64조에 따른 휴업 또는 휴교를 명령하거나 「유아교육법」 제31조에 따른 휴업 또는 휴원을 명령할 경우 보건복지부장관과 협의하여야 한다. <신설 2015. 7. 6.>

제51조(소독 의무) ① 특별자치도지사 또는 시장 · 군수 · 구청장은 감염병을 예방하기 위하여 보건복지부령으로 정하는 바에 따라 청소나 소독을 실시하거나 쥐, 위생해충 등의 구제조치(이하 "소독"이라 한다)를 하여야 한다. <개정 2010. 1. 18.>

② 공동주택, 숙박업소 등 여러 사람이 거주하거나 이용하는 시설 중 대통령령으로 정하는 시설을 관리 · 운영하는 자는 보건복지부령으로 정하는 바에 따라 감염병 예방에 필요한 소독을 하여야 한다. <개정 2010. 1. 18.>

③ 제2항에 따라 소독을 하여야 하는 시설의 관리 · 운영자는 제52조제1항에 따라 소독업의 신고를 한 자에게 소독하게 하여야 한다. 다만, 「공동주택관리법」 제2조제1항제15호에 따른 주택관리업자가 제52조제1항에 따른 소독장비를 갖추었을 때에는 그가 관리하는 공동주택은 직접 소독할 수 있다. <개정 2015. 8. 11.>

제52조(소독업의 신고 등) ① 소독을 업으로 하려는 자(제51조제3항 단서에 따른 주택관리업자는 제외한다)는 보건복지부령으로 정하는 시설 · 장비 및 인력을 갖추어 특별자치도지사 또는 시장 · 군수 · 구청장에게 신고하여야 한다. 신고한 사항을 변경하려는 경우에도 또한 같다. <개정 2010. 1. 18.>

② 특별자치도지사 또는 시장 · 군수 · 구청장은 제1항에 따라 소독업의 신고를 한 자(이하 "소독업자"라 한다)가 다음 각 호의 어느 하나에 해당하면 소독업 신고가 취소된 것으로 본다. <개정 2017. 12. 12., 2018. 12. 31.>

1. 「부가가치세법」 제8조제7항에 따라 관할 세무서장에게 폐업 신고를 한 경우

2. 「부가가치세법」 제8조제8항에 따라 관할 세무서장이 사업자등록을 말소한 경우
3. 제53조에 따른 휴업이나 폐업 신고를 하지 아니하고 소독업에 필요한 시설 등이 없어진 상태가 6개월 이상 계속된 경우

③ 특별자치도지사 또는 시장 · 군수 · 구청장은 제2항에 따른 소독업 신고가 취소된 것으로 보기 위하여 필요한 경우 관할 세무서장에게 소독업자의 폐업여부에 대한 정보 제공을 요청할 수 있다. 이 경우 요청을 받은 관할 세무서장은 「전자정부법」 제36조제1항에 따라 소독업자의 폐업여부에 대한 정보를 제공하여야 한다. <신설 2017. 12. 12.>

제53조(소독업의 휴업 등의 신고) 소독업자가 그 영업을 30일 이상 휴업하거나 폐업 또는 재개업하려면 보건복지부령으로 정하는 바에 따라 특별자치도지사 또는 시장 · 군수 · 구청장에게 신고하여야 한다. <개정 2010. 1. 18.>

제54조(소독의 실시 등) ① 소독업자는 보건복지부령으로 정하는 기준과 방법에 따라 소독하여야 한다. <개정 2010. 1. 18.>

② 소독업자가 소독하였을 때에는 보건복지부령으로 정하는 바에 따라 그 소독에 관한 사항을 기록 · 보존하여야 한다. <개정 2010. 1. 18.>

제55조(소독업자 등에 대한 교육) ① 소독업자(법인인 경우에는 그 대표자를 말한다. 이하 이 조에서 같다)는 소독에 관한 교육을 받아야 한다.

② 소독업자는 소독업무 종사자에게 소독에 관한 교육을 받게 하여야 한다.

③ 제1항 및 제2항에 따른 교육의 내용과 방법, 교육시간, 교육비 부담 등에 관하여 필요한 사항은 보건복지부령으로 정한다. <개정 2010. 1. 18.>

제56조(소독업무의 대행) 특별자치도지사 또는 시장 · 군수 · 구청장은 제47조제5호, 제48조제1항, 제49조제1항제8호 · 제9호 · 제13호, 제50조 및 제51조제1항 · 제2항에 따라 소독을 실시하여야 할 경우에는 그 소독업무를 소독업자가 대행하게 할 수 있다. <개정 2015. 7. 6.>

제57조(서류제출 및 검사 등) ① 특별자치도지사 또는 시장 · 군수 · 구청장은 소속 공무원으로 하여금 소독업자에게 소독의 실시에 관한 관계 서류의 제출을 요구하게 하거나 검사 또는 질문을 하게 할 수 있다.

② 제1항에 따라 서류제출을 요구하거나 검사 또는 질문을 하려는 소속 공무원은 그 권한을 표시하는 증표를 지니고 이를 관계인에게 보여주어야 한다.

제58조(시정명령) 특별자치도지사 또는 시장 · 군수 · 구청장은 소독업자가 다음 각 호의 어느 하나에 해당하면 1개월 이상의 기간을 정하여 그 위반 사항을 시정하도록 명하여야 한다.

1. 제52조제1항에 따른 시설 · 장비 및 인력 기준을 갖추지 못한 경우
2. 제55조제1항에 따른 교육을 받지 아니하거나 소독업무 종사자에게 같은 조 제2항에 따른 교육을 받게 하지 아니한 경우

제59조(영업정지 등) ① 특별자치도지사 또는 시장 · 군수 · 구청장은 소독업자가 다음 각 호의 어느 하나에 해당하면 영업소의 폐쇄를 명하거나 6개월 이내의 기간을 정하여 영업의 정지를 명할 수 있다. 다만, 제5호에 해당하는 경우에는 영업소의 폐쇄를 명하여야 한다.

1. 제52조제1항 후단에 따른 변경 신고를 하지 아니하거나 제53조에 따른 휴업, 폐업 또는 재개업 신고를 하지 아니한 경우
2. 제54조제1항에 따른 소독의 기준과 방법에 따르지 아니하고 소독을 실시하거나 같은 조 제2항을 위반하여 소독실시 사항을 기록 · 보존하지 아니한 경우
3. 제57조에 따른 관계 서류의 제출 요구에 따르지 아니하거나 소속 공무원의 검사 및 질문을 거부 · 방해 또는 기피한 경우
4. 제58조에 따른 시정명령에 따르지 아니한 경우
5. 영업정지기간 중에 소독업을 한 경우

② 특별자치도지사 · 시장 · 군수 · 구청장은 제1항에 따른 영업소의 폐쇄명령을 받고도 계속하여 영업을 하거나 제52조제1항에 따른 신고를 하지 아니하고 소독업을 하는 경우에는 관계 공무원에게 해당 영업소를 폐쇄하기 위한 다음 각 호의 조치를 하게 할 수 있다.

1. 해당 영업소의 간판이나 그 밖의 영업표지 등의 제거 · 삭제
2. 해당 영업소가 적법한 영업소가 아님을 알리는 게시물 등의 부착

③ 제1항에 따른 행정처분의 기준은 그 위반행위의 종류와 위반 정도 등을 고려하여 보건복지부령으로 정한다. <개정 2010. 1. 18.>

제9장 방역관, 역학조사관, 검역위원 및 예방위원 등 <개정 2015. 7. 6.>

제60조(방역관) ① 보건복지부장관 및 시 · 도지사는 감염병 예방 및 방역에 관한 업무를 담당하는 방역관을 소속 공무원 중에서 임명한다. 다만, 시 · 도지사는 감염병 예방 및 방역에 관한 업무를 처리하기 위하여 필요한 경우 시 · 군 · 구에도 방역관을 배치할 수 있다.

② 방역관은 제4조제2항제1호부터 제7호까지의 업무를 담당한다. 다만, 보건복지부 소속 방역관은 같은 항 제8호의 업무도 담당한다.

③ 방역관은 감염병의 국내 유입 또는 유행이 예견되어 긴급한 대처가 필요한 경우 제4조제2항제1호 및 제2호에 따른 업무를 수행하기 위하여 통행의 제한 및 주민의 대피, 감염병의 매개가 되는 음식물 · 물건 등의 폐기 · 소각, 의료인 등 감염병 관리인력에 대한 임무부여 및 방역물자의 배치 등 감염병 발생지역의 현장에 대한 조치권한을 가진다.

④ 감염병 발생지역을 관할하는 「경찰법」 제2조에 따른 경찰관서 및 「소방기본법」 제3조에 따른 소방관서의 장, 「지역보건법」 제10조에 따른 보건소의 장 등 관계 공무원 및 그 지역 내의 법인 · 단체 · 개인은 정당한 사유가 없으면 제3항에 따른 방역관의 조치에 협조하여야 한다.

⑤ 제1항부터 제4항까지 규정한 사항 외에 방역관의 자격 · 직무 · 조치권한의 범위 등에 관하여 필요한 사항은 대통령령으로 정한다.

[전문개정 2015. 7. 6.]

제60조의2(역학조사관) ① 감염병 역학조사에 관한 사무를 처리하기 위하여 보건복지부 소속 공무원으로 30명 이상, 시 · 도 소속 공무원으로 각각 2명 이상의 역학조사관을 둔다. 다만, 시 · 도지사는 역학조사에 관한 사무를 처리하기 위하여 필요한 경우 시 · 군 · 구에도 역학조사관을 둘 수 있다.

② 역학조사관은 다음 각 호의 어느 하나에 해당하는 사람으로서 제18조의3에 따른 역학조사 교육 · 훈련 과정을 이수한 사람 중에서 임명한다.

1. 방역, 역학조사 또는 예방접종 업무를 담당하는 공무원
2. 「의료법」 제2조제1항에 따른 의료인
3. 그 밖에 「약사법」 제2조제2호에 따른 약사, 「수의사법」 제2조제1호에 따른 수의사 등 감염병 · 역학 관련 분야의 전문가

③ 역학조사관은 감염병의 확산이 예견되는 긴급한 상황으로서 즉시 조치를 취하지 아니하면 감염병이 확산되어 공중위생에 심각한 위해를 가할 것으로 우려되는 경우 일시적으로 제47조제1호 각 목의 조치를 할 수 있다.

④ 「경찰법」 제2조에 따른 경찰관서 및 「소방기본법」 제3조에 따른 소방관서의 장, 「지역보건법」 제10조에 따른 보건소의 장 등 관계 공무원은 정당한 사유가 없으면 제3항에 따른 역학조사관의 조치에 협조하여야 한다.

⑤ 역학조사관은 제3항에 따른 조치를 한 경우 즉시 보건복지부장관 또는 시 · 도지사에게 보고하여야 한다.

⑥ 보건복지부장관 또는 시 · 도지사는 제2항에 따라 임명된 역학조사관에게 예산의 범위에서 직무 수행에 필요한 비용 등을 지원할 수 있다.

⑦ 제1항부터 제6항까지 규정한 사항 외에 역학조사관의 자격 · 직무 · 권한 · 비용지원 등에 관하여 필요한 사항은 대통령령으로 정한다.

[본조신설 2015. 7. 6.]

제61조(검역위원) ① 시 · 도지사는 감염병을 예방하기 위하여 필요하면 검역위원을 두고 검역에 관한 사무를 담당하게 하며, 특별히 필요하면 운송수단 등을 검역하게 할 수 있다.

② 검역위원은 제1항에 따른 사무나 검역을 수행하기 위하여 운송수단 등에 무상으로 승선하거나 승차할 수 있다.

③ 제1항에 따른 검역위원의 임명 및 직무 등에 관하여 필요한 사항은 보건복지부령으로 정한다. <개정 2010. 1. 18.>

제62조(예방위원) ① 특별자치도지사 또는 시장 · 군수 · 구청장은 감염병이 유행하거나 유행할 우려가 있으면 특별자치도 또는 시 · 군 · 구(자치구를 말한다. 이하 같다)에 감염병 예방 사무를 담당하는 예방위원을 둘 수 있다.

② 제1항에 따른 예방위원은 무보수로 한다. 다만, 특별자치도 또는 시 · 군 · 구의 인구 2만명당 1명의 비율로 유급위원을 둘 수 있다.

③ 제1항에 따른 예방위원의 임명 및 직무 등에 관하여 필요한 사항은 보건복지부령으로 정한다. <개정 2010. 1. 18.>

제63조(한국건강관리협회) ① 제5군감염병에 관한 조사 · 연구 등 제5군감염병의 예방사업을 수행하기 위하여 한국건강관리협회(이하 "협회"라 한다)를 둔다.

② 협회는 법인으로 한다.

③ 협회에 관하여는 이 법에서 정한 사항 외에는 「민법」 중 사단법인에 관한 규정을 준용한다.

제10장 경비

제64조(특별자치도 · 시 · 군 · 구가 부담할 경비) 다음 각 호의 경비는 특별자치도와 시 · 군 · 구가 부담한다. <개정 2015. 7. 6., 2015. 12. 29.>

1. 제4조제2항제13호에 따른 한센병의 예방 및 진료 업무를 수행하는 법인 또는 단체에 대한 지원 경비의 일부
2. 제24조제1항 및 제25조제1항에 따른 예방접종에 드는 경비
3. 제24조제2항 및 제25조제2항에 따라 의료기관이 예방접종을 하는 데 드는 경비의 전부 또는 일부
4. 제36조에 따라 특별자치도지사 또는 시장 · 군수 · 구청장이 지정한 감염병관리기관의 감염병관리시설의 설치 · 운영에 드는 경비
5. 제37조에 따라 특별자치도지사 또는 시장 · 군수 · 구청장이 설치한 격리소 · 요양소 또는 진료소 및 같은 조에 따라 지정된 감염병관리기관의 감염병관리시설 설치 · 운영에 드는 경비
6. 제47조제1호 및 제3호에 따른 교통 차단 또는 입원으로 인하여 생업이 어려운 사람에 대한 「국민기초생활 보장법」 제2조제6호에 따른 최저보장수준 지원
7. 제47조, 제48조, 제49조제1항제8호 · 제9호 · 제13호 및 제51조제1항에 따라 특별자치도 · 시 · 군 · 구에서 실시하는 소독이나 그 밖의 조치에 드는 경비
8. 제49조제1항제7호 및 제12호에 따라 특별자치도지사 또는 시장 · 군수 · 구청장이 의사를 배치하거나 의료인 · 의료업자 · 의료관계요원 등을 동원하는 데 드는 수당 · 치료비 또는 조제료
9. 제49조제2항에 따른 식수 공급에 드는 경비
10. 제62조에 따른 예방위원의 배치에 드는 경비
11. 그 밖에 이 법에 따라 특별자치도 · 시 · 군 · 구가 실시하는 감염병 예방 사무에 필요한 경비

제65조(시 · 도가 부담할 경비) 다음 각 호의 경비는 시 · 도가 부담한다. <개정 2015. 12. 29., 2018. 3. 27.>

1. 제4조제2항제13호에 따른 한센병의 예방 및 진료 업무를 수행하는 법인 또는 단체에 대한 지원 경비의 일부
2. 제36조에 따라 시 · 도지사가 지정한 감염병관리기관의 감염병관리시설의 설치 · 운영에 드는 경비
3. 제37조에 따른 시 · 도지사가 설치한 격리소 · 요양소 또는 진료소 및 같은 조에 따라 지정된 감염병관리기관의감염병관리시설 설치 · 운영에 드는 경비

   3의2. 제39조의3에 따라 시 · 도지사가 지정한 접촉자 격리시설의 설치 · 운영에 드는 경비
4. 제41조 및 제42조에 따라 내국인 감염병환자등의 입원치료, 조사, 진찰 등에 드는 경비
5. 제46조에 따른 건강진단, 예방접종 등에 드는 경비
6. 제49조제1항제1호에 따른 교통 차단으로 생업이 어려운 자에 대한 「국민기초생활 보장법」 제2조제6호에 따른 최저보장수준 지원

   6의2. 제49조제1항제12호에 따라 시 · 도지사가 의료인 · 의료업자 · 의료관계요원 등을 동원하는 데 드는 수당 · 치료비 또는 조제료
7. 제49조제2항에 따른 식수 공급에 드는 경비

   7의2. 제60조의3제1항 및 제3항에 따라 시 · 도지사가 의료인 등을 방역업무에 종사하게 하는 데 드는 수당 등 경비
8. 제61조에 따른 검역위원의 배치에 드는 경비
9. 그 밖에 이 법에 따라 시 · 도가 실시하는 감염병 예방 사무에 필요한 경비

제66조(시 · 도가 보조할 경비) 시 · 도(특별자치도는 제외한다)는 제64조에 따라 시 · 군 · 구가 부담할 경비에 관하여 대통령령으로 정하는 바에 따라 보조하여야 한다.

제67조(국고 부담 경비) 다음 각 호의 경비는 국가가 부담한다. <개정 2010. 1. 18., 2015. 7. 6., 2015. 12. 29., 2018. 3. 27.>

1. 제4조제2항제2호에 따른 감염병환자등의 진료 및 보호에 드는 경비
2. 제4조제2항제4호에 따른 감염병 교육 및 홍보를 위한 경비
3. 제4조제2항제8호에 따른 감염병 예방을 위한 전문인력의 양성에 드는 경비
4. 제16조제4항에 따른 표본감시활동에 드는 경비

   4의2. 제18조의3에 따른 교육 · 훈련에 드는 경비
5. 제20조에 따른 해부에 필요한 시체의 운송과 해부 후 처리에 드는 경비

   5 의2. 제20조의2에 따라 시신의 장사를 치르는 데 드는 경비
6. 제33조에 따른 예방접종약품의 생산 및 연구 등에 드는 경비

7. 제37조에 따라 보건복지부장관이 설치한 격리소·요양소 또는 진료소 및 같은 조에 따라 지정된 감염병관리기관의감염병관리시설 설치·운영에 드는 경비

7의2. 제39조의3에 따라 보건복지부장관이 지정한 접촉자 격리시설의 설치·운영에 드는 경비

8. 제40조제1항에 따라 위원회의 심의를 거친 품목의 비축 또는 장기구매를 위한 계약에 드는 경비

9. 제41조 및 제42조에 따라 외국인 감염병환자등의 입원치료, 조사, 진찰 등에 드는 경비

9의2. 제49조제1항제12호에 따라 국가가 의료인·의료업자·의료관계요원 등을 동원하는 데 드는 수당·치료비 또는 조제료

9의3. 제60조의3제1항부터 제3항까지에 따라 국가가 의료인 등을 방역업무에 종사하게 하는 데 드는 수당 등 경비

10. 제71조에 따른 예방접종 등으로 인한 피해보상을 위한 경비

제68조(국가가 보조할 경비) 국가는 다음 각 호의 경비를 보조하여야 한다.

1. 제4조제2항제13호에 따른 한센병의 예방 및 진료 업무를 수행하는 법인 또는 단체에 대한 지원 경비의 일부
2. 제65조 및 제66조에 따라 시·도가 부담할 경비의 2분의 1 이상

제69조(본인으로부터 징수할 수 있는 경비) 특별자치도지사 또는 시장·군수·구청장은 보건복지부령으로 정하는 바에 따라 제41조 및 제42조에 따른 입원치료비 외에 본인의 지병이나 본인에게 새로 발병한 질환 등으로 입원, 진찰, 검사 및 치료 등에 드는 경비를 본인이나 그 보호자로부터 징수할 수 있다. <개정 2010. 1. 18.>

제70조(손실보상) ① 보건복지부장관, 시·도지사 및 시장·군수·구청장은 다음 각 호의 어느 하나에 해당하는 손실을 입은 자에게 제70조의2의 손실보상심의위원회의 심의·의결에 따라 그 손실을 보상하여야 한다. <개정 2015. 12. 29., 2018. 3. 27.>

1. 제36조 및 제37조에 따른 감염병관리기관의 지정 또는 격리소 등의 설치·운영으로 발생한 손실

1의2. 제39조의3에 따른 접촉자 격리시설의 설치·운영으로 발생한 손실

2. 이 법에 따른 조치에 따라 감염병환자, 감염병의사환자 등을 진료한 의료기관의 손실
3. 이 법에 따른 의료기관의 폐쇄 또는 업무 정지 등으로 의료기관에 발생한 손실
4. 제47조제1호, 제4호 및 제5호, 제48조제1항, 제49조제1항제4호, 제6호부터 제10호까지, 제12호 및 제13호에 따른 조치로 인하여 발생한 손실
5. 감염병환자등이 발생·경유하거나 보건복지부장관, 시·도지사 또는 시장·군수·구청장이 그 사실을 공개하여 발생한 「국민건강보험법」 제42조에 따른 요양기관의 손실로서 제1호부터 제4호까지의 손실에 준하고, 제70조의2에 따른 손실보상심의위원회가 심의·의결하는 손실

② 제1항에 따른 손실보상금을 받으려는 자는 보건복지부령으로 정하는 바에 따라 손실보상 청구서에 관련 서류를 첨부하여 보건복지부장관, 시·도지사 또는 시장·군수·구청장에게 청구하여야 한다. <개정 2015. 12. 29.>

③ 제1항에 따른 보상액을 산정함에 있어 손실을 입은 자가 이 법 또는 관련 법령에 따른 조치의무를 위반하여 그 손실을 발생시켰거나 확대시킨 경우에는 보상금을 지급하지 아니하거나 보상금을 감액하여 지급할 수 있다. <신설 2015. 12. 29.>

④ 제1항에 따른 보상의 대상·범위와 보상액의 산정, 제3항에 따른 지급 제외 및 감액의 기준 등에 관하여 필요한 사항은 대통령령으로 정한다. <신설 2015. 12. 29.>

제70조의2(손실보상심의위원회) ① 제70조에 따른 손실보상에 관한 사항을 심의·의결하기 위하여 보건복지부 및 시·도에 손실보상심의위원회(이하 "심의위원회"라 한다)를 둔다.

② 위원회는 위원장 2인을 포함한 20인 이내의 위원으로 구성하되, 보건복지부에 설치된 심의위원회의 위원장은 보건복지부차관과 민간위원이 공동으로 되며, 시·도에 설치된 심의위원회의 위원장은 부시장 또는 부지사와 민간위원이 공동으로 된다.

③ 심의위원회 위원은 관련 분야에 대한 학식과 경험이 풍부한 사람과 관계 공무원 중에서 대통령령으로 정하는 바에 따라 보건복지부장관 또는 시·도지사가 임명하거나 위촉한다.

④ 심의위원회는 제1항에 따른 심의·의결을 위하여 필요한 경우 관계자에게 출석 또는 자료의 제출 등을 요구할 수 있다.

⑤ 그 밖의 심의위원회의 구성과 운영 등에 관하여 필요한 사항은 대통령령으로 정한다.

[본조신설 2015. 12. 29.]

제70조의3(의료인 또는 의료기관 개설자에 대한 재정적 지원) ① 보건복지부장관, 시·도지사 및 시장·군수·구청장은 이 법에 따른 감염병의 발생 감시, 예방·관리 및 역학조사업무에 조력한 의료인 또는 의료기관 개설자에 대하여 예산의 범위에서 재정적 지원을 할 수 있다.

② 제1항에 따른 지원 내용, 절차, 방법 등 지원에 필요한 사항은 대통령령으로 정한다.

[본조신설 2015. 12. 29.]

제70조의4(감염병환자등에 대한 생활지원) ① 보건복지부장관, 시·도지사 및 시장·군수·구청장은 이 법에 따라 입원 또는 격리된 사람에 대하여 예산의 범위에서 치료비, 생활지원 및 그 밖의 재정적 지원을 할 수 있다.

② 시 · 도지사 및 시장 · 군수 · 구청장은 제1항에 따른 사람 및 제70조의3제1항에 따른 의료인이 입원 또는 격리조치, 감염병의 발생 감시, 예방 · 관리 및 역학조사업무에 조력 등으로 자녀에 대한 돌봄 공백이 발생한 경우 「아이돌봄 지원법」에 따른 아이돌봄서비스를 제공하는 등 필요한 조치를 하여야 한다.

③ 제1항 및 제2항에 따른 지원 · 제공을 위하여 필요한 사항은 대통령령으로 정한다.

[본조신설 2015. 12. 29.]

제71조(예방접종 등에 따른 피해의 국가보상) ① 국가는 제24조 및 제25조에 따라 예방접종을 받은 사람 또는 제40조제2항에 따라 생산된 예방 · 치료 의약품을 투여받은 사람이 그 예방접종 또는 예방 · 치료 의약품으로 인하여 질병에 걸리거나 장애인이 되거나 사망하였을 때에는 대통령령으로 정하는 기준과 절차에 따라 다음 각 호의 구분에 따른 보상을 하여야 한다.

1. 질병으로 진료를 받은 사람: 진료비 전액 및 정액 간병비
2. 장애인이 된 사람: 일시보상금
3. 사망한 사람: 대통령령으로 정하는 유족에 대한 일시보상금 및 장제비

② 제1항에 따라 보상받을 수 있는 질병, 장애 또는 사망은 예방접종약품의 이상이나 예방접종 행위자 및 예방 · 치료 의약품 투여자 등의 과실 유무에 관계없이 해당 예방접종 또는 예방 · 치료 의약품을 투여받은 것으로 인하여 발생한 피해로서 보건복지부장관이 인정하는 경우로 한다. <개정 2010. 1. 18.>

③ 보건복지부장관은 제1항에 따른 보상청구가 있은 날부터 120일 이내에 제2항에 따른 질병, 장애 또는 사망에 해당하는지를 결정하여야 한다. 이 경우 미리 위원회의 의견을 들어야 한다. <개정 2010. 1. 18.>

④ 제1항에 따른 보상의 청구, 제3항에 따른 결정의 방법과 절차 등에 관하여 필요한 사항은 대통령령으로 정한다.

제72조(손해배상청구권과의 관계 등) ① 국가는 예방접종약품의 이상이나 예방접종 행위자, 예방 · 치료 의약품의 투여자 등 제3자의 고의 또는 과실로 인하여 제71조에 따른 피해보상을 하였을 때에는 보상액의 범위에서 보상을 받은 사람이 제3자에 대하여 가지는 손해배상청구권을 대위한다.

② 예방접종을 받은 자, 예방 · 치료 의약품을 투여받은 자 또는 제71조제1항제3호에 따른 유족이 제3자로부터 손해배상을 받았을 때에는 국가는 그 배상액의 범위에서 제71조에 따른 보상금을 지급하지 아니하며, 보상금을 잘못 지급하였을 때에는 해당 금액을 국세 징수의 예에 따라 징수할 수 있다.

제73조(국가보상을 받을 권리의 양도 등 금지) 제70조 및 제71조에 따라 보상받을 권리는 양도하거나 압류할 수 없다.

제11장 보칙

제74조(비밀누설의 금지) 이 법에 따라 건강진단, 입원치료, 진단 등 감염병 관련 업무에 종사하는 자 또는 종사하였던 자는 그 업무상 알게 된 비밀을 다른 사람에게 누설하여서는 아니 된다.

제74조의2(자료의 제공 요청 및 검사) ① 보건복지부장관, 시 · 도지사 또는 시장 · 군수 · 구청장은 감염병관리기관의 장 등에게 감염병관리시설, 제37조에 따른 격리소 · 요양소 또는 진료소, 제39조의3에 따른 접촉자 격리시설의 설치 및 운영에 관한 자료의 제공을 요청할 수 있으며, 소속 공무원으로 하여금 해당 시설에 출입하여 관계 서류나 시설 · 장비 등을 검사하게 하거나 관계인에게 질문을 하게 할 수 있다. <개정 2018. 3. 27.>

② 제1항에 따라 출입 · 검사를 행하는 공무원은 그 권한을 표시하는 증표를 지니고 이를 관계인에게 제시하여야 한다.

[본조신설 2015. 7. 6.]

제75조(청문) 특별자치도지사 또는 시장 · 군수 · 구청장은 제59조제1항에 따라 영업소의 폐쇄를 명하려면 청문을 하여야 한다.

제76조(위임 및 위탁) ①이 법에 따른 보건복지부장관의 권한은 대통령령으로 정하는 바에 따라 그 일부를 질병관리본부장 또는 시 · 도지사에게 위임할 수 있다. <개정 2010. 1. 18., 2012. 5. 23.>

② 보건복지부장관은 이 법에 따른 업무의 일부를 대통령령으로 정하는 바에 따라 관련 기관 또는 관련 단체에 위탁할 수 있다. <신설 2012. 5. 23.>

[제목개정 2012. 5. 23.]

제76조의2(정보 제공 요청 등) ① 보건복지부장관 또는 질병관리본부장은 감염병 예방 및 감염 전파의 차단을 위하여 필요한 경우 관계 중앙행정기관(그 소속기관 및 책임운영기관을 포함한다)의 장, 지방자치단체의 장(「지방교육자치에 관한 법률」 제18조에 따른 교육감을 포함한다), 「공공기관의 운영에 관한 법률」 제4조에 따른 공공기관, 의료기관 및 약국, 법인 · 단체 · 개인에 대하여 감 염병환자등 및 감염이 우려되는 사람에 관한 다음 각 호의 정보 제공을 요청할 수 있으며, 요청을 받은 자는 이에 따라야 한다. <개정 2016. 12. 2.>

1. 성명, 「주민등록법」 제7조의2제1항에 따른 주민등록번호, 주소 및 전화번호(휴대전화번호를 포함한다) 등 인적사항
2. 「의료법」 제17조에 따른 처방전 및 같은 법 제22조에 따른 진료기록부등
3. 보건복지부장관이 정하는 기간의 출입국관리기록
4. 그 밖에 이동경로를 파악하기 위하여 대통령령으로 정하는 정보

② 보건복지부장관은 감염병 예방 및 감염 전파의 차단을 위하여 필요한 경우 감염병환자등 및 감염이 우려되는 사람의 위치정보를 「경찰법」 제2조에 따른 경찰청, 지방경찰청 및 경찰서(이하 이 조에서 "경찰관서"라 한다)의 장에게 요청할 수 있다. 이 경우 보건복지부장관의 요청을 받은 경찰관서의 장은 「위치정보의 보호 및 이용 등에 관한 법률」 제15조 및 「통신비밀보호법」 제3조에도 불구하고 「위치정보의 보호 및 이용 등에 관한 법률」 제5조제7항에 따른 개인위치정보사업자, 「전기통신사업법」 제2조제8호에 따른 전기통신사업자에게 감염병환자등 및 감염이 우려되는 사람의 위치정보를 요청할 수 있고, 요청을 받은 위치정보사업자와 전기통신사업자는 정당한 사유가 없으면 이에 따라야 한다. <개정 2015. 12. 29., 2018. 4. 17.>

③ 보건복지부장관은 제1항 및 제2항에 따라 수집한 정보를 관련 중앙행정기관의 장, 지방자치단체의 장, 국민건강보험공단 이사장, 건강보험심사평가원 원장 및 감염병 관련 업무를 수행 중인 의료인, 의료기관, 그 밖의 단체 등에게 제공할 수 있다. 이 경우 감염병 예방 및 감염 전파의 차단을 위하여 해당 기관의 업무에 관련된 정보로 한정한다.

④ 제3항에 따라 정보를 제공받은 자는 이 법에 따른 감염병 관련 업무 이외의 목적으로 정보를 사용할 수 없으며, 업무 종료 시 지체 없이 파기하고 보건복지부장관에게 통보하여야 한다.

⑤ 보건복지부장관은 제1항 및 제2항에 따라 수집된 정보의 주체에게 다음 각 호의 사실을 통지하여야 한다.
1. 감염병 예방 및 감염 전파의 차단을 위하여 필요한 정보가 수집되었다는 사실
2. 제1호의 정보가 다른 기관에 제공되었을 경우 그 사실
3. 제2호의 경우에도 이 법에 따른 감염병 관련 업무 이외의 목적으로 정보를 사용할 수 없으며, 업무 종료 시 지체 없이 파기된다는 사실

⑥ 제3항에 따라 정보를 제공받은 자가 이 법의 규정을 위반하여 해당 정보를 처리한 경우에는 「개인정보 보호법」에 따른다.

⑦ 제3항에 따른 정보 제공의 대상 · 범위 및 제5항에 따른 통지의 방법 등에 관하여 필요한 사항은 보건복지부령으로 정한다.

[본조신설 2015. 7. 6.]

제12장 벌칙

제77조(벌칙) 제22조제1항 또는 제2항을 위반하여 고위험병원체의 반입 허가를 받지 아니하고 반입한 자는 5년 이하의 징역 또는 5천만원 이하의 벌금에 처한다.

제78조(벌칙) 다음 각 호의 어느 하나에 해당하는 자는 3년 이하의 징역 또는 3천만원 이하의 벌금에 처한다. <개정 2017. 12. 12.>
1. 제23조제2항에 따른 허가를 받지 아니하거나 같은 조 제3항 본문에 따른 변경허가를 받지 아니하고 고위험병원체 취급시설을 설치 · 운영한 자
2. 제74조를 위반하여 업무상 알게 된 비밀을 누설한 자

제79조(벌칙) 다음 각 호의 어느 하나에 해당하는 자는 2년 이하의 징역 또는 2천만원 이하의 벌금에 처한다. <개정 2015. 7. 6., 2017. 12. 12.>
1. 제18조제3항을 위반한 자
2. 제21조 또는 제22조제3항에 따른 신고를 하지 아니하거나 거짓으로 신고한 자
   2의2. 제23조제2항에 따른 신고를 하지 아니하고 고위험병원체 취급시설을 설치 · 운영한 자
3. 제23조제7항에 따른 안전관리 점검을 거부 · 방해 또는 기피한 자
   3의2. 제23조의2에 따른 고위험병원체 취급시설의 폐쇄명령 또는 운영정지명령을 위반한 자
4. 제60조제4항을 위반한 자(다만, 공무원은 제외한다)
5. 제76조의2제4항을 위반한 자

제79조의2(벌칙) 제76조의2제2항 후단을 위반하여 경찰관서의 요청을 거부한 자는 1년 이하의 징역 또는 2천만원 이하의 벌금에 처한다.

[본조신설 2015. 12. 29.]

제80조(벌칙) 다음 각 호의 어느 하나에 해당하는 자는 300만원 이하의 벌금에 처한다.

1. 제37조제4항을 위반하여 감염병관리시설을 설치하지 아니한 자
2. 제41조제1항을 위반하여 입원치료를 받지 아니하거나 같은 조 제2항 및 제3항을 위반하여 입원 또는 치료를 거부한 자
3. 제42조에 따른 강제처분에 따르지 아니한 자
4. 제45조를 위반하여 일반인과 접촉하는 일이 많은 직업에 종사한 자 또는 감염병환자등을 그러한 직업에 고용한 자
5. 제47조 또는 제49조제1항(같은 항 제3호 중 건강진단에 관한 사항은 제외한다)에 따른 조치에 위반한 자
6. 제52조제1항에 따른 소독업 신고를 하지 아니하거나 거짓이나 그 밖의 부정한 방법으로 신고하고 소독업을 영위한 자
7. 제54조제1항에 따른 기준과 방법에 따라 소독하지 아니한 자

제81조(벌칙) 다음 각 호의 어느 하나에 해당하는 자는 200만원 이하의 벌금에 처한다. <개정 2015. 7. 6.>

1. 제11조에 따른 보고 또는 신고를 게을리하거나 거짓으로 보고 또는 신고한 의사, 한의사, 군의관, 의료기관의 장, 감염병병원체 확인기관의 장 또는 감염병 표본감시기관
2. 제11조에 따른 의사, 한의사, 군의관, 의료기관의 장, 감염병병원체 확인기관의 장 또는 감염병 표본감시기관의 보고 또는 신고를 방해한 자
3. 제12조제1항에 따른 신고를 게을리한 자
4. 세대주, 관리인 등으로 하여금 제12조제1항에 따른 신고를 하지 아니하도록 한 자
5. 삭제 <2015. 7. 6.>
6. 제20조에 따른 해부명령을 거부한 자
7. 제27조에 따른 예방접종증명서를 거짓으로 발급한 자
8. 제29조를 위반하여 역학조사를 거부 · 방해 또는 기피한 자
9. 제45조제2항을 위반하여 성매개감염병에 관한 건강진단을 받지 아니한 자를 영업에 종사하게 한 자
10. 제46조 또는 제49조제1항제3호에 따른 건강진단을 거부하거나 기피한 자

제82조(양벌규정) 법인의 대표자나 법인 또는 개인의 대리인, 사용인, 그 밖의 종업원이 그 법인 또는 개인의 업무에 관하여 제77조부터 제81조까지의 어느 하나에 해당하는 위반행위를 하면 그 행위자를 벌하는 외에 그 법인 또는 개인에게도 해당 조문의 벌금형을 과(科)한다. 다만, 법인 또는 개인이 그 위반행위를 방지하기 위하여 해당 업무에 관하여 상당한 주의와 감독을 게을리하지 아니한 경우에는 그러하지 아니하다.

제83조(과태료) ① 다음 각 호의 어느 하나에 해당하는 자에게는 1천만원 이하의 과태료를 부과한다. <신설 2015. 7. 6., 2017. 12. 12.>

1. 제23조제3항 단서 또는 같은 조 제4항에 따른 변경신고를 하지 아니한 자
2. 제23조제5항에 따른 신고를 하지 아니한 자
3. 제35조의2를 위반하여 거짓 진술, 거짓 자료를 제출하거나 고의적으로 사실을 누락 · 은폐한 자

② 다음 각 호의 어느 하나에 해당하는 자에게는 100만원 이하의 과태료를 부과한다. <개정 2015. 7. 6.>

1. 제28조제2항에 따른 보고를 하지 아니하거나 거짓으로 보고한 자
2. 제51조제2항에 따른 소독을 하지 아니한 자
3. 제53조에 따른 휴업 · 폐업 또는 재개업 신고를 하지 아니한 자
4. 제54조제2항에 따른 소독에 관한 사항을 기록 · 보존하지 아니하거나 거짓으로 기록한 자

③ 제1항 및 제2항에 따른 과태료는 대통령령으로 정하는 바에 따라 보건복지부장관, 관할 시 · 도지사 또는 시장 · 군수 · 구청장이 부과 · 징수한다. <개정 2015. 7. 6.>

부칙 <제9847호, 2009. 12. 29.>

제1조 (시행일) 이 법은 공포 후 1년이 경과한 날부터 시행한다.

제2조 (다른 법률의 폐지) 기생충질환예방법은 폐지한다.

제3조 (의사 등의 신고 등에 관한 적용례) 제11조의 개정규정은 이 법 시행 후 최초로 제11조제1항 · 제3항 또는 제4항의 개정규정에서 각각 정하고 있는 사실이 발생한 경우부터 적용한다.

제4조 (고위험병원체의 분리 및 이동 신고에 관한 적용례) 제21조의 개정규정은 이 법 시행 후 최초로 고위험병원체를 분리하거나 이미 분리된 고위험병원체를 이동하려는 경우부터 적용한다.

제5조 (고위험병원체의 반입 허가 등에 관한 적용례) 제22조의 개정규정은 이 법 시행 후 최초로 고위험병원체를 국내로 반입하려

는 경우부터 적용한다.

제6조 (국가 및 지방자치단체 등이 부담 또는 보조할 경비에 관한 적용례) 제64조부터 제68조까지의 개정규정은 국가 및 지방자치단체가 부담하거나 보조하여야 하는 2011년도 비용분부터 적용한다.

제7조 (처분 등에 관한 일반적 경과조치) 이 법 시행 당시 종전의 「기생충질환예방법」 및 종전의 「전염병예방법」에 따라 행한 행정처분이나 그 밖의 행정기관의 행위와 행정기관에 대한 행위는 그에 해당하는 이 법에 따른 행정기관의 행위 또는 행정기관에 대한 행위로 본다.

제8조 (전염병 등에 관한 경과조치) 이 법 시행 당시 종전의 「전염병예방법」에 따른 전염병은 이 법에 따른 감염병으로 본다.

제9조 (기생충질환 검사 등에 따른 손실보상에 관한 경과조치) 이 법 시행 전에 종전의 「기생충질환예방법」 제4조제1항에 따른 물건의 수거로 발생한 손실에 대한 보상은 종전의 「기생충질환예방법」에 따른다.

제10조 (표본감시의료기관에 관한 경과조치) 이 법 시행 당시 종전의 「전염병예방법」에 따라 지정된 표본감시의료기관은 제16조의 개정규정에 따라 지정된 표본감시기관으로 본다.

제11조 (예방접종증명서에 관한 경과조치) 이 법 시행 당시 종전의 「전염병예방법」에 따른 예방접종증명서는 제27조의 개정규정에 따른 예방접종증명서로 본다.

제12조 (예방접종피해조사반에 관한 경과조치) 이 법 시행 당시 종전의 「전염병예방법」에 따른 예방접종피해조사반은 제30조의 개정규정에 따른 예방접종피해조사반으로 본다.

제13조 (전염병예방시설의 지정에 관한 경과조치) 이 법 시행 당시 종전의 「전염병예방법」에 따라 시 · 도지사 또는 시장 · 군수 · 구청장이 설치하거나 보건복지가족부장관이 지정한 전염병예방시설은 제36조의 개정규정에 따라 감염병관리기관으로 지정된 것으로 본다.

제14조 소독업의 신고 등에 관한 경과조치) ① 이 법 시행 당시 종전의 「전염병예방법」에 따른 소독업 신고는 제52조제1항의 개정규정에 따른 소독업 신고로 본다.

② 이 법 시행 당시 종전의 「전염병예방법」에 따른 소독업의 휴업 · 폐업 또는 재개업 신고는 제53조의 개정규정에 따른 소독업의 휴업 · 폐업 또는 재개업 신고로 본다.

제15조 (소독업자 등에 대한 교육에 관한 경과조치) 이 법 시행 당시 종전의 「전염병예방법」에 따라 소독업자와 소독업무 종사자가 받은 교육은 제55조의 개정규정에 따라 교육을 받은 것으로 본다.

제16조 (소독업무의 대행에 관한 경과조치) 이 법 시행 당시 종전의 「전염병예방법」에 따라 소독업무를 대행하고 있는 소독업자는 제56조의 개정규정에 따라 소독업무를 대행하는 것으로 본다.

제17조 (방역관 등에 관한 경과조치) 이 법 시행 당시 종전의 「전염병예방법」에 따른 방역관, 검역위원 또는 예방위원은 제60조부터 제62조까지의 개정규정에 따른 방역관, 검역위원 또는 예방위원으로 본다.

제18조 (기생충질환예방협회에 관한 경과조치) ① 이 법 시행 당시 종전의 「기생충질환예방법」에 따라 설치된 기생충질환예방협회는 제63조의 개정규정에 따른 한국건강관리협회로 본다.

② 이 법 시행 당시 등기부나 그 밖의 공부상에 표시된 기생충질환예방협회의 명의는 제63조의 개정규정에 따른 한국건강관리협회의 명의로 본다.

제19조 (예방접종 등으로 인한 피해에 대한 국가보상에 관한 경과조치) 이 법 시행 당시 종전의 「전염병예방법」에 따라 예방접종 등으로 발생한 피해에 대한 보상신청을 한 사람은 제71조의 개정규정에 따라 보상청구를 한 것으로 본다.

제20조 (벌칙에 관한 경과조치) 이 법 시행 전의 행위에 대하여 벌칙을 적용할 때에는 종전의 「기생충질환예방법」 및 종전의 「전염병예방법」에 따른다.

제21조 (다른 법률의 개정) ① 공공보건의료에관한법률 일부를 다음과 같이 개정한다.

제5조제3호 중 "전염병"을 "감염병"으로 한다.

② 공중위생관리법 일부를 다음과 같이 개정한다.

제4조제7항 중 "전염병환자"를 "감염병환자"로 한다.

제6조제2항제3호 중 "전염병환자"를 "감염병환자"로 한다.

③ 법률 제9819호 군행형법 전부개정법률 일부를 다음과 같이 개정한다.

제16조의 제목 "(전염병 환자의 수용)"을 "(감염병환자의 수용)"으로 하고, 같은 조 제1항 중 "전염병(「전염병예방법」 제2조제1항에 따른 전염병을 말한다. 이하 같다)"를 "감염병(「감염병의 예방 및 관리에 관한 법률」 제2조제1호에 따른 감염병을 말한다. 이하 같다)"로 하며, 같은 조 제2항 중 "「전염병예방법」"을 "「감염병의 예방 및 관리에 관한 법률」"로 한다.

제36조의 제목 및 같은 조 제1항 중 "전염병"을 각각 "감염병"으로 한다.

제113조제2항 단서 중 "전염병"을 "감염병"으로 한다.

④ 농어촌 등 보건의료를 위한 특별조치법 일부를 다음과 같이 개정한다.
제6조의2제1항 본문 및 제8조제2항제3호 중 "전염병"을 각각 "감염병"으로 한다.
⑤ 보건의료기본법 일부를 다음과 같이 개정한다.
제40조의 제목 중 "전염병"을 "감염병"으로 하고, 같은 조 중 "전염병의"를 "감염병의"로, "전염병환자"를 "감염병환자"로 한다.
⑥ 보건환경연구원법 일부를 다음과 같이 개정한다.
제5조제1항제1호를 다음과 같이 한다.
1. 「감염병의 예방 및 관리에 관한 법률」에 따른 감염병 및 「후천성면역결핍증 예방법」에 따른 후천성면역결핍증에 대한 진단, 검사, 시험, 조사 또는 연구에 관한 사항
⑦ 보호소년 등의 처우에 관한 법률 일부를 다음과 같이 개정한다.
제21조의 제목 중 "전염병"을 "감염병"으로 하고, 같은 조 제1항 및 제2항 중 "전염병"을 각각 "감염병"으로 한다.
⑧ 산업안전보건법 일부를 다음과 같이 개정한다.
제45조제1항 중 "전염병"을 "감염병"으로 한다.
⑨ 선원법 일부를 다음과 같이 개정한다.
제76조제3항 중 "전염병"을 "감염병"으로 한다.
⑩ 수의사법 일부를 다음과 같이 개정한다.
제30조제2항 중 "인수공통전염병"을 "인수공통감염병"으로 한다.
⑪ 식품위생법 일부를 다음과 같이 개정한다.
제54조제2호를 다음과 같이 한다.
2. 「감염병의 예방 및 관리에 관한 법률」 제2조제13호에 따른 감염병환자. 다만, 같은 조 제3호아목에 따른 B형간염환자는 제외한다.
⑫ 약사법 일부를 다음과 같이 개정한다.
제2조제7호다목 중 "전염병"을 "감염병"으로 한다.
제23조제3항제3호 중 "전염병"을 각각 "감염병"으로 하고, 같은 조 제4항제4호 중 "「전염병예방법」에 따른 제1종 전염병환자"를 "「감염병의 예방 및 관리에 관한 법률」에 따른 제1군감염병환자"로 하며, 같은 항 제6호 중 "전염병"을 "감염병"으로 한다.
⑬ 위생사에 관한 법률 일부를 다음과 같이 개정한다.
제4조제1항제3호 중 "전염병예방법"을 "「감염병의 예방 및 관리에 관한 법률」"로 한다.
⑭ 위험직무 관련 순직공무원의 보상에 관한 법률 일부를 다음과 같이 개정한다.
제2조제1호자목 중 "「전염병예방법」에 의한 전염병환자"를 "「감염병의 예방 및 관리에 관한 법률」에 따른 감염병환자"로, "전염병의"를 "감염병의"로 한다.
⑮ 유선 및 도선사업법 일부를 다음과 같이 개정한다.
제12조제4항제1호 중 "전염병환자"를 "감염병환자"로 한다.
제18조제2항제1호 중 "전염병환자"를 "감염병환자"로 한다.
제29조제1항제1호 중 "전염병"을 "감염병"으로 한다.
⑯ 자연재해대책법 일부를 다음과 같이 개정한다.
제35조제1항제5호 중 "전염병예방"을 "감염병 예방"으로 한다.
⑰ 장사 등에 관한 법률 일부를 다음과 같이 개정한다.
제30조제1호 중 "전염병"을 "감염병"으로 한다.
⑱ 재난 및 안전관리기본법 일부를 다음과 같이 개정한다.
제3조제1호다목 중 "전염병"을 "감염병"으로 한다.
⑲ 재해구호법 일부를 다음과 같이 개정한다.
제4조제1항제4호 중 "전염병"을 "감염병"으로 한다.
⑳ 주세법 일부를 다음과 같이 개정한다.
제19조제4항제2호를 다음과 같이 한다.
2. 감염병환자
㉑ 지방세법 일부를 다음과 같이 개정한다.
제287조제1항제2호를 다음과 같이 한다.
2. 「감염병의 예방 및 관리에 관한 법률」에 따른 한국건강관리협회
㉒ 지방의료원의 설립 및 운영에 관한 법률 일부를 다음과 같이 개정한다.

제7조제1항제2호 중 "전염병"을 "감염병"으로 한다.
㉓ 지방자치법 일부를 다음과 같이 개정한다.
제9조제2항제2호바목 중 "전염병"을 "감염병"으로 한다.
㉔ 지역보건법 일부를 다음과 같이 개정한다.
제9조제2호 중 "전염병"을 "감염병"으로 한다.
㉕ 출입국관리법 일부를 다음과 같이 개정한다.
제11조제1항제1호 중 "전염병환자"를 "감염병환자"로 한다.
㉖ 학교보건법 일부를 다음과 같이 개정한다.
제6조제1항제9호 및 제10호를 각각 다음과 같이 한다.
9. 감염병원, 감염병격리병사, 격리소
10. 감염병요양소, 진료소
제8조 중 "전염병"을 "감염병"으로 한다.
제10조제1항 중 "「전염병예방법」 제20조에 따른 예방접종증명서를 발급받아 같은 법 제11조 및 제12조"를 "「감염병의 예방 및 관리에 관한 법률」 제27조에 따른 예방접종증명서를 발급받아 같은 법 제24조 및 제25조"로 한다.
제14조 중 "전염병"을 "감염병"으로 한다.
제14조의2의 제목 중 "전염병"을 "감염병"으로 하고, 같은 조 전단 중 "「전염병예방법」 제11조 및 제12조"를 "「감염병의 예방 및 관리에 관한 법률」 제24조 및 제25조"로, "전염병의"를 "감염병의"로 한다.
㉗ 형의 집행 및 수용자의 처우에 관한 법률 일부를 다음과 같이 개정한다.
제18조제1항 중 "전염병"을 "감염병"으로 한다.
제53조제1항제3호 중 "전염병"을 "감염병"으로 한다.
제128조제2항 단서 중 "전염병"을 "감염병"으로 한다.
㉘ 혈액관리법 일부를 다음과 같이 개정한다.
제2조제4호의2 중 "전염병환자"를 "감염병환자"로 한다.
제7조제2항 중 "전염병환자"를 "감염병환자"로 하고, 같은 조 제4항 본문 중 "전염병환자"를 "감염병환자"로 한다.
㉙ 한센인피해사건의 진상규명 및 피해자생활지원 등에 관한 법률 일부를 다음과 같이 개정한다.
제2조제2호 중 "「전염병예방법」 제23조에서 정하는 전염병예방시설"을 "「감염병의 예방 및 관리에 관한 법률」 제36조 및 제37조에 따른 감염병관리기관"으로 한다.
㉚ 후천성면역결핍증 예방법 일부를 다음과 같이 개정한다.
제4조를 삭제한다.
제22조 (다른 법령과의 관계) 이 법 시행 당시 다른 법령에서 종전의 「기생충질환예방법」 및 종전의 「전염병예방법」 또는 그 규정을 인용한 경우에 이 법 가운데 그에 해당하는 규정이 있으면 종전의 규정을 갈음하여 이 법 또는 이 법의 해당 규정을 인용한 것으로 본다.

부칙 <제9932호, 2010. 1. 18.> (정부조직법)

제1조 (시행일) 이 법은 공포 후 2개월이 경과한 날부터 시행한다. <단서 생략>
제2조 및 제3조 생략
제4조 (다른 법률의 개정) ① 부터 <106> 까지 생략
<107> 법률 제9847호 전염병예방법 전부개정법률 일부를 다음과 같이 개정한다.
제2조제7호부터 제12호까지, 제7조제1항 · 제4항, 제8조제1항, 제10조제2항 각 호 외의 부분, 제11조제1항 각 호 외의 부분 본문 · 제4항, 제13조제1항, 제16조제1항 · 제2항 전단 · 제3항 · 제4항, 제17조제1항, 제20조제4항, 제21조제1항, 제22조제1항 · 제2항 본문 및 단서 · 제3항, 제23조제2항, 제24조제1항제12호, 제25조제1항제1호, 제28조제1항, 제32조제1항, 제33조제1항 · 제2항, 제34조제1항 · 제2항제5호, 제35조제1항, 제37조제1항 각 호 외의 부분 · 제3항, 제40조제1항부터 제3항까지, 제41조제1항 · 제2항 · 제3항 각 호 외의 부분, 제42조제1항 각 호 외의 부분 · 제4호, 제43조제1항, 제67조제7호, 제70조제1항, 제71조제2항 · 제3항 전단 및 제76조 중 "보건복지가족부장관"을 각각 "보건복지부장관"으로 한다.
제2조제5호 · 제6호 · 제13호 · 제19호, 제11조제4항 · 제5항, 제12조제1항 각 호 외의 부분 · 제3항, 제13조제2항, 제14조제3항, 제15조, 제16조제5항, 제17조제2항, 제19조, 제20조제5항, 제21조제2항, 제22조제4항, 제23조제1항 · 제3항, 제27조제1항 · 제2항, 제28조제1항 · 제2항, 제31조제2항, 제32조제2항, 제33조제2항, 제36조제1항 · 제2항 · 제4항, 제37조제2항, 제39조, 제43조제2항,

제45조제1항, 제46조 각 호 외의 부분, 제48조제2항, 제51조제1항 · 제2항, 제52조제1항 전단, 제53조, 제54조제1항 · 제2항, 제55조제3항, 제59조제3항, 제61조제3항, 제62조제3항 및 제69조 중 "보건복지가족부령"을 각각 "보건복지부령"으로 한다.

제9조제1항 및 제60조제1항 · 제2항 중 "보건복지가족부"를 각각 "보건복지부"로 한다.

제10조제2항 각 호 외의 부분 중 "보건복지가족부차관"을 "보건복지부차관"으로 한다.

<108> 부터 <137> 까지 생략

제5조 생략

부칙 <제10789호, 2011. 6. 7.> (영유아보육법)

제1조 (시행일) 이 법은 공포 후 6개월이 경과한 날부터 시행한다. <단서 생략>

제2조부터 제5조까지 생략

제6조 (다른 법률의 개정) ① 및 ② 생략

③ 감염병의 예방 및 관리에 관한 법률 일부를 다음과 같이 개정한다.

제31조제2항 중 "보육시설의 장"을 "어린이집의 원장"으로 한다.

④부터 ㉜까지 생략

부칙 <제11439호, 2012. 5. 23.>

이 법은 공포 후 6개월이 경과한 날부터 시행한다.

부칙 <제11645호, 2013. 3. 22.>

이 법은 공포 후 6개월이 경과한 날부터 시행한다.

부칙 <제12444호, 2014. 3. 18.>

이 법은 공포 후 6개월이 경과한 날부터 시행한다.

부칙 <제13392호, 2015. 7. 6.>

이 법은 공포 후 6개월이 경과한 날부터 시행한다. 다만, 제2조, 제4조부터 제7조까지, 제14조, 제16조부터 제18조까지, 제34조, 제46조, 제47조, 제49조, 제50조, 제67조, 제74조의2의 개정규정은 공포한 날부터 시행한다.

부칙 <제13474호, 2015. 8. 11.> (공동주택관리법)

제1조 (시행일) 이 법은 공포 후 1년이 경과한 날부터 시행한다.

제2조부터 제33조까지 생략

제34조(다른 법률의 개정) ① 생략

② 감염병의 예방 및 관리에 관한 법률 일부를 다음과 같이 개정한다.

제51조제3항 단서 중 "「주택법」"을 "「공동주택관리법」 제2조제1항제15호"으로 한다.

③부터 ⑯까지 생략

제35조 및 제36조 생략

부칙 <제13639호, 2015. 12. 29.>

제1조 (시행일) 이 법은 공포 후 6개월이 경과한 날부터 시행한다. 다만, 제64조제6호 및 제65조제6호의 개정규정은 2016년 1월 1일부터 시행하고, 제76조의2 및 제79조의2의 개정규정은 2016년 1월 7일부터 시행한다.
제2조 (감염병병원의 설립을 위한 준비행위) 보건복지부장관은 이 법 시행 전에 제8조의2에 따른 감염병병원의 설립을 위하여 원장의 임명 등 필요한 준비행위를 할 수 있다. 이 경우 보건복지부장관은 관계 중앙행정기관의 장, 지방자치단체의 장, 국립 · 공립 병원, 보건소, 민간의료시설, 그 밖의 공공단체 및 관계 전문가에게 필요한 협조를 요청할 수 있다.
제3조 (손실보상을 위한 준비행위) 보건복지부장관, 시 · 도지사 또는 시장 · 군수 · 구청장은 이 법에 따른 손실보상을 위하여 필요하다고 인정되는 경우 이 법 시행 전에 다음 각 호의 행위를 할 수 있다.
1. 제70조의 개정규정에 따른 손실보상의 신청 · 결정 및 지급 등에 필요한 조치
2. 제70조의2의 개정규정에 따른 심의위원회의 구성 · 운영을 위한 준비행위 및 관계자에 대한 자료의 제출 요구

제4조 (시신의 장사방법 등에 관한 적용례) 제20조의2의 개정규정은 이 법 시행 후 최초로 감염병환자등이 사망한 경우부터 적용한다.
제5조 (사업주의 협조의무에 관한 적용례) 제41조의2의 개정규정은 이 법 시행 전 제2조제5호머목에 따른 중동 호흡기 증후군(MERS)으로 인하여 이 법에 따라 입원 또는 격리된 근로자에게 유급휴가를 준 사업주에 대하여도 적용한다.
제6조 (손실보상에 관한 적용례) 제70조의 개정규정은 이 법 시행 전 제2조제5호머목에 따른 중동 호흡기 증후군(MERS)으로 인하여 손실을 입은 자에 대하여도 적용한다.
제7조 (의료인 및 감염병환자등에 대한 재정적 지원에 관한 적용례) 제70조의3 및 제70조의4의 개정규정은 이 법 시행 전 제2조제5호머목에 따른 중동 호흡기 증후군(MERS)으로 인하여 재정적 지원이 필요하게 된 경우에도 적용한다.
제8조 (중복지원에 관한 적용례) 제70조 및 제70조의3의 개정규정에 따른 손실보상 및 재정적 지원을 하는 경우 이 법 시행 당시 제2조제5호머목에 따른 중동 호흡기 증후군(MERS)으로 같은 내용의 보상 또는 지원을 받은 자에 대하여는 해당 부분을 제외하고 지원한다.

부칙 <제14286호, 2016. 12. 2.> (주민등록법)

제1조 (시행일) 이 법은 공포 후 1년이 경과한 날부터 시행한다. 다만, …<생략> … 부칙 제3조제1항 및 제3항은 2017년 5월 30일부터 시행한다.
제2조 생략
제3조 (다른 법률의 개정) ① 감염병의 예방 및 관리에 관한 법률 일부를 다음과 같이 개정한다.
제76조의2제1항제1호 중 "「주민등록법」 제7조제3항"을 "「주민등록법」 제7조의2제1항"으로 한다.
② 및 ③ 생략

부칙 <제14316호, 2016. 12. 2.>

이 법은 공포 후 6개월이 경과한 날부터 시행한다.

부칙 <제15183호, 2017. 12. 12.>

제1조 (시행일) 이 법은 공포 후 6개월이 경과한 날부터 시행한다.
제2조 (고위험병원체 취급시설의 설치 · 운영 허가 · 신고에 관한 경과조치) 이 법 시행 당시 종전의 규정에 따라 고위험병원체 취급시설 설치 · 운영 허가를 받거나 신고를 한 자 및 고위험병원체를 검사, 보존, 관리 및 이동하는 자로서 「유전자변형생물체의 국가간 이동 등에 관한 법률」 제22조제1항에 따른 연구시설의 설치 · 운영 허가를 받거나 신고를 한 자는 제23조제2항의 개정규정에 따른 허가

를 받거나 신고를 한 것으로 본다.

부칙 <제15534호, 2018. 3. 27.>

제1조 (시행일) 이 법은 2020년 1월 1일부터 시행한다. 다만, 제8조의5, 제10조, 제37조제5항의 개정규정은 공포한 날부터 시행하고, 제21조, 제24조, 제27조제1항, 제28조제1항, 제39조의3, 제65조제3호의2, 제67조제7호의2, 제70조제1항제1호의2, 제74조의2제1항의 개정규정 및 부칙 제2조제5항은 공포 후 6개월이 경과한 날부터 시행한다.

제2조 (다른 법률의 개정) ① 식품위생법 일부를 다음과 같이 개정한다.

제54조제2호 단서 중 "제3호아목"을 "제4호나목"으로 한다.

② 약사법 일부를 다음과 같이 개정한다.

제23조제4항제4호 중 "「감염병의 예방 및 관리에 관한 법률」에 따른 제1군감염병환자"를 "「감염병의 예방 및 관리에 관한 법률」 제2조제13호에 따른 감염병환자 중 콜레라 · 장티푸스 · 파라티푸스 · 세균성이질 · 장출혈성대장균감염증 · A형간염환자"로 한다.

③ 결핵예방법 일부를 다음과 같이 개정한다.

제8조제2항 중 "지체 없이"를 "24시간 이내에"로 한다.

④ 후천성면역결핍증 예방법 일부를 다음과 같이 개정한다.

제5조제1항 전단, 같은 조 제2항 및 제3항 중 "즉시"를 각각 "24시간 이내에"로 한다.

⑤ 학교보건법 일부를 다음과 같이 개정한다.

제14조의2 전단 중 "정기"를 "필수"로 한다

부칙 <제15608호, 2018. 4. 17.> (위치정보의 보호 및 이용 등에 관한 법률)

제1조 (시행일) 이 법은 공포 후 6개월이 경과한 날부터 시행한다.

제2조부터 제6조까지 생략

제7조 (다른 법률의 개정) ① 감염병의 예방 및 관리에 관한 법률 일부를 다음과 같이 개정한다.

제76조의2제2항 후단 중 "위치정보사업자"를 "개인위치정보사업자"로 한다.

② 및 ③ 생략

부칙 <제16101호, 2018. 12. 31.> (부가가치세법)

제1조 (시행일) 이 법은 2019년 1월 1일부터 시행한다. <단서 생략>

제2조부터 제10조까지 생략

제11조 (다른 법률의 개정) ① 감염병의 예방 및 관리에 관한 법률 일부를 다음과 같이 개정한다.

제52조제2항제1호 중 "「부가가치세법」 제8조제6항"을 "「부가가치세법」 제8조제7항"으로 하고, 같은 항 제2호 중 "「부가가치세법」 제8조제7항"을 "「부가가치세법」 제8조제8항"으로 한다.

②부터 ⑭까지 생략

2 감염병의 예방 및 관리에 관한 법률 시행규칙(약칭: 감염병예방법 시행규칙)

[시행 2019. 3. 28] [보건복지부령 제593호, 2018. 9. 27, 일부개정]

보건복지부(질병정책과) 044-202-2505

제1조(목적) 이 규칙은 「감염병의 예방 및 관리에 관한 법률」 및 같은 법 시행령에서 위임된 사항과 그 시행에 필요한 사항을 규정함을 목적으로 한다.

제2조 삭제 <2016. 1. 7.>

제3조(제5군감염병의 종류) 「감염병의 예방 및 관리에 관한 법률」(이하 "법"이라 한다) 제2조제6호에서 "보건복지부령으로 정하는 감염병"이란 다음 각 호의 감염병을 말한다. <개정 2016. 1. 7.>

1. 회충증
2. 편충증
3. 요충증
4. 간흡충증
5. 폐흡충증
6. 장흡충증

제4조(감염병의 병원체를 확인할 수 있는 기관) 법 제2조제13호에서 "보건복지부령으로 정하는 기관"이란 다음 각 호의 기관을 말한다. <개정 2015. 11. 18., 2016. 1. 7., 2016. 6. 30.>

1. 질병관리본부
2. 국립검역소
3. 「보건환경연구원법」 제2조에 따른 보건환경연구원
4. 「지역보건법」 제10조에 따른 보건소
5. 「의료법」 제3조에 따른 의료기관(이하 "의료기관"이라 한다) 중 진단검사의학과 전문의가 상근(常勤)하는 기관
6. 「고등교육법」 제4조에 따라 설립된 의과대학
7. 「결핵예방법」 제21조에 따라 설립된 대한결핵협회(결핵환자의 병원체를 확인하는 경우만 해당한다)
8. 「민법」 제32조에 따라 한센병환자 등의 치료 · 재활을 지원할 목적으로 설립된 기관(한센병환자의 병원체를 확인하는 경우만 해당한다)
9. 인체에서 채취한 가검물에 대한 검사를 국가, 지방자치단체, 의료기관 등으로부터 위탁받아 처리하는 기관 중 진단검사의학과 전문의가 상근(常勤)하는 기관

제5조(고위험병원체의 종류) 법 제2조제19호에 따른 고위험병원체의 종류는 별표 1과 같다.

제5조의2(감염병전문병원 지정서) ① 법 제8조의2제1항에 따른 감염병전문병원 지정서는 별지 제1호서식과 같다.

② 법 제8조의2제2항에 따른 권역별 감염병전문병원 지정서는 별지 제1호의2서식과 같다.

[본조신설 2016. 6. 30.]

제5조의3(권역별 감염병전문병원의 병상규모) 법 제8조의2제2항에서 "보건복지부령으로 정하는 일정규모 이상의 병상"이란 36병상 이상의 병상을 말한다.

[본조신설 2016. 6. 30.]

제6조(의사 등의 감염병 발생신고) ① 법 제11조제1항 각 호 외의 부분 단서, 제3항 및 제4항에 따라 같은 조 제1항제1호 및 제3호에 해당하는 사실을 신고하려는 의사, 한의사, 의료기관의 장 또는 소속 부대장은 다음 각 호의 구분에 따른 신고서(전자문서로 된 신고서를 포함한다)를 질병관리본부장 또는 감염병환자, 감염병의사환자 또는 병원체보유자(이하 "감염병환자등"이라 한다)의 소재지를 관할하는 보건소장에게 정보시스템을 이용하여 제출하여야 한다. 다만, 해당 보건소장에게는 팩스를 통하여 제출할 수 있다. <개정 2016. 1. 7., 2016. 6. 30.>

1. 법 제11조제1항제1호에 따른 감염병환자등을 진단한 경우: 별지 제1호의3서식의 감염병 발생 신고서

2. 법 제11조제1항제1호에 따른 사체를 검안한 경우와 같은 항 제3호에 해당하는 사실을 신고하는 경우: 별지 제1호의4서식의 감염병환자등 사망(검안) 신고서

② 법 제11조제3항에 따라 신고를 하려는 감염병병원체확인기관의 장은 별지 제1호의5서식의 병원체 검사결과 신고서(전자문서로 된 신고서를 포함한다)를 질병관리본부장 또는 해당 감염병병원체 확인을 의뢰한 기관의 소재지를 관할하는 보건소장에게 정보시스템을 이용하여 제출하여야 한다. 다만, 해당 보건소장에게는 팩스를 통하여 제출할 수 있다. <신설 2016. 1. 7., 2016. 6. 30.>

③ 법 제11조제1항부터 제4항까지의 규정에 따라 보고 및 신고를 해야 하는 감염병은 제1군감염병부터 제5군감염병까지 및 지정감염병으로 한다. <개정 2016. 1. 7.>

④ 법 제11조제5항에 따라 같은 조 제1항제1호 및 제3호에 해당하는 사실을 신고하려는 감염병 표본감시기관은 질병관리본부장이 정하는 표본감시기관용 신고서(전자문서로 된 신고서를 포함한다)를 질병관리본부장 또는 감염병환자등의 소재지를 관할하는 보건소장에게 제출하여야 한다. <개정 2016. 1. 7.>

⑤ 법 제11조제6항에 따른 감염병의 진단 기준은 별표 2와 같으며, 그 밖의 세부 사항은 질병관리본부장이 정하여 고시한다. <개정 2015. 7. 7., 2016. 1. 7.>

제7조(의사 등의 예방접종 후 이상반응 신고) ① 법 제11조제1항 각 호 외의 부분 단서, 제3항 및 제4항에 따라 같은 조 제1항제2호에 해당하는 사실을 신고하려는 의사, 한의사, 의료기관의 장 또는 소속 부대장은 별지 제2호서식의 예방접종 후 이상반응 발생신고서(전자문서로 된 신고서를 포함한다)를 질병관리본부장 또는 이상반응자의 소재지를 관할하는 보건소장에게 정보시스템을 이용하여 제출하여야 한다. 다만, 해당 보건소장에게는 팩스를 통하여 제출할 수 있다. <개정 2016. 1. 7., 2016. 6. 30.>

② 법 제11조제1항부터 제5항까지의 규정에 따라 신고하여야 하는 예방접종 후 이상반응자의 범위는 별표 3과 같다. <개정 2016. 1. 7.>

제8조(그 밖의 신고대상 감염병) ①법 제12조제1항 각 호 외의 부분 중에서 "보건복지부령으로 정하는 감염병"이란 다음 각 호의 감염병을 말한다. <개정 2016. 1. 7.>

1. 홍역
2. 결핵

② 법 제12조제1항제2호에서 "보건복지부령으로 정하는 장소"란 다음 각 호의 장소를 말한다. <신설 2016. 1. 7.>

1. 「약사법」 제2조제3호에 따른 약국(이하 "약국"이라 한다)
2. 「사회복지사업법」 제2조제4호에 따른 사회복지시설
3. 「모자보건법」 제2조제11호에 따른 산후조리원
4. 「공중위생관리법」 제2조에 따른 목욕장업소, 이용업소, 미용업소

제9조(그 밖의 신고의무자의 신고) 법 제12조제1항 및 제2항에 따라 그 밖의 신고의무자는 다음 각 호의 사항을 서면, 구두(口頭), 전보, 전화 또는 컴퓨터통신의 방법으로 보건소장에게 지체 없이 신고하거나 알려야 한다. <개정 2016. 1. 7.>

1. 신고인의 성명, 주소와 감염병환자등 또는 사망자와의 관계
2. 감염병환자등 또는 사망자의 성명, 주소 및 직업
3. 감염병환자등 또는 사망자의 주요 증상 및 발병일

제10조(보건소장 등의 보고) 법 제13조제1항에 따라 보고하려는 보건소장은 다음 각 호의 구분에 따른 시기에 별지 제1호의3서식의 감염병 발생 신고서, 별지 제1호의4서식의 감염병환자등 사망(검안) 신고서, 별지 제1호의5서식의 병원체 검사결과 신고서[전자문서로 된 신고서를 포함한다](전자문서로 된 보고서를 포함한다) 또는 별지 제2호서식의 예방접종 후 이상반응 발생보고서(전자문서로 된 보고서를 포함한다)를 특별자치도지사 또는 시장 · 군수 · 구청장(자치구의 구청장을 말한다. 이하 같다)에게 제출하여야 하고, 보고를 받은 특별자치도지사 또는 시장 · 군수 · 구청장은 해당 보고서를 질병관리본부장 및 특별시장 · 광역시장 · 도지사(이하 "시 · 도지사"라 한다)에게 각각 제출하여야 한다. <개정 2016. 1. 7., 2016. 6. 30.>

1. 제1군감염병부터 제4군감염병까지의 발생, 사망, 병원체검사결과 및 예방접종 후 이상반응의 보고: 법 제11조 및 제12조에 따라 신고를 받은 후 지체 없이
2. 제5군감염병 및 지정감염병의 발생 보고: 매주 1회

제11조(인수공통감염병 발생 시 통보 절차) 법 제14조제1항에 따라 인수공통감염병을 통보하려는 특별자치도지사 등은 별지 제3호서식의 인수공통감염병 의사환축(擬似患畜) 발생신고서를 질병관리본부장에게 제출하여야 한다.

제12조(감염병환자등의 명부 작성 및 관리) ① 보건소장은 법 제15조에 따라 별지 제4호서식의 감염병환자등의 명부를 작성하고 이를 3년간 보관하여야 한다.

② 보건소장은 법 제15조에 따라 별지 제5호서식의 예방접종 후 이상반응자의 명부를 작성하고 이를 10년간 보관하여야 한다.

제13조(표본감시의 대상이 되는 감염병) 법 제16조제6항에 따라 표본감시의 대상이 되는 감염병은 다음 각 호와 같다. <개정 2016. 1. 7.>

1. 제3군감염병 중 인플루엔자
2. 지정감염병
3. 제5군감염병

제14조(감염병 표본감시기관의 지정 등) ① 법 제16조제1항에 따라 질병관리본부장은 표본감시 대상 감염병별로 다음 각 호의 구분에 따른 기관·시설·단체 또는 법인 중에서 시·도지사의 추천을 받아 감염병 표본감시기관(이하 "표본감시기관"이라 한다)을 지정할 수 있다. <개정 2015. 11. 18., 2016. 1. 7., 2016. 6. 30.>

1. 인플루엔자: 다음 각 목의 기관·시설·단체 또는 법인
   가. 「지역보건법」 제10조에 따른 보건소 중 보건의료원
   나. 제4조제3호·제5호 및 제9호에 따른 기관
   다. 의료기관 중 소아과·내과·가정의학과·이비인후과 진료과목이 있는 의료기관
2. 지정감염병: 다음 각 목의 기관·시설·단체 또는 법인
   가. 「지역보건법」 제10조에 따른 보건소
   나. 제4조제3호·제5호 및 제9호에 따른 기관
   다. 의료기관 중 의원·병원 및 종합병원
   라. 지정감염병에 관한 연구 및 학술발표 등을 목적으로 결성된 학회
3. 제5군감염병: 다음 각 목의 기관·시설·단체 또는 법인
   가. 「지역보건법」 제10조에 따른 보건소
   나. 제4조제3호·제5호 및 제9호에 따른 기관
   다. 의료기관 중 의원·병원 및 종합병원
   라. 제5군감염병에 관한 연구 및 학술발표 등을 목적으로 결성된 학회
   마. 제5군감염병의 예방 및 관리를 목적으로 설립된 비영리법인

② 질병관리본부장은 법 제16조제5항에 따라 표본감시기관이 다음 각 호의 어느 하나에 해당하는 경우에는 그 지정을 취소할 수 있다. <개정 2016. 1. 7.>

1. 표본감시 관련 자료 제출 요구와 감염병의 예방 및 관리에 필요한 협조 요청에 불응하는 경우
2. 폐업 등으로 감염병의 발생 감시 업무를 계속하여 수행할 수 없는 경우
3. 그 밖에 감염병의 발생 감시 업무를 게을리 하는 경우

제15조(실태조사의 방법 및 절차 등) ① 법 제17조제1항에 따른 실태조사(이하 "실태조사"라 한다)에 포함되어야 할 사항은 다음 각 호의 구분에 따른다. <개정 2017. 6. 2., 2018. 9. 27.>

1. 의료기관 감염관리 실태조사
   가. 「의료법」 제47조에 따라 의료기관에 두는 감염관리위원회와 감염관리실의 설치·운영 등에 관한 사항
   나. 의료기관의 감염관리 인력·장비 및 시설 등에 관한 사항
   다. 의료기관의 감염관리체계에 관한 사항
   라. 의료기관의 감염관리 교육 및 감염예방에 관한 사항
   마. 그 밖에 의료기관의 감염관리에 관하여 질병관리본부장이 특히 필요하다고 인정하는 사항
2. 감염병 실태조사
   가. 감염병환자등의 연령별·성별·지역별 분포 등에 관한 사항
   나. 감염병환자등의 임상적 증상 및 경과 등에 관한 사항
   다. 감염병환자등의 진단·검사·처방 등 진료정보에 관한 사항
   라. 감염병의 진료 및 연구와 관련된 인력·시설 및 장비 등에 관한 사항
   마. 감염병에 대한 각종 문헌 및 자료 등의 조사에 관한 사항
   바. 그 밖에 감염병의 관리를 위하여 질병관리본부장이 특히 필요하다고 인정하는 사항
3. 내성균 실태조사
   가. 항생제 사용 실태에 관한 사항
   나. 내성균의 유형 및 발생경로 등에 관한 사항
   다. 내성균의 연구와 관련된 인력·시설 및 장비 등에 관한 사항
   라. 내성균에 대한 각종 문헌 및 자료 등의 조사에 관한 사항
   마. 그 밖에 내성균의 관리를 위하여 질병관리본부장이 특히 필요하다고 인정하는 사항

② 실태조사의 방법은 다음 각 호와 같다. <개정 2017. 6. 2.>

1. 감염병환자등 또는 내성균과 관련된 환자에 대한 설문조사 및 검체(檢體) 검사
2. 의료기관의 진료기록부 등에 대한 자료조사
3. 국민건강보험 및 의료급여 청구 명세 등에 대한 자료조사
4. 일반 국민에 대한 표본 설문조사 및 검체 검사

③ 질병관리본부장 또는 시 · 도지사는 실태조사를 전문연구기관 · 단체나 관계 전문가에게 의뢰하여 실시할 수 있다. <개정 2017. 6. 2.>

④ 제1항부터 제3항까지에 규정한 사항 외에 실태조사에 필요한 사항은 질병관리본부장이 정한다. <개정 2017. 6. 2.>

제16조(역학조사반원증) 「감염병의 예방 및 관리에 관한 법률 시행령」(이하 "영"이라 한다) 제16조제2항에 따른 역학조사반원증은 별지 제6호서식과 같다.

제16조의2(역학조사의 요청 등) ① 법 제18조의2제1항에 따라 역학조사의 실시를 요청하려는 의료인 또는 의료기관의 장은 별지 제6호의2서식을 작성하여 질병관리본부장 또는 시 · 도지사에게 제출하여야 한다.

② 질병관리본부장 또는 시 · 도지사는 제1항에 따른 요청을 접수하면, 역학조사를 실시하는 경우에는 역학조사 계획을 수립하여 요청자에게 서면으로 통보하고, 역학조사를 실시하지 아니하는 경우에는 그 사유를 명시하여 서면으로 통보하여야 한다.

[본조신설 2016. 1. 7.]

제16조의3(역학조사인력 교육과정) 법 제18조의3제1항에 따른 교육 · 훈련 과정의 세부기준은 별표 3의2와 같다. <개정 2016. 6. 30.>

[본조신설 2016. 1. 7.]

제17조(해부시설 기준 등) ① 법 제20조제5항에 따라 감염병 종류별로 갖추어야 할 시설의 기준이란 크로이츠펠트-야콥병(CJD) 및 변종크로이츠펠트-야콥병(vCJD)의 경우 「유전자변형생물체의 국가간 이동 등에 관한 법률 시행령」 제23조제1항에 따른 안전관리등급 2등급에 해당하는 연구시설을 말한다.

② 법 제20조제5항에 따른 시체의 관리 방법은 다음 각 호와 같으며, 그 밖의 세부 사항은 질병관리본부장이 정한다.

1. 시체의 이동이나 보관 시 시체 및 시체의 일부가 외부에 노출되지 않도록 밀봉할 것
2. 해부를 통해 외부로 배출된 시체의 체액으로 인한 오염에 주의할 것
3. 시체 취급 시 일회용 마스크, 가운, 장갑 등 개인보호장구를 착용할 것
4. 크로이츠펠트-야콥병(CJD) 및 변종크로이츠펠트-야콥병(vCJD)으로 사망한 시체의 장례 시 작업장과 관계자의 안전을 확보할 것

제17조의2(시신의 장사방법 제한 대상 등) ① 법 제20조의2제1항에 따라 장사방법이 제한되는 시신은 질병관리본부장이 정하여 공고하는 감염병과 관련된 감염병환자등(감염병병원체를 보유하였던 것으로 확인된 사람을 포함한다. 이하 이 조에서 같다)의 시신으로 한다. 이 경우 질병관리본부장은 해당 감염병의 공고를 하기 전에 관계 기관 · 단체 및 전문가 등의 의견 또는 자료의 제출을 요청할 수 있다.

② 제1항에 따른 감염병환자등의 시신에 대한 장사방법은 「장사 등에 관한 법률」 제2조제2호에 따른 화장의 방법으로 한다. 다만, 질병관리본부장이 해당 감염병환자등의 시신을 화장의 방법으로 장사하는 것이 현저히 곤란하다고 인정하는 경우에는 질병관리본부장이 지정하는 다른 방법으로 처리할 수 있다.

③ 법 제20조의2제2항에 따른 장사방법 제한 및 절차 등에 대한 설명은 구술로 한다. 이 경우 장사의 제한방법 및 절차 등을 설명하는 관계 공무원은 그 권한을 표시하는 증표를 제시하여야 한다.

④ 제2항 및 제3항에서 정한 사항 외에 감염병환자등의 시신에 대한 장사방법 및 장사절차 등에 필요한 사항은 질병관리본부장이 정하여 고시한다.

[본조신설 2016. 6. 30.]

제18조(고위험병원체 분리 · 이동 신고 등) ① 법 제21조제1항에 따라 고위험병원체의 분리신고를 하려는 자는 별지 제7호서식의 고위험병원체 분리신고서(전자문서로 된 신고서를 포함한다)에 별지 제7호의2서식의 고위험병원체 분리경위서를 첨부하여 질병관리본부장에게 제출하여야 한다. <개정 2018. 9. 27.>

② 제1항에 따라 신고를 받은 질병관리본부장은 관리번호를 매기고 이를 신고자에게 알려야 한다.

③ 법 제21조제1항에 따라 고위험병원체의 이동신고를 하려는 자는 별지 제8호서식의 고위험병원체 이동신고서(전자문서로 된 신고서를 포함한다)에 다음 각 호의 서류를 첨부하여 질병관리본부장에게 제출하여야 한다. <개정 2018. 9. 27.>

1. 이동하는 고위험병원체의 정보 및 사용계획서
2. 이동하는 고위험병원체의 운반계획서(운반경로, 운반수단 및 운반자에 관한 사항을 포함하여야 한다)

3. 이동대행계약서(대행기관이 고위험병원체의 이동을 대행하는 경우만 해당한다)

④ 법 제21조제2항에 따라 고위험병원체를 보존 · 관리하는 자는 별지 제8호의2서식의 고위험병원체 보존현황보고서(전자문서로 된 보고서를 포함한다)를 작성하여 매년 1월 31일까지 질병관리본부장에게 제출하여야 한다. <신설 2018. 9. 27.>

[제목개정 2018. 9. 27.]

제19조(고위험병원체 반입 허가 신청 등) ① 법 제22조제1항에 따라 고위험병원체의 반입 허가를 받으려는 자는 별지 제9호서식의 고위험병원체 반입허가신청서(전자문서로 된 신청서를 포함한다)에 다음 각 호의 서류를 첨부하여 질병관리본부장에게 제출하여야 한다. <개정 2018. 6. 12.>

1. 반입계약서(반입을 대행하는 경우에는 반입대행계약서를 말한다) 또는 주문서
2. 반입하려는 고위험병원체 사용계획서
3. 운반경로 · 운반수단 및 운반업자가 기록된 운반계약서 또는 자가 운반계획서
4. 법 제23조제1항에 따른 고위험병원체 취급시설 보유를 확인할 수 있는 증명자료

② 제1항에 따라 신청을 받은 질병관리본부장이 그 허가를 하는 경우에는 별지 제10호서식의 고위험병원체 반입허가서를 해당 신청자에게 발급하여야 한다.

③ 법 제22조제2항 본문에 따라 변경 허가를 받으려는 자는 별지 제11호서식의 고위험병원체 반입허가 변경신청서(전자문서로 된 신청서를 포함한다)에 다음 각 호의 서류를 첨부하여 질병관리본부장에게 제출하여야 한다.

1. 반입허가서 또는 조건부 반입허가서 사본
2. 변경 내용을 증명하는 서류

④ 제3항에 따라 신청을 받은 질병관리본부장이 그 변경 허가를 하는 경우에는 변경 허가 사항을 반영한 고위험병원체 반입허가서를 해당 신청자에게 재발급하여야 한다.

⑤ 법 제22조제2항 단서에 따라 변경신고를 하려는 자는 별지 제11호서식의 고위험병원체 반입허가 변경신청서에 제3항 각 호의 서류를 첨부하여 질병관리본부장에게 제출하여야 한다.

제20조(고위험병원체 인수신고) ① 법 제22조제3항에 따라 고위험병원체를 인수하여 이동하려는 자는 별지 제12호서식의 고위험병원체 인수신고서(전자문서로 된 신고서를 포함한다)에 다음 각 호의 서류를 첨부하여 질병관리본부장에게 제출하여야 한다.

1. 인수하려는 병원체별 상세 정보 및 사용 목적
2. 대행기관이 고위험병원체의 인수를 대행하는 경우 다음 각 목의 서류
   가. 인수대행계약서
   나. 운반경로 · 운반수단 · 운반업자 및 보관정보가 기록된 운반계약서 또는 운반계획서

② 제1항에 따라 신고를 받은 질병관리본부장은 별지 제13호서식의 고위험병원체 인수신고확인서를 신고자에게 발급하여야 한다.

제20조의2(고위험병원체 취급시설의 설치 · 운영 허가 및 신고 등의 서식) ① 영 제19조의2제3항 각 호 외의 부분에 따른 허가신청서는 별지 제14호서식과 같다.

② 영 제19조의2제4항 후단에 따른 고위험병원체 취급시설 설치 · 운영허가서는 별지 제15호서식과 같다.

③ 영 제19조의2제5항 각 호 외의 부분에 따른 신고서는 별지 제14호서식과 같다.

④ 영 제19조의2제6항 후단에 따른 고위험병원체 취급시설 설치 · 운영 신고확인서는 별지 제15호서식과 같다.

[본조신설 2018. 6. 12.]

제20조의3(고위험병원체 취급시설 허가사항의 변경 등의 서식) ① 영 제19조의3제1항에 따른 변경허가신청서는 별지 제15호의2서식과 같다.

② 영 제19조의3제2항 후단에 따른 변경허가서는 별지 제15호서식과 같다.

③ 영 제19조의3제4항에 따른 허가사항 변경신고서는 별지 제15호의2서식과 같다.

④ 영 제19조의3제5항에 따른 변경신고확인서는 별지 제15호서식과 같다.

[본조신설 2018. 6. 12.]

제20조의4(고위험병원체 취급시설 신고사항의 변경 등의 서식) ① 영 제19조의4제1항에 따른 변경신고서는 별지 제15호의2서식과 같다.

② 영 제19조의4제2항에 따른 변경신고확인서는 별지 제15호서식과 같다.

[본조신설 2018. 6. 12.]

제20조의5(고위험병원체 취급시설의 폐쇄신고 등의 서식) ① 영 제19조의5제1항에 따른 폐쇄신고서는 별지 제15호의3서식과 같다.

② 영 제19조의5제2항 후단에 따른 폐쇄신고확인서는 별지 제15호의4서식과 같다.

[본조신설 2018. 6. 12.]

제21조 삭제 <2018. 6. 12.>

제21조의2(필수예방접종의 사전 알림) ① 특별자치도지사 또는 시장 · 군수 · 구청장은 법 제24조제3항에 따라 필수예방접종을 사전에 알리는 경우 휴대전화에 의한 문자전송, 전자메일, 전화, 우편 또는 이에 상당하는 방법으로 알려야 한다. 다만, 사전 알림에 동의한 사람에만 해당한다. <개정 2018. 9. 27.>

② 제1항에 따른 사전 알림에 동의하지 않거나 필요한 개인 정보가 없는 경우에는 해당 지방자치단체의 인터넷 홈페이지에 공고함으로써 필수예방접종을 사전에 알려야 한다. <개정 2018. 9. 27.>

[본조신설 2012. 11. 23.]

[제목개정 2018. 9. 27.]

제22조(예방접종증명서) 법 제27조 및 제33조의2제4항에 따른 예방접종증명서는 별지 제16호서식과 같다. <개정 2016. 6. 30.>

제23조(예방접종에 관한 기록의 작성 및 보고) ① 법 제28조제1항에 따라 특별자치도지사 또는 시장 · 군수 · 구청장은 필수예방접종 및 임시예방접종을 한 경우 별지 제17호서식의 예방접종 실시 기록 및 보고서(전자문서를 포함한다. 이하 이 조에서 같다)에 예방접종에 관한 기록을 작성하여야 한다. <개정 2014. 12. 31., 2018. 9. 27.>

② 법 제28조제2항에 따라 특별자치도지사나 시장 · 군수 · 구청장이 아닌 자가 예방접종을 실시하면 별지 제17호서식의 예방접종 실시 기록 및 보고서에 예방접종에 관한 기록을 작성하고, 예방접종 실시 기록 및 보고서를 특별자치도지사 또는 시장 · 군수 · 구청장에게 제출하여야 한다. <개정 2014. 12. 31.>

③ 특별자치도지사 또는 시장 · 군수 · 구청장은 제1항에 따라 예방접종에 관한 기록을 작성하거나 제2항에 따라 제출받은 예방접종 실시 기록 및 보고서를 시 · 도지사 및 질병관리본부장에게 각각 제출하여야 한다. <개정 2014. 12. 31.>

④ 질병관리본부장은 필수예방접종 또는 임시예방접종을 받은 사람(미성년자의 경우에는 그 부모를 말한다)에게 제3항에 따라 제출받은 예방접종에 관한 기록을 인터넷 홈페이지를 통하여 열람하게 하거나 전자문서를 이용하여 예방접종증명서를 발급할 수 있다. <신설 2014. 12. 31., 2018. 9. 27.>

⑤ 질병관리본부장은 예방접종 대상자의 중복접종 등을 예방하기 위하여 다음 각 호의 어느 하나에 해당하는 사람에게 제3항에 따라 제출받은 예방접종에 관한 기록을 열람하게 할 수 있다. <신설 2014. 12. 31.>

1. 법 제24조제1항 및 제25조제1항에 따라 예방접종을 실시하는 보건소에서 예방접종을 하는 의료인
2. 법 제24조제2항 및 제25조제2항에 따라 예방접종을 실시하는 의료기관에서 예방접종을 하는 의료인
3. 「영유아보육법」 제31조의3에 따라 영유아의 예방접종 여부를 확인하여야 하는 어린이집의 원장

제24조(예방접종피해조사반원증) 영 제21조제4항에 따른 예방접종피해조사반원증은 별지 제18호서식과 같다.

제25조(예방접종 여부의 확인 요청) 법 제31조제2항에 따라 특별자치도지사 또는 시장 · 군수 · 구청장은 「유아교육법」에 따른 유치원의 장과 「영유아보육법」에 따른 어린이집의 원장으로 하여금 영유아의 예방접종 여부를 확인하기 위하여 필수예방접종을 받은 영유아의 예방접종증명서를 확인하도록 요청할 수 있다. <개정 2011. 12. 8., 2018. 9. 27.>

제26조(예방접종의 실시기준과 방법) 법 제32조제2항에 따른 예방접종의 실시기준과 방법 등에 관한 사항은 「약사법」 제58조제1호에 따른 용법 및 용량 등을 따르되, 예방접종의 실시 대상 · 시기 및 주의사항은 영 제7조제1항제1호에 따른 예방접종 전문위원회의 심의를 거쳐 질병관리본부장이 고시한다. <개정 2016. 6. 30.>

제27조(예방접종약품의 계획 생산) ① 법 제33조제1항에 따라 질병관리본부장이 의약품 제조업자로 하여금 예방접종약품을 미리 생산하게 할 수 있는 경우는 다음 각 호와 같다.

1. 예방접종약품의 원료를 외국으로부터 수입하여야 하는 경우
2. 시범접종에 사용할 목적으로 생산하게 하는 경우
3. 예방접종약품의 생산기간이 6개월 이상 걸릴 경우
4. 예방접종약품의 국내 공급이 부족하다고 판단될 경우

② 질병관리본부장은 법 제33조제2항에 따라 예방접종약품의 생산에 드는 비용을 다음 각 호의 구분에 따라 의약품 제조업자에게 미리 지급할 수 있다.

1. 제1항제1호에 따른 원료의 수입에 드는 금액의 전액
2. 제1항제2호에 따른 예방접종약품의 제조에 드는 금액의 전액
3. 제1항제3호에 따른 예방접종약품의 제조에 드는 금액의 2분의 1

제28조(감염병관리기관의 지정) ① 법 제36조제1항에 따라 시 · 도지사 또는 시장 · 군수 · 구청장은 「의료법」 제3조제2항제3호에 따른 병원 및 종합병원을 감염병관리기관으로 지정할 수 있다.

② 제1항에 따라 감염병관리기관을 지정한 시 · 도지사 또는 시장 · 군수 · 구청장은 해당 감염병관리기관의 장에게 별지 제19호서식의 감염병관리기관 지정서를 발급하여야 한다.

제29조(감염병관리기관이 아닌 의료기관의 감염병관리시설의 설치) ① 법 제36조제4항에 따라 감염병관리기관이 아닌 의료기관이 법 제36조제2항에 따른 감염병관리시설(이하 "감염병관리시설"이라 한다)을 설치 · 운영하려면 별지 제20호서식의 비지정 감염병관리시설 설치신고서에 사업계획서를 첨부하여 관할하는 특별자치도지사 또는 시장 · 군수 · 구청장에게 제출하여야 한다. 이 경우 특별자치도지사 또는 시장 · 군수 · 구청장은 「전자정부법」 제36조제1항에 따른 행정정보의 공동이용을 통하여 법인 등기사항증명서(법인인 경우만 해당한다)를 확인하여야 한다. <개정 2014. 12. 31., 2016. 6. 30.>

② 특별자치도지사 또는 시장 · 군수 · 구청장은 제1항에 따른 신고를 받은 경우에는 별지 제21호서식의 비지정 감염병관리시설 설치신고확인증을 신고자에게 발급하여야 한다.

제30조(감염병위기 시 감염병관리기관의 지정) 법 제37조제1항제1호에 따른 감염병관리기관의 지정에 관하여는 제28조를 준용한다. 이 경우 "시 · 도지사 또는 시장 · 군수 · 구청장"은 "질병관리본부장, 시 · 도지사 또는 시장 · 군수 · 구청장"으로 본다. <개정 2016. 6. 30.>

제31조(감염병관리시설 등의 설치 기준 등) ① 법 제36조제2항 후단 및 법 제39조에 따른 감염병관리시설, 격리소 · 요양소 또는 진료소의 설치 기준은 다음 각 호와 같으며, 그 밖의 세부 사항은 질병관리본부장이 정한다. <개정 2015. 11. 18., 2016. 6. 30.>

1. 감염병관리시설: 다음 각 목의 구분에 따른다.
   가. 300개 이상의 병상을 갖춘 감염병관리기관: 별표 4의2의 기준에 적합한 음압병실을 1개 이상 설치할 것
   나. 300개 미만의 병상을 갖춘 감염병관리기관: 외부와 격리된 진료실 또는 격리된 병실을 1개 이상 설치할 것
2. 격리소 · 요양소: 「의료법 시행규칙」 제34조에 따른 의료기관의 시설 기준 중 의원에 해당하는 시설을 갖추거나 임시숙박시설 및 간이진료시설을 갖출 것
3. 진료소: 「의료법 시행규칙」 제34조에 따른 의료기관의 시설 기준 중 의원에 해당하는 시설을 갖추거나 「지역보건법」 제13조에 따른 보건지소일 것

② 삭제 <2016. 1. 7.>

제31조의2(감염병관리시설 평가) ① 법 제39조의2에 따른 감염병관리시설에 대한 정기적 평가의 평가항목은 다음 각 호와 같다.

1. 감염병관리시설의 시설기준 적합성
2. 감염병관리시설의 근무인력 적정성
3. 감염병관리시설의 진료 및 운영실적
4. 그 밖에 감염병관리시설의 설치 · 운영 및 관리의 적정성을 위하여 질병관리본부장이 필요하다고 인정하는 사항

② 법 제39조의2에 따른 감염병관리시설에 대한 정기적 평가는 모든 감염병관리시설을 대상으로 서면평가의 방법에 따라 실시한다. 다만, 감염병관리기관의 장이 요청하거나 서면평가 결과 추가적 확인이 필요한 경우에는 방문평가의 방법으로 실시할 수 있다.

③ 질병관리본부장, 시 · 도지사 또는 시장 · 군수 · 구청장은 법 제39조의2에 따른 감염병관리시설의 평가를 위하여 필요한 경우에는 감염병관리기관의 장에게 자료의 제출을 요청할 수 있다.

④ 질병관리본부장, 시 · 도지사 또는 시장 · 군수 · 구청장은 제2항에 따른 평가를 실시하는 경우에는 감염병관리기관의 장에게 다음 각 호의 구분에 따라 평가실시일, 평가항목 및 세부 평가일정에 관한 사항을 알려야 한다.

1. 평가실시일 및 평가항목: 평가실시일 90일 전
2. 세부 평가일정: 평가실시일 7일 전

⑤ 질병관리본부장, 시 · 도지사 또는 시장 · 군수 · 구청장은 필요하다고 인정하는 경우에는 감염병관리시설에 대한 평가를 관계 전문기관 또는 전문단체에 의뢰하여 실시할 수 있다.

⑥ 질병관리본부장, 시 · 도지사 또는 시장 · 군수 · 구청장은 감염병관리시설에 대한 평가결과에 따라 시정을 요구하거나 운영비를 차등하여 지원할 수 있다.

⑦ 제2항부터 제6항까지에서 정한 사항 외에 감염병관리시설에 대한 평가방법, 평가절차 및 지도 · 감독 등에 필요한 세부사항은 질병관리본부장이 정하여 고시한다.

[본조신설 2016. 6. 30.]

제31조의3(접촉자 격리시설 지정 기준 등) ① 법 제39조의3제1항 및 제2항에 따른 감염병환자등의 접촉자(이하 "접촉자"라 한다)를 격리하기 위한 시설(이하 "접촉자 격리시설"이라 한다)의 지정 기준은 다음 각 호와 같다.

1. 독립된 건물로서 여러 개의 방으로 구획되어 있을 것
2. 구획된 각 방마다 샤워시설과 화장실이 모두 구비되어 있을 것
3. 음압병상을 보유한 「의료법」에 따른 의료기관에 근접하여, 접촉자의 이송이 가능한 거리에 위치할 것
4. 접촉자 격리시설의 규모는 해당 특별시 · 광역시 · 도 · 특별자치도의 인구, 지리적 여건, 교통 등을 고려하여 정할 것

② 시 · 도지사는 감염병 확산을 방지하기 위하여 접촉자와 다른 사람과의 접촉을 차단하여야 하며, 격리기간 동안 접촉자의 생활에 불편함이 없도록 필요한 조치를 하여야 한다.

[본조신설 2018. 9. 27.]

[종전 제31조의3은 제31조의4로 이동 <2018. 9. 27.>]

제31조의4(유급휴가 비용지원 신청서) 영 제23조의2제2항 각 호 외의 부분에 따른 신청서(전자문서로 된 신청서를 포함한다)는 별지 제21호의2서식과 같다.

[본조신설 2016. 6. 30.]

[제31조의3에서 이동 <2018. 9. 27.>]

제32조(감염병환자등의 입원치료 통지) 법 제43조에 따라 질병관리본부장, 시 · 도지사 또는 시장 · 군수 · 구청장이 입원치료가 필요하다는 사실을 입원치료 대상자와 그 보호자에게 통지할 때에는 별지 제22호서식의 입원치료 통지서를 발급하여야 한다.

제33조(업무 종사의 일시 제한) ① 법 제45조제1항에 따라 일시적으로 업무 종사의 제한을 받는 감염병환자등은 제1군감염병환자등으로 하고, 그 제한 기간은 증상 및 감염력이 소멸되는 날까지로 한다.

② 법 제45조제1항에 따라 업무 종사의 제한을 받는 업종은 다음 각 호와 같다.

1. 「식품위생법」 제2조제12호에 따른 집단급식소
2. 「식품위생법」 제36제1항제3호 따른 식품접객업

제34조(건강진단 등의 조치) 법 제46조에 따라 질병관리본부장, 시 · 도지사 또는 시장 · 군수 · 구청장이 건강진단을 받거나 감염병 예방에 필요한 예방접종을 받게 하는 등의 조치를 할 때에는 별지 제23호서식의 건강진단(예방접종) 명령서를 발급하여야 한다. <개정 2016. 1. 7., 2016. 6. 30.>

제35조(소독의 기준 및 방법) ① 법 제48조제2항에 따른 소독 등 조치의 기준은 별표 5와 같다. <개정 2014. 12. 31.>

② 법 제48조제2항에 따른 소독 등 조치의 방법은 별표 6과 같다.

[제목개정 2014. 12. 31.]

제36조(방역기동반의 운영 및 소독의 기준 등) ① 법 제51조제1항에 따라 특별자치도지사 또는 시장 · 군수 · 구청장은 청소나 소독을 실시하거나 쥐, 위생해충 등의 구제조치(이하 "소독"이라 한다)를 실시하기 위하여 관할 보건소마다 방역기동반을 편성 · 운영할 수 있다.

② 법 제51조제1항 및 제3항 단서에 따른 소독의 기준은 별표 5와 같다. <개정 2014. 12. 31.>

③ 법 제51조제1항 및 제3항 단서에 따른 소독의 방법은 별표 6과 같다.

④ 법 제51조제2항에 따라 소독을 하여야 하는 시설을 관리 · 운영하는 자는 별표 7의 소독횟수 기준에 따라 소독을 하여야 한다.

[제목개정 2014. 12. 31.]

제37조(소독업의 신고) ① 법 제52조제1항 전단에 따라 소독을 업(業)으로 하려는 자가 갖추어야 하는 시설 · 장비 및 인력 기준은 별표 8과 같다.

② 법 제52조제1항에 따라 소독을 업으로 하려는 자는 별지 제24호서식의 소독업 신고서에 시설 · 장비 및 인력 명세서를 첨부하여 특별자치도지사 또는 시장 · 군수 · 구청장에게 제출하여야 한다.

③ 특별자치도지사 또는 시장 · 군수 · 구청장은 제1항에 따라 신고를 수리(受理)하였을 때에는 별지 제25호서식의 소독업 신고증을 신고자에게 발급하여야 한다.

제38조(신고사항의 변경) ① 법 제52조제1항 후단에 따라 소독업자가 신고사항을 변경하려는 경우에는 별지 제26호서식의 소독업 신고사항 변경신고서에 소독업 신고증과 변경사항을 증명할 수 있는 서류를 첨부하여 특별자치도지사 또는 시장 · 군수 · 구청장에게 제출하여야 한다.

② 제1항에 따른 변경신고를 받은 특별자치도지사 또는 시장 · 군수 · 구청장은 신고사항을 소독업 신고증 뒷면에 적어 이를 신고자에게 발급하여야 한다.

제39조(소독업의 휴업 등의 신고) ① 법 제53조에 따라 휴업 · 폐업 또는 재개업을 신고하려는 소독업자는 별지 제27호서식의 신고서(전자문서로 된 신고서를 포함한다)에 소독업 신고증을 첨부하여 특별자치도지사 또는 시장 · 군수 · 구청장에게 제출하여야 한다.

② 제1항에도 불구하고 「부가가치세법 시행령」 제13조제5항에 따라 관할 세무서장이 송부한 제1항의 신고서를 관할 특별자치도지사 또는 시장 · 군수 · 구청장이 접수한 경우에는 제1항에 따라 신고서를 제출한 것으로 본다. <신설 2013. 9. 23.>

③ 제1항 또는 제2항에 따른 신고서를 접수한 특별자치도지사 또는 시장 · 군수 · 구청장은 신고사항을 소독업 신고증 뒷면에 적어 이를 신고자에게 발급하여야 한다. 다만, 폐업신고인 경우에는 발급하지 아니한다. <개정 2013. 9. 23.>

제40조(소독의 기준 및 소독에 관한 사항의 기록 등) ① 법 제54조제1항에 따른 소독의 기준과 방법은 각각 별표 5 및 별표 6과 같다. <개정 2014. 12. 31.>

② 법 제54조제1항에 따라 소독을 실시한 소독업자는 별지 제28호서식의 소독증명서를 소독을 실시한 시설의 관리 · 운영자에게 발급하여야 한다.

③ 소독업자는 법 제54조제2항에 따라 별지 제29호서식의 소독실시대장에 소독에 관한 사항을 기록하고, 이를 2년간 보존하여야 한다.

[제목개정 2014. 12. 31.]

제41조(소독업자 등에 대한 교육) ①법 제55조제1항에 따라 소독업자는 소독업의 신고를 한 날부터 6개월 이내에 별표 9의 교육과정에 따른 소독에 관한 교육을 받아야 한다. 다만, 신고를 한 날이 본문에 따른 교육을 받은 날(해당 교육이 종료된 날을 말한다)부터 3년이 지나지 아니한 경우에는 그러하지 아니하다. <개정 2013. 9. 23.>

② 법 제55조제2항에 따라 소독업자는 소독업무 종사자에게 소독업무에 종사한 날부터 6개월 이내에 별표 9의 교육과정에 따른 소독에 관한 교육을 받게 하여야 하고, 그 후에는 직전의 교육이 종료된 날부터 3년 이내에 1회 이상 보수교육을 받게 하여야 한다. <개정 2013. 9. 23., 2018. 9. 27.>

③ 제1항과 제2항에 따른 소독업자 등에 대한 교육은 보건복지부장관이 지정하는 기관이 실시하며, 보건복지부장관이 교육기관을 지정하는 경우에는 별지 제30호서식의 교육기관 지정서를 교육기관에 발급하여야 한다.

④ 제1항과 제2항에 따른 교육에 필요한 경비는 교육을 받는 자가 부담한다.

제42조(행정처분의 기준) 법 제59조제3항에 따른 행정처분의 세부 기준은 별표 10과 같다.

제42조의2(방역업무 종사명령서 및 임명장) ① 영 제26조의2제1항 전단에 따른 방역업무 종사명령서는 별지 제30호의2서식과 같다.

② 영 제26조의3제1항 전단에 따른 방역관 또는 역학조사관에 대한 임명장은 다음 각 호의 구분에 따른다.

1. 방역관: 별지 제30호의3서식
2. 역학조사관: 별지 제30호의4서식

[본조신설 2016. 6. 30.]

제43조(검역위원의 임명 및 직무) ① 법 제61조제1항에 따라 시 · 도지사는 보건 · 위생 분야에 종사하는 소속 공무원 중에서 검역위원을 임명할 수 있다.

② 검역위원의 직무는 다음 각 호와 같다.

1. 역학조사에 관한 사항
2. 감염병병원체에 오염된 장소의 소독에 관한 사항
3. 감염병환자등의 추적, 입원치료 및 감시에 관한 사항
4. 감염병병원체에 오염되거나 오염이 의심되는 물건 및 장소에 대한 수거, 파기, 매몰 또는 폐쇄에 관한 사항
5. 검역의 공고에 관한 사항

제44조(예방위원의 임명 및 직무) ① 법 제62조제1항에 따라 특별자치도지사 또는 시장 · 군수 · 구청장은 다음 각 호의 어느 하나에 해당하는 사람 중에서 예방위원을 임명 또는 위촉할 수 있다.

1. 의사, 한의사, 수의사, 약사 또는 간호사
2. 「고등교육법」 제2조에 따른 학교에서 공중보건 분야 학과를 졸업한 사람
3. 공중보건 분야에 근무하고 있는 소속 공무원
4. 그 밖에 공중보건 분야에 관한 학식과 경험이 풍부하다고 인정하는 사람

② 예방위원의 직무는 다음 각 호와 같다.

1. 역학조사에 관한 사항
2. 감염병 발생의 정보 수집 및 판단에 관한 사항
3. 위생교육에 관한 사항
4. 감염병환자등의 관리 및 치료에 관한 기술자문에 관한 사항
5. 그 밖에 감염병 예방을 위하여 필요한 사항

제45조(본인으로부터 징수할 수 있는 경비) 법 제69조에 따라 본인이나 그 보호자로부터 징수할 수 있는 경비는 다음 각 호와 같다.

1. 진찰비, 치료비, 검사료
2. 수술비
3. 입원료
4. 그 밖에 진료에 든 경비

제46조(손실보상 청구) ① 법 제70조제2항에 따라 손실보상을 청구하려는 자는 별지 제31호서식의 손실보상청구서(전자문서로 된 청구서를 포함한다)에 손실을 증명하는 서류(전자문서로 된 서류를 포함한다)를 첨부하여 보건복지부장관, 시 · 도지사 또는 시장 · 군

수 · 구청장에게 제출하여야 한다.

② 제1항에 따른 청구서를 받은 보건복지부장관, 시 · 도지사 또는 시장 · 군수 · 구청장은 제출 서류에 흠결이 있거나 사실 확인 등이 필요한 경우에는 추가 자료의 제출을 요청할 수 있다.

③ 제1항 및 제2항에서 정한 사항 외에 손실보상 청구방법 및 청구절차에 필요한 세부사항은 보건복지부장관이 정하여 고시한다.

[전문개정 2016. 6. 30.]

제47조(보상의 신청 등) ① 법 제71조제1항 및 영 제31조제1항에 따라 진료비 및 간병비를 신청하려는 사람은 별지 제32호서식의 진료비 및 간병비 신청서에 다음 각 호의 서류를 첨부하여 관할 특별자치도지사 또는 시장 · 군수 · 구청장에게 제출하여야 한다. 이 경우 특별자치도지사 또는 시장 · 군수 · 구청장은 「전자정부법」 제36조제1항에 따른 행정정보의 공동이용을 통하여 주민등록표 등본 또는 가족관계증명서를 확인하여야 하며, 신청인이 확인에 동의하지 않는 경우에는 이를 첨부하도록 하여야 한다. <개정 2016. 6. 30.>

1. 별지 제33호서식의 진료확인서 1부
2. 신청인과 본인과의 관계를 증명하는 서류 1부(주민등록표 등본 또는 가족관계증명서로 신청인과 본인의 관계를 증명할 수 없는 경우만 해당한다)

② 법 제71조제1항 및 영 제31조제1항에 따라 일시보상금 및 장제비를 신청하려는 사람은 별지 제34호서식의 일시보상금 및 장제비 신청서에 다음 각 호의 서류를 첨부하여 관할 특별자치도지사 또는 시장 · 군수 · 구청장에게 제출하여야 한다. 이 경우 특별자치도지사 또는 시장 · 군수 · 구청장은 「전자정부법」 제36조제1항에 따른 행정정보의 공동이용을 통하여 주민등록표 등본 또는 가족관계증명서를 확인하여야 하며, 신청인이 확인에 동의하지 않는 경우에는 이를 첨부하도록 하여야 한다. <개정 2016. 6. 30.>

1. 사망 일시보상금 및 장제비의 경우
   가. 사망진단서
   나. 부검소견서
   다. 보상금 신청인이 유족임을 증명하는 서류(주민등록표 등본 또는 가족관계증명서로 유족임을 증명할 수 없는 경우만 해당한다)
2. 장애인 일시보상금의 경우
   가. 의료기관이 발행한 진단서
   나. 보상금 신청인과 본인의 관계를 증명하는 서류(주민등록표 등본 또는 가족관계증명서로 신청인과 본인의 관계를 증명할 수 없는 경우만 해당한다)

제47조의2(감염병 차단을 위한 정보 제공 대상 등) ① 질병관리본부장은 법 제76조의2제3항에 따라 다음 각 호의 대상에게 법 제76조의2제1항 및 제2항에 따라 수집한 정보를 제공할 수 있다. <개정 2018. 9. 27.>

1. 중앙행정기관의 장
2. 지방자치단체의 장
3. 국민건강보험공단 이사장
4. 건강보험심사평가원 원장
5. 감염병 관련 업무 수행 중인 「의료법」 제2조에 따른 의료인, 의료기관 및 약국
6. 「의료법」 제28조에 따른 의료인 단체 및 「약사법」 제11조에 따른 약사회
7. 「의료법」 제52조에 따른 의료기관 단체

② 질병관리본부장은 제1항에 따라 정보를 제공하는 경우에 다음 각 호의 정보시스템을 활용할 수 있다. <신설 2018. 9. 27.>

1. 국민건강보험공단의 정보시스템
2. 건강보험심사평가원의 정보시스템
3. 그 밖에 감염병 예방 및 감염 전파의 차단을 위하여 질병관리본부장이 필요하다고 인정하여 지정하는 기관의 정보시스템

③ 법 제76조의2제4항에 따른 정보의 파기 결과 통보는 서면으로 하여야 한다. <개정 2018. 9. 27.>

④ 법 제76조의2제5항에 따른 통지는 전자우편 · 서면 · 모사전송 · 전화 또는 이와 유사한 방법 중 어느 하나의 방법으로 하여야 한다. <개정 2018. 9. 27.>

[본조신설 2016. 1. 7.]

제48조(규제의 재검토) ①보건복지부장관은 다음 각 호의 사항에 대하여 다음 각 호의 기준일을 기준으로 3년마다(매 3년이 되는 해의 기준일과 같은 날 전까지를 말한다) 그 타당성을 검토하여 개선 등의 조치를 하여야 한다. <개정 2015. 1. 5.>

1. 제35조제1항, 제36조제2항, 제40조제1항 및 별표 5에 따른 소독의 대상: 2014년 1월 1일
2. 제35조제2항, 제36조제3항, 제40조제1항 및 별표 6에 따른 소독의 방법: 2014년 1월 1일
3. 제37조제1항 및 별표 8에 따른 소독업의 시설 · 장비 및 인력 기준: 2014년 1월 1일

② 보건복지부장관은 제37조제1항에 따른 소독업자의 시설 · 장비 및 인력 기준에 대하여 2019년 1월 1일을 기준으로 2년마다(매 2년이 되는 해의 1월 1일 전까지를 말한다) 그 타당성을 검토하여 개선 등의 조치를 해야 한다. <개정 2018. 12. 28.>
[본조신설 2013. 12. 31.]

부칙 <제32호, 2010. 12. 30.>

제1조(시행일) 이 규칙은 2010년 12월 30일부터 시행한다.

제2조(다른 법령의 개정) ① 공중위생관리법 시행규칙 일부를 다음과 같이 개정한다.

제9조제3항 중 "「전염병예방법」 제2조제1항제3호에 따른 결핵(비전염성인 경우를 제외한다)환자"를 "「감염병의 예방 및 관리에 관한 법률」 제2조제4호에 따른 결핵(비감염성인 경우는 제외한다)환자"로 한다.

② 국립소록도병원 운영규칙 일부를 다음과 같이 개정한다.

제6조의 제목 "(전염병환자 등에 대한 조치)"를 "(감염병환자 등에 대한 조치)"로 하고, 같은 조 제1항 중 "전염"을 "감염"으로 하며, 같은 조 제2항 중 "「전염병예방법」 제2조제2항의 규정에 의한 전염병"을 "「감염병의 예방 및 관리에 관한 법률」 제2조제13호에 따른 감염병"으로, "「전염병예방법」"을 "「감염병의 예방 및 관리에 관한 법률」"로 한다.

③ 노인장기요양보험법 시행규칙 일부를 다음과 같이 개정한다.

제20조제1항제1호 중 "「전염병예방법」에 따른 전염병환자로서 전염의 위험성이 있는 자"를 "「감염병의 예방 및 관리에 관한 법률」에 따른 감염병환자로서 감염의 위험성이 있는 사람"으로 한다.

④ 농어촌주민의보건복지증진을위한특별법시행규칙 일부를 다음과 같이 개정한다.

제12조제1항제1호 중 "전염병"을 "감염병"으로 한다.

⑤ 모자보건법 시행규칙 일부를 다음과 같이 개정한다.

제5조제1항제2호 중 "「전염병예방법」 제10조의2에 따른 예방접종심의위원회"를 "「감염병의 예방 및 관리에 관한 법률」 제10조제3항 및 같은 법 시행령 제7조에 따른 예방접종 전문위원회"로 한다.

⑥ 부랑인및노숙인보호시설설치 · 운영규칙 일부를 다음과 같이 개정한다.

제16조제3호 중 "전염병"을 "감염병"으로 한다.

⑦ 식품위생법 시행규칙 일부를 다음과 같이 개정한다.

제50조제1호 및 제2호를 각각 다음과 같이 하고, 같은 조 제4호 중 "「전염병예방법」 제8조"를 "「감염병의 예방 및 관리에 관한 법률」 제19조"로 한다.

1. 「감염병의 예방 및 관리에 관한 법률」 제2조제2호에 따른 제1군감염병
2. 「감염병의 예방 및 관리에 관한 법률」 제2조제4호나목에 따른 결핵(비감염성인 경우는 제외한다)

제83조제1항 각 호 외의 부분 전단 중 "「전염병예방법」 제2조에 따른 전염병"을 "「감염병의 예방 및 관리에 관한 법률」 제2조에 따른 감염병"으로 한다.

⑧ 실험동물에 관한 법률 시행규칙 일부를 다음과 같이 개정한다.

제21조제1항제2호를 다음과 같이 한다.

2. 「감염병의 예방 및 관리에 관한 법률」 제2조제2호부터 제4호까지의 규정에 다른 제1군감염병, 제2군감염병 및 제3군감염병을 일으키는 병원체

⑨ 약사법 시행규칙 일부를 다음과 같이 개정한다.

제12조제1호를 다음과 같이 한다.

1. 감염병예방접종약

제84조제2항제1호를 다음과 같이 한다.

1. 「감염병의 예방 및 관리에 관한 법률」 제2조제2호부터 제12호까지의 감염병의 예방용 의약품을 광고하는 경우

⑩ 위생사에 관한 법률 시행규칙 일부를 다음과 같이 개정한다.

제3조제3호 중 "「전염병예방법」 제40조의2"를 "「감염병의 예방 및 관리에 관한 법률」 제52조"로 한다.

⑪ 의료급여법 시행규칙 일부를 다음과 같이 개정한다.

제3조제1항제6호 중 "전염병"을 "감염병"으로 한다.

⑫ 의료기관세탁물 관리규칙 일부를 다음과 같이 개정한다.

제2조제2호가목 중 "「전염병예방법」에 따른 전염병환자"를 "「감염병의 예방 및 관리에 관한 법률」에 따른 감염병환자"로, "전염성"을 "감염성"으로 하고, 같은 호 라목 중 "전염성"을 "감염성"으로 한다.

제4조제3항 중 "「전염병예방법 시행규칙」 별표 3"을 "「감염병의 예방 및 관리에 관한 법률 시행규칙」 별표 6"으로 한다.

⑬ 의료법 시행규칙 일부를 다음과 같이 개정한다.

제43조제2항제3호 중 "「전염병예방법」에 따른 전염병환자, 전염병의사환자"를 "「감염병의 예방 및 관리에 관한 법률」에 따른 감염병환자, 감염병의사환자"로 한다.

⑭ 혈액관리법 시행규칙 일부를 다음과 같이 개정한다.

제6조제6항제1호 및 제7조 중 "전염병환자"를 각각 "감염병환자"로 한다.

제7조의2제1항 중 "전염병"을 "감염병"으로 한다.

제3조(다른 법령과의 관계) 이 영 시행 당시 다른 법령에서 종전의 「전염병예방법 시행규칙」 또는 그 규정을 인용하고 있는 경우에 이 영 중 그에 해당하는 규정이 있으면 종전의 규정을 갈음하여 이 영 또는 이 영의 해당 규정을 인용한 것으로 본다.

부칙 <제92호, 2011. 12. 8.> (영유아보육법 시행규칙)

제1조(시행일) 이 규칙은 2011년 12월 8일부터 시행한다. <단서 생략>

제2조 및 제3조 생략

제4조(다른 법령의 개정) ① 감염병의 예방 및 관리에 관한 법률 시행규칙 일부를 다음과 같이 개정한다.

제25조 중 "보육시설의 장"을 "어린이집의 원장"으로 한다.

별표 7 제12호 중 "영유아 보육시설"을 각각 "어린이집"으로 한다.

②부터 ⑩까지 생략

부칙 <제171호, 2012. 11. 23.>

이 규칙은 2012년 11월 24일부터 시행한다.

부칙 <제185호, 2013. 3. 23.> (보건복지부와 그 소속기관 직제 시행규칙)

제1조(시행일) 이 규칙은 공포한 날부터 시행한다.

제2조부터 제4조까지 생략

제5조(다른 법령의 개정) ① 생략

② 감염병의 예방 및 관리에 관한 법률 시행규칙 일부를 다음과 같이 개정한다.

별표 6 제5호 중 "「전염병 예방용 살균 · 살충제 등의 허가(신고)에 관한 규정」에 따라"를 "「약사법」 제2조제7호다목에 해당하는 의약외품으로서"로, "식품의약품안전청장"을 "식품의약품안전처장"으로 한다.

③부터 ㉒까지 생략

부칙 <제209호, 2013. 9. 23.>

제1조(시행일) 이 규칙은 2013년 9월 23일부터 시행한다.

제2조(소독업자 등에 대한 교육에 관한 적용례) 제41조제1항 단서의 개정규정은 2013년 3월 23일 이후 소독업의 신고를 한 자부터 적용한다.

제3조(제4군감염병의 종류에 관한 경과조치) 이 규칙 시행 전에 제6조에 따라 제2조제13호의 신종감염병증후군으로 신고된 감염병 중 그 증상 및 징후가 중증열성혈소판감소증후군(SFTS)에 해당하는 감염병은 같은 조 제18호의 개정규정에 따른 중증열성혈소판감소증후군(SFTS)으로 신고된 것으로 본다.

제4조(고위험병원체의 안전관리기준 등에 관한 경과조치) 이 규칙 시행 당시 별표 1 제2호머목의 개정규정에 해당하는 고위험병원체를 보존 · 관리하고 있는 자는 2013년 12월 22일까지 제21조제1항에 따른 안전관리기준을 충족하고, 같은 조 제2항에 따른 고위험병

원체 보존현황신고서를 질병관리본부장에게 제출하여야 한다.

부칙 <제228호, 2013. 12. 31.> (행정규제기본법 개정에 따른 규제 재검토기한 설정을 위한 감염병의 예방 및 관리에 관한 법률 시행규칙 등 일부개정령)

이 규칙은 2014년 1월 1일부터 시행한다.

부칙 <제106호, 2014. 7. 8.> (도시철도법 시행규칙)

제1조(시행일) 이 규칙은 2014년 7월 8일부터 시행한다.
제2조(다른 법령의 개정) ① 감염병의 예방 및 관리에 관한 법률 시행규칙 일부를 다음과 같이 개정한다.
별표 7 제3호 중 "역무시설"을 "역 시설"로 한다.
②부터 ⑧까지 생략
제3조 생략

부칙 <제260호, 2014. 9. 19.>

이 규칙은 2014년 9월 19일부터 시행한다.

부칙 <제281호, 2014. 12. 31.>

이 규칙은 공포한 날부터 시행한다.

부칙 <제283호, 2015. 1. 5.>

(규제 재검토기한 설정 등 규제정비를 위한 감염병의 예방 및 관리에 관한 법률 시행규칙 등 일부개정령)
이 규칙은 공포일로부터 시행한다.

부칙 <제307호, 2015. 3. 27.>

이 규칙은 공포 후 6개월이 경과한 날부터 시행한다.

부칙 <제331호, 2015. 7. 7.>

제1조(시행일) 이 규칙은 2015년 7월 7일부터 시행한다.
제2조(위탁급식영업 식품접객업소의 소독횟수 기준에 관한 적용례) 이 규칙 시행 1개월 전부터 시행일까지의 기간 동안 소독을 실시한 위탁급식영업을 하는 식품접객업소에 대해서는 해당 소독을 포함하여 별표 7의 개정규정을 적용한다.

부칙 <제365호, 2015. 11. 18.> (지역보건법 시행규칙)

제1조(시행일) 이 규칙은 2015년 11월 19일부터 시행한다.
제2조(다른 법령의 개정) ① 감염병의 예방 및 관리에 관한 법률 시행규칙 일부를 다음과 같이 개정한다.
제4조제4호 및 제14조제1항제1호부터 제3호까지 중 "「지역보건법」 제7조"를 각각 "「지역보건법」 제10조"로 한다.
제31조제1항제3호 중 "「지역보건법」 제10조"를 "「지역보건법」 제13조"로 한다.
②부터 ⑥까지 생략
제3조 생략

부칙 <제391호, 2016. 1. 7.>

이 규칙은 2016년 1월 7일부터 시행한다.

부칙 <제416호, 2016. 6. 30.>

이 규칙은 2016년 6월 30일부터 시행한다.

부칙 <제499호, 2017. 6. 2.>

이 규칙은 2017년 6월 3일부터 시행한다.

부칙 <제576호, 2018. 6. 12.>

이 규칙은 2018년 6월 13일부터 시행한다.

부칙 <제593호, 2018. 9. 27.>

제1조(시행일) 이 규칙은 2018년 9월 28일부터 시행한다. 다만, 제15조제1항제1호의 개정규정은 공포 후 6개월이 경과한 날부터 시행한다.
제2조(고위험병원체 분리신고 또는 이동신고에 관한 경과조치) 이 규칙 시행 당시 종전의 규정에 따라 고위험병원체 분리신고 또는 이동신고를 한 자에 대해서는 제18조제1항 및 제3항의 개정규정에도 불구하고 종전의 규정에 따른다.

부칙 <제606호, 2018. 12. 28.> (행정규제기본법에 따른 일몰규제 정비를 위한 31개 법령의 일부개정에 관한 보건복지부령)

이 규칙은 2019년 1월 1일부터 시행한다.

별표 / 서식

[별표 1] 고위험병원체의 종류(제5조 관련)
[별표 2] 감염병의 진단 기준(제6조제4항 관련)
[별표 3] 신고하여야 하는 예방접종 후 이상반응자의 범위(제7조제2항 관련)

[별표 3의2] 역학조사관 교육 · 훈련 과정(제16조의3 관련)
[별표 4] 삭제 <2018. 6. 12.>
[별표 4의2] 음압병실 설치 · 운영 기준(제31조제1항제1호가목 관련)
[별표 5] 소독의 기준(제35조제1항, 제36조제2항 및 제40조제1항 관련)
[별표 6] 소독의 방법(제35조제2항, 제36조제3항 및 제40조제1항 관련)
[별표 7] 소독횟수 기준(제36조제4항 관련)
[별표 8] 소독업의 시설 · 장비 및 인력 기준(제37조제1항 관련)
[별표 9] 교육과정(제41조제1항 및 제2항 관련)
[별표 10] 행정처분기준(제42조 관련)
[별표 11] [별표 3]으로 이동 <2016. 6. 30.>
[별지 제1호서식] 감염병전문병원 지정서
[별지 제1호의2서식] 권역별 감염병전문병원 지정서
[별지 제1호의3서식] 감염병 발생 신고서
[별지 제1호의4서식] 감염병환자등 사망(검안) 신고서
[별지 제1호의5서식] 병원체 검사결과 신고서
[별지 제2호서식] 예방접종 후 이상반응 발생신고(보고)서
[별지 제3호서식] 인수공통감염병 의사환축 발생신고서
[별지 제4호서식] 감염병환자등의 명부
[별지 제5호서식] 예방접종 후 이상반응자의 명부
[별지 제6호서식] 역학조사반원증
[별지 제6호의2서식] 역학조사 요청서
[별지 제7호서식] 고위험병원체 분리신고서
[별지 제7호의2서식] 고위험병원체 분리경위서
[별지 제8호서식] 고위험병원체 이동신고서
[별지 제8호의2서식] 고위험병원체 보존현황보고서
[별지 제9호서식] 고위험병원체 반입허가신청서
[별지 제10호서식] 고위험병원체 반입허가서
[별지 제11호서식] 고위험병원체 반입허가 변경신청서 (허가, 신고)
[별지 제12호서식] 고위험병원체 인수신고서
[별지 제13호서식] 고위험병원체 인수신고확인서
[별지 제14호서식] 고위험병원체 취급시설 설치 · 운영(허가신청서, 신고서)
[별지 제15호서식] 고위험병원체 취급시설 설치 · 운영(허가서, 신고확인서, 허가사항 변경허가서, 허가사항 변경신고확인서, 신고사항 변경신고확인서)
[별지 제15호의2서식] 고위험병원체 취급시설 설치 · 운영(허가사항 변경허가신청서, 허가사항 변경신고서, 신고사항 변경신고서)
[별지 제15호의3서식] 고위험병원체 취급시설 폐쇄신고서
[별지 제15호의4서식] 고위험병원체 취급시설 폐쇄신고확인서
[별지 제16호서식] 예방접종증명서
[별지 제17호서식] 예방접종 실시 기록 및 보고서
[별지 제18호서식] 예방접종피해조사반원증
[별지 제19호서식] 감염병관리기관 지정서
[별지 제20호서식] 비지정 감염병관리시설 설치신고서
[별지 제21호서식] 비지정 감염병관리시설 설치신고확인증
[별지 제21호의2서식] 유급휴가 지원 신청서
[별지 제22호서식] 입원치료 통지서
[별지 제23호서식] 건강진단(예방접종) 명령서
[별지 제24호서식] 소독업 신고서
[별지 제25호서식] 소독업 신고증

[별지 제26호서식] 소독업 신고사항 변경신고서
[별지 제27호서식] 소독업의(휴업, 폐업, 재개업)신고서
[별지 제28호서식] 소독증명서
[별지 제29호서식] 소독실시대장
[별지 제30호서식] 교육기관 지정서
[별지 제30호의2서식] 방역업무 종사명령서
[별지 제30호의3서식] 임명장
[별지 제30호의4서식] 임명장
[별지 제31호서식] 손실보상청구서
[별지 제32호서식] 진료비 및 간병비 신청서
[별지 제33호서식] 진료확인서
[별지 제34호서식] (사망, 장애인) 일시보상금(및 장제비) 신청서

3 국민건강증진법

[시행 2017. 12. 30] [법률 제15339호, 2017. 12. 30, 일부개정]

보건복지부(건강증진과-금연) 044-202-2822
보건복지부(정신건강정책과-절주) 044-202-2861
보건복지부(재정운용담당관-담배부담금) 044-202-2329
보건복지부(건강정책과-그 외 사항) 044-202-2807

제1장 총칙

제1조(목적) 이 법은 국민에게 건강에 대한 가치와 책임의식을 함양하도록 건강에 관한 바른 지식을 보급하고 스스로 건강생활을 실천할 수 있는 여건을 조성함으로써 국민의 건강을 증진함을 목적으로 한다.

제2조(정의) 이 법에서 사용하는 용어의 정의는 다음과 같다. <개정 2016. 3. 2.>

1. "국민건강증진사업"이라 함은 보건교육, 질병예방, 영양개선, 건강관리 및 건강생활의 실천등을 통하여 국민의 건강을 증진시키는 사업을 말한다.
2. "보건교육"이라 함은 개인 또는 집단으로 하여금 건강에 유익한 행위를 자발적으로 수행하도록 하는 교육을 말한다.
3. "영양개선"이라 함은 개인 또는 집단이 균형된 식생활을 통하여 건강을 개선시키는 것을 말한다.
4. "건강관리"란 개인 또는 집단이 건강에 유익한 행위를 지속적으로 수행함으로써 건강한 상태를 유지하는 것을 말한다.

제3조(책임) ①국가 및 지방자치단체는 건강에 관한 국민의 관심을 높이고 국민건강을 증진할 책임을 진다.

② 모든 국민은 자신 및 가족의 건강을 증진하도록 노력하여야 하며, 타인의 건강에 해를 끼치는 행위를 하여서는 아니된다.

제3조의2(보건의 날) ① 보건에 대한 국민의 이해와 관심을 높이기 위하여 매년 4월 7일을 보건의 날로 정하며, 보건의 날부터 1주간을 건강주간으로 한다.

② 국가와 지방자치단체는 보건의 날의 취지에 맞는 행사 등 사업을 시행하도록 노력하여야 한다.

[본조신설 2014. 1. 28.]

제4조(국민건강증진종합계획의 수립) ①보건복지부장관은 제5조의 규정에 따른 국민건강증진정책심의위원회의 심의를 거쳐 국민건강증진종합계획(이하 "종합계획"이라 한다)을 5년마다 수립하여야 한다. 이 경우 미리 관계중앙행정기관의 장과 협의를 거쳐야 한다. <개정 2008. 2. 29., 2010. 1. 18.>

② 종합계획에 포함되어야 할 사항은 다음과 같다. <개정 2014. 3. 18.>

1. 국민건강증진의 기본목표 및 추진방향
2. 국민건강증진을 위한 주요 추진과제 및 추진방법
3. 국민건강증진에 관한 인력의 관리 및 소요재원의 조달방안
4. 제22조의 규정에 따른 국민건강증진기금의 운용방안

   4의2. 아동·여성·노인·장애인 등 건강취약 집단이나 계층에 대한 건강증진 지원방안
5. 국민건강증진 관련 통계 및 정보의 관리 방안
6. 그 밖에 국민건강증진을 위하여 필요한 사항

[전문개정 2006. 9. 27.]

제4조의2(실행계획의 수립 등) ①보건복지부장관, 관계중앙행정기관의 장, 특별시장·광역시장·특별자치시장·도지사·특별자치도지사(이하 "시·도지사"라 한다) 및 시장·군수·구청장(자치구의 구청장에 한한다. 이하 같다)은 종합계획을 기초로 하여 소관 주요시책의 실행계획(이하 "실행계획"이라 한다)을 매년 수립·시행하여야 한다. <개정 2008. 2. 29., 2010. 1. 18., 2017. 12. 30.>

② 국가는 실행계획의 시행에 필요한 비용의 전부 또는 일부를 지방자치단체에 보조할 수 있다.

[본조신설 2006. 9. 27.]

제4조의3(계획수립의 협조) ①보건복지부장관, 관계중앙행정기관의 장, 시·도지사 및 시장·군수·구청장은 종합계획과 실행계획의 수

립·시행을 위하여 필요한 때에는 관계 기관·단체 등에 대하여 자료 제공 등의 협조를 요청할 수 있다. <개정 2008. 2. 29., 2010. 1. 18.>

② 제1항의 규정에 따른 협조요청을 받은 관계 기관·단체 등은 특별한 사유가 없는 한 이에 응하여야 한다.

[본조신설 2006. 9. 27.]

제5조(국민건강증진정책심의위원회) ①국민건강증진에 관한 주요사항을 심의하기 위하여 보건복지부에 국민건강증진정책심의위원회(이하 "위원회"라 한다)를 둔다. <개정 2008. 2. 29., 2010. 1. 18.>

② 위원회는 다음 각 호의 사항을 심의한다. <개정 2010. 3. 26., 2016. 5. 29.>

1. 종합계획
2. 제22조의 규정에 따른 국민건강증진기금의 연도별 운용계획안·결산 및 평가
3. 2 이상의 중앙행정기관이 관련되는 주요 국민건강증진시책에 관한 사항으로서 관계중앙행정기관의 장이 심의를 요청하는 사항
4. 「국민영양관리법」 제9조에 따른 심의사항
5. 다른 법령에서 위원회의 심의를 받도록 한 사항
6. 그 밖에 위원장이 심의에 부치는 사항

[전문개정 2006. 9. 27.]

제5조의2(위원회의 구성과 운영) ①위원회는 위원장 1인 및 부위원장 1인을 포함한 15인 이내의 위원으로 구성한다.

② 위원장은 보건복지부차관이 되고, 부위원장은 위원장이 공무원이 아닌 위원 중에서 지명한 자가 된다. <개정 2008. 2. 29., 2010. 1. 18.>

③ 위원은 국민건강증진·질병관리에 관한 학식과 경험이 풍부한 자, 「소비자기본법」에 따른 소비자단체 및 「비영리민간단체 지원법」에 따른 비영리민간단체가 추천하는 자, 관계공무원 중에서 보건복지부장관이 위촉 또는 지명한다. <개정 2008. 2. 29., 2010. 1. 18.>

④ 그 밖에 위원회의 구성·운영 등에 관하여 필요한 사항은 대통령령으로 정한다.

[본조신설 2006. 9. 27.]

제5조의3(한국건강증진개발원의 설립 및 운영) ①보건복지부장관은 제22조에 따른 국민건강증진기금의 효율적인 운영과 국민건강증진사업의 원활한 추진을 위하여 필요한 정책 수립의 지원과 사업평가 등의 업무를 수행할 수 있도록 한국건강증진개발원(이하 이 조에서 "개발원"이라 한다)을 설립한다. <개정 2008. 2. 29., 2010. 1. 18., 2014. 1. 28.>

② 개발원은 다음 각 호의 업무를 수행한다. <개정 2014. 1. 28., 2015. 5. 18.>

1. 국민건강증진 정책수립을 위한 자료개발 및 정책분석
2. 종합계획 수립의 지원
3. 위원회의 운영지원
4. 제24조에 따른 기금의 관리·운용의 지원 업무
5. 제25조제1항제1호부터 제9호까지의 사업에 관한 업무
6. 국민건강증진사업의 관리, 기술 지원 및 평가
7. 「지역보건법」 제7조부터 제9조까지에 따른 지역보건의료계획에 대한 기술 지원
8. 「지역보건법」 제24조에 따른 보건소의 설치와 운영에 필요한 비용의 보조
9. 국민건강증진과 관련된 연구과제의 기획 및 평가
10. 「농어촌 등 보건의료를 위한 특별조치법」 제2조의 공중보건의사의 효율적 활용을 위한 지원
11. 지역보건사업의 원활한 추진을 위한 지원
12. 그 밖에 국민건강증진과 관련하여 보건복지부장관이 필요하다고 인정한 업무

③ 개발원은 법인으로 하고, 주된 사무소의 소재지에 설립등기를 함으로써 성립한다. <신설 2014. 1. 28.>

④ 개발원은 다음 각 호를 재원으로 한다. <신설 2014. 1. 28.>

1. 제22조에 따른 기금
2. 정부출연금
3. 기부금
4. 그 밖의 수입금

⑤ 정부는 개발원의 운영에 필요한 예산을 지급할 수 있다. <신설 2014. 1. 28.>

⑥ 개발원에 관하여 이 법과 「공공기관의 운영에 관한 법률」에서 정한 사항 외에는 「민법」 중 재단법인에 관한 규정을 준용한다. <

신설 2014. 1. 28.>
[본조신설 2006. 9. 27.]
[제목개정 2014. 1. 28.]

제2장 국민건강의 관리

제6조(건강생활의 지원등) ①국가 및 지방자치단체는 국민이 건강생활을 실천할 수 있도록 지원하여야 한다.
② 국가는 혼인과 가정생활을 보호하기 위하여 혼인전에 혼인 당사자의 건강을 확인하도록 권장하여야 한다.
③ 제2항의 규정에 의한 건강확인의 내용 및 절차에 관하여 필요한 사항은 보건복지부령으로 정한다. <개정 1997. 12. 13., 2008. 2. 29., 2010. 1. 18.>

제7조(광고의 금지 등) ①보건복지부장관은 국민건강의식을 잘못 이끄는 광고를 한 자에 대하여 그 내**용의 변경 등 시정을 요구하거**나 금지를 명할 수 있다. <개정 1997. 12. 13., 2008. 2. 29., 2010. 1. 18., 2016. 12. 2.>
② 제1항의 규정에 따라 보건복지부장관이 광고내용의 변경 또는 광고의 금지를 명할 수 있는 광고는 다음 각 호와 같다. <신설 2006. 9. 27., 2008. 2. 29., 2010. 1. 18.>
1. 「주세법」에 따른 주류의 광고
2. 의학 또는 과학적으로 검증되지 아니한 건강비법 또는 심령술의 광고
3. 그 밖에 건강에 관한 잘못된 정보를 전하는 광고로서 대통령령이 정하는 광고

③ 삭제 <2016. 12. 2.>
④ 제1항의 규정에 의한 광고내용의 기준, 변경 또는 금지절차 기타 필요한 사항은 대통령령으로 정한다. <개정 2006. 9. 27.>
[제목개정 2016. 12. 2.]

제8조(금연 및 절주운동등) ①국가 및 지방자치단체는 국민에게 담배의 직접흡연 또는 간접흡연과 과다한 음주가 국민건강에 해롭다는 것을 교육·홍보하여야 한다. <개정 2006. 9. 27.>
② 국가 및 지방자치단체는 금연 및 절주에 관한 조사·연구를 하는 법인 또는 단체를 지원할 수 있다.
③ 삭제 <2011. 6. 7.>
④ 「주세법」에 의하여 주류제조의 면허를 받은 자 또는 주류를 수입하여 판매하는 자는 대통령령이 정하는 주류의 판매용 용기에 과다한 음주는 건강에 해롭다는 내용과 임신 중 음주는 태아의 건강을 해칠 수 있다는 내용의 경고문구를 표기하여야 한다. <개정 2016. 3. 2.>
⑤ 삭제 <2002. 1. 19.>
⑥ 제4항에 따른 경고문구의 표시내용, 방법 등에 관하여 필요한 사항은 보건복지부령으로 정한다. <개정 2002. 1. 19., 2007. 12. 14., 2008. 2. 29., 2010. 1. 18., 2011. 6. 7.>

제9조(금연을 위한 조치) ① 삭제 <2011. 6. 7.>
② 담배사업법에 의한 지정소매인 기타 담배를 판매하는 자는 대통령령이 정하는 장소외에서 담배자동판매기를 설치하여 담배를 판매하여서는 아니된다.
③ 제2항의 규정에 따라 대통령령이 정하는 장소에 담배자동판매기를 설치하여 담배를 판매하는 자는 보건복지부령이 정하는 바에 따라 성인인증장치를 부착하여야 한다. <신설 2003. 7. 29., 2008. 2. 29., 2010. 1. 18.>
④ 다음 각 호의 공중이 이용하는 시설의 소유자·점유자 또는 관리자는 해당 시설의 전체를 금연구역으로 지정하고 금연구역을 알리는 표지를 설치하여야 한다. 이 경우 흡연자를 위한 흡연실을 설치할 수 있으며, 금연구역을 알리는 표지와 흡연실을 설치하는 기준·방법 등은 보건복지부령으로 정한다. <개정 2011. 6. 7., 2014. 1. 21., 2016. 12. 2., 2017. 12. 30.>
1. 국회의 청사
2. 정부 및 지방자치단체의 청사
3. 「법원조직법」에 따른 법원과 그 소속 기관의 청사
4. 「공공기관의 운영에 관한 법률」에 따른 공공기관의 청사
5. 「지방공기업법」에 따른 지방공기업의 청사
6. 「유아교육법」·「초·중등교육법」에 따른 학교[교사(校舍)와 운동장 등 모든 구역을 포함한다]
7. 「고등교육법」에 따른 학교의 교사

8. 「의료법」에 따른 의료기관, 「지역보건법」에 따른 보건소·보건의료원·보건지소
9. 「영유아보육법」에 따른 어린이집
10. 「청소년활동 진흥법」에 따른 청소년수련관, 청소년수련원, 청소년문화의집, 청소년특화시설, 청소년야영장, 유스호스텔, 청소년이용시설 등 청소년활동시설
11. 「도서관법」에 따른 도서관
12. 「어린이놀이시설 안전관리법」에 따른 어린이놀이시설
13. 「학원의 설립·운영 및 과외교습에 관한 법률」에 따른 학원 중 학교교과교습학원과 연면적 1천제곱미터 이상의 학원
14. 공항·여객부두·철도역·여객자동차터미널 등 교통 관련 시설의 대합실·승강장, 지하보도 및 16인승 이상의 교통수단으로서 여객 또는 화물을 유상으로 운송하는 것
15. 「자동차관리법」에 따른 어린이운송용 승합자동차
16. 연면적 1천제곱미터 이상의 사무용건축물, 공장 및 복합용도의 건축물
17. 「공연법」에 따른 공연장으로서 객석 수 300석 이상의 공연장
18. 「유통산업발전법」에 따라 개설등록된 대규모점포와 같은 법에 따른 상점가 중 지하도에 있는 상점가
19. 「관광진흥법」에 따른 관광숙박업소
20. 「체육시설의 설치·이용에 관한 법률」에 따른 체육시설로서 1천명 이상의 관객을 수용할 수 있는 체육시설과 같은 법 제10조에 따른 체육시설업에 해당하는 체육시설로서 실내에 설치된 체육시설
21. 「사회복지사업법」에 따른 사회복지시설
22. 「공중위생관리법」에 따른 목욕장
23. 「게임산업진흥에 관한 법률」에 따른 청소년게임제공업소, 일반게임제공업소, 인터넷컴퓨터게임시설제공업소 및 복합유통게임제공업소
24. 「식품위생법」에 따른 식품접객업 중 영업장의 넓이가 보건복지부령으로 정하는 넓이 이상인 휴게음식점영업소, 일반음식점영업소 및 제과점영업소와 같은 법에 따른 식품소분·판매업 중 보건복지부령으로 정하는 넓이 이상인 실내 휴게공간을 마련하여 운영하는 식품자동판매기 영업소
25. 「청소년보호법」에 따른 만화대여업소
26. 그 밖에 보건복지부령으로 정하는 시설 또는 기관

⑤ 특별자치시장·특별자치도지사·시장·군수·구청장은 「주택법」 제2조제3호에 따른 공동주택의 거주 세대 중 2분의 1 이상이 그 공동주택의 복도, 계단, 엘리베이터 및 지하주차장의 전부 또는 일부를 금연구역으로 지정하여 줄 것을 신청하면 그 구역을 금연구역으로 지정하고, 금연구역임을 알리는 안내표지를 설치하여야 한다. 이 경우 금연구역 지정 절차 및 금연구역 안내표지 설치 방법 등은 보건복지부령으로 정한다. <신설 2016. 3. 2., 2017. 12. 30.>

⑥ 특별자치시장·특별자치도지사·시장·군수·구청장은 흡연으로 인한 피해 방지와 주민의 건강 증진을 위하여 다음 각 호에 해당하는 장소를 금연구역으로 지정하고, 금연구역임을 알리는 안내표지를 설치하여야 한다. 이 경우 금연구역 안내표지 설치 방법 등에 필요한 사항은 보건복지부령으로 정한다. <신설 2017. 12. 30.>

1. 「유아교육법」에 따른 유치원 시설의 경계선으로부터 10미터 이내의 구역(일반 공중의 통행·이용 등에 제공된 구역을 말한다)
2. 「영유아보육법」에 따른 어린이집 시설의 경계선으로부터 10미터 이내의 구역(일반 공중의 통행·이용 등에 제공된 구역을 말한다)

⑦ 지방자치단체는 흡연으로 인한 피해 방지와 주민의 건강 증진을 위하여 필요하다고 인정하는 경우 조례로 다수인이 모이거나 오고가는 관할 구역 안의 일정한 장소를 금연구역으로 지정할 수 있다. <신설 2010. 5. 27., 2016. 3. 2., 2017. 12. 30.>

⑧ 누구든지 제4항부터 제7항까지의 규정에 따라 지정된 금연구역에서 흡연하여서는 아니 된다. <개정 2010. 5. 27., 2016. 3. 2., 2017. 12. 30.>

⑨ 특별자치시장·특별자치도지사·시장·군수·구청장은 제4항 각 호에 따른 시설의 소유자·점유자 또는 관리자가 다음 각 호의 어느 하나에 해당하면 일정한 기간을 정하여 그 시정을 명할 수 있다. <신설 2016. 12. 2., 2017. 12. 30.>

1. 제4항 전단을 위반하여 금연구역을 지정하지 아니하거나 금연구역을 알리는 표지를 설치하지 아니한 경우
2. 제4항 후단에 따른 금연구역을 알리는 표지 또는 흡연실의 설치 기준·방법 등을 위반한 경우

[제목개정 2016. 12. 2.]
[시행일:2018. 7. 1.] 제9조제4항제24호
[시행일:2018. 12. 31.] 제9조제6항

제9조의2(담배에 관한 경고문구 등 표시) ① 「담배사업법」에 따른 담배의 제조자 또는 수입판매업자(이하 "제조자등"이라 한다)는 담

배갑포장지 앞면·뒷면·옆면 및 대통령령으로 정하는 광고(판매촉진 활동을 포함한다. 이하 같다)에 다음 각 호의 내용을 인쇄하여 표기하여야 한다. 다만, 제1호의 표기는 담배갑포장지에 한정하되 앞면과 뒷면에 하여야 한다. <개정 2015. 6. 22.>

1. 흡연의 폐해를 나타내는 내용의 경고그림(사진을 포함한다. 이하 같다)
2. 흡연이 폐암 등 질병의 원인이 될 수 있다는 내용 및 다른 사람의 건강을 위협할 수 있다는 내용의 경고문구
3. 타르 흡입량은 흡연자의 흡연습관에 따라 다르다는 내용의 경고문구
4. 담배에 포함된 다음 각 목의 발암성물질
   가. 나프틸아민
   나. 니켈
   다. 벤젠
   라. 비닐 크롤라이드
   마. 비소
   바. 카드뮴
5. 보건복지부령으로 정하는 금연상담전화의 전화번호

② 제1항에 따른 경고그림과 경고문구는 담배갑포장지의 경우 그 넓이의 100분의 50 이상에 해당하는 크기로 표기하여야 한다. 이 경우 경고그림은 담배갑포장지 앞면, 뒷면 각각의 넓이의 100분의 30 이상에 해당하는 크기로 하여야 한다. <신설 2015. 6. 22.>

③ 제1항 및 제2항에서 정한 사항 외의 경고그림 및 경고문구 등의 내용과 표기 방법·형태 등의 구체적인 사항은 대통령령으로 정한다. 다만, 경고그림은 사실적 근거를 바탕으로 하고, 지나치게 혐오감을 주지 아니하여야 한다. <개정 2015. 6. 22.>

④ 제1항부터 제3항까지의 규정에도 불구하고 전자담배 등 대통령령으로 정하는 담배에 제조자등이 표기하여야 할 경고그림 및 경고문구 등의 내용과 그 표기 방법·형태 등은 대통령령으로 따로 정한다. <신설 2014. 5. 20., 2015. 6. 22.>

[본조신설 2011. 6. 7.]

제9조의3(가향물질 함유 표시 제한) 제조자등은 담배에 연초 외의 식품이나 향기가 나는 물질(이하 "가향물질"이라 한다)을 포함하는 경우 이를 표시하는 문구나 그림·사진을 제품의 포장이나 광고에 사용하여서는 아니 된다.

[본조신설 2011. 6. 7.]

제9조의4(담배에 관한 광고의 금지 또는 제한) ① 담배에 관한 광고는 다음 각 호의 방법에 한하여 할 수 있다.

1. 지정소매인의 영업소 내부에서 보건복지부령으로 정하는 광고물을 전시(展示) 또는 부착하는 행위. 다만, 영업소 외부에 그 광고내용이 보이게 전시 또는 부착하는 경우에는 그러하지 아니하다.
2. 품종군별로 연간 10회 이내(1회당 2쪽 이내)에서 잡지[「잡지 등 정기간행물의 진흥에 관한 법률」에 따라 등록 또는 신고되어 주 1회 이하 정기적으로 발행되는 제책(製冊)된 정기간행물 및 「신문 등의 진흥에 관한 법률」에 따라 등록된 주 1회 이하 정기적으로 발행되는 신문과 「출판문화산업 진흥법」에 따른 외국간행물로서 동일한 제호로 연 1회 이상 정기적으로 발행되는 것(이하 "외국정기간행물"이라 한다)을 말하며, 여성 또는 청소년을 대상으로 하는 것은 제외한다]에 광고를 게재하는 행위. 다만, 보건복지부령으로 정하는 판매부수 이하로 국내에서 판매되는 외국정기간행물로서 외국문자로만 쓰여져 있는 잡지인 경우에는 광고게재의 제한을 받지 아니한다.
3. 사회·문화·음악·체육 등의 행사(여성 또는 청소년을 대상으로 하는 행사는 제외한다)를 후원하는 행위. 이 경우 후원하는 자의 명칭을 사용하는 외에 제품광고를 하여서는 아니 된다.
4. 국제선의 항공기 및 여객선, 그 밖에 보건복지부령으로 정하는 장소 안에서 하는 광고

② 제조자등은 제1항에 따른 광고를 「담배사업법」에 따른 도매업자 또는 지정소매인으로 하여금 하게 할 수 있다. 이 경우 도매업자 또는 지정소매인이 한 광고는 제조자등이 한 광고로 본다.

③ 제1항에 따른 광고 또는 그에 사용되는 광고물은 다음 각 호의 사항을 준수하여야 한다. <개정 2014. 5. 20.>

1. 흡연자에게 담배의 품명·종류 및 특징을 알리는 정도를 넘지 아니할 것
2. 비흡연자에게 직접적 또는 간접적으로 흡연을 권장 또는 유도하거나 여성 또는 청소년의 인물을 묘사하지 아니할 것
3. 제9조의2에 따라 표기하는 흡연 경고문구의 내용 및 취지에 반하는 내용 또는 형태가 아닐 것
4. 국민의 건강과 관련하여 검증되지 아니한 내용을 표시하지 아니할 것. 이 경우 광고내용의 사실 여부에 대한 검증 방법·절차 등 필요한 사항은 대통령령으로 정한다.

④ 제조자등은 담배에 관한 광고가 제1항 및 제3항에 위배되지 아니하도록 자율적으로 규제하여야 한다.

⑤ 보건복지부장관은 문화체육관광부장관에게 제1항 또는 제3항을 위반한 광고가 게재된 외국정기간행물의 수입업자에 대하여 시정조치 등을 할 것을 요청할 수 있다.

[본조신설 2011. 6. 7.]

제9조의5(금연지도원) ① 시·도지사 또는 시장·군수·구청장은 금연을 위한 조치를 위하여 대통령령으로 정하는 자격이 있는 사람 중에서 금연지도원을 위촉할 수 있다.

② 금연지도원의 직무는 다음 각 호와 같다.

1. 금연구역의 시설기준 이행 상태 점검
2. 금연구역에서의 흡연행위 감시 및 계도
3. 금연을 위한 조치를 위반한 경우 관할 행정관청에 신고하거나 그에 관한 자료 제공
4. 그 밖에 금연 환경 조성에 관한 사항으로서 대통령령으로 정하는 사항

③ 금연지도원은 제2항의 직무를 단독으로 수행하려면 미리 시·도지사 또는 시장·군수·구청장의 승인을 받아야 하며, 시·도지사 또는 시장·군수·구청장은 승인서를 교부하여야 한다.

④ 금연지도원이 제2항에 따른 직무를 단독으로 수행하는 때에는 승인서와 신분을 표시하는 증표를 지니고 이를 관계인에게 내보여야 한다.

⑤ 제1항에 따라 금연지도원을 위촉한 시·도지사 또는 시장·군수·구청장은 금연지도원이 그 직무를 수행하기 전에 직무 수행에 필요한 교육을 실시하여야 한다.

⑥ 금연지도원은 제2항에 따른 직무를 수행하는 경우 그 권한을 남용하여서는 아니 된다.

⑦ 시·도지사 또는 시장·군수·구청장은 금연지도원이 다음 각 호의 어느 하나에 해당하면 그 금연지도원을 해촉하여야 한다.

1. 제1항에 따라 대통령령으로 정한 자격을 상실한 경우
2. 제2항에 따른 직무와 관련하여 부정한 행위를 하거나 그 권한을 남용한 경우
3. 그 밖에 개인사정, 질병이나 부상 등의 사유로 직무 수행이 어렵게 된 경우

⑧ 금연지도원의 직무범위 및 교육, 그 밖에 필요한 사항은 대통령령으로 정한다.

[본조신설 2014. 1. 28.]

제10조(건강생활실천협의회) ①시·도지사 및 시장·군수·구청장은 건강생활의 실천운동을 추진하기 위하여 지역사회의 주민·단체 또는 공공기관이 참여하는 건강생활실천협의회를 구성하여야 한다.

② 제1항의 규정에 의한 건강생활실천협의회의 조직 및 운영에 관하여 필요한 사항은 지방자치단체의 조례로 정한다.

제11조(보건교육의 관장) 보건복지부장관은 국민의 보건교육에 관하여 관계중앙행정기관의 장과 협의하여 이를 총괄한다. <개정 1997. 12. 13., 2008. 2. 29., 2010. 1. 18.>

제12조(보건교육의 실시 등) ①국가 및 지방자치단체는 모든 국민이 올바른 보건의료의 이용과 건강한 생활습관을 실천할 수 있도록 그 대상이 되는 개인 또는 집단의 특성·건강상태·건강의식 수준등에 따라 적절한 보건교육을 실시한다. <개정 2016. 3. 2.>

② 국가 또는 지방자치단체는 국민건강증진사업관련 법인 또는 단체등이 보건교육을 실시할 경우 이에 필요한 지원을 할 수 있다. <개정 1999. 2. 8.>

③ 보건복지부장관, 시·도지사 및 시장·군수·구청장은 제2항의 규정에 의하여 보건교육을 실시하는 국민건강증진사업관련 법인 또는 단체 등에 대하여 보건교육의 계획 및 그 결과에 관한 자료를 요청할 수 있다. <개정 1997. 12. 13., 1999. 2. 8., 2008. 2. 29., 2010. 1. 18.>

④ 제1항의 규정에 의한 보건교육의 내용은 대통령령으로 정한다. <개정 1999. 2. 8.>

[제목개정 2016. 3. 2.]

제12조의2(보건교육사자격증의 교부 등) ①보건복지부장관은 국민건강증진 및 보건교육에 관한 전문지식을 가진 자에게 보건교육사의 자격증을 교부할 수 있다. <개정 2008. 2. 29., 2010. 1. 18.>

② 다음 각호의 1에 해당하는 자는 보건교육사가 될 수 없다. <개정 2005. 3. 31., 2014. 3. 18.>

1. 피성년후견인
2. 삭제 <2013. 7. 30.>
3. 금고 이상의 실형의 선고를 받고 그 집행이 종료되지 아니하거나 그 집행을 받지 아니하기로 확정되지 아니한 자
4. 법률 또는 법원의 판결에 의하여 자격이 상실 또는 정지된 자

③ 제1항의 규정에 의한 보건교육사의 등급은 1급 내지 3급으로 하고, 등급별 자격기준 및 자격증의 교부절차 등에 관하여 필요한 사항은 대통령령으로 정한다.

④ 보건교육사 1급의 자격증을 교부받고자 하는 자는 국가시험에 합격하여야 한다.

⑤ 보건복지부장관은 제1항의 규정에 의하여 보건교육사의 자격증을 교부하는 때에는 보건복지부령이 정하는 바에 의하여 수수료를 징수할 수 있다. <개정 2008. 2. 29., 2010. 1. 18.>

[본조신설 2003. 9. 29.]

제12조의3(국가시험) ①제12조의2제4항의 규정에 의한 국가시험은 보건복지부장관이 시행한다. 다만, 보건복지부장관은 국가시험의 관리를 대통령령이 정하는 바에 의하여 「한국보건의료인국가시험원법」에 따른 한국보건의료인국가시험원에 위탁할 수 있다. <개정 2008. 2. 29., 2010. 1. 18., 2015. 6. 22.>

② 보건복지부장관은 제1항 단서의 규정에 의하여 국가시험의 관리를 위탁한 때에는 그에 소요되는 비용을 예산의 범위안에서 보조할 수 있다. <개정 2008. 2. 29., 2010. 1. 18.>

③ 보건복지부장관(제1항 단서의 규정에 의하여 국가시험의 관리를 위탁받은 기관을 포함한다)은 보건복지부령이 정하는 금액을 응시수수료로 징수할 수 있다. <개정 2008. 2. 29., 2010. 1. 18.>

④ 시험과목·응시자격 등 자격시험의 실시에 관하여 필요한 사항은 대통령령으로 정한다.

[본조신설 2003. 9. 29.]

제12조의4(보건교육사의 채용) 국가 및 지방자치단체는 대통령령이 정하는 국민건강증진사업관련 법인 또는 단체 등에 대하여 보건교육사를 그 종사자로 채용하도록 권장하여야 한다.

[본조신설 2003. 9. 29.]

제13조(보건교육의 평가) ①보건복지부장관은 정기적으로 국민의 보건교육의 성과에 관하여 평가를 하여야 한다. <개정 1997. 12. 13., 2008. 2. 29., 2010. 1. 18.>

② 제1항의 규정에 의한 평가의 방법 및 내용은 보건복지부령으로 정한다. <개정 1997. 12. 13., 2008. 2. 29., 2010. 1. 18.>

제14조(보건교육의 개발등) 보건복지부장관은 정부출연연구기관등의설립·운영및육성에관한법률에 의한 한국보건사회연구원으로 하여금 보건교육에 관한 정보·자료의 수집·개발 및 조사, 그 교육의 평가 기타 필요한 업무를 행하게 할 수 있다. <개정 1997. 12. 13., 1999. 1. 29., 2008. 2. 29., 2010. 1. 18.>

제15조(영양개선) ①국가 및 지방자치단체는 국민의 영양상태를 조사하여 국민의 영양개선방안을 강구하고 영양에 관한 지도를 실시하여야 한다.

② 국가 및 지방자치단체는 국민의 영양개선을 위하여 다음 각호의 사업을 행한다. <개정 1997. 12. 13., 2008. 2. 29., 2010. 1. 18.>

1. 영양교육사업
2. 영양개선에 관한 조사·연구사업
3. 기타 영양개선에 관하여 보건복지부령이 정하는 사업

제16조(국민영양조사등) ①보건복지부장관은 국민의 건강상태·식품섭취·식생활조사등 국민의 영양에 관한 조사(이하 "국민영양조사"라 한다)를 정기적으로 실시한다. <개정 1997. 12. 13., 2008. 2. 29., 2010. 1. 18.>

② 특별시·광역시 및 도에는 국민영양조사와 영양에 관한 지도업무를 행하게 하기 위한 공무원을 두어야 한다.

③ 국민영양조사를 행하는 공무원은 그 권한을 나타내는 증표를 관계인에게 내보여야 한다.

④ 국민영양조사의 내용 및 방법 기타 국민영양조사와 영양에 관한 지도에 관하여 필요한 사항은 대통령령으로 정한다.

제17조(구강건강사업의 계획수립·시행) 국가 및 지방자치단체는 구강건강에 관한 사업의 계획을 수립·시행하여야 한다.

제18조(구강건강사업) ①국가 및 지방자치단체는 국민의 구강질환의 예방과 구강건강의 증진을 위하여 다음 각호의 사업을 행한다. <개정 2003. 7. 29.>

1. 구강건강에 관한 교육사업
2. 수돗물불소농도조정사업
3. 구강건강에 관한 조사·연구사업
4. 기타 구강건강의 증진을 위하여 대통령령이 정하는 사업

② 제1항 각호의 사업내용·기준 및 방법은 보건복지부령으로 정한다. <개정 1997. 12. 13., 2008. 2. 29., 2010. 1. 18.>

제19조(건강증진사업등) ①국가 및 지방자치단체는 국민건강증진사업에 필요한 요원 및 시설을 확보하고, 그 시설의 이용에 필요한 시책을 강구하여야 한다.

② 특별자치시장·특별자치도지사·시장·군수·구청장은 지역주민의 건강증진을 위하여 보건복지부령이 정하는 바에 의하여 보건소장으로 하여금 다음 각호의 사업을 하게 할 수 있다. <개정 1997. 12. 13., 2008. 2. 29., 2010. 1. 18., 2017. 12. 30.>

1. 보건교육 및 건강상담
2. 영양관리
3. 구강건강의 관리
4. 질병의 조기발견을 위한 검진 및 처방

5. 지역사회의 보건문제에 관한 조사·연구
6. 기타 건강교실의 운영등 건강증진사업에 관한 사항
③ 보건소장이 제2항의 규정에 의하여 제2항제1호 내지 제4호의 업무를 행한 때에는 이용자의 개인별 건강상태를 기록하여 유지·관리하여야 한다.
④ 건강증진사업에 필요한 시설·운영에 관하여는 보건복지부령으로 정한다. <개정 1997. 12. 13., 2008. 2. 29., 2010. 1. 18.>

제20조(검진) 국가는 건강증진을 위하여 필요한 경우에 보건복지부령이 정하는 바에 의하여 국민에 대하여 건강검진을 실시할 수 있다. <개정 1997. 12. 13., 2008. 2. 29., 2010. 1. 18.>
제21조(검진결과의 공개금지) 제20조의 규정에 의하여 건강검진을 한 자 또는 검진기관에 근무하는 자는 국민의 건강증진사업의 수행을 위하여 불가피한 경우를 제외하고는 정당한 사유없이 검진결과를 공개하여서는 아니된다.

제3장 국민건강증진기금

제22조(기금의 설치 등) ①보건복지부장관은 국민건강증진사업의 원활한 추진에 필요한 재원을 확보하기 위하여 국민건강증진기금(이하 "기금"이라 한다)을 설치한다. <개정 1997. 12. 13., 2008. 2. 29., 2010. 1. 18.>
②기금은 다음 각호의 재원으로 조성한다. <신설 2002. 1. 19.>
1. 제23조제1항의 규정에 의한 부담금
2. 기금의 운용 수익금
[제목개정 2002. 1. 19.]
제23조(국민건강증진부담금의 부과·징수 등) ① 보건복지부장관은 제조자등이 판매하는 「담배사업법」 제2조에 따른 담배(「지방세법」 제54조에 따라 담배소비세가 면제되는 것, 같은 법 제63조제1항제1호 및 제2호에 따라 담배소비세액이 공제 또는 환급되는 것은 제외한다. 이하 이 조 및 제23조의2에서 같다)에 다음 각 호의 구분에 따른 부담금(이하 "부담금"이라 한다)을 부과·징수한다. <개정 2011. 6. 7., 2014. 5. 20., 2014. 12. 23., 2017. 3. 21., 2017. 12. 30.>
1. 궐련: 20개비당 841원
2. 전자담배
가. 니코틴 용액을 사용하는 경우: 1밀리리터당 525원
나. 연초 및 연초 고형물을 사용하는 경우:
1) 궐련형: 20개비당 750원
2) 기타 유형: 1그램당 73원
3. 파이프담배: 1그램당 30.2원
4. 엽궐련(葉卷煙): 1그램당 85.8원
5. 각련(刻煙): 1그램당 30.2원
6. 씹는 담배: 1그램당 34.4원
7. 냄새 맡는 담배: 1그램당 21.4원
8. 물담배: 1그램당 1050.1원
9. 머금는 담배: 1그램당 534.5원
② 제조자등은 매월 1일부터 말일까지 제조장 또는 보세구역에서 반출된 담배의 수량과 산출된 부담금의 내역에 관한 자료를 다음 달 15일까지 보건복지부장관에게 제출하여야 한다. <개정 2008. 2. 29., 2010. 1. 18., 2011. 6. 7., 2014. 5. 20.>
③ 보건복지부장관은 제2항의 규정에 의한 자료를 제출 받은 때에는 그 날부터 5일 이내에 부담금의 금액과 납부기한 등을 명시하여 제조자등에게 납부고지를 하여야 한다. <개정 2008. 2. 29., 2010. 1. 18.>
④ 제조자등은 제3항의 규정에 의하여 납부고지를 받은 때에는 납부고지를 받은 달의 말일까지 이를 납부하여야 한다.
⑤ 보건복지부장관은 부담금을 납부하여야 할 자가 제4항의 규정에 의한 납부기한 이내에 부담금을 내지 아니하는 경우 납부기한이 지난 후 10일 이내에 30일 이상의 기간을 정하여 독촉장을 발부하여야 하며, 체납된 부담금에 대해서는 「국세징수법」 제21조를 준용하여 가산금을 징수한다. <개정 2008. 2. 29., 2010. 1. 18., 2016. 3. 2.>
⑥ 보건복지부장관은 제5항의 규정에 의하여 독촉을 받은 자가 그 기간 이내에 부담금과 가산금을 납부하지 아니한 때에는 국세체

납처분의 예에 의하여 이를 징수한다. <개정 2008. 2. 29., 2010. 1. 18.>

⑦ 제1항에 따른 담배의 구분에 관하여는 담배의 성질과 모양, 제조과정 등을 기준으로 하여 대통령령으로 정한다. <신설 2014. 5. 20.>

[전문개정 2002. 1. 19.]

제23조의2(부담금의 납부담보) ①보건복지부장관은 부담금의 납부 보전을 위하여 대통령령이 정하는 바에 따라 제조자등에게 담보의 제공을 요구할 수 있다. <개정 2008. 2. 29., 2010. 1. 18.>

② 보건복지부장관은 제1항의 규정에 따라 담보제공의 요구를 받은 제조자등이 담보를 제공하지 아니하거나 요구분의 일부만을 제공한 경우 특별시장·광역시장·시장·군수 및 세관장에게 담배의 반출금지를 요구할 수 있다. <개정 2008. 2. 29., 2010. 1. 18.>

③ 제2항의 규정에 따라 담배의 반출금지 요구를 받은 특별시장·광역시장·시장·군수 및 세관장은 이에 응하여야 한다.

[본조신설 2006. 9. 27.]

제23조의3(부담금 부과·징수의 협조) ①보건복지부장관은 부담금의 부과·징수와 관련하여 필요한 경우에는 중앙행정기관·지방자치단체 그 밖의 관계 기관·단체 등에 대하여 자료제출 등의 협조를 요청할 수 있다. <개정 2008. 2. 29., 2010. 1. 18.>

② 제1항의 규정에 따른 협조요청을 받은 중앙행정기관·지방자치단체 그 밖의 관계 기관·단체 등은 특별한 사유가 없는 한 이에 응하여야 한다.

③ 제1항 및 제2항의 규정에 따라 보건복지부장관에게 제출되는 자료에 대하여는 사용료·수수료 등을 면제한다. <개정 2008. 2. 29., 2010. 1. 18.>

[본조신설 2006. 9. 27.]

제24조(기금의 관리·운용) ①기금은 보건복지부장관이 관리·운용한다. <개정 1997. 12. 13., 2008. 2. 29., 2010. 1. 18.>

② 보건복지부장관은 기금의 운용성과 및 재정상태를 명확히 하기 위하여 대통령령이 정하는 바에 의하여 회계처리하여야 한다. <개정 1997. 12. 13., 2008. 2. 29., 2010. 1. 18., 2017. 12. 30.>

③ 기금의 관리·운용 기타 필요한 사항은 대통령령으로 정한다.

제25조(기금의 사용등) ①기금은 다음 각호의 사업에 사용한다. <개정 2004. 12. 30., 2016. 3. 2.>

1. 금연교육 및 광고, 흡연피해 예방 및 흡연피해자 지원 등 국민건강관리사업
2. 건강생활의 지원사업
3. 보건교육 및 그 자료의 개발
4. 보건통계의 작성·보급과 보건의료관련 조사·연구 및 개발에 관한 사업
5. 질병의 예방·검진·관리 및 암의 치료를 위한 사업
6. 국민영양관리사업
7. 구강건강관리사업
8. 시·도지사 및 시장·군수·구청장이 행하는 건강증진사업
9. 공공보건의료 및 건강증진을 위한 시설·장비의 확충
10. 기금의 관리·운용에 필요한 경비
11. 그 밖에 국민건강증진사업에 소요되는 경비로서 대통령령이 정하는 사업

② 보건복지부장관은 기금을 제1항 각호의 사업에 사용함에 있어서 아동·청소년·여성·노인·장애인 등에 대하여 특별히 배려·지원할 수 있다. <신설 2004. 12. 30., 2008. 2. 29., 2010. 1. 18., 2011. 6. 7.>

③ 보건복지부장관은 기금을 제1항 각호의 사업에 사용함에 있어서 필요한 경우에는 보조금으로 교부할 수 있다. <개정 1997. 12. 13., 2008. 2. 29., 2010. 1. 18.>

제4장 보칙

제26조(비용의 보조) 국가 또는 지방자치단체는 매 회계연도마다 예산의 범위안에서 건강증진사업의 수행에 필요한 비용의 일부를 부담하거나 이를 수행하는 법인 또는 단체에 보조할 수 있다.

제27조(지도·훈련) ①보건복지부장관은 보건교육을 담당하거나 국민영양조사 및 영양에 관한 지도를 담당하는 공무원 또는 보건복지부령이 정하는 단체 및 공공기관에 종사하는 담당자의 자질향상을 위하여 필요한 지도와 훈련을 할 수 있다. <개정 1997. 12. 13., 2008. 2. 29., 2010. 1. 18.>

② 제1항의 규정에 의한 훈련에 관하여 필요한 사항은 보건복지부령으로 정한다. <개정 1997. 12. 13., 2008. 2. 29., 2010. 1. 18.>

제28조(보고·검사) ①보건복지부장관, 시·도지사 및 시장·군수·구청장은 필요하다고 인정하는 때에는 제7조제1항, 제8조제4항, 제9조제2항부터 제4항까지, 제9조의2, 제9조의4 또는 제23조제1항의 규정에 해당하는 자에 대하여 당해업무에 관한 보고를 명하거나 관계공무원으로 하여금 그의 사업소 또는 사업장에 출입하여 장부·서류 기타의 물건을 검사하게 할 수 있다. <개정 1997. 12. 13., 1999. 2. 8., 2008. 2. 29., 2010. 1. 18., 2011. 6. 7.>

② 제1항의 규정에 의하여 검사를 하는 공무원은 그 권한을 나타내는 증표를 관계인에게 내보여야 한다.

제29조(권한의 위임·위탁) ①이 법에 의한 보건복지부장관의 권한은 대통령령이 정하는 바에 의하여 그 일부를 시·도지사에게 위임할 수 있다. <개정 1997. 12. 13., 2008. 2. 29., 2010. 1. 18.>

② 보건복지부장관은 이 법에 의한 업무의 일부를 대통령령이 정하는 바에 의하여 건강증진사업을 행하는 법인 또는 단체에 위탁할 수 있다. <개정 1997. 12. 13., 2008. 2. 29., 2010. 1. 18.>

제30조(수수료) ①지방자치단체의 장은 건강증진사업에 소요되는 경비중 일부에 대하여 그 이용자로부터 조례가 정하는 바에 의하여 수수료를 징수할 수 있다.

② 제1항의 규정에 의하여 수수료를 징수하는 경우 지방자치단체의 장은 노인, 장애인, 생활보호법에 의한 생활보호대상자등에 대하여 수수료를 감면하여야 한다.

제5장 벌칙

제31조(벌칙) 제21조를 위반하여 정당한 사유 없이 건강검진의 결과를 공개한 자는 3년 이하의 징역 또는 3천만원 이하의 벌금에 처한다.

[본조신설 2014. 3. 18.]

[종전 제31조는 제31조의2로 이동 <2014. 3. 18.>]

제31조의2(벌칙) 다음 각 호의 어느 하나에 해당하는 자는 1년 이하의 징역 또는 1천만원 이하의 벌금에 처한다. <개정 2001. 4. 7., 2006. 9. 27., 2007. 12. 14., 2011. 6. 7., 2015. 6. 22.>

1. 제8조제4항을 위반하여 경고문구를 표기하지 아니하거나 이와 다른 경고문구를 표기한 자
2. 제9조의2를 위반하여 경고그림·경고문구·발암성물질·금연상담전화번호를 표기하지 아니하거나 이와 다른 경고그림·경고문구·발암성물질·금연상담전화번호를 표기한 자
3. 제9조의4를 위반하여 담배에 관한 광고를 한 자
4. 삭제 <2014. 3. 18.>

[제31조에서 이동 <2014. 3. 18.>]

제32조(벌칙) 제7조제1항의 규정에 위반하여 정당한 사유없이 광고의 내용변경 또는 금지의 명령을 이행하지 아니한 자는 100만원 이하의 벌금에 처한다.

[전문개정 1999. 2. 8.]

제33조(양벌규정) 법인의 대표자나 법인 또는 개인의 대리인, 사용인 그 밖의 종업원이 그 법인 또는 개인의 업무에 관하여 제31조, 제31조의2 또는 제32조의 위반행위를 하면 그 행위자를 벌하는 외에 그 법인 또는 개인에게도 해당 조문의 벌금형을 과(科)한다. 다만, 법인 또는 개인이 그 위반행위를 방지하기 위하여 해당 업무에 관하여 상당한 주의와 감독을 게을리하지 아니한 경우에는 그러하지 아니하다. <개정 2014. 3. 18.>

[전문개정 2010. 5. 27.]

제34조(과태료) ①다음 각 호의 어느 하나에 해당하는 자에게는 500만원 이하의 과태료를 부과한다. <개정 1999. 2. 8., 2002. 1. 19., 2011. 6. 7., 2016. 12. 2., 2017. 12. 30.>

1. 제9조제2항의 규정에 위반하여 담배자동판매기를 설치하여 담배를 판매한 자
2. 제9조제9항에 따른 시정명령을 따르지 아니한 자
3. 제9조의3을 위반하여 가향물질을 표시하는 문구나 그림·사진을 제품의 포장이나 광고에 사용한 자
4. 제23조제2항의 규정에 위반하여 자료를 제출하지 아니하거나 허위의 자료를 제출한 자

② 다음 각호의 1에 해당하는 자는 300만원 이하의 과태료에 처한다. <신설 2002. 1. 19., 2003. 7. 29., 2011. 6. 7.>

1. 제9조제3항의 규정에 위반하여 성인인증장치가 부착되지 아니한 담배자동판매기를 설치하여 담배를 판매한 자

2. 삭제 <2011. 6. 7.>

3. 제28조의 규정에 의한 보고를 하지 아니하거나 허위로 보고한 자와 관계공무원의 검사를 거부·방해 또는 기피한 자

③ 제9조제8항을 위반하여 금연구역에서 흡연을 한 자에게는 10만원 이하의 과태료를 부과한다. <신설 2010. 5. 27., 2016. 3. 2., 2017. 12. 30.>

④ 제1항부터 제3항까지의 규정에 따른 과태료는 대통령령으로 정하는 바에 따라 보건복지부장관, 시·도지사 또는 시장·군수·구청장이 부과·징수한다. <신설 2017. 12. 30.>

[제목개정 2016. 12. 2.]

제35조 삭제 <2017. 12. 30.>

제36조 삭제 <1999. 2. 5.>

부칙 <제4914호, 1995. 1. 5.>

제1조 (시행일) 이 법은 1995년 9월 1일부터 시행한다. 다만, 제34조제1항제1호의 규정은 1997년 7월 1일부터 시행한다.

제2조 (국민영양조사에 관한 경과조치) 이 법 시행당시 식품위생법 제70조의 규정에 의하여 실시된 국민영양조사는 제16조의 규정에 의하여 실시한 국민영양조사로 본다.

제3조 (흡연구역에 관한 경과조치) 이 법 시행당시 공중위생법 제28조의2의 규정에 의하여 지정된 흡연구역은 제9조제4항의 규정에 의한 흡연구역으로 본다.

제4조 (과태료의 적용에 관한 경과조치) 이 법 시행당시 공중위생법 제28조의2의 규정에 위반한 자에 대한 과태료의 처분에 관하여는 종전의 규정에 의한다.

제5조 (다른 법률의 개정) ①기금관리기본법중 다음과 같이 개정한다.

[별표]에 제115호를 다음과 같이 신설한다.

115. 국민건강증진법

②식품위생법중 다음과 같이 개정한다.

제70조를 삭제한다.

③공중위생법중 다음과 같이 개정한다.

제28조의2 및 제43조제10호를 각각 삭제한다.

부칙 <제5454호, 1997. 12. 13.> (정부부처명칭등의변경에따른건축법등의정비에관한법률)

이 법은 1998년 1월 1일부터 시행한다. <단서 생략>

부칙 <제5733호, 1999. 1. 29.> (정부출연연구기관등의설립 · 운영및육성에관한법률)

제1조 (시행일) 이 법은 공포한 날부터 시행한다.

제2조 내지 제4조 생략

제5조 (다른 법률의 개정) ①국민건강증진법중 다음과 같이 개정한다.

제14조중"한국보건사회연구원법"을 "정부출연연구기관등의설립 · 운영및육성에관한법률"로 한다.

②내지 ㉑생략

제6조 내지 제11조 생략

부칙 <제5817호, 1999. 2. 5.> (청소년보호법)

제1조 (시행일) 이 법은 1999년 7월 1일부터 시행한다. <단서 생략>

제2조 내지 제4조 생략

제5조 (다른 법률의 개정) ①국민건강증진법중 다음과 같이 개정한다.

제9조제3항을 삭제한다.

제34조제2항을 삭제한다.

제36조를 삭제한다.

②생략

부칙 <제5856호, 1999. 2. 8.>

①(시행일) 이 법은 공포후 6월이 경과한 날부터 시행한다.

②(벌칙 및 과태료에 관한 경과조치) 이 법 시행전의 행위에 대한 벌칙 및 과태료의 적용에 있어서는 종전의 규정에 의한다.

부칙 <제6026호, 1999. 9. 7.>

이 법은 공포한 날부터 시행한다.

부칙 <제6460호, 2001. 4. 7.> (담배사업법)

제1조 (시행일) 이 법은 2001년 7월 1일부터 시행한다.

제2조 및 제3조 생략

제4조 (다른 법률의 개정) ①생략

②국민건강증진법중 다음과 같이 개정한다.

제9조제1항 · 제23조제1항제1호 및 제31조제2호중 "제조담배"를 각각 "담배"로 한다.

③내지 ⑧생략

부칙 <제6589호, 2001. 12. 31.> (부담관리기본법)

제1조 (시행일) 이 법은 2002년 1월 1일부터 시행한다. <단서 생략>

제2조 내지 제7조 생략

제8조 (다른 법률의 개정) ①생략

②국민건강증진법중 다음과 같이 개정한다.

제23조제1항제2호를 삭제한다.

③내지 ⑩생략

부칙 <제6619호, 2002. 1. 19.>

①(시행일) 이 법은 공포후 1년이 경과한 날부터 시행한다. 다만, 제23조 및 부칙 제2항의 개정규정은 2002년 2월 1일부터 시행한다.

②(기금사용의 한시적 특례) 보건복지부장관은 제25조제1항의 규정에 불구하고 2022년 12월 31일까지 매년 기금에서 「국민건강보험법」에 따른 당해연도 보험료 예상수입액의 100분의 6에 상당하는 금액을 동법 제108조제4항의 용도에 사용하도록 동법에 따른 국민건강보험공단에 지원한다. 다만, 그 지원금액은 당해연도 부담금 예상수입액의 100분의 65를 초과할 수 없다. <개정 2006.12.30, 2011.12.31, 2016.2.3, 2017.4.18>

③(경고문구에 관한 적용례) 제8조제3항의 개정규정은 이 법 시행후 최초로 제조장 또는 보세구역에서 반출하거나 광고하는 분부

터 적용한다.
④(부담금 부과에 관한 적용례) 제23조제1항의 개정규정은 2002년 2월 1일 이후 최초로 제조장 또는 보세구역에서 반출하는 분부터 적용한다.

부칙 <제6952호, 2003. 7. 29.>

①(시행일) 이 법은 공포한 날부터 시행한다.
②(담배자동판매기에 대한 경과 조치) 이 법 시행 당시 종전의 규정에 의하여 설치된 담배자동판매기에 대하여는 이 법 시행일부터 1년까지는 종전의 규정에 의한다.

부칙 <제6953호, 2003. 7. 29.> (구강보건법)

①(시행일) 이 법은 2004년 3월 1일부터 시행한다.
②(다른 법률의 개정) 국민건강증진법중 다음과 같이 개정한다.
제18조제1항제2호를 다음과 같이 한다.
2. 수돗물불소농도조정사업

부칙 <제6983호, 2003. 9. 29.>

이 법은 2009년 1월 1일부터 시행한다.

부칙 <제7250호, 2004. 12. 30.>

①(시행일) 이 법은 공포한 날부터 시행한다. 다만, 법률 제6619호 국민건강증진법중개정법률 부칙 제2항 단서의 개정규정은 2005년 1월 1일부터 시행한다.
②(국민건강증진부담금의 부과에 관한 적용례) 제23조제1항의 개정규정은 이 법 시행후 최초로 제조장 또는 보세구역에서 반출하는 분부터 적용한다.

부칙 <제7428호, 2005. 3. 31.> (채무자 회생 및 파산에 관한 법률)

제1조 (시행일) 이 법은 공포 후 1년이 경과한 날부터 시행한다.
제2조 내지 제4조 생략
제5조 (다른 법률의 개정) ①내지 ⑭생략
⑮국민건강증진법 일부를 다음과 같이 개정한다.
제12조의2제2항제2호중 "파산자"를 "파산선고를 받은 자"로 한다.
⑯내지 <145>생략
제6조 생략

부칙 <제8004호, 2006. 9. 27.>

①(시행일) 이 법은 공포 후 3개월이 경과한 날부터 시행한다.

②(부담금에 관한 적용례) 제23조제1항 및 제23조의2의 개정규정은 이 법 시행 후 최초로 제조장 또는 보세구역에서 반출되는 궐련부터 적용한다.
③(종합계획 수립에 관한 경과조치) 이 법 시행당시 종전의 제4조의 규정에 따라 수립된 국민건강의 증진에 관한 기본시책은 종합계획으로 본다.
④(기금사용의 한시적 특례에 관한 경과조치) 법률 제6619호 국민건강증진법중개정법률 부칙 제2항 단서의 개정규정은 2006회계연도의 기금사용분에 대하여 적용한다.

부칙 <제8153호, 2006. 12. 30.> (국민건강보험법)

제1조 (시행일) 이 법은 2007년 1월 1일부터 시행한다. <단서 생략>
제2조 내지 제6조 생략
제7조 (다른 법률의 개정) ①생략
②국민건강증진법 일부를 다음과 같이 개정한다.
법률 제6619호 국민건강증진법중개정법률(법률 제7250호 국민건강증진법중개정법률 및 법률 제8004호 국민건강증진법 일부개정법률에 따라 개정된 내용을 포함한다) 부칙 제2항을 다음과 같이 한다.
②(기금사용의 한시적 특례) 보건복지부장관은 제25조제1항의 규정에 불구하고 2011년 12월 31일까지 매년 기금에서 「국민건강보험법」에 따른 당해연도 보험료 예상수입액의 100분의 6에 상당하는 금액을 동법 제92조제4항의 용도에 사용하도록 동법에 따른 국민건강보험공단에 지원한다. 다만, 그 지원금액은 당해연도 부담금 예상수입액의 100분의 65를 초과할 수 없다.

부칙 <제8690호, 2007. 12. 14.>

①(시행일) 이 법은 공포 후 1년이 경과한 날부터 시행한다.
②(적용례) 제8조제3항의 개정규정은 이 법 시행 후 최초로 제조장 또는 보세구역에서 반출하거나 광고하는 분부터 적용한다.

부칙 <제8852호, 2008. 2. 29.> (정부조직법)

제1조 (시행일) 이 법은 공포한 날부터 시행한다. 다만, ···<생략>···, 부칙 제6조에 따라 개정되는 법률 중 이 법의 시행 전에 공포되었으나 시행일이 도래하지 아니한 법률을 개정한 부분은 각각 해당 법률의 시행일부터 시행한다.
제2조부터 제5조까지 생략
제6조 (다른 법률의 개정) ① 부터 <449> 까지 생략
<450> 국민건강증진법 일부를 다음과 같이 개정한다.
제4조제1항 전단, 제4조의2제1항, 제4조의3제1항, 제5조의2제3항, 제5조의3제1항, 제7조제1항, 제2항 각 호 외의 부분 및 제3항, 제9조제1항, 제11조, 제12조제3항, 제12조의2제1항 및 제5항, 제12조의3제1항 본문 및 단서, 제2항 및 제3항, 제13조제1항, 제14조, 제16조제1항, 제22조제1항, 제23조제1항부터 제3항까지, 제5항 및 제6항, 제23조의2제1항 및 제2항, 제23조의3제1항 및 제3항, 제24조제1항 및 제2항, 제25조제2항 및 제3항, 제27조제1항, 제28조제1항, 제29조제1항 및 제2항, 제35조제1항 중 "보건복지부장관"을 각각 "보건복지가족부장관"으로 한다.
제5조제1항 중 "보건복지부"를 "보건복지가족부"로 한다.
제5조의2제2항 중 "보건복지부차관"을 "보건복지가족부차관"으로 한다.
제6조제3항, 제8조제6항, 제9조제3항, 제4항 후단 및 제6항, 제12조의2제5항, 제12조의3제3항, 제13조제2항, 제15조제2항제3호, 제18조제2항, 제19조제2항 각 호 외의 부분 및 제4항, 제20조, 제27조제1항 및 제2항 중 "보건복지부령"을 각각 "보건복지가족부령"으로 한다.
<451> 부터 <760> 까지 생략
제7조 생략

부칙 <제9932호, 2010. 1. 18.> (정부조직법)

제1조(시행일) 이 법은 공포 후 2개월이 경과한 날부터 시행한다. <단서 생략>

제2조 및 제3조 생략

제4조(다른 법률의 개정) ① 부터 ㉖ 까지 생략

㉗ 국민건강증진법 일부를 다음과 같이 개정한다.

제4조제1항 전단, 제4조의2제1항, 제4조의3제1항, 제5조의2제3항, 제5조의3제1항, 제7조제1항 · 제2항 각 호 외의 부분 · 제3항, 제9조제1항, 제11조, 제12조제3항, 제12조의2제1항 · 제5항, 제12조의3제1항 본문 및 단서 · 제2항 · 제3항, 제13조제1항, 제14조, 제16조제1항, 제22조제1항, 제23조제1항부터 제3항까지 · 제5항 · 제6항, 제23조의2제1항 · 제2항, 제23조의3제1항 · 제3항, 제24조제1항 · 제2항, 제25조제2항 · 제3항, 제27조제1항, 제28조제1항, 제29조제1항 · 제2항 및 제35조제1항 중 "보건복지가족부장관"을 각각 "보건복지부장관"으로 한다.

제5조제1항 중 "보건복지가족부"를 "보건복지부"로 한다.

제5조의2제2항 중 "보건복지가족부차관"을 "보건복지부차관"으로 한다.

제6조제3항, 제8조제6항, 제9조제3항 · 제4항 전단 및 후단 · 제6항, 제12조의2제5항, 제12조의3제3항, 제13조제2항, 제15조제2항제3호, 제18조제2항, 제19조제2항 각 호 외의 부분 · 제4항, 제20조 및 제27조제1항 · 제2항 중 "보건복지가족부령"을 각각 "보건복지부령"으로 한다.

㉘ 부터 <137> 까지 생략

제5조 생략

부칙 <제10191호, 2010. 3. 26.> (국민영양관리법)

제1조(시행일) 이 법은 공포 후 6개월이 경과한 날부터 시행한다. <단서 생략>

제2조부터 제5조까지 생략

제6조(다른 법률의 개정) ① 생략

② 국민건강증진법 일부를 다음과 같이 개정한다.

제5조제2항제4호를 제5호로 하고, 같은 항에 제4호를 다음과 같이 신설한다.

4. 「국민영양관리법」 제9조에 따른 심의사항

③ 및 ④ 생략

부칙 <제10221호, 2010. 3. 31.> (지방세법)

제1조(시행일) 이 법은 2011년 1월 1일부터 시행한다.

제2조부터 제6조까지 생략

제7조(다른 법률의 개정) ① 국민건강증진법 일부를 다음과 같이 개정한다.

제23조제1항 중 "지방세법 제232조의 규정에 의하여"를 "「지방세법」 제54조에 따라"로, "동법 제233조의9제1항제1호 및 제2호의 규정에 의하여"를 "같은 법 제63조제1항제1호 및 제2호에 따라"로 한다.

② 부터 ㉓ 까지 생략

제8조 생략

부칙 <제10327호, 2010. 5. 27.>

이 법은 공포 후 3개월이 경과한 날부터 시행한다. 다만, 제33조의 개정규정은 공포한 날부터 시행한다.

부칙 <제10781호, 2011. 6. 7.>

제1조(시행일) 이 법은 공포 후 6개월이 경과한 날부터 시행한다. 다만, 제8조제3항, 제9조제4항(제23호는 제외한다) 및 제7항, 제9조의2 및 제9조의3, 제31조제1호 및 제2호, 제34조제1항제2호 및 제3호, 같은 조 제2항제2호의 개정규정은 공포 후 1년 6개월이 경과한 날부터, 제9조제4항제23호의 개정규정은 공포 후 2년이 경과한 날부터 각각 시행한다.

제2조(적용례) ① 제9조의2 및 제9조의3의 개정규정은 이 법 시행 후 최초로 제조장 또는 보세구역에서 반출하거나 광고하는 분부터 적용한다.

② 제23조의 개정규정 중 전자담배 관련 부분은 이 법 시행 후 최초로 보세구역에서 반출되는 전자담배부터 적용한다.

제3조(다른 법률의 개정) 제주특별자치도 설치 및 국제자유도시 조성을 위한 특별법 일부를 다음과 같이 개정한다.

제326조제1항 중 "제8조제4항, 제9조제7항"을 "제8조제4항, 제9조제4항"으로 한다.

부칙 <제11142호, 2011. 12. 31.>

이 법은 공포한 날부터 시행한다.

부칙 <제11973호, 2013. 7. 30.>

이 법은 공포한 날부터 시행한다.

부칙 <제12329호, 2014. 1. 21.> (청소년활동 진흥법)

제1조(시행일) 이 법은 공포 후 6개월이 경과한 날부터 시행한다.

제2조 및 제3조 생략

제4조(다른 법률의 개정) ① 국민건강증진법 일부를 다음과 같이 개정한다.

제9조제4항제10호 중 "「청소년활동진흥법」"을 "「청소년활동 진흥법」"으로 한다.

②부터 ⑨까지 생략

부칙 <제12359호, 2014. 1. 28.>

제1조(시행일) 이 법은 공포 후 6개월이 경과한 날부터 시행한다.

제2조(재단법인 한국건강증진재단에 대한 경과조치) ① 이 법 시행 당시의 재단법인 한국건강증진재단은 이 법에 따른 한국건강증진개발원 설립과 동시에 「민법」 중 법인의 해산 및 청산에 관한 규정에도 불구하고 해산된 것으로 보며, 재단법인 한국건강증진재단에 속하였던 모든 재산과 권리·의무는 이 법에 따라 설립될 한국건강증진개발원이 이를 승계한다.

② 한국건강증진개발원 설립 당시 재단법인 한국건강증진재단의 직원은 한국건강증진개발원의 직원으로 임용된 것으로 본다.

제3조(다른 법률의 개정) 농어촌 등 보건의료를 위한 특별조치법 일부를 다음과 같이 개정한다.

제14조의2를 삭제한다.

제14조의3제2항 중 "제14조의2에 따른 지역보건사업지원단이나 그 밖의 관계 전문기관"을 "관계 전문기관"으로 한다.

부칙 <제12446호, 2014. 3. 18.>

제1조(시행일) 이 법은 2014년 7월 29일부터 시행한다.

제2조(금치산자 등에 대한 경과조치) 제12조의2제2항제1호의 개정규정에도 불구하고 법률 제10429호 민법 일부개정법률 부칙 제2조에 따라 금치산 또는 한정치산 선고의 효력이 유지되는 사람에 대하여는 종전의 규정을 적용한다.

부칙 <제12616호, 2014. 5. 20.>

제1조(시행일) 이 법은 공포 후 2개월이 경과한 날부터 시행한다. 다만, 제9조의2제3항 및 제9조의4제3항제4호의 개정규정은 공포 후 6개월이 경과한 날부터 시행한다.
제2조(경고문구 및 광고에 관한 적용례) 제9조의2제3항 및 제9조의4제3항제4호의 개정규정은 같은 개정규정 시행 후 최초로 제조장 또는 보세구역에서 반출하거나 광고하는 분부터 적용한다.
제3조(부담금에 관한 적용례) 제23조의 개정규정은 이 법 시행 후 최초로 제조장 또는 보세구역에서 반출하는 분부터 적용한다.

부칙 <제12859호, 2014. 12. 23.>

제1조(시행일) 이 법은 2015년 1월 1일부터 시행한다.
제2조(부담금 부과에 관한 적용례) 제23조제1항의 개정규정은 2015년 1월 1일 이후 최초로 제조장 또는 보세구역에서 반출하는 분부터 적용한다.

부칙 <제13323호, 2015. 5. 18.> (지역보건법)

제1조(시행일) 이 법은 공포 후 6개월이 경과한 날부터 시행한다.
제2조 생략
제3조(다른 법률의 개정) ① 및 ② 생략
③ 국민건강증진법 일부를 다음과 같이 개정한다.
제5조의3제2항제7호 중 "「지역보건법」 제3조부터 제6조까지"를 "「지역보건법」 제7조부터 제9조까지"로 하고, 같은 항 제8호 중 "「지역보건법」 제19조"를 "「지역보건법」 제24조"로 한다.
④부터 ⑨까지 생략
제4조 생략

부칙 <제13363호, 2015. 6. 22.>

제1조(시행일) 이 법은 공포 후 1년 6개월이 경과한 날부터 시행한다.
제2조(경고그림 및 경고문구에 관한 적용례) 제9조의2의 개정규정은 이 법 시행 후 최초로 제조장 또는 보세구역에서 반출하거나 광고하는 분부터 적용한다.

부칙 <제13367호, 2015. 6. 22.> (한국보건의료인국가시험원법)

제1조(시행일) 이 법은 공포 후 6개월이 경과한 날부터 시행한다.
제2조부터 제4조까지 생략
제5조(다른 법률의 개정) ① 국민건강증진법 일부를 다음과 같이 개정한다.
제12조의3제1항 단서 중 "시험관리능력이 있다고 인정하는 관계전문기관"을 "「한국보건의료인국가시험원법」에 따른 한국보건의료인국가시험원"으로 한다.
②부터 ⑧까지 생략

부칙 <제13986호, 2016. 2. 3.>

이 법은 공포한 날부터 시행한다.

부칙 <제14057호, 2016. 3. 2.>

제1조(시행일) 이 법은 공포 후 6개월이 경과한 날부터 시행한다.
제2조(음주 경고문구 표기에 관한 적용례) 제8조제4항의 개정규정은 이 법 시행 후 최초로 제조장으로부터 출고하거나 수입신고를 하는 주류부터 적용한다.
제3조(국민건강증진부담금 징수 등에 관한 적용례) 제23조제5항의 개정규정은 이 법 시행 후 최초로 납부기한이 도래하는 경우부터 적용한다.

부칙 <제14224호, 2016. 5. 29.> (정신건강증진 및 정신질환자 복지서비스 지원에 관한 법률)

제1조(시행일) 이 법은 공포 후 1년이 경과한 날부터 시행한다.
제2조부터 제19조까지 생략
제20조(다른 법률의 개정) ① 생략
② 국민건강증진법 일부를 다음과 같이 개정한다.
제5조제2항제5호를 제6호로 하고, 같은 항에 제5호를 다음과 같이 신설한다.
5. 다른 법령에서 위원회의 심의를 받도록 한 사항
③부터 ㉒까지 생략
제21조 생략

부칙 <제14318호, 2016. 12. 2.>

제1조(시행일) 이 법은 공포 후 6개월이 경과한 날부터 시행한다. 다만, 제9조제4항제20호의 개정규정은 공포 후 1년이 경과한 날부터 시행한다.
제2조(시정명령에 관한 적용례) 제9조제8항의 개정규정은 이 법 시행 후 최초로 위반행위를 하는 경우부터 적용한다.
제3조(과태료에 관한 경과조치) 이 법 시행 전의 행위에 대하여 과태료 규정을 적용할 때에는 종전의 규정에 따른다.

부칙 <제14692호, 2017. 3. 21.>

제1조(시행일) 이 법은 공포일이 속하는 달의 다음 달 1일부터 시행한다.
제2조(부담금 부과에 관한 적용례) 제23조의 개정규정은 이 법 시행 후 최초로 제조장 또는 보세구역에서 반출하는 연초 고형물부터 적용한다.

부칙 <제14777호, 2017. 4. 18.>

이 법은 공포한 날부터 시행한다.

부칙 <제15339호, 2017. 12. 30.>

제1조(시행일) 이 법은 공포한 날부터 시행한다. 다만, 제9조제4항제24호의 개정규정은 공포 후 6개월이 경과한 날부터, 제9조제6항

의 개정규정은 공포 후 1년이 경과한 날부터 각각 시행한다.

제2조(국민건강증진부담금에 관한 적용례) 제23조제1항제2호의 개정규정은 이 법 시행 후 최초로 제조장 또는 보세구역에서 반출하는 분부터 적용한다.

4 지역보건법

[시행 2019. 7. 16] [법률 제16262호, 2019. 1. 15, 일부개정]

보건복지부(건강정책과) 044-202-2805

제1장 총칙

제1조(목적) 이 법은 보건소 등 지역보건의료기관의 설치 · 운영에 관한 사항과 보건의료 관련기관 · 단체와의 연계 · 협력을 통하여 지역보건의료기관의 기능을 효과적으로 수행하는 데 필요한 사항을 규정함으로써 지역보건의료정책을 효율적으로 추진하여 지역주민의 건강 증진에 이바지함을 목적으로 한다.

제2조(정의) 이 법에서 사용하는 용어의 뜻은 다음과 같다.

1. "지역보건의료기관"이란 지역주민의 건강을 증진하고 질병을 예방 · 관리하기 위하여 이 법에 따라 설치 · 운영하는 보건소, 보건의료원, 보건지소 및 건강생활지원센터를 말한다.
2. "지역보건의료서비스"란 지역주민의 건강을 증진하고 질병을 예방 · 관리하기 위하여 지역보건의료기관이 직접 제공하거나 보건의료 관련기관 · 단체를 통하여 제공하는 서비스로서 보건의료인(「보건의료기본법」 제3조제3호에 따른 보건의료인을 말한다. 이하 같다)이 행하는 모든 활동을 말한다.
3. "보건의료 관련기관 · 단체"란 지역사회 내에서 공중(公衆) 또는 특정 다수인을 위하여 지역보건의료서비스를 제공하는 의료기관, 약국, 보건의료인 단체 등을 말한다.

제3조(국가와 지방자치단체의 책무) ① 국가 및 지방자치단체는 지역보건의료에 관한 조사 · 연구, 정보의 수집 · 관리 · 활용 · 보호, 인력의 양성 · 확보 및 고용 안정과 자질 향상 등을 위하여 노력하여야 한다. <개정 2016. 2. 3.>

② 국가 및 지방자치단체는 지역보건의료 업무의 효율적 추진을 위하여 기술적 · 재정적 지원을 하여야 한다.

③ 국가 및 지방자치단체는 지역주민의 건강 상태에 격차가 발생하지 아니하도록 필요한 방안을 마련하여야 한다.

제4조(지역사회 건강실태조사) ① 국가와 지방지치단체는 지역주민의 건강 상태 및 건강 문제의 원인 등을 파악하기 위하여 매년 지역사회 건강실태조사를 실시하여야 한다.

② 제1항에 따른 지역사회 건강실태조사의 방법, 내용 등에 관하여 필요한 사항은 대통령령으로 정한다.

제5조(지역보건의료업무의 전자화) ① 보건복지부장관은 지역보건의료기관(「농어촌 등 보건의료를 위한 특별조치법」 제2조제4호에 따른 보건진료소를 포함한다. 이하 이 조에서 같다)의 기능을 수행하는 데 필요한 각종 자료 및 정보의 효율적 처리와 기록 · 관리 업무의 전자화를 위하여 지역보건의료정보시스템을 구축 · 운영할 수 있다.

② 보건복지부장관은 제1항에 따른 지역보건의료정보시스템을 구축 · 운영하는 데 필요한 자료로서 다음 각 호의 어느 하나에 해당하는 자료를 수집 · 관리 · 보유 · 활용(실적보고 및 통계산출을 말한다)할 수 있으며, 관련 기관 및 단체에 필요한 자료의 제공을 요청할 수 있다. 이 경우 요청을 받은 기관 및 단체는 정당한 사유가 없으면 그 요청에 따라야 한다.

1. 제11조제1항제5호에 따른 지역보건의료서비스의 제공에 관한 자료
2. 제19조부터 제21조까지의 규정에 따른 지역보건의료서비스 제공의 신청, 조사 및 실시에 관한 자료
3. 그 밖에 지역보건의료기관의 기능을 수행하는 데 필요한 것으로서 대통령령으로 정하는 자료

③ 누구든지 정당한 접근 권한 없이 또는 허용된 접근 권한을 넘어 지역보건의료정보시스템의 정보를 훼손 · 멸실 · 변경 · 위조 · 유출하거나 검색 · 복제하여서는 아니 된다.

제6조(지역보건의료심의위원회) ① 지역보건의료에 관한 다음 각 호의 사항을 심의하기 위하여 특별시 · 광역시 · 도(이하 "시 · 도"라 한다) 및 특별자치시 · 특별자치도 · 시 · 군 · 구(구는 자치구를 말하며, 이하 "시 · 군 · 구"라 한다)에 지역보건의료심의위원회(이하 "위원회"라 한다)를 둔다.

1. 지역사회 건강실태조사 등 지역보건의료의 실태조사에 관한 사항
2. 지역보건의료계획 및 연차별 시행계획의 수립 · 시행 및 평가에 관한 사항
3. 지역보건의료계획의 효율적 시행을 위하여 보건의료 관련기관 · 단체, 학교, 직장 등과의 협력이 필요한 사항

4. 그 밖에 지역보건의료시책의 추진을 위하여 필요한 사항

② 위원회는 위원장 1명을 포함한 20명 이내의 위원으로 구성하며, 위원장은 해당 지방자치단체의 부단체장(부단체장이 2명 이상인 지방자치단체에서는 대통령령으로 정하는 부단체장을 말한다)이 된다. 다만, 제4항에 따라 다른 위원회가 위원회의 기능을 대신하는 경우 위원장은 조례로 정한다.

③ 위원회의 위원은 지역주민 대표, 학교보건 관계자, 산업안전 · 보건 관계자, 보건의료 관련기관 · 단체의 임직원 및 관계 공무원 중에서 해당 위원회가 속하는 지방자치단체의 장이 임명하거나 위촉한다.

④ 위원회는 그 기능을 담당하기에 적합한 다른 위원회가 있고 그 위원회의 위원이 제3항에 따른 자격을 갖춘 경우에는 시 · 도 또는 시 · 군 · 구의 조례에 따라 위원회의 기능을 통합하여 운영할 수 있다.

⑤ 제1항부터 제4항까지에서 규정한 사항 외에 위원회의 구성과 운영 등에 필요한 사항은 대통령령으로 정한다.

제2장 지역보건의료계획의 수립 · 시행

제7조(지역보건의료계획의 수립 등) ① 특별시장 · 광역시장 · 도지사(이하 "시 · 도지사"라 한다) 또는 특별자치시장 · 특별자치도지사 · 시장 · 군수 · 구청장(구청장은 자치구의 구청장을 말하며, 이하 "시장 · 군수 · 구청장"이라 한다)은 지역주민의 건강 증진을 위하여 다음 각 호의 사항이 포함된 지역보건의료계획을 4년마다 제3항 및 제4항에 따라 수립하여야 한다.

1. 보건의료 수요의 측정
2. 지역보건의료서비스에 관한 장기 · 단기 공급대책
3. 인력 · 조직 · 재정 등 보건의료자원의 조달 및 관리
4. 지역보건의료서비스의 제공을 위한 전달체계 구성 방안
5. 지역보건의료에 관련된 통계의 수집 및 정리

② 시 · 도지사 또는 시장 · 군수 · 구청장은 매년 제1항에 따른 지역보건의료계획에 따라 연차별 시행계획을 수립하여야 한다.

③ 시장 · 군수 · 구청장(특별자치시장 · 특별자치도지사는 제외한다. 이하 이 조에서 같다)은 해당 시 · 군 · 구(특별자치시 · 특별자치도는 제외한다. 이하 이 조에서 같다) 위원회의 심의를 거쳐 지역보건의료계획(연차별 시행계획을 포함한다. 이하 이 조에서 같다)을 수립한 후 해당 시 · 군 · 구의회에 보고하고 시 · 도지사에게 제출하여야 한다.

④ 특별자치시장 · 특별자치도지사 및 제3항에 따라 관할 시 · 군 · 구의 지역보건의료계획을 받은 시 · 도지사는 해당 위원회의 심의를 거쳐 시 · 도(특별자치시 · 특별자치도를 포함한다. 이하 이 조에서 같다)의 지역보건의료계획을 수립한 후 해당 시 · 도의회에 보고하고 보건복지부장관에게 제출하여야 한다.

⑤ 제3항 및 제4항에 따른 지역보건의료계획은 「사회보장기본법」 제16조에 따른 사회보장 기본계획, 「사회보장급여의 이용 · 제공 및 수급권자 발굴에 관한 법률」에 따른 지역사회보장계획 및 「국민건강증진법」 제4조에 따른 국민건강증진종합계획과 연계되도록 하여야 한다. <개정 2019. 1. 15.>

⑥ 특별자치시장 · 특별자치도지사, 시 · 도지사 또는 시장 · 군수 · 구청장은 제3항 또는 제4항에 따라 지역보건의료계획을 수립하는 데에 필요하다고 인정하는 경우에는 보건의료 관련기관 · 단체, 학교, 직장 등에 중복 · 유사 사업의 조정 등에 관한 의견을 듣거나 자료의 제공 및 협력을 요청할 수 있다. 이 경우 요청을 받은 해당 기관은 정당한 사유가 없으면 그 요청에 협조하여야 한다.

⑦ 지역보건의료계획의 내용에 관하여 필요하다고 인정하는 경우 보건복지부장관은 특별자치시장 · 특별자치도지사 또는 시 · 도지사에게, 시 · 도지사는 시장 · 군수 · 구청장에게 각각 보건복지부령으로 정하는 바에 따라 그 조정을 권고할 수 있다.

⑧ 제1항부터 제7항까지에서 규정한 사항 외에 지역보건의료계획의 세부 내용, 수립 방법 · 시기 등에 관하여 필요한 사항은 대통령령으로 정한다.

제8조(지역보건의료계획의 시행) ① 시 · 도지사 또는 시장 · 군수 · 구청장은 지역보건의료계획을 시행할 때에는 제7조제2항에 따라 수립된 연차별 시행계획에 따라 시행하여야 한다.

② 시 · 도지사 또는 시장 · 군수 · 구청장은 지역보건의료계획을 시행하는 데에 필요하다고 인정하는 경우에는 보건의료 관련기관 · 단체 등에 인력 · 기술 및 재정 지원을 할 수 있다.

제9조(지역보건의료계획 시행 결과의 평가) ① 제8조제1항에 따라 지역보건의료계획을 시행한 때에는 보건복지부장관은 특별자치시 · 특별자치도 또는 시 · 도의 지역보건의료계획의 시행결과를, 시 · 도지사는 시 · 군 · 구(특별자치시 · 특별자치도는 제외한다)의 지역보건의료계획의 시행 결과를 대통령령으로 정하는 바에 따라 각각 평가할 수 있다.

② 보건복지부장관 또는 시 · 도지사는 필요한 경우 제1항에 따른 평가 결과를 제24조에 따른 비용의 보조에 반영할 수 있다.

제3장 지역보건의료기관의 설치 · 운영

제10조(보건소의 설치) ① 지역주민의 건강을 증진하고 질병을 예방 · 관리하기 위하여 시 · 군 · 구에 대통령령으로 정하는 기준에 따라 해당 지방자치단체의 조례로 보건소(보건의료원을 포함한다. 이하 같다)를 설치한다.

② 동일한 시 · 군 · 구에 2개 이상의 보건소가 설치되어 있는 경우 해당 지방자치단체의 조례로 정하는 바에 따라 업무를 총괄하는 보건소를 지정하여 운영할 수 있다.

제11조(보건소의 기능 및 업무) ① 보건소는 해당 지방자치단체의 관할 구역에서 다음 각 호의 기능 및 업무를 수행한다. <개정 2016. 2. 3., 2019. 1. 15.>

1. 건강 친화적인 지역사회 여건의 조성
2. 지역보건의료정책의 기획, 조사 · 연구 및 평가
3. 보건의료인 및 「보건의료기본법」 제3조제4호에 따른 보건의료기관 등에 대한 지도 · 관리 · 육성과 국민보건 향상을 위한 지도 · 관리
4. 보건의료 관련기관 · 단체, 학교, 직장 등과의 협력체계 구축
5. 지역주민의 건강증진 및 질병예방 · 관리를 위한 다음 각 목의 지역보건의료서비스의 제공
   가. 국민건강증진 · 구강건강 · 영양관리사업 및 보건교육
   나. 감염병의 예방 및 관리
   다. 모성과 영유아의 건강유지 · 증진
   라. 여성 · 노인 · 장애인 등 보건의료 취약계층의 건강유지 · 증진
   마. 정신건강증진 및 생명존중에 관한 사항
   바. 지역주민에 대한 진료, 건강검진 및 만성질환 등의 질병관리에 관한 사항
   사. 가정 및 사회복지시설 등을 방문하여 행하는 보건의료 및 건강관리사업

② 제1항에 따른 보건소 기능 및 업무 등에 관하여 필요한 세부 사항은 대통령령으로 정한다.

제12조(보건의료원) 보건소 중 「의료법」 제3조제2항제3호가목에 따른 병원의 요건을 갖춘 보건소는 보건의료원이라는 명칭을 사용할 수 있다.

제13조(보건지소의 설치) 지방자치단체는 보건소의 업무수행을 위하여 필요하다고 인정하는 경우에는 대통령령으로 정하는 기준에 따라 해당 지방자치단체의 조례로 보건소의 지소(이하 "보건지소"라 한다)를 설치할 수 있다.

제14조(건강생활지원센터의 설치) 지방자치단체는 보건소의 업무 중에서 특별히 지역주민의 만성질환 예방 및 건강한 생활습관 형성을 지원하는 건강생활지원센터를 대통령령으로 정하는 기준에 따라 해당 지방자치단체의 조례로 설치할 수 있다.

제15조(지역보건의료기관의 조직) 지역보건의료기관의 조직은 대통령령으로 정하는 사항 외에는 「지방자치법」 제112조에 따른다.

제16조(전문인력의 적정 배치 등) ① 지역보건의료기관에는 기관의 장과 해당 기관의 기능을 수행하는 데 필요한 면허 · 자격 또는 전문지식을 가진 인력(이하 "전문인력"이라 한다)을 두어야 한다.

② 시 · 도지사(특별자치시장 · 특별자치도지사를 포함한다)는 지역보건의료기관의 전문인력을 적정하게 배치하기 위하여 필요한 경우 「지방공무원법」 제30조의2제2항에 따라 지역보건의료기관 간에 전문인력의 교류를 할 수 있다.

③ 보건복지부장관과 시 · 도지사(특별자치시장 · 특별자치도지사를 포함한다)는 지역보건의료기관의 전문인력의 자질 향상을 위하여 필요한 교육훈련을 시행하여야 한다.

④ 보건복지부장관은 지역보건의료기관의 전문인력의 배치 및 운영 실태를 조사할 수 있으며, 그 배치 및 운영이 부적절하다고 판단될 때에는 그 시정을 위하여 시 · 도지사 또는 시장 · 군수 · 구청장에게 권고할 수 있다.

⑤ 제1항에 따른 전문인력의 배치 및 임용자격 기준과 제3항에 따른 교육훈련의 대상 · 기간 · 평가 및 그 결과 처리 등에 필요한 사항은 대통령령으로 정한다.

제16조의2(방문건강관리 전담공무원) ① 제11조제1항제5호사목의 방문건강관리사업을 담당하게 하기 위하여 지역보건의료기관에 보건복지부령으로 정하는 전문인력을 방문건강관리 전담공무원으로 둘 수 있다.

② 국가는 제1항에 따른 방문건강관리 전담공무원의 배치에 필요한 비용의 전부 또는 일부를 보조할 수 있다.

[본조신설 2019. 1. 15.]

제17조(지역보건의료기관의 시설 · 장비 등) ① 지역보건의료기관은 보건복지부령으로 정하는 기준에 적합한 시설 · 장비 등을 갖추어야 한다.

② 지역보건의료기관의 장은 지역주민이 지역보건의료기관을 쉽게 알아볼 수 있고 이용하기에 편리하도록 보건복지부령으로 정하는 표시를 하여야 한다.

제18조(시설의 이용) 지역보건의료기관은 보건의료에 관한 실험 또는 검사를 위하여 의사 · 치과의사 · 한의사 · 약사 등에게 그 시설을 이용하게 하거나, 타인의 의뢰를 받아 실험 또는 검사를 할 수 있다.

제4장 지역보건의료서비스의 실시

제19조(지역보건의료서비스의 신청) ① 지역보건의료서비스 중 보건복지부령으로 정하는 서비스를 필요로 하는 사람(이하 "서비스대상자"라 한다)과 그 친족, 그 밖의 관계인은 관할 시장 · 군수 · 구청장에게 지역보건의료서비스의 제공(이하 "서비스 제공"이라 한다)을 신청할 수 있다.

② 시장 · 군수 · 구청장이 제1항에 따른 서비스 제공 신청을 받는 경우 제20조에 따라 조사하려 하거나 제출받으려는 자료 또는 정보에 관하여 서비스대상자와 그 서비스대상자의 1촌 직계혈족 및 그 배우자(이하 "부양의무자"라 한다)에게 다음 각 호의 사항을 알리고, 해당 자료 또는 정보의 수집에 관한 동의를 받아야 한다.

1. 법적 근거, 이용 목적 및 범위
2. 이용 방법
3. 보유기간 및 파기방법

③ 서비스 제공의 신청인은 서비스 제공 신청을 철회하는 경우 시장 · 군수 · 구청장에게 조사하거나 제출한 자료 또는 정보의 반환 또는 삭제를 요청할 수 있다. 이 경우 요청을 받은 시장 · 군수 · 구청장은 특별한 사유가 없으면 그 요청에 따라야 한다.

④ 제1항부터 제3항까지의 규정에 따른 서비스 제공의 신청 · 철회 및 고지 · 동의 방법 등에 관하여 필요한 사항은 보건복지부령으로 정한다.

제20조(신청에 따른 조사) ① 시장 · 군수 · 구청장은 제19조제1항에 따라 서비스 제공 신청을 받으면 서비스대상자와 부양의무자의 소득 · 재산 등에 관하여 조사하여야 한다.

② 시장 · 군수 · 구청장은 제1항에 따른 조사에 필요한 자료를 확보하기 위하여 서비스대상자 또는 그 부양의무자에게 필요한 자료 또는 정보의 제출을 요구할 수 있다.

③ 제1항에 따른 조사의 실시는 「사회복지사업법」 제33조의3에 따른다.

제21조(서비스 제공의 결정 및 실시) ① 시장 · 군수 · 구청장은 제20조에 따른 조사를 하였을 때에는 예산 상황 등을 고려하여 서비스 제공의 실시 여부를 결정한 후 이를 서면이나 전자문서로 신청인에게 통보하여야 한다.

② 시장 · 군수 · 구청장은 서비스대상자에게 서비스 제공을 하기로 결정하였을 때에는 서비스 제공기간 등을 계획하여 그 계획에 따라 지역보건의료서비스를 제공하여야 한다.

제22조(정보의 파기) ① 시장 · 군수 · 구청장은 제20조에 따라 조사하거나 제출받은 정보 중 서비스대상자가 아닌 사람의 정보는 5년을 초과하여 보유할 수 없다. 이 경우 시장 · 군수 · 구청장은 정보의 보유기한이 지나면 지체 없이 이를 파기하여야 한다.

② 시장 · 군수 · 구청장은 제1항에 따른 정보가 지역보건의료정보시스템 또는 「사회복지사업법」 제6조의2에 따른 정보시스템에 수집되어 있는 경우 보건복지부장관에게 해당 정보의 파기를 요청할 수 있다. 이 경우 보건복지부장관은 지체 없이 이를 파기하여야 한다.

제23조(건강검진 등의 신고) ① 「의료법」 제27조제1항 각 호의 어느 하나에 해당하는 사람이 지역주민 다수를 대상으로 건강검진 또는 순회 진료 등 주민의 건강에 영향을 미치는 행위(이하 "건강검진등"이라 한다)를 하려는 경우에는 보건복지부령으로 정하는 바에 따라 건강검진등을 하려는 지역을 관할하는 보건소장에게 신고하여야 한다.

② 의료기관이 「의료법」 제33조제1항 각 호의 어느 하나에 해당하는 사유로 의료기관 외의 장소에서 지역주민 다수를 대상으로 건강검진등을 하려는 경우에도 제1항에 따른 신고를 하여야 한다.

③ 보건소장은 제1항 및 제2항에 따른 신고를 받은 경우에는 그 내용을 검토하여 이 법에 적합하면 신고를 수리하여야 한다. <신설 2019. 1. 15.>

제5장 보칙

제24조(비용의 보조) ① 국가와 시 · 도는 지역보건의료기관의 설치와 운영에 필요한 비용 및 지역보건의료계획의 시행에 필요한 비

용의 일부를 보조할 수 있다.

② 제1항에 따라 보조금을 지급하는 경우 설치비와 부대비에 있어서는 그 3분의 2 이내로 하고, 운영비 및 지역보건의료계획의 시행에 필요한 비용에 있어서는 그 2분의 1 이내로 한다.

제25조(수수료 등) ① 지역보건의료기관은 그 시설을 이용한 자, 실험 또는 검사를 의뢰한 자 또는 진료를 받은 자로부터 수수료 또는 진료비를 징수할 수 있다.

② 제1항에 따른 수수료와 진료비는 보건복지부령으로 정하는 기준에 따라 해당 지방자치단체의 조례로 정한다.

제26조(지역보건의료기관의 회계) 지역보건의료기관의 수수료 및 진료비의 수입은 「지방회계법」 제26조에 따른 수입 대체 경비로 직접 지출할 수 있으며, 회계 사무는 해당 지방자치단체의 규칙으로 정하는 바에 따라 간소화할 수 있다. <개정 2016. 5. 29.>

제27조(보고 등) 보건복지부장관은 지방자치단체에 대하여 보건복지부령으로 정하는 바에 따라 지역보건의료기관의 설치 · 운영에 관한 사항을 보고하게 하거나 소속 공무원으로 하여금 지역보건의료기관에 대하여 실태조사 등 지도 · 감독을 할 수 있다.

제28조(개인정보의 누설금지) 지역보건의료기관(「농어촌 등 보건의료를 위한 특별조치법」 제2조제4호에 따른 보건진료소를 포함한다)의 기능 수행과 관련한 업무에 종사하였거나 종사하고 있는 사람 또는 지역보건의료정보시스템을 구축 · 운영하였거나 구축 · 운영하고 있는 자(제30조제2항 및 제4항에 따라 위탁받거나 대행하는 업무에 종사하거나 종사하였던 자를 포함한다)는 업무상 알게 된 다음 각 호의 정보를 업무 외의 목적으로 사용하거나 다른 사람에게 제공 또는 누설하여서는 아니 된다.

1. 보건의료인이 진료과정(건강검진을 포함한다)에서 알게 된 개인 및 가족의 진료 정보
2. 제20조에 따라 조사하거나 제출받은 다음 각 호의 정보
   가. 금융정보(「국민기초생활 보장법」 제21조제3항제1호의 금융정보를 말한다. 이하 같다)
   나. 신용정보 또는 보험정보(「국민기초생활 보장법」 제21조제3항제2호 · 제3호의 신용정보 및 보험정보를 말한다. 이하 같다)
3. 제1호 및 제2호를 제외한 개인정보(「개인정보 보호법」 제2조제1호의 개인정보를 말한다. 이하 같다)

제29조(동일 명칭 사용금지) 이 법에 따른 보건소, 보건의료원, 보건지소 또는 건강생활지원센터가 아닌 자는 각각 보건소, 보건의료원, 보건지소 또는 건강생활지원센터라는 명칭을 사용하지 못한다.

제30조(권한의 위임 등) ① 이 법에 따른 보건복지부장관의 권한은 대통령령으로 정하는 바에 따라 그 일부를 시 · 도지사 또는 시장 · 군수 · 구청장에게 위임할 수 있다.

② 시 · 도지사 또는 시장 · 군수 · 구청장은 이 법에 따른 지역보건의료기관의 기능 수행에 필요한 업무의 일부를 대통령령으로 정하는 바에 따라 보건의료 관련기관 · 단체에 위탁하거나, 「의료법」 제2조에 따른 의료인에게 대행하게 할 수 있다.

③ 시 · 도지사 또는 시장 · 군수 · 구청장은 제2항에 따라 업무를 위탁한 경우에는 그 비용의 전부 또는 일부를 보조할 수 있고, 의료인에게 그 업무의 일부를 대행하게 한 경우에는 그 업무수행에 드는 실비(實費)를 보조할 수 있다.

④ 보건복지부장관은 지역보건의료정보시스템의 구축 · 운영 등에 관한 업무를 「사회복지사업법」 제6조의3에 따른 전담기구에 대행하게 할 수 있다.

⑤ 보건복지부장관은 제4항에 따라 업무를 대행하게 한 경우에는 예산의 범위에서 그에 필요한 비용을 보조할 수 있다.

제31조(「의료법」에 대한 특례) 제12조에 따른 보건의료원은 「의료법」 제3조제2항제3호가목에 따른 병원 또는 같은 항 제1호나목 · 다목에 따른 치과의원 또는 한의원으로 보고, 보건소 · 보건지소 및 건강생활지원센터는 같은 호에 따른 의원 · 치과의원 또는 한의원으로 본다.

제6장 벌칙

제32조(벌칙) ① 다음 각 호의 어느 하나에 해당하는 자는 5년 이하의 징역 또는 5천만원 이하의 벌금에 처한다. <개정 2017. 9. 19.>

1. 제5조제3항을 위반하여 정당한 접근 권한 없이 또는 허용된 접근 권한을 넘어 지역보건의료정보시스템의 정보를 훼손 · 멸실 · 변경 · 위조 또는 유출한 자
2. 제28조를 위반하여 같은 조 제1호, 제2호 또는 제3호에 따른 정보를 사용 · 제공 · 누설한 자 및 그 사정을 알면서도 영리 목적 또는 부정한 목적으로 해당 정보를 제공받은 자

② 삭제 <2017. 9. 19.>

③ 제5조제3항을 위반하여 정당한 접근 권한 없이 또는 허용된 접근 권한을 넘어 지역보건의료정보시스템의 정보를 검색 또는 복제한 자는 3년 이하의 징역 또는 3천만원 이하의 벌금에 처한다. <개정 2017. 9. 19.>

1. 삭제 <2017. 9. 19.>

2. 삭제 <2017. 9. 19.>

제33조(양벌규정) 법인의 대표자나 법인 또는 개인의 대리인 · 사용인, 그 밖의 종업원이 그 법인 또는 개인의 업무에 관하여 제32조의 위반행위를 하면 그 행위자를 벌하는 외에 그 법인 또는 개인에게도 해당 조문의 벌금형을 과(科)한다. 다만, 법인 또는 개인이 그 위반행위를 방지하기 위하여 해당 업무에 관하여 상당한 주의와 감독을 게을리하지 아니한 경우에는 그러하지 아니하다.

제34조(과태료) ① 다음 각 호의 어느 하나에 해당하는 자에게는 300만원 이하의 과태료를 부과한다.

1. 제23조에 따른 신고를 하지 아니하거나 거짓으로 신고하고 건강검진등을 한 자
2. 제29조를 위반하여 동일 명칭을 사용한 자

② 제1항에 따른 과태료는 해당 지방자치단체의 조례에서 정하는 바에 따라 해당 시장 · 군수 · 구청장이 부과 · 징수한다.

부칙 <제13323호, 2015. 5. 18.>

제1조(시행일) 이 법은 공포 후 6개월이 경과한 날부터 시행한다.

제2조(보건소 등의 설치에 관한 경과조치) 이 법 시행 당시 종전의 규정에 따라 설치된 보건소, 보건의료원 및 보건지소는 이 법에 따라 설치된 것으로 본다.

제3조(다른 법률의 개정) ① 건강검진기본법 일부를 다음과 같이 개정한다.

제14조제1항 중 "「지역보건법」 제7조"를 "「지역보건법」 제10조"로 한다.

② 결핵예방법 일부를 다음과 같이 개정한다.

제5조제3항 후단 중 "「지역보건법」 제3조"를 "「지역보건법」 제7조"로 한다.

③ 국민건강증진법 일부를 다음과 같이 개정한다.

제5조의3제2항제7호 중 "「지역보건법」 제3조부터 제6조까지"를 "「지역보건법」 제7조부터 제9조까지"로 하고, 같은 항 제8호 중 "「지역보건법」 제19조"를 "「지역보건법」 제24조"로 한다.

④ 법률 제12935호 사회보장급여의 이용 · 제공 및 수급권자 발굴에 관한 법률 일부를 다음과 같이 개정한다.

제11조제4호 중 "「지역보건법」 제7조"를 "「지역보건법」 제10조"로 한다.

제13조제2항제19호 중 "「지역보건법」 제9조제12호"를 "「지역보건법」 제11조제1항제5호사목"으로 한다.

⑤ 산업재해보상보험법 일부를 다음과 같이 개정한다.

제43조제1항제3호 중 "「지역보건법」 제7조"를 "「지역보건법」 제10조"로, "「지역보건법」 제8조"를 "「지역보건법」 제12조"로 한다.

⑥ 암관리법 일부를 다음과 같이 개정한다.

제5조제4항 중 "「지역보건법」 제3조"를 "「지역보건법」 제7조"로 한다.

⑦ 영유아보육법 일부를 다음과 같이 개정한다.

제32조제3항 중 "「지역보건법」 제7조와 제10조"를 "「지역보건법」 제10조와 제13조"로 한다.

⑧ 장애아동 복지지원법 일부를 다음과 같이 개정한다.

제10조제1항제9호 중 "「지역보건법」 제7조"를 "「지역보건법」 제10조"로 한다.

⑨ 정신보건법 일부를 다음과 같이 개정한다.

제4조의3제1항 후단 중 "「지역보건법」 제3조"를 "「지역보건법」 제7조"로 한다.

제4조(다른 법령과의 관계) 이 법 시행 당시 다른 법령에서 종전의 「지역보건법」의 규정을 인용하고 있는 경우 이 법 가운데 그에 해당하는 규정이 있을 때에는 종전의 규정을 갈음하여 이 법의 해당 규정을 인용한 것으로 본다.

부칙 <제14009호, 2016. 2. 3.>

이 법은 공포 후 6개월이 경과한 날부터 시행한다.

부칙 <제14197호, 2016. 5. 29.> (지방회계법)

제1조(시행일) 이 법은 공포 후 6개월이 경과한 날부터 시행한다. <단서 생략>

제2조 생략

제3조(다른 법률의 개정) ①부터 ⑧까지 생략

⑨ 지역보건법 일부를 다음과 같이 개정한다.

제26조 중 "「지방재정법」 제16조"를 "「지방회계법」 제26조"로 한다.

⑩ 생략

제4조 생략

부칙 <제14895호, 2017. 9. 19.>

이 법은 공포한 날부터 시행한다.

부칙 <제16262호, 2019. 1. 15.>

이 법은 공포 후 6개월이 경과한 날부터 시행한다.

5 공중위생관리법

[시행 2019. 6. 12] [법률 제15873호, 2018. 12. 11, 일부개정]

보건복지부(건강정책과 - 이용업, 미용업 관련) 044-202-2881, 044-202-2882
보건복지부(건강정책과 - 숙박업, 목욕업, 세탁업, 건물위생관리업, 위생사 관련) 044-202-2883, 044-202-2884

제1조(목적) 이 법은 공중이 이용하는 영업의 위생관리등에 관한 사항을 규정함으로써 위생수준을 향상시켜 국민의 건강증진에 기여함을 목적으로 한다. <개정 2016. 2. 3.>

제2조(정의) ①이 법에서 사용하는 용어의 정의는 다음과 같다. <개정 2005. 3. 31., 2016. 2. 3.>

1. "공중위생영업"이라 함은 다수인을 대상으로 위생관리서비스를 제공하는 영업으로서 숙박업 · 목욕장업 · 이용업 · 미용업 · 세탁업 · 건물위생관리업을 말한다.
2. "숙박업"이라 함은 손님이 잠을 자고 머물 수 있도록 시설 및 설비등의 서비스를 제공하는 영업을 말한다. 다만, 농어촌에 소재하는 민박등 대통령령이 정하는 경우를 제외한다.
3. "목욕장업"이라 함은 다음 각목의 어느 하나에 해당하는 서비스를 손님에게 제공하는 영업을 말한다. 다만, 숙박업 영업소에 부설된 욕실 등 대통령령이 정하는 경우를 제외한다.
   가. 물로 목욕을 할 수 있는 시설 및 설비 등의 서비스
   나. 맥반석 · 황토 · 옥 등을 직접 또는 간접 가열하여 발생되는 열기 또는 원적외선 등을 이용하여 땀을 낼 수 있는 시설 및 설비 등의 서비스
4. "이용업"이라 함은 손님의 머리카락 또는 수염을 깎거나 다듬는 등의 방법으로 손님의 용모를 단정하게 하는 영업을 말한다.
5. "미용업"이라 함은 손님의 얼굴 · 머리 · 피부등을 손질하여 손님의 외모를 아름답게 꾸미는 영업을 말한다.
6. "세탁업"이라 함은 의류 기타 섬유제품이나 피혁제품등을 세탁하는 영업을 말한다.
7. "건물위생관리업"이라 함은 공중이 이용하는 건축물 · 시설물등의 청결유지와 실내공기정화를 위한 청소등을 대행하는 영업을 말한다.
8. 삭제 <2015. 12. 22.>

② 제1항제2호 내지 제7호의 영업은 대통령령이 정하는 바에 의하여 이를 세분할 수 있다. <개정 2005. 3. 31.>

제3조(공중위생영업의 신고 및 폐업신고) ①공중위생영업을 하고자 하는 자는 공중위생영업의 종류별로 보건복지부령이 정하는 시설 및 설비를 갖추고 시장 · 군수 · 구청장(자치구의 구청장에 한한다. 이하 같다)에게 신고하여야 한다. 보건복지부령이 정하는 중요사항을 변경하고자 하는 때에도 또한 같다. <개정 2008. 2. 29., 2010. 1. 18.>

② 제1항의 규정에 의하여 공중위생영업의 신고를 한 자(이하 "공중위생영업자"라 한다)는 공중위생영업을 폐업한 날부터 20일 이내에 시장 · 군수 · 구청장에게 신고하여야 한다. 다만, 제11조에 따른 영업정지 등의 기간 중에는 폐업신고를 할 수 없다. <신설 2005. 3. 31., 2016. 2. 3.>

③ 시장 · 군수 · 구청장은 공중위생영업자가 「부가가치세법」 제8조에 따라 관할 세무서장에게 폐업신고를 하거나 관할 세무서장이 사업자등록을 말소한 경우에는 신고 사항을 직권으로 말소할 수 있다. <신설 2016. 2. 3.>

④ 시장 · 군수 · 구청장은 제3항의 직권말소를 위하여 필요한 경우 관할 세무서장에게 공중위생영업자의 폐업여부에 대한 정보 제공을 요청할 수 있다. 이 경우 요청을 받은 관할 세무서장은 「전자정부법」 제36조제1항에 따라 공중위생영업자의 폐업여부에 대한 정보를 제공하여야 한다. <신설 2017. 12. 12.>

⑤ 제1항 및 제2항의 규정에 의한 신고의 방법 및 절차 등에 관하여 필요한 사항은 보건복지부령으로 정한다. <개정 2005. 3. 31., 2008. 2. 29., 2010. 1. 18., 2016. 2. 3., 2017. 12. 12.>

[전문개정 2002. 8. 26.]

[제목개정 2005. 3. 31.]

제3조의2(공중위생영업의 승계) ①공중위생영업자가 그 공중위생영업을 양도하거나 사망한 때 또는 법인의 합병이 있는 때에는 그

양수인 · 상속인 또는 합병후 존속하는 법인이나 합병에 의하여 설립되는 법인은 그 공중위생영업자의 지위를 승계한다. <개정 2005. 3. 31.>

② 민사집행법에 의한 경매, 「채무자 회생 및 파산에 관한 법률」에 의한 환가나 국세징수법 · 관세법 또는 「지방세징수법」에 의한 압류재산의 매각 그 밖에 이에 준하는 절차에 따라 공중위생영업 관련시설 및 설비의 전부를 인수한 자는 이 법에 의한 그 공중위생영업자의 지위를 승계한다. <개정 2005. 3. 31., 2010. 3. 31., 2016. 12. 27.>

③ 제1항 또는 제2항의 규정에 불구하고 이용업 또는 미용업의 경우에는 제6조의 규정에 의한 면허를 소지한 자에 한하여 공중위생영업자의 지위를 승계할 수 있다.

④ 제1항 또는 제2항의 규정에 의하여 공중위생영업자의 지위를 승계한 자는 1월 이내에 보건복지부령이 정하는 바에 따라 시장 · 군수 또는 구청장에게 신고하여야 한다. <개정 2008. 2. 29., 2010. 1. 18.>

[본조신설 2002. 8. 26.]

제4조(공중위생영업자의 위생관리의무등) ①공중위생영업자는 그 이용자에게 건강상 위해요인이 발생하지 아니하도록 영업관련 시설 및 설비를 위생적이고 안전하게 관리하여야 한다.

② 목욕장업을 하는 자는 다음 각호의 사항을 지켜야 한다. 이 경우 세부기준은 보건복지부령으로 정한다. <개정 2005. 3. 31., 2008. 2. 29., 2010. 1. 18.>

1. 제2조제1항제3호 가목의 서비스를 제공하는 경우 : 목욕장의 수질기준 및 수질검사방법 등 수질 관리에 관한 사항
2. 제2조제1항제3호 나목의 서비스를 제공하는 경우 : 위생기준 등에 관한 사항

③ 이용업을 하는 자는 다음 각호의 사항을 지켜야 한다. <개정 2008. 2. 29., 2008. 3. 28., 2010. 1. 18.>

1. 이용기구는 소독을 한 기구와 소독을 하지 아니한 기구로 분리하여 보관하고, 면도기는 1회용 면도날만을 손님 1인에 한하여 사용할 것. 이 경우 이용기구의 소독기준 및 방법은 보건복지부령으로 정한다.
2. 이용사면허증을 영업소안에 게시할 것
3. 이용업소표시등을 영업소 외부에 설치할 것

④ 미용업을 하는 자는 다음 각호의 사항을 지켜야 한다. <개정 2008. 2. 29., 2010. 1. 18.>

1. 의료기구와 의약품을 사용하지 아니하는 순수한 화장 또는 피부미용을 할 것
2. 미용기구는 소독을 한 기구와 소독을 하지 아니한 기구로 분리하여 보관하고, 면도기는 1회용 면도날만을 손님 1인에 한하여 사용할 것. 이 경우 미용기구의 소독기준 및 방법은 보건복지부령으로 정한다.
3. 미용사면허증을 영업소안에 게시할 것

⑤ 세탁업을 하는 자는 세제를 사용함에 있어서 국민건강에 유해한 물질이 발생되지 아니하도록 기계 및 설비를 안전하게 관리하여야 한다. 이 경우 유해한 물질이 발생되는 세제의 종류와 기계 및 설비의 안전관리에 관하여 필요한 사항은 보건복지부령으로 정한다. <개정 2008. 2. 29., 2010. 1. 18.>

⑥ 건물위생관리업을 하는 자는 사용장비 또는 약제의 취급시 인체의 건강에 해를 끼치지 아니하도록 위생적이고 안전하게 관리하여야 한다. <개정 2016. 2. 3.>

⑦ 제1항 내지 제6항의 규정에 의하여 공중위생영업자가 준수하여야 할 위생관리기준 기타 위생관리서비스의 제공에 관하여 필요한 사항으로서 그 각항에 규정된 사항외의 사항 및 감염병환자 기타 함께 출입시켜서는 아니되는 자의 범위와 목욕장내에 둘 수 있는 종사자의 범위등 건전한 영업질서유지를 위하여 영업자가 준수하여야 할 사항은 보건복지부령으로 정한다. <개정 2005. 3. 31., 2008. 2. 29., 2009. 12. 29., 2010. 1. 18.>

제5조(공중위생영업자의 불법카메라 설치 금지) 공중위생영업자는 영업소에 「성폭력범죄의 처벌 등에 관한 특례법」 제14조제1항에 위반되는 행위에 이용되는 카메라나 그 밖에 이와 유사한 기능을 갖춘 기계장치를 설치해서는 아니 된다.

[본조신설 2018. 12. 11.]

제6조(이용사 및 미용사의 면허등) ①이용사 또는 미용사가 되고자 하는 자는 다음 각호의 1에 해당하는 자로서 보건복지부령이 정하는 바에 의하여 시장 · 군수 · 구청장의 면허를 받아야 한다. <개정 2001. 1. 29., 2002. 1. 19., 2005. 3. 31., 2007. 12. 14., 2008. 2. 29., 2010. 1. 18., 2013. 3. 23., 2018. 12. 11.>

1. 전문대학 또는 이와 같은 수준 이상의 학력이 있다고 교육부장관이 인정하는 학교에서 이용 또는 미용에 관한 학과를 졸업한 자
1의2. 「학점인정 등에 관한 법률」 제8조에 따라 대학 또는 전문대학을 졸업한 자와 같은 수준 이상의 학력이 있는 것으로 인정되어 같은 법 제9조에 따라 이용 또는 미용에 관한 학위를 취득한 자
2. 고등학교 또는 이와 같은 수준의 학력이 있다고 교육부장관이 인정하는 학교에서 이용 또는 미용에 관한 학과를 졸업한 자
3. 교육부장관이 인정하는 고등기술학교에서 1년 이상 이용 또는 미용에 관한 소정의 과정을 이수한 자
4. 국가기술자격법에 의한 이용사 또는 미용사의 자격을 취득한 자

② 다음 각호의 1에 해당하는 자는 이용사 또는 미용사의 면허를 받을 수 없다. <개정 2007. 12. 14., 2008. 2. 29., 2009. 12. 29., 2010. 1. 18., 2015. 12. 22., 2016. 2. 3., 2018. 12. 11.>

1. 피성년후견인
2. 「정신건강증진 및 정신질환자 복지서비스 지원에 관한 법률」 제3조제1호에 따른 정신질환자. 다만, 전문의가 이용사 또는 미용사로서 적합하다고 인정하는 사람은 그러하지 아니하다.
3. 공중의 위생에 영향을 미칠 수 있는 감염병환자로서 보건복지부령이 정하는 자
4. 마약 기타 대통령령으로 정하는 약물 중독자
5. 제7조제1항제2호, 제4호, 제6호 또는 제7호의 사유로 면허가 취소된 후 1년이 경과되지 아니한 자

제6조의2(위생사의 면허 등) ① 위생사가 되려는 사람은 다음 각 호의 어느 하나에 해당하는 사람으로서 위생사 국가시험에 합격한 후 보건복지부장관의 면허를 받아야 한다.

1. 전문대학이나 이와 같은 수준 이상에 해당된다고 교육부장관이 인정하는 학교(보건복지부장관이 인정하는 외국의 학교를 포함한다. 이하 같다)에서 보건 또는 위생에 관한 교육과정을 이수한 사람
2. 「학점인정 등에 관한 법률」 제8조에 따라 전문대학을 졸업한 사람과 같은 수준 이상의 학력이 있는 것으로 인정되어 같은 법 제9조에 따라 보건 또는 위생에 관한 학위를 취득한 사람
3. 보건복지부장관이 인정하는 외국의 위생사 면허 또는 자격을 가진 사람

② 제1항에 따른 위생사 국가시험은 매년 1회 이상 보건복지부장관이 실시하며, 시험과목 · 시험방법 · 합격기준과 그 밖에 시험에 필요한 사항은 대통령령으로 정한다.

③ 보건복지부장관은 위생사 국가시험의 실시에 관한 업무를 「한국보건의료인국가시험원법」에 따른 한국보건의료인국가시험원에 위탁할 수 있다.

④ 위생사 국가시험에서 대통령령으로 정하는 부정행위를 한 사람에 대하여는 그 시험을 정지시키거나 합격을 무효로 한다.

⑤ 제4항에 따라 시험이 정지되거나 합격이 무효가 된 사람은 해당 위생사 국가시험 후에 치러지는 위생사 국가시험에 2회 응시할 수 없다.

⑥ 보건복지부장관은 위생사 면허를 부여하는 경우에는 보건복지부령으로 정하는 바에 따라 면허대장에 등록하고 면허증을 발급하여야 한다.

⑦ 다음 각 호의 어느 하나에 해당하는 사람은 위생사 면허를 받을 수 없다. <개정 2018. 12. 11.>

1. 「정신건강증진 및 정신질환자 복지서비스 지원에 관한 법률」 제3조제1호에 따른 정신질환자. 다만, 전문의가 위생사로서 적합하다고 인정하는 사람은 그러하지 아니하다.
2. 「마약류 관리에 관한 법률」에 따른 마약류 중독자
3. 이 법, 「감염병의 예방 및 관리에 관한 법률」, 「검역법」, 「식품위생법」, 「의료법」, 「약사법」, 「마약류 관리에 관한 법률」 또는 「보건범죄 단속에 관한 특별조치법」을 위반하여 금고 이상의 실형을 선고받고 그 집행이 끝나지 아니하거나 그 집행을 받지 아니하기로 확정되지 아니한 사람

⑧ 제6항에 따른 면허의 등록, 수수료 및 면허증에 필요한 사항은 보건복지부령으로 정한다.

[본조신설 2016. 2. 3.]

제6조의2(위생사의 면허 등) ① 위생사가 되려는 사람은 다음 각 호의 어느 하나에 해당하는 사람으로서 위생사 국가시험에 합격한 후 보건복지부장관의 면허를 받아야 한다. <개정 2018. 12. 11.>

1. 전문대학이나 이와 같은 수준 이상에 해당된다고 교육부장관이 인정하는 학교(보건복지부장관이 정하여 고시하는 인정기준에 해당하는 외국의 학교를 포함한다. 이하 같다)에서 보건 또는 위생에 관한 교육과정을 이수한 사람
2. 「학점인정 등에 관한 법률」 제8조에 따라 전문대학을 졸업한 사람과 같은 수준 이상의 학력이 있는 것으로 인정되어 같은 법 제9조에 따라 보건 또는 위생에 관한 학위를 취득한 사람
3. 외국의 위생사 면허 또는 자격(보건복지부장관이 정하여 고시하는 인정기준에 해당하는 면허 또는 자격을 말한다)을 가진 사람

② 제1항에 따른 위생사 국가시험은 매년 1회 이상 보건복지부장관이 실시하며, 시험과목 · 시험방법 · 합격기준과 그 밖에 시험에 필요한 사항은 대통령령으로 정한다.

③ 보건복지부장관은 위생사 국가시험의 실시에 관한 업무를 「한국보건의료인국가시험원법」에 따른 한국보건의료인국가시험원에 위탁할 수 있다.

④ 위생사 국가시험에서 대통령령으로 정하는 부정행위를 한 사람에 대하여는 그 시험을 정지시키거나 합격을 무효로 한다.

⑤ 제4항에 따라 시험이 정지되거나 합격이 무효가 된 사람은 해당 위생사 국가시험 후에 치러지는 위생사 국가시험에 2회 응시할 수 없다.

⑥ 보건복지부장관은 위생사 면허를 부여하는 경우에는 보건복지부령으로 정하는 바에 따라 면허대장에 등록하고 면허증을 발급하여야 한다.

⑦ 다음 각 호의 어느 하나에 해당하는 사람은 위생사 면허를 받을 수 없다. <개정 2018. 12. 11.>

1. 「정신건강증진 및 정신질환자 복지서비스 지원에 관한 법률」 제3조제1호에 따른 정신질환자. 다만, 전문의가 위생사로서 적합하다고 인정하는 사람은 그러하지 아니하다.
2. 「마약류 관리에 관한 법률」에 따른 마약류 중독자
3. 이 법, 「감염병의 예방 및 관리에 관한 법률」, 「검역법」, 「식품위생법」, 「의료법」, 「약사법」, 「마약류 관리에 관한 법률」 또는 「보건범죄 단속에 관한 특별조치법」을 위반하여 금고 이상의 실형을 선고받고 그 집행이 끝나지 아니하거나 그 집행을 받지 아니하기로 확정되지 아니한 사람

⑧ 제6항에 따른 면허의 등록, 수수료 및 면허증에 필요한 사항은 보건복지부령으로 정한다.

[본조신설 2016. 2. 3.]

[시행일 : 2019.12.12.] 제6조의2제1항제1호, 제6조의2제1항제3호

제7조(이용사 및 미용사의 면허취소등) ①시장·군수·구청장은 이용사 또는 미용사가 다음 각호의 1에 해당하는 때에는 그 면허를 취소하거나 6월 이내의 기간을 정하여 그 면허의 정지를 명할 수 있다. 다만, 제1호, 제2호, 제4호, 제6호 또는 제7호에 해당하는 경우에는 그 면허를 취소하여야 한다. <개정 2005. 3. 31., 2016. 2. 3., 2018. 12. 11.>

1. 제6조제2항제1호
2. 제6조제2항제2호 내지 제4호에 해당하게 된 때
3. 면허증을 다른 사람에게 대여한 때
4. 「국가기술자격법」에 따라 자격이 취소된 때
5. 「국가기술자격법」에 따라 자격정지처분을 받은 때(「국가기술자격법」에 따른 자격정지처분 기간에 한정한다)
6. 이중으로 면허를 취득한 때(나중에 발급받은 면허를 말한다)
7. 면허정지처분을 받고도 그 정지 기간 중에 업무를 한 때
8. 「성매매알선 등 행위의 처벌에 관한 법률」이나 「풍속영업의 규제에 관한 법률」을 위반하여 관계 행정기관의 장으로부터 그 사실을 통보받은 때

② 제1항의 규정에 의한 면허취소·정지처분의 세부적인 기준은 그 처분의 사유와 위반의 정도등을 감안하여 보건복지부령으로 정한다. <개정 2008. 2. 29., 2010. 1. 18.>

제7조의2(위생사 면허의 취소 등) ① 보건복지부장관은 위생사가 다음 각 호의 어느 하나에 해당하는 경우에는 그 면허를 취소한다.

1. 제6조의2제7항 각 호의 어느 하나에 해당하게 된 경우
2. 면허증을 대여한 경우

② 위생사가 제1항제1호에 따라 면허가 취소된 후 그 처분의 원인이 된 사유가 소멸된 때에는 보건복지부장관은 그 사람에 대하여 다시 면허를 부여할 수 있다.

[본조신설 2016. 2. 3.]

제8조(이용사 및 미용사의 업무범위등) ①제6조제1항의 규정에 의한 이용사 또는 미용사의 면허를 받은 자가 아니면 이용업 또는 미용업을 개설하거나 그 업무에 종사할 수 없다. 다만, 이용사 또는 미용사의 감독을 받아 이용 또는 미용 업무의 보조를 행하는 경우에는 그러하지 아니하다.

② 이용 및 미용의 업무는 영업소외의 장소에서 행할 수 없다. 다만, 보건복지부령이 정하는 특별한 사유가 있는 경우에는 그러하지 아니하다. <개정 2008. 2. 29., 2010. 1. 18.>

③ 제1항의 규정에 의한 이용사 및 미용사의 업무범위와 이용·미용의 업무보조 범위에 관하여 필요한 사항은 보건복지부령으로 정한다. <개정 2008. 2. 29., 2010. 1. 18., 2016. 2. 3.>

제8조의2(위생사의 업무범위) 위생사의 업무범위는 다음 각 호와 같다.

1. 공중위생영업소, 공중이용시설 및 위생용품의 위생관리
2. 음료수의 처리 및 위생관리
3. 쓰레기, 분뇨, 하수, 그 밖의 폐기물의 처리
4. 식품·식품첨가물과 이에 관련된 기구·용기 및 포장의 제조와 가공에 관한 위생관리
5. 유해 곤충·설치류 및 매개체 관리
6. 그 밖에 보건위생에 영향을 미치는 것으로서 대통령령으로 정하는 업무

[본조신설 2016. 2. 3.]

제9조(보고 및 출입 · 검사) ①특별시장 · 광역시장 · 도지사(이하 "시 · 도지사"라 한다) 또는 시장 · 군수 · 구청장은 공중위생관리상 필요하다고 인정하는 때에는 공중위생영업자에 대하여 필요한 보고를 하게 하거나 소속공무원으로 하여금 영업소 · 사무소 등에 출입하여 공중위생영업자의 위생관리의무이행 등에 대하여 검사하게 하거나 필요에 따라 공중위생영업장부나 서류를 열람하게 할 수 있다. <개정 2002. 8. 26., 2005. 3. 31., 2015. 12. 22.>

② 시 · 도지사 또는 시장 · 군수 · 구청장은 공중위생영업자의 영업소에 제5조에 따라 설치가 금지되는 카메라나 기계장치가 설치되었는지를 검사할 수 있다. 이 경우 공중위생영업자는 특별한 사정이 없으면 검사에 따라야 한다. <신설 2018. 12. 11.>

③ 제2항의 경우에 시 · 도지사 또는 시장 · 군수 · 구청장은 관할 경찰관서의 장에게 협조를 요청할 수 있다. <신설 2018. 12. 11.>

④ 제2항의 경우에 시 · 도지사 또는 시장 · 군수 · 구청장은 영업소에 대하여 검사 결과에 대한 확인증을 발부할 수 있다. <신설 2018. 12. 11.>

⑤ 제1항 및 제2항의 경우에 관계공무원은 그 권한을 표시하는 증표를 지녀야 하며, 관계인에게 이를 내보여야 한다. <개정 2018. 12. 11.>

⑥ 제1항 및 제2항의 규정을 적용함에 있어서 관광진흥법 제4조제2항의 규정에 의하여 등록한 관광숙박업(이하 "관광숙박업"이라 한다)의 경우에는 당해 관광숙박업의 관할행정기관의 장과 사전에 협의하여야 한다. 다만, 보건위생관리상 위해요인을 방지하기 위하여 긴급한 사유가 있는 경우에는 그러하지 아니하다. <개정 2018. 12. 11.>

제9조의2(영업의 제한) 시 · 도지사는 공익상 또는 선량한 풍속을 유지하기 위하여 필요하다고 인정하는 때에는 공중위생영업자 및 종사원에 대하여 영업시간 및 영업행위에 관한 필요한 제한을 할 수 있다.

[본조신설 2004. 1. 29.]

제10조(위생지도 및 개선명령) 시 · 도지사 또는 시장 · 군수 · 구청장은 다음 각 호의 어느 하나에 해당하는 자에 대하여 보건복지부령으로 정하는 바에 따라 기간을 정하여 그 개선을 명할 수 있다. <개정 2005. 3. 31., 2016. 2. 3.>

1. 제3조제1항의 규정에 의한 공중위생영업의 종류별 시설 및 설비기준을 위반한 공중위생영업자
2. 제4조의 규정에 의한 위생관리의무 등을 위반한 공중위생영업자
3. 삭제 <2015. 12. 22.>

[전문개정 2002. 8. 26.]

제11조(공중위생영업소의 폐쇄등) ①시장 · 군수 · 구청장은 공중위생영업자가 다음 각 호의 어느 하나에 해당하면 6월 이내의 기간을 정하여 영업의 정지 또는 일부 시설의 사용중지를 명하거나 영업소폐쇄등을 명할 수 있다. 다만, 관광숙박업의 경우에는 당해 관광숙박업의 관할행정기관의 장과 미리 협의하여야 한다. <개정 2002. 8. 26., 2007. 5. 25., 2011. 9. 15., 2016. 2. 3., 2017. 12. 12., 2018. 12. 11.>

1. 제3조제1항 전단에 따른 영업신고를 하지 아니하거나 시설과 설비기준을 위반한 경우
2. 제3조제1항 후단에 따른 변경신고를 하지 아니한 경우
3. 제3조의2제4항에 따른 지위승계신고를 하지 아니한 경우
4. 제4조에 따른 공중위생영업자의 위생관리의무등을 지키지 아니한 경우

   4의2. 제5조를 위반하여 카메라나 기계장치를 설치한 경우
5. 제8조제2항을 위반하여 영업소 외의 장소에서 이용 또는 미용 업무를 한 경우
6. 제9조에 따른 보고를 하지 아니하거나 거짓으로 보고한 경우 또는 관계 공무원의 출입, 검사 또는 공중위생영업 장부 또는 서류의 열람을 거부 · 방해하거나 기피한 경우
7. 제10조에 따른 개선명령을 이행하지 아니한 경우
8. 「성매매알선 등 행위의 처벌에 관한 법률」, 「풍속영업의 규제에 관한 법률」, 「청소년 보호법」, 「아동 · 청소년의 성보호에 관한 법률」 또는 「의료법」을 위반하여 관계 행정기관의 장으로부터 그 사실을 통보받은 경우

② 시장 · 군수 · 구청장은 제1항에 따른 영업정지처분을 받고도 그 영업정지 기간에 영업을 한 경우에는 영업소 폐쇄를 명할 수 있다. <신설 2016. 2. 3.>

③ 시장 · 군수 · 구청장은 다음 각 호의 어느 하나에 해당하는 경우에는 영업소 폐쇄를 명할 수 있다. <신설 2016. 2. 3.>

1. 공중위생영업자가 정당한 사유 없이 6개월 이상 계속 휴업하는 경우
2. 공중위생영업자가 「부가가치세법」 제8조에 따라 관할 세무서장에게 폐업신고를 하거나 관할 세무서장이 사업자 등록을 말소한 경우

④ 제1항에 따른 행정처분의 세부기준은 그 위반행위의 유형과 위반 정도 등을 고려하여 보건복지부령으로 정한다. <개정 2016. 2. 3.>

⑤ 시장 · 군수 · 구청장은 공중위생영업자가 제1항의 규정에 의한 영업소폐쇄명령을 받고도 계속하여 영업을 하는 때에는 관계공

무원으로 하여금 당해 영업소를 폐쇄하기 위하여 다음 각호의 조치를 하게 할 수 있다. 제3조제1항 전단을 위반하여 신고를 하지 아니하고 공중위생영업을 하는 경우에도 또한 같다. <개정 2016. 2. 3.>

1. 당해 영업소의 간판 기타 영업표지물의 제거
2. 당해 영업소가 위법한 영업소임을 알리는 게시물등의 부착
3. 영업을 위하여 필수불가결한 기구 또는 시설물을 사용할 수 없게 하는 봉인

⑥ 시장ㆍ군수ㆍ구청장은 제5항제3호에 따른 봉인을 한 후 봉인을 계속할 필요가 없다고 인정되는 때와 영업자등이나 그 대리인이 당해 영업소를 폐쇄할 것을 약속하는 때 및 정당한 사유를 들어 봉인의 해제를 요청하는 때에는 그 봉인을 해제할 수 있다. 제5항제2호에 따른 게시물등의 제거를 요청하는 경우에도 또한 같다. <개정 2016. 2. 3.>

제11조의2(과징금처분) ①시장ㆍ군수ㆍ구청장은 제11조제1항의 규정에 의한 영업정지가 이용자에게 심한 불편을 주거나 그 밖에 공익을 해할 우려가 있는 경우에는 영업정지 처분에 갈음하여 1억원 이하의 과징금을 부과할 수 있다. 다만, 제5조, 「성매매알선 등 행위의 처벌에 관한 법률」, 「아동ㆍ청소년의 성보호에 관한 법률」, 「풍속영업의 규제에 관한 법률」 제3조 각호의 1 또는 이에 상응하는 위반행위로 인하여 처분을 받게 되는 경우를 제외한다. <개정 2016. 2. 3., 2017. 12. 12., 2018. 12. 11., 2019. 1. 15.>

② 제1항의 규정에 의한 과징금을 부과하는 위반행위의 종별ㆍ정도 등에 따른 과징금의 금액 등에 관하여 필요한 사항은 대통령령으로 정한다.

③ 시장ㆍ군수ㆍ구청장은 제1항의 규정에 의한 과징금을 납부하여야 할 자가 납부기한까지 이를 납부하지 아니한 경우에는 대통령령으로 정하는 바에 따라 제1항에 따른 과징금 부과처분을 취소하고, 제11조제1항에 따른 영업정지 처분을 하거나 「지방세외수입금의 징수 등에 관한 법률」에 따라 이를 징수한다. <개정 2013. 8. 6., 2016. 2. 3.>

④ 제1항 및 제3항의 규정에 의하여 시장ㆍ군수ㆍ구청장이 부과ㆍ징수한 과징금은 당해 시ㆍ군ㆍ구에 귀속된다.

⑤ 시장ㆍ군수ㆍ구청장은 과징금의 징수를 위하여 필요한 경우에는 다음 각 호의 사항을 기재한 문서로 관할 세무관서의 장에게 과세정보의 제공을 요청할 수 있다. <신설 2016. 2. 3.>

1. 납세자의 인적사항
2. 사용목적
3. 과징금 부과기준이 되는 매출금액

[본조신설 2002. 8. 26.]

제11조의3(행정제재처분효과의 승계) ①공중위생영업자가 그 영업을 양도하거나 사망한 때 또는 법인의 합병이 있는 때에는 종전의 영업자에 대하여 제11조제1항의 위반을 사유로 행한 행정제재처분의 효과는 그 처분기간이 만료된 날부터 1년간 양수인ㆍ상속인 또는 합병후 존속하는 법인에 승계된다.

② 공중위생영업자가 그 영업을 양도하거나 사망한 때 또는 법인의 합병이 있는 때에는 제11조제1항의 위반을 사유로 하여 종전의 영업자에 대하여 진행중인 행정제재처분 절차를 양수인ㆍ상속인 또는 합병 후 존속하는 법인에 대하여 속행할 수 있다.

[본조신설 2002. 8. 26.]

제11조의4(같은 종류의 영업 금지) ① 제5조, 「성매매알선 등 행위의 처벌에 관한 법률」ㆍ「아동ㆍ청소년의 성보호에 관한 법률」ㆍ「풍속영업의 규제에 관한 법률」 또는 「청소년 보호법」(이하 이 조에서 "「성매매알선 등 행위의 처벌에 관한 법률」 등"이라 한다)을 위반하여 제11조제1항의 폐쇄명령을 받은 자(법인인 경우에는 그 대표자를 포함한다. 이하 제2항에서 같다)는 그 폐쇄명령을 받은 후 2년이 경과하지 아니한 때에는 같은 종류의 영업을 할 수 없다. <개정 2011. 9. 15., 2017. 12. 12., 2018. 12. 11.>

② 「성매매알선 등 행위의 처벌에 관한 법률」 등 외의 법률을 위반하여 제11조제1항의 폐쇄명령을 받은 자는 그 폐쇄명령을 받은 후 1년이 경과하지 아니한 때에는 같은 종류의 영업을 할 수 없다.

③ 「성매매알선 등 행위의 처벌에 관한 법률」 등의 위반으로 제11조제1항에 따른 폐쇄명령이 있은 후 1년이 경과하지 아니한 때에는 누구든지 그 폐쇄명령이 이루어진 영업장소에서 같은 종류의 영업을 할 수 없다.

④ 「성매매알선 등 행위의 처벌에 관한 법률」 등 외의 법률의 위반으로 제11조제1항에 따른 폐쇄명령이 있은 후 6개월이 경과하지 아니한 때에는 누구든지 그 폐쇄명령이 이루어진 영업장소에서 같은 종류의 영업을 할 수 없다.

[본조신설 2007. 5. 25.]

제11조의5(이용업소표시등의 사용제한) 누구든지 시ㆍ군ㆍ구에 이용업 신고를 하지 아니하고 이용업소표시등을 설치할 수 없다.

[본조신설 2008. 3. 28.]

제11조의6(위반사실 공표) 시장ㆍ군수ㆍ구청장은 제7조, 제11조 또는 제11조의2에 따라 행정처분이 확정된 공중위생영업자에 대한 처분 내용, 해당 영업소의 명칭 등 처분과 관련한 영업 정보를 대통령령으로 정하는 바에 따라 공표하여야 한다.

[본조신설 2016. 2. 3.]

제12조(청문) 보건복지부장관 또는 시장ㆍ군수ㆍ구청장은 다음 각 호의 어느 하나에 해당하는 처분을 하려면 청문을 하여야 한다.

1. 제3조제3항에 따른 신고사항의 직권 말소
2. 제7조에 따른 이용사와 미용사의 면허취소 또는 면허정지
3. 제7조의2에 따른 위생사의 면허취소
4. 제11조에 따른 영업정지명령, 일부 시설의 사용중지명령 또는 영업소 폐쇄명령

[전문개정 2016. 2. 3.]

제13조(위생서비스수준의 평가) ①시 · 도지사는 공중위생영업소(관광숙박업의 경우를 제외한다. 이하 이 조에서 같다)의 위생관리수준을 향상시키기 위하여 위생서비스평가계획(이하 "평가계획"이라 한다)을 수립하여 시장 · 군수 · 구청장에게 통보하여야 한다. <개정 2005. 3. 31.>

② 시장 · 군수 · 구청장은 평가계획에 따라 관할지역별 세부평가계획을 수립한 후 공중위생영업소의 위생서비스수준을 평가(이하 "위생서비스평가"라 한다)하여야 한다. <개정 2005. 3. 31.>

③ 시장 · 군수 · 구청장은 위생서비스평가의 전문성을 높이기 위하여 필요하다고 인정하는 경우에는 관련 전문기관 및 단체로 하여금 위생서비스평가를 실시하게 할 수 있다. <개정 2005. 3. 31.>

④ 제1항 내지 제3항의 규정에 의한 위생서비스평가의 주기 · 방법, 위생관리등급의 기준 기타 평가에 관하여 필요한 사항은 보건복지부령으로 정한다. <개정 2008. 2. 29., 2010. 1. 18.>

제14조(위생관리등급 공표등) ①시장 · 군수 · 구청장은 보건복지부령이 정하는 바에 의하여 위생서비스평가의 결과에 따른 위생관리등급을 해당공중위생영업자에게 통보하고 이를 공표하여야 한다. <개정 2005. 3. 31., 2008. 2. 29., 2010. 1. 18.>

② 공중위생영업자는 제1항의 규정에 의하여 시장 · 군수 · 구청장으로부터 통보받은 위생관리등급의 표지를 영업소의 명칭과 함께 영업소의 출입구에 부착할 수 있다. <개정 2005. 3. 31.>

③ 시 · 도지사 또는 시장 · 군수 · 구청장은 위생서비스평가의 결과 위생서비스의 수준이 우수하다고 인정되는 영업소에 대하여 포상을 실시할 수 있다. <개정 2005. 3. 31.>

④ 시 · 도지사 또는 시장 · 군수 · 구청장은 위생서비스평가의 결과에 따른 위생관리등급별로 영업소에 대한 위생감시를 실시하여야 한다. 이 경우 영업소에 대한 출입 · 검사와 위생감시의 실시주기 및 횟수등 위생관리등급별 위생감시기준은 보건복지부령으로 정한다. <개정 2005. 3. 31., 2008. 2. 29., 2010. 1. 18.>

제15조(공중위생감시원) ①제3조, 제3조의2, 제4조 또는 제8조 내지 제11조의 규정에 의한 관계공무원의 업무를 행하게 하기 위하여 특별시 · 광역시 · 도 및 시 · 군 · 구(자치구에 한한다)에 공중위생감시원을 둔다. <개정 2005. 3. 31., 2015. 12. 22.>

②제1항의 규정에 의한 공중위생감시원의 자격 · 임명 · 업무범위 기타 필요한 사항은 대통령령으로 정한다.

제15조의2(명예공중위생감시원) ①시 · 도지사는 공중위생의 관리를 위한 지도 · 계몽 등을 행하게 하기 위하여 명예공중위생감시원을 둘 수 있다. <개정 2005. 3. 31.>

② 제1항의 규정에 의한 명예공중위생감시원의 자격 및 위촉방법, 업무범위 등에 관하여 필요한 사항은 대통령령으로 정한다.

[본조신설 2002. 8. 26.]

제16조(공중위생 영업자단체의 설립) 공중위생영업자는 공중위생과 국민보건의 향상을 기하고 그 영업의 건전한 발전을 도모하기 위하여 영업의 종류별로 전국적인 조직을 가지는 영업자단체를 설립할 수 있다.

제17조(위생교육) ①공중위생영업자는 매년 위생교육을 받아야 한다. <개정 2002. 8. 26., 2004. 1. 29.>

② 제3조제1항 전단의 규정에 의하여 신고를 하고자 하는 자는 미리 위생교육을 받아야 한다. 다만, 보건복지부령으로 정하는 부득이한 사유로 미리 교육을 받을 수 없는 경우에는 영업개시 후 6개월 이내에 위생교육을 받을 수 있다. <개정 2002. 8. 26., 2008. 2. 29., 2010. 1. 18., 2016. 2. 3.>

③ 제1항 및 제2항의 규정에 따른 위생교육을 받아야 하는 자 중 영업에 직접 종사하지 아니하거나 2 이상의 장소에서 영업을 하는 자는 종업원 중 영업장별로 공중위생에 관한 책임자를 지정하고 그 책임자로 하여금 위생교육을 받게 하여야 한다. <신설 2006. 9. 27., 2008. 3. 28.>

④ 제1항부터 제3항까지의 규정에 따른 위생교육은 보건복지부장관이 허가한 단체 또는 제16조에 따른 단체가 실시할 수 있다. <개정 2008. 3. 28., 2010. 1. 18.>

⑤ 제1항부터 제4항까지의 규정에 따른 위생교육의 방법 · 절차 등에 관하여 필요한 사항은 보건복지부령으로 정한다. <신설 2008. 3. 28., 2010. 1. 18.>

제18조(위임 및 위탁) ①보건복지부장관은 이 법에 의한 권한의 일부를 대통령령이 정하는 바에 의하여 시 · 도지사 또는 시장 · 군수 · 구청장에게 위임할 수 있다. <개정 2008. 2. 29., 2010. 1. 18.>

② 보건복지부장관은 대통령령이 정하는 바에 의하여 관계 전문기관에 그 업무의 일부를 위탁할 수 있다. <신설 2000. 1. 12., 2008. 2. 29., 2010. 1. 18., 2018. 12. 11.>

[제목개정 2000. 1. 12.]

제19조(국고보조) 국가 또는 지방자치단체는 제13조제3항의 규정에 의하여 위생서비스평가를 실시하는 자에 대하여 예산의 범위안에서 위생서비스평가에 소요되는 경비의 전부 또는 일부를 보조할 수 있다.

제19조의2(수수료) 제6조의 규정에 의하여 이용사 또는 미용사 면허를 받고자 하는 자는 대통령령이 정하는 바에 따라 수수료를 납부하여야 한다.

[본조신설 2005. 3. 31.]

제19조의3(같은 명칭의 사용금지) 위생사가 아니면 위생사라는 명칭을 사용하지 못한다.

[본조신설 2016. 2. 3.]

제19조의4(벌칙 적용에서 공무원 의제) 제18조제2항에 따라 위탁받은 업무에 종사하는 관계 전문기관의 임직원은 「형법」 제129조부터 제132조까지의 규정을 적용할 때에는 공무원으로 본다.

[본조신설 2018. 12. 11.]

제20조(벌칙) ①다음 각호의 1에 해당하는 자는 1년 이하의 징역 또는 1천만원 이하의 벌금에 처한다. <개정 2002. 8. 26.>

1. 제3조제1항 전단의 규정에 의한 신고를 하지 아니한 자
2. 제11조제1항의 규정에 의한 영업정지명령 또는 일부 시설의 사용중지명령을 받고도 그 기간중에 영업을 하거나 그 시설을 사용한 자 또는 영업소 폐쇄명령을 받고도 계속하여 영업을 한 자

② 다음 각호의 1에 해당하는 자는 6월 이하의 징역 또는 500만원 이하의 벌금에 처한다. <개정 2002. 8. 26.>

1. 제3조제1항 후단의 규정에 의한 변경신고를 하지 아니한 자
2. 제3조의2제1항의 규정에 의하여 공중위생영업자의 지위를 승계한 자로서 동조제4항의 규정에 의한 신고를 하지 아니한 자
3. 제4조제7항의 규정에 위반하여 건전한 영업질서를 위하여 공중위생영업자가 준수하여야 할 사항을 준수하지 아니한 자

③ 다음 각 호의 어느 하나에 해당하는 사람은 300만원 이하의 벌금에 처한다. <개정 2015. 12. 22.>

1. 제7조제1항에 따른 면허의 취소 또는 정지 중에 이용업 또는 미용업을 한 사람
2. 제8조제1항을 위반하여 면허를 받지 아니하고 이용업 또는 미용업을 개설하거나 그 업무에 종사한 사람

제21조(양벌규정) 법인의 대표자나 법인 또는 개인의 대리인, 사용인, 그 밖의 종업원이 그 법인 또는 개인의 업무에 관하여 제20조의 위반행위를 하면 그 행위자를 벌하는 외에 그 법인 또는 개인에게도 해당 조문의 벌금형을 과(科)한다. 다만, 법인 또는 개인이 그 위반행위를 방지하기 위하여 해당 업무에 관하여 상당한 주의와 감독을 게을리하지 아니한 경우에는 그러하지 아니하다.

[전문개정 2011. 3. 30.]

제22조(과태료) ①다음 각호의 1에 해당하는 자는 300만원 이하의 과태료에 처한다. <개정 2002. 8. 26., 2005. 3. 31., 2008. 3. 28.>

1. 삭제 <2016. 2. 3.>
   1의2. 제4조제2항의 규정을 위반하여 목욕장의 수질기준 또는 위생기준을 준수하지 아니한 자로서 제10조의 규정에 의한 개선명령에 따르지 아니한 자
2. 제4조제7항의 규정에 위반하여 숙박업소의 시설 및 설비를 위생적이고 안전하게 관리하지 아니한 자
3. 제4조제7항의 규정에 위반하여 목욕장업소의 시설 및 설비를 위생적이고 안전하게 관리하지 아니한 자
4. 제9조의 규정에 의한 보고를 하지 아니하거나 관계공무원의 출입 · 검사 기타 조치를 거부 · 방해 또는 기피한 자
5. 제10조의 규정에 의한 개선명령에 위반한 자
6. 제11조의5를 위반하여 이용업소표시등을 설치한 자

② 다음 각호의 1에 해당하는 자는 200만원 이하의 과태료에 처한다. <개정 2002. 8. 26., 2016. 2. 3.>

1. 제4조제3항 각호 및 제7항의 규정에 위반하여 이용업소의 위생관리 의무를 지키지 아니한 자
2. 제4조제4항 각호 및 제7항의 규정에 위반하여 미용업소의 위생관리 의무를 지키지 아니한 자
3. 제4조제5항 및 제7항의 규정에 위반하여 세탁업소의 위생관리 의무를 지키지 아니한 자
4. 제4조제6항 및 제7항의 규정에 위반하여 건물위생관리업소의 위생관리 의무를 지키지 아니한 자
5. 제8조제2항의 규정에 위반하여 영업소외의 장소에서 이용 또는 미용업무를 행한 자
6. 제17조제1항의 규정에 위반하여 위생교육을 받지 아니한 자

③ 제19조의3을 위반하여 위생사의 명칭을 사용한 자에게는 100만원 이하의 과태료를 부과한다. <신설 2016. 2. 3.>

④ 제1항부터 제3항까지의 규정에 따른 과태료는 대통령령으로 정하는 바에 따라 보건복지부장관 또는 시장 · 군수 · 구청장이 부과 · 징수한다. <신설 2016. 2. 3.>

제23조 삭제 <2016. 2. 3.>

부칙 <제5839호, 1999. 2. 8.>

제1조 (시행일) 이 법은 공포후 6월이 경과한 날부터 시행한다.
제2조 (다른 법률의 폐지) 공중위생법은 이를 폐지한다.
제3조 (유기장업 · 위생처리업 및 위생용품제조업에 관한 경과조치) 이 법 시행이후의 유기장업 · 위생처리업 및 위생용품제조업에 관하여는 관련 법률의 제정 또는 개정시까지 종전의 공중위생법을 적용한다.
제4조 (이용사 · 미용사 면허에 관한 경과조치) 이 법 시행당시 종전의 공중위생법에 의한 이용사 · 미용사 면허는 이 법에 의한 면허로 본다.
제5조 (영업자단체에 관한 경과조치) 이 법 시행당시 종전의 공중위생법에 의하여 설립된 영업자단체는 이 법에 의하여 설립된 공중위생영업자단체로 본다.
제6조 (종전의 행위등에 대한 경과조치) ①이 법 시행전의 공중위생법 위반행위에 대한 처분에 관하여는 종전의 공중위생법에 의한다.
②이 법 시행당시 종전의 공중위생법에 의하여 행정기관이 행한 처분은 이 법에 의하여 행한 처분으로 본다.
③이 법 시행당시 종전의 공중위생법에 의하여 행한 청문은 이 법에 의하여 행한 청문으로 본다.
제7조 (벌칙등에 관한 경과조치) 이 법 시행전의 공중위생법 위반행위에 대한 벌칙 또는 과태료의 적용에 있어서는 종전의 공중위생법에 의한다.
제8조 (다른 법률과의 관계) 이 법 시행당시 다른 법령에서 종전의 공중위생법을 인용하고 있는 경우 이 법중 그에 해당하는 규정이 있는 때에는 종전의 규정에 갈음하여 이 법 또는 이 법의 해당규정을 인용한 것으로 본다.

부칙 <제6155호, 2000. 1. 12.>

이 법은 공포후 6월이 경과한 날부터 시행한다.

부칙 <제6400호, 2001. 1. 29.> (정부조직법)

제1조 (시행일) 이 법은 공포한 날부터 시행한다. <단서 생략>
제2조 생략
제3조 (다른 법률의 개정) ①내지 <63>생략
<64>공중위생관리법중 다음과 같이 개정한다.
제6조제1항제1호 및 제2호중 "교육부장관"을 각각 "교육인적자원부장관"으로 한다.
<65>내지 <79>생략
제4조 생략

부칙 <제6616호, 2002. 1. 19.>

이 법은 공포한 날부터 시행한다.

부칙 <제6726호, 2002. 8. 26.>

①(시행일) 이 법은 공포후 6월이 경과한 날부터 시행한다.
②(행정제재처분의 승계에 관한 적용례) 제11조의3의 개정규정은 이 법 시행 후 최초로 위반행위가 행하여진 분부터 적용한다.
③(공중위생영업의 신고에 관한 경과조치) 이 법 시행 당시 종전의 규정에 의하여 시장 · 군수 · 구청장에게 공중위생영업소의 개설통보를 한 자는 제3조제1항 전단의 개정규정에 의하여 시장 · 군수 · 구청장에게 신고한 것으로 본다. 다만, 이 법 시행후 1년 이내에

제3조제1항 전단의 개정규정에 의한 시설 및 설비를 갖추어야 한다.

④(개선명령에 관한 경과조치) 이 법 시행 당시 종전의 제10조의 규정에 따라 종전의 제3조제1항에 관한 개선명령을 받은 자는 그 개선명령 기간에 불구하고 이 법 시행후 1년 이내에 개선명령에 따른 시설 및 설비(개선명령 받은 사항이 제3조제1항 전단의 개정규정에 의한 시설기준에 미달하는 때에는 제3조제1항 전단의 개정규정에 의한 시설 및 설비기준을 말한다)를 갖추어야 한다.

부칙 <제7147호, 2004. 1. 29.>

이 법은 공포후 6월이 경과한 날부터 시행한다.

부칙 <제7428호, 2005. 3. 31.> (채무자 회생 및 파산에 관한 법률)

제1조 (시행일) 이 법은 공포 후 1년이 경과한 날부터 시행한다.
제2조 내지 제4조 생략
제5조 (다른 법률의 개정) ①내지 ⑩생략
⑪공중위생관리법 일부를 다음과 같이 개정한다.
제3조의2제2항중 "파산법"을 "「채무자 회생 및 파산에 관한 법률」"로 한다.
⑫내지 <145>생략
제6조 생략

부칙 <제7455호, 2005. 3. 31.>

①(시행일) 이 법은 공포 후 6월이 경과한 날부터 시행한다. 다만, 제6조제1항 · 제7조제1항 · 제9조제1항 · 제10조 · 제12조제1항 · 제13조제1항 내지 제3항 · 제14조 및 제15조제1항의 개정규정은 공포 후 3월이 경과한 날부터 시행한다.

②(폐업신고에 관한 적용례) 제3조제2항의 개정규정은 이 법 시행 후 최초로 폐업을 하는 자부터 적용한다.

③(수수료에 관한 적용례) 제19조의2의 개정규정은 이 법 시행 후 최초로 이용사 또는 미용사의 면허를 신청하는 자부터 적용한다.

④(이미 영업 중인 새로운 목욕장업에 관한 경과조치) 이 법 시행당시 이미 제2조제1항제3호 나목의 개정규정에 의한 목욕장업의 영업을 하고 있는 자는 이 법 시행 후 6월 이내에 제3조제1항의 규정에 의한 시설 및 설비를 갖추어 시장 · 군수 · 구청장에게 신고하여야 한다.

⑤(행정처분 등에 관한 일반적 경과조치) 이 법 시행당시 종전의 제6조제1항 · 제7조제1항 · 제9조제1항 · 제10조 · 제12조제1항 · 제13조제1항 내지 제3항 · 제14조 · 제15조제1항 및 제15조의2의 규정에 의한 행정기관이 행한 처분은 이 법의 개정규정에 의한 행정기관이 행한 처분으로 본다.

부칙 <제8003호, 2006. 9. 27.>

이 법은 공포한 날부터 시행한다.

부칙 <제8488호, 2007. 5. 25.>

①(시행일) 이 법은 공포 후 3개월이 경과한 날부터 시행한다.

②(영업소폐쇄명령을 받은 영업장소에서의 영업신고 제한에 관한 경과조치) 이 법 시행 전에 종전의 규정에 따라 영업소폐쇄명령을 받은 사람 또는 영업장소에서의 영업신고의 제한은 종전의 규정에 따른다.

부칙 <제8689호, 2007. 12. 14.>

이 법은 공포 후 6개월이 경과한 날부터 시행한다.

부칙 <제8852호, 2008. 2. 29.> (정부조직법)

제1조(시행일) 이 법은 공포한 날부터 시행한다. 다만, · · · <생략> · · · , 부칙 제6조에 따라 개정되는 법률 중 이 법의 시행 전에 공포되었으나 시행일이 도래하지 아니한 법률을 개정한 부분은 각각 해당 법률의 시행일부터 시행한다.

제2조부터 제5조까지 생략

제6조(다른 법률의 개정) ① 부터 <444> 까지 생략

<445> 공중위생관리법 일부를 다음과 같이 개정한다.

제3조제1항 전단 · 후단 및 제3항, 제3조의2제4항, 제4조제2항 각 호 외의 부분 후단, 제3항제1호 후단, 제4항제2호 후단, 제5항 후단 및 제7항, 제5조제1호 및 제2호 후단, 제6조제1항 각 호 외의 부분 및 제2항제3호, 제7조제2항, 제8조제2항 단서 및 제3항, 제11조제2항, 제13조제4항, 제14조제1항 및 제4항, 제17조제2항 단서 및 제4항 중 "보건복지부령"을 각각 "보건복지가족부령"으로 한다.

제6조제1항제1호, 제2호 및 제3호 중 "교육인적자원부장관"을 각각 "교육과학기술부장관"으로 한다.

제18조제1항 및 제2항 중 "보건복지부장관"을 각각 "보건복지가족부장관"으로 한다.

<446> 부터 <760> 까지 생략

제7조 생략

부칙 <제9026호, 2008. 3. 28.>

이 법은 2008년 7월 1일부터 시행한다.

부칙 <제9847호, 2009. 12. 29.> (감염병의 예방 및 관리에 관한 법률)

제1조(시행일) 이 법은 공포 후 1년이 경과한 날부터 시행한다.

제2조부터 제20조까지 생략

제21조(다른 법률의 개정) ① 생략

② 공중위생관리법 일부를 다음과 같이 개정한다.

제4조제7항 중 "전염병환자"를 "감염병환자"로 한다.

제6조제2항제3호 중 "전염병환자"를 "감염병환자"로 한다.

③ 부터 ㉚ 까지 생략

제22조 생략

부칙 <제9932호, 2010. 1. 18.> (정부조직법)

제1조(시행일) 이 법은 공포 후 2개월이 경과한 날부터 시행한다. <단서 생략>

제2조 및 제3조 생략

제4조(다른 법률의 개정) ① 부터 ⑲ 까지 생략

⑳ 공중위생관리법 일부를 다음과 같이 개정한다.

제3조제1항 전단 및 후단 · 제3항, 제3조의2제4항, 제4조제2항 각 호 외의 부분 후단 · 제3항제1호 후단 · 제4항제2호 후단 · 제5항 후단 · 제7항, 제5조제1호 · 제2호 후단, 제6조제1항 각 호 외의 부분 · 제2항제3호, 제7조제2항, 제8조제2항 단서 · 제3항, 제11조제2항, 제13조제4항, 제14조제1항 · 제4항 후단 및 제17조제2항 단서 · 제5항 중 "보건복지가족부령"을 각각 "보건복지부령"으로 한다.

제17조제4항 및 제18조제1항 · 제2항 중 "보건복지가족부장관"을 각각 "보건복지부장관"으로 한다.

㉑ 부터 <137> 까지 생략

제5조 생략

부칙 <제10219호, 2010. 3. 31.> (지방세기본법)

제1조(시행일) 이 법은 2011년 1월 1일부터 시행한다.

제2조부터 제10조까지 생략

제11조(다른 법률의 개정) ① 부터 ⑤ 까지 생략

⑥ 공중위생관리법 일부를 다음과 같이 개정한다.

제3조의2제2항 중 "지방세법"을 "「지방세기본법」"으로 한다.

⑦ 부터 <61> 까지 생략

제12조 생략

부칙 <제10506호, 2011. 3. 30.>

이 법은 공포한 날부터 시행한다.

부칙 <제11048호, 2011. 9. 15.> (청소년 보호법)

제1조(시행일) 이 법은 공포 후 1년이 경과한 날부터 시행한다. <단서 생략>

제2조 및 제3조 생략

제4조(다른 법률의 개정) ① 및 ② 생략

③ 공중위생관리법 일부를 다음과 같이 개정한다.

제11조제1항 본문 및 제11조의4제1항 중 "「청소년보호법」"을 각각 "「청소년 보호법」"으로 한다.

④부터 ⑰까지 생략

제5조 생략

부칙 <제11690호, 2013. 3. 23.> (정부조직법)

제1조(시행일) ① 이 법은 공포한 날부터 시행한다.

② 생략

제2조부터 제5조까지 생략

제6조(다른 법률의 개정) ①부터 <462>까지 생략

<463> 공중위생관리법 일부를 다음과 같이 개정한다.

제6조제1항제1호 · 제2호 및 제3호 중 "교육과학기술부장관"을 각각 "교육부장관"으로 한다.

<464>부터 <710>까지 생략

제7조 생략

부칙 <제11998호, 2013. 8. 6.> (지방세외수입금의 징수 등에 관한 법률)

제1조(시행일) 이 법은 공포 후 1년이 경과한 날부터 시행한다.

제2조 생략
제3조(다른 법률의 개정) ①부터 ⑧까지 생략
⑨ 공중위생관리법 일부를 다음과 같이 개정한다.
제11조의2제3항 중 "지방세체납처분의 예에 의하여 이를 징수한다"를 "「지방세외수입금의 징수 등에 관한 법률」에 따라 징수한다"로 한다.
⑩부터 <71>까지 생략

부칙 <제13596호, 2015. 12. 22.>

제1조(시행일) 이 법은 공포 후 1년이 경과한 날부터 시행한다.
제2조(금치산자에 대한 경과조치) 제6조제2항제1호의 개정규정에 따른 피성년후견인에는 법률 제10429호 민법 일부개정법률 부칙 제2조에 따라 금치산 선고의 효력이 유지되는 사람을 포함하는 것으로 본다.
제3조(벌칙에 관한 경과조치) 이 법 시행 전의 행위에 대한 벌칙의 적용에 있어서는 종전의 규정에 따른다.

부칙 <제13983호, 2016. 2. 3.>

제1조(시행일) 이 법은 공포 후 6개월이 경과한 날부터 시행한다.
제2조(다른 법률의 폐지) 위생사에 관한 법률은 폐지한다.
제3조(과징금 부과처분 취소 및 재영업정지 처분에 관한 적용례) 제11조의2제3항의 개정규정은 이 법 시행 후 최초로 과징금 부과처분을 받은 공중위생영업자부터 적용한다.
제4조(위반사실 공표에 관한 적용례) 제11조의6의 개정규정은 이 법 시행 후 최초로 행정처분이 확정된 경우부터 적용한다.
제5조(위생사 국가시험 응시자격에 관한 특례) 이 법 시행일부터 5년까지의 기간 내에 종전의 「위생사에 관한 법률」 제3조제1항제2호 또는 제3호에 해당하는 자는 제6조의2제1항의 개정규정에도 불구하고 위생사 국가시험에 응시할 수 있다.
제6조(위생관리용역업에 관한 경과조치) 이 법 시행 당시 종전의 규정에 따라 위생관리용역업의 신고를 한 자는 제2조제1항제7호의 개정규정에 따른 건물위생관리업의 신고를 한 것으로 본다.
제7조(위생사에 대한 경과조치) ① 이 법 시행 당시 종전의 「위생사에 관한 법률」에 따라 위생사 면허를 받은 사람은 이 법에 따라 면허를 받은 것으로 본다.
② 이 법 시행 당시 종전의 위생사등에관한법률(법률 제5842호로 개정되기 전의 것을 말한다)에 따른 위생시험사로서 법률 제5842호 위생사등에관한법률개정법률 부칙 제3항에 따라 교육과정을 이수한 사람은 이 법에 따른 위생사로 본다.
제8조(행정처분에 관한 경과조치) 이 법 시행 전의 위반행위에 대한 행정처분에 관하여는 종전의 규정에 따른다.
제9조(과태료에 관한 경과조치) 이 법 시행 전의 위반행위에 대한 과태료를 적용할 때에는 종전의 규정에 따른다.
제10조(다른 법률의 개정) ① 식품위생법 일부를 다음과 같이 개정한다.
제41조제4항제3호 중 "「위생사에 관한 법률」 제3조"를 "「공중위생관리법」 제6조의2"로 한다.
② 조세특례제한법 일부를 다음과 같이 개정한다.
제106조제1항제4호의2 각 목 외의 부분 중 "위생관리용역업"을 "건물위생관리업"으로 한다.
제11조(다른 법령과의 관계) 이 법 시행 당시 다른 법령에서 「위생사에 관한 법률」 또는 그 규정을 인용하고 있는 경우 이 법 중 그에 해당하는 규정이 있으면 「위생사에 관한 법률」 또는 종전의 규정을 갈음하여 이 법 또는 이 법의 해당 규정을 인용한 것으로 본다.

부칙 <제14476호, 2016. 12. 27.> (지방세징수법)

제1조(시행일) 이 법은 공포 후 3개월이 경과한 날부터 시행한다. <단서 생략>
제2조 및 제3조 생략
제4조(다른 법률의 개정) ①부터 ⑦까지 생략
⑧ 공중위생관리법 일부를 다음과 같이 개정한다.

제3조의2제2항 중 "「지방세기본법」"을 "「지방세징수법」"으로 한다.

⑨부터 <65>까지 생략

제5조 생략

부칙 <제15184호, 2017. 12. 12.>

이 법은 공포한 날부터 시행한다.

부칙 <제15873호, 2018. 12. 11.>

제1조(시행일) 이 법은 공포한 날부터 시행한다. 다만, 제5조, 제9조제2항부터 제6항까지, 제11조제1항제4호의2, 제11조의2제1항 및 제11조의4제1항의 개정규정은 공포 후 6개월이 경과한 날부터 시행하며, 제6조의2제1항제1호 및 제3호의 개정규정은 공포 후 1년이 경과한 날부터 시행한다.

제2조(위생사 국가시험의 응시자격에 관한 경과조치) 이 법 시행 당시 종전의 제6조의2제1항제1호 및 제3호에 따라 위생사 국가시험의 응시자격을 인정받은 사람은 이 법에 따른 응시자격이 있는 것으로 본다.

부칙 <제16237호, 2019. 1. 15.>

제1조(시행일) 이 법은 공포 후 3개월이 경과한 날부터 시행한다.

제2조(과징금 부과에 관한 경과조치) 이 법 시행 전의 위반행위에 대한 과징금 부과에 관해서는 종전의 규정에 따른다.

6 공중위생관리법 시행령

[시행 2019. 7. 2] [대통령령 제29950호, 2019. 7. 2, 타법개정]

보건복지부(건강정책과 - 이용업, 미용업 관련) 044-202-2881, 044-202-2882
보건복지부(건강정책과 - 숙박업, 목욕업, 세탁업, 건물위생관리업, 위생사 관련) 044-202-2883, 044-202-2884

제1조(목적) 이 영은 「공중위생관리법」에서 위임된 사항과 그 시행에 관하여 필요한 사항을 규정함을 목적으로 한다. <개정 2005. 11. 1.>

제2조(적용제외 대상) ①「공중위생관리법」(이하 "법"이라 한다) 제2조제1항제2호 단서에 따라 숙박업에서 제외되는 시설은 다음 각 호와 같다. <개정 2005. 3. 18., 2005. 11. 1., 2006. 8. 4., 2009. 12. 15., 2011. 12. 30., 2016. 3. 22., 2019. 4. 9.>

1. 「농어촌정비법」에 따른 농어촌민박사업용 시설
2. 「산림문화 · 휴양에 관한 법률」에 따라 자연휴양림 안에 설치된 시설
3. 「청소년활동 진흥법」 제10조제1호에 따른 청소년수련시설
4. 「관광진흥법」 제4조에 따라 등록한 외국인관광 도시민박업용 시설

② 법 제2조제1항제3호 단서에 따라 목욕장업에서 제외되는 시설은 다음 각 호와 같다. <개정 2005. 11. 1., 2019. 4. 9.>

1. 숙박업 영업소에 부설된 욕실
2. 「체육시설의 설치 · 이용에 관한 법률」에 따른 종합체육시설업의 체온 관리실
3. 제1항 각 호의 어느 하나에 해당하는 시설에 부설된 욕실

제3조 삭제 <2016. 8. 2.>

제4조(숙박업 및 미용업의 세분) 법 제2조제2항에 따라 숙박업 및 미용업을 다음과 같이 세분한다. <개정 2013. 9. 26., 2014. 10. 15.>

1. 숙박업
   가. 숙박업(일반): 손님이 잠을 자고 머물 수 있도록 시설(취사시설은 제외한다) 및 설비 등의 서비스를 제공하는 영업
   나. 숙박업(생활): 손님이 잠을 자고 머물 수 있도록 시설(취사시설을 포함한다) 및 설비 등의 서비스를 제공하는 영업
2. 미용업
   가. 미용업(일반): 파마 · 머리카락자르기 · 머리카락모양내기 · 머리피부손질 · 머리카락염색 · 머리감기, 의료기기나 의약품을 사용하지 아니하는 눈썹손질을 하는 영업
   나. 미용업(피부): 의료기기나 의약품을 사용하지 아니하는 피부상태분석 · 피부관리 · 제모(除毛) · 눈썹손질을 하는 영업
   다. 미용업(손톱 · 발톱): 손톱과 발톱을 손질 · 화장(化粧)하는 영업
   라. 미용업(화장 · 분장): 얼굴 등 신체의 화장, 분장 및 의료기기나 의약품을 사용하지 아니하는 눈썹손질을 하는 영업
   마. 미용업(종합): 가목부터 라목까지의 업무를 모두 하는 영업

[전문개정 2012. 1. 10.]

제5조 삭제 <2003. 4. 4.>

제6조(마약외의 약물 중독자) 법 제6조제2항제4호에서 "기타 대통령령으로 정하는 약물중독자"라 함은 대마 또는 향정신성의약품의 중독자를 말한다.

제6조의2(위생사 국가시험의 시험방법 등) ① 보건복지부장관은 법 제6조의2제1항에 따른 위생사 국가시험(이하 "위생사 국가시험"이라 한다)을 실시하려는 경우에는 시험일시, 시험장소 및 시험과목 등 위생사 국가시험 시행계획을 시험실시 90일 전까지 공고하여야 한다. 다만, 시험장소의 경우에는 시험실시 30일 전까지 공고할 수 있다.

② 위생사 국가시험은 다음 각 호의 구분에 따라 필기시험과 실기시험으로 실시한다.

1. 필기시험: 다음 각 목의 시험과목에 대한 검정(檢定)
   가. 공중보건학
   나. 환경위생학

다. 식품위생학

라. 위생곤충학

마. 위생 관계 법령(「공중위생관리법」, 「식품위생법」, 「감염병의 예방 및 관리에 관한 법률」, 「먹는물관리법」, 「폐기물관리법」 및 「하수도법」과 그 하위법령)

2. 실기시험: 위생사 업무 수행에 필요한 지식 및 기술 등의 실기 방법에 따른 검정

③ 위생사 국가시험의 합격자 결정기준은 다음 각 호의 구분에 따른다.

1. 필기시험: 각 과목 총점의 40퍼센트 이상, 전 과목 총점의 60퍼센트 이상 득점한 사람

2. 실기시험: 실기시험 총점의 60퍼센트 이상 득점한 사람

④ 보건복지부장관은 위생사 국가시험을 실시할 때마다 시험과목에 대한 전문지식 또는 위생사 업무에 대한 풍부한 경험을 갖춘 사람 중에서 시험위원을 임명하거나 위촉한다. 이 경우 해당 시험위원에 대해서는 예산의 범위에서 수당과 여비를 지급할 수 있다.

⑤ 보건복지부장관은 법 제6조의2제3항에 따라 위생사 국가시험의 실시에 관한 업무를 「한국보건의료인국가시험원법」에 따른 한국보건의료인국가시험원에 위탁한다.

⑥ 법 제6조의2제4항에서 "대통령령으로 정하는 부정행위"란 다음 각 호의 어느 하나에 해당하는 행위를 말한다.

1. 대리시험을 의뢰하거나 대리로 시험에 응시하는 행위
2. 다른 수험생의 답안지를 보거나 본인의 답안지를 보여 주는 행위
3. 정보통신기기나 그 밖의 신호 등을 이용하여 해당 시험내용에 관하여 다른 사람과 의사소통하는 행위
4. 부정한 자료를 가지고 있거나 이용하는 행위
5. 그 밖의 부정한 수단으로 본인 또는 다른 사람의 시험 결과에 영향을 미치는 행위로서 보건복지부령으로 정하는 행위

⑦ 제1항부터 제6항까지에서 규정한 사항 외에 위생사 국가시험의 실시절차, 실시방법, 실시비용 및 업무위탁 등에 필요한 사항은 보건복지부장관이 정하여 고시한다.

[본조신설 2016. 8. 2.]

제6조의3(위생사의 업무) 법 제8조의2제6호에서 "대통령령으로 정하는 업무"란 다음 각 호의 업무를 말한다.

1. 소독업무
2. 보건관리업무

[본조신설 2016. 8. 2.]

제7조 삭제 <2003. 4. 4.>

제7조의2(과징금을 부과할 위반행위의 종별과 과징금의 금액) ①법 제11조의2제2항의 규정에 따라 부과하는 과징금의 금액은 위반행위의 종별ㆍ정도 등을 감안하여 보건복지부령이 정하는 영업정지기간에 별표 1의 과징금 산정기준을 적용하여 산정한다. <개정 2008. 2. 29., 2010. 3. 15.>

② 시장ㆍ군수ㆍ구청장(자치구의 구청장을 말한다. 이하 같다)은 공중위생영업자의 사업규모ㆍ위반행위의 정도 및 횟수 등을 고려하여 제1항에 따른 과징금의 2분의 1 범위에서 과징금을 늘리거나 줄일 수 있다. 이 경우 과징금을 늘리는 때에도 그 총액은 1억원을 초과할 수 없다. <개정 2019. 4. 9.>

[본조신설 2003. 4. 4.]

제7조의3(과징금의 부과 및 납부) ①시장ㆍ군수ㆍ구청장은 법 제11조의2의 규정에 따라 과징금을 부과하고자 할 때에는 그 위반행위의 종별과 해당 과징금의 금액 등을 명시하여 이를 납부할 것을 서면으로 통지하여야 한다.

② 제1항의 규정에 따라 통지를 받은 자는 통지를 받은 날부터 20일 이내에 과징금을 시장ㆍ군수ㆍ구청장이 정하는 수납기관에 납부하여야 한다. 다만, 천재ㆍ지변 그 밖에 부득이한 사유로 인하여 그 기간내에 과징금을 납부할 수 없는 때에는 그 사유가 없어진 날부터 7일 이내에 납부하여야 한다.

③ 제2항의 규정에 따라 과징금의 납부를 받은 수납기관은 영수증을 납부자에게 교부하여야 한다.

④ 과징금의 수납기관은 제2항의 규정에 따라 과징금을 수납한 때에는 지체없이 그 사실을 시장ㆍ군수ㆍ구청장에게 통보하여야 한다.

⑤ 과징금은 이를 분할하여 납부할 수 없다.

⑥ 과징금의 징수절차는 보건복지부령으로 정한다. <개정 2008. 2. 29., 2010. 3. 15.>

[본조신설 2003. 4. 4.]

제7조의4(과징금 부과처분 취소 대상자) 법 제11조의2제3항에 따라 과징금 부과처분을 취소하고 영업정지 처분을 하거나 「지방세외수입금의 징수 등에 관한 법률」에 따라 과징금을 징수하여야 하는 대상자는 과징금을 기한 내에 납부하지 아니한 자로서 1회의 독촉을 받고 그 독촉을 받은 날부터 15일 이내에 과징금을 납부하지 아니한 자로 한다.

[본조신설 2016. 8. 2.]

제7조의5(위반사실의 공표) ① 법 제11조의6에 따른 공표 사항은 다음 각 호와 같다.

1. 「공중위생관리법」 위반사실의 공표라는 내용의 표제
2. 공중위생영업의 종류
3. 영업소의 명칭 및 소재지와 대표자 성명
4. 위반 내용(위반행위의 구체적 내용과 근거 법령을 포함한다)
5. 행정처분의 내용, 처분일 및 처분기간
6. 그 밖에 보건복지부장관이 특히 공표할 필요가 있다고 인정하는 사항

② 시장·군수·구청장은 법 제11조의6에 따라 공표하는 경우에는 해당 시·군·구(자치구를 말한다)의 인터넷 홈페이지와 공중위생영업자의 인터넷 홈페이지(인터넷 홈페이지가 있는 경우만 해당한다)에 각각 게시하여야 한다.

③ 제2항에 따른 공표의 절차 및 방법 등에 필요한 세부사항은 보건복지부장관이 정하여 고시한다.

[본조신설 2016. 8. 2.]

제8조(공중위생감시원의 자격 및 임명) ①법 제15조에 따라 특별시장·광역시장·도지사(이하 "시·도지사"라 한다) 또는 시장·군수·구청장은 다음 각 호의 어느 하나에 해당하는 소속 공무원 중에서 공중위생감시원을 임명한다. <개정 2003. 4. 4., 2005. 11. 1., 2018. 9. 28.>

1. 위생사 또는 환경기사 2급 이상의 자격증이 있는 사람
2. 「고등교육법」에 따른 대학에서 화학·화공학·환경공학 또는 위생학 분야를 전공하고 졸업한 사람 또는 법령에 따라 이와 같은 수준 이상의 학력이 있다고 인정되는 사람
3. 외국에서 위생사 또는 환경기사의 면허를 받은 사람
4. 1년 이상 공중위생 행정에 종사한 경력이 있는 사람

② 시·도지사 또는 시장·군수·구청장은 제1항 각 호의 어느 하나에 해당하는 사람만으로는 공중위생감시원의 인력확보가 곤란하다고 인정되는 때에는 공중위생 행정에 종사하는 사람 중 공중위생 감시에 관한 교육훈련을 2주 이상 받은 사람을 공중위생 행정에 종사하는 기간 동안 공중위생감시원으로 임명할 수 있다. <개정 2005. 11. 1., 2018. 9. 28.>

제9조(공중위생감시원의 업무범위) 법 제15조에 따른 공중위생감시원의 업무는 다음 각호와 같다. <개정 2016. 8. 2.>

1. 법 제3조제1항의 규정에 의한 시설 및 설비의 확인
2. 법 제4조의 규정에 의한 공중위생영업 관련 시설 및 설비의 위생상태 확인·검사, 공중위생영업자의 위생관리의무 및 영업자준수사항 이행여부의 확인
3. 삭제 <2016. 8. 2.>
4. 법 제10조의 규정에 의한 위생지도 및 개선명령 이행여부의 확인
5. 법 제11조의 규정에 의한 공중위생영업소의 영업의 정지, 일부 시설의 사용중지 또는 영업소 폐쇄명령 이행여부의 확인
6. 법 제17조의 규정에 의한 위생교육 이행여부의 확인

[전문개정 2003. 4. 4.]

제9조의2(명예공중위생감시원의 자격 등) ①법 제15조의2제1항의 규정에 의한 명예공중위생감시원(이하 "명예감시원"이라 한다)은 시·도지사가 다음 각호의 1에 해당하는 자중에서 위촉한다. <개정 2005. 11. 1.>

1. 공중위생에 대한 지식과 관심이 있는 자
2. 소비자단체, 공중위생관련 협회 또는 단체의 소속직원중에서 당해 단체 등의 장이 추천하는 자

② 명예감시원의 업무는 다음 각호와 같다. <개정 2005. 11. 1.>

1. 공중위생감시원이 행하는 검사대상물의 수거 지원
2. 법령 위반행위에 대한 신고 및 자료 제공
3. 그 밖에 공중위생에 관한 홍보·계몽 등 공중위생관리업무와 관련하여 시·도지사가 따로 정하여 부여하는 업무

③ 시·도지사는 명예감시원의 활동지원을 위하여 예산의 범위안에서 시·도지사가 정하는 바에 따라 수당 등을 지급할 수 있다. <개정 2005. 11. 1.>

④ 명예감시원의 운영에 관하여 필요한 사항은 시·도지사가 정한다. <개정 2005. 11. 1.>

[본조신설 2003. 4. 4.]

제10조(세탁물관리 사고로 인한 분쟁의 조정) 법 제16조의 규정에 의하여 설립된 세탁업자단체는 그 정관이 정하는 바에 의하여 세탁업자와 소비자간의 분쟁 조정을 위하여 노력하여야 한다.

제10조의2(수수료) 법 제19조의2의 규정에 따른 수수료는 지방자치단체의 수입증지 또는 정보통신망을 이용한 전자화폐·전자결제

등의 방법으로 시장 · 군수 · 구청장에게 납부하여야 하며, 그 금액은 다음 각 호와 같다. <개정 2011. 4. 22.>

1. 이용사 또는 미용사 면허를 신규로 신청하는 경우 : 5천500원
2. 이용사 또는 미용사 면허증을 재교부 받고자 하는 경우 : 3천원

[본조신설 2005. 11. 1.]

제10조의3(민감정보 및 고유식별정보의 처리) ① 보건복지부장관(법 제6조의2제3항에 따라 보건복지부장관의 업무를 위탁받은 자를 포함한다)은 다음 각 호의 사무를 수행하기 위하여 불가피한 경우 「개인정보 보호법」 제23조에 따른 건강에 관한 정보, 같은 법 시행령 제19조제1호 또는 제4호에 따른 주민등록번호 또는 외국인등록번호가 포함된 자료를 처리할 수 있다. <신설 2016. 8. 2.>

1. 법 제6조의2에 따른 위생사 면허 및 위생사 국가시험에 관한 사무
2. 법 제7조의2에 따른 위생사 면허의 취소 및 면허 재부여에 관한 사무
3. 법 제12조제3호에 따른 청문에 관한 사무

② 시 · 도지사 또는 시장 · 군수 · 구청장(시 · 도지사는 제5호의 사무만 해당하며, 해당 권한이 위임 · 위탁된 경우에는 그 권한을 위임 · 위탁받은 자를 포함한다)은 다음 각 호의 사무를 수행하기 위하여 불가피한 경우 「개인정보 보호법」 제23조에 따른 건강에 관한 정보, 같은 법 시행령 제19조제1호 또는 제4호에 따른 주민등록번호 또는 외국인등록번호가 포함된 자료를 처리할 수 있다. <개정 2016. 8. 2.>

1. 법 제3조에 따른 공중위생영업의 신고 · 변경신고 및 폐업신고에 관한 사무
2. 법 제3조의2에 따른 공중위생영업자의 지위승계 신고에 관한 사무
3. 법 제6조에 따른 이용사 및 미용사 면허신청 및 면허증 발급에 관한 사무
4. 법 제7조에 따른 이용사 및 미용사의 면허취소 등에 관한 사무
5. 법 제10조에 따른 위생지도 및 개선명령에 관한 사무
6. 법 제11조에 따른 공중위생업소의 폐쇄 등에 관한 사무
7. 법 제11조의2에 따른 과징금의 부과 · 징수에 관한 사무
8. 법 제12조제1호 · 제2호 및 제4호에 따른 청문에 관한 사무

[본조신설 2012. 1. 6.]

제10조의4 삭제 <2018. 12. 24.>

제11조(과태료의 부과) 법 제22조에 따른 과태료의 부과기준은 별표 2와 같다.

[전문개정 2008. 6. 30.]

부칙 <제16619호, 1999. 12. 27.>

① (시행일) 이 영은 공포한 날부터 시행한다.
② (다른 법령의 폐지) 공중위생법시행령은 이를 폐지한다.
③ (위생처리업 및 위생용품제조업에 관한 경과조치) 이 영 시행 이후의 위생처리업 및 위생용품제조업에 관하여는 관련 법령의 제정 또는 개정시까지 종전의 공중위생법시행령을 적용한다.
④ (다른 법령과의 관계) 이 영 시행당시 다른 법령에서 종전의 공중위생법시행령을 인용하고 있는 경우 이 영중 그에 해당하는 규정이 있는 때에는 종전의 규정에 갈음하여 이 영 또는 이 영의 해당 규정을 인용한 것으로 본다.

부칙 <제16887호, 2000. 7. 1.>

이 영은 2000년 7월 13일부터 시행한다.

부칙 <제17296호, 2001. 7. 7.> (학원의설립 · 운영및과외교습에관한법률시행령)

제1조 (시행일) 이 영은 2001년 7월 8일부터 시행한다.
제2조 (다른 법령의 개정) ①내지 ⑨생략

⑩공중위생관리법시행령중 다음과 같이 개정한다.
제3조제3호중 "학원의설립 · 운영에관한법률"을 "학원의설립 · 운영및과외교습에관한법률"로 한다.
⑪내지 ⑬생략

부칙 <제17954호, 2003. 4. 4.>

이 영은 공포한 날부터 시행한다.

부칙 <제18312호, 2004. 3. 17.> (전자적민원처리를위한가석방자관리규정등중개정령)

이 영은 공포한 날부터 시행한다.

부칙 <제18402호, 2004. 5. 25.> (다중이용시설등의실내공기질관리법시행령)

제1조 (시행일) 이 영은 2004년 5월 30일부터 시행한다.
제2조 (다른 법령의 개정) ①공중위생관리법시행령중 다음과 같이 개정한다.
제3조제4호중 "지하생활공간공기질관리법"을 "다중이용시설등의실내공기질관리법"으로 한다.
②생략

부칙 <제18740호, 2005. 3. 18.> (청소년활동진흥법 시행령)

제1조 (시행일) 이 영은 공포한 날부터 시행한다.
제2조 및 제3조 생략
제4조 (다른 법령의 개정) ①및 ②생략
③공중위생관리법시행령 일부를 다음과 같이 개정한다.
제2조제1항제3호중 "청소년기본법"을 "「청소년활동진흥법」 제10조제1호"로 한다.
④내지 ⑫생략
제5조 생략

부칙 <제19111호, 2005. 11. 1.>
①(시행일) 이 영은 공포한 날부터 시행한다. 다만, 제2조제1항제1호의 개정규정은 2005년 11월 5일부터 시행한다.
②(수수료에 관한 적용례) 제10조의2의 개정규정은 이 영 시행 후 최초로 이용사 또는 미용사의 면허를 신청하는 자부터 적용한다.

부칙 <제19639호, 2006. 8. 4.> (산림자원의 조성 및 관리에 관한 법률 시행령)

제1조 (시행일) 이 영은 2006년 8월 5일부터 시행한다.
제2조 내지 제4조 생략
제5조 (다른 법령의 개정) ①내지 ④생략
⑤공중위생관리법 시행령 일부를 다음과 같이 개정한다.
제2조제2호중 "「산림법」에 의하여 자연휴양림안에 설치된 시설"을 "「산림문화 · 휴양에 관한 법률」에 따라 자연휴양림 안에 설치된

시설"로 한다.
⑥내지 ㉟생략
제6조 생략

부칙 <제20679호, 2008. 2. 29.> (보건복지가족부와 그 소속기관 직제)

제1조(시행일) 이 영은 공포한 날부터 시행한다.
제2조부터 제8조까지 생략
제9조(다른 법령의 개정) ① 부터 ⑦ 까지 생략
⑧ 공중위생관리법 시행령 일부를 다음과 같이 개정한다.
제7조의2제1항, 제7조의3제6항, 제11조제4항 중 "보건복지부령"을 각각 "보건복지가족부령"으로 한다.
⑨ 부터 <80> 까지 생략

부칙 <제20890호, 2008. 6. 30.>

제1조(시행일) 이 영은 2008년 7월 1일부터 시행한다.
제2조(미용업의 세분에 관한 경과조치) 이 영 시행 당시 종전의 규정에 따라 미용업의 신고를 한 자는 다음 각 호의 구분에 따라 제4조의 개정규정에 따른 세분된 미용업의 신고를 한 것으로 본다.
1. 신고 수리 시 제4조제1호의 미용업(일반)에 해당하는 업무에 한하여 영업을 할 수 있다는 취지의 조건이 붙은 경우: 미용업(일반)
2. 제1호 외의 경우: 미용업(종합)

부칙 <제21887호, 2009. 12. 15.> (농어촌정비법 시행령)

제1조(시행일) 이 영은 공포한 날부터 시행한다. <단서 생략>
제2조부터 제10조까지 생략
제11조(다른 법령의 개정) ① 부터 ⑤ 까지 생략
⑥ 공중위생관리법 시행령 일부를 다음과 같이 개정한다.
제2조제1항제1호를 다음과 같이 한다.
1. 「농어촌정비법」에 따른 농어촌민박사업용 시설
⑦ 부터 ㊳까지 생략
제12조 생략

부칙 <제22075호, 2010. 3. 15.> (보건복지부와 그 소속기관 직제)

제1조(시행일) 이 영은 2010년 3월 19일부터 시행한다. <단서 생략>
제2조(다른 법령의 개정) ① 부터 ⑯ 까지 생략
⑰ 공중위생관리법 시행령 일부를 다음과 같이 개정한다.
제7조의2제1항 및 제7조의3제6항 중 "보건복지가족부령"을 각각 "보건복지부령"으로 한다.
⑱ 부터 <187> 까지 생략

부칙 <제22906호, 2011. 4. 22.> (경제활성화 및 친서민 국민불편해소 등을 위한 공중위생관리법 시행령 등 일부개정령)

제1조(시행일) 이 영은 공포한 날부터 시행한다.
제2조 생략

부칙 <제23451호, 2011. 12. 30.> (관광진흥법 시행령)

제1조(시행일) 이 영은 공포한 날부터 시행한다.
제2조 생략
제3조(다른 법령의 개정) 공중위생관리법 시행령 일부를 다음과 같이 개정한다.
제2조제1항에 제4호를 다음과 같이 신설한다.
4. 「관광진흥법」 제6조에 따라 지정받은 외국인관광 도시민박업용 시설

부칙 <제23488호, 2012. 1. 6.> (민감정보 및 고유식별정보 처리 근거 마련을 위한 과세자료의 제출 및 관리에 관한 법률 시행령 등 일부개정령)

제1조(시행일) 이 영은 공포한 날부터 시행한다. <단서 생략>
제2조 생략

부칙 <제23503호, 2012. 1. 10.>

제1조(시행일) 이 영은 공포한 날부터 시행한다.
제2조(숙박업 신고에 관한 경과조치) 이 영 시행 당시 종전의 규정에 따라 숙박업의 신고를 한 자는 제4조제1호가목의 개정규정에 따른 숙박업(일반)의 신고를 한 것으로 본다. 이 경우 이미 영업장소에 취사시설을 설치한 자는 이 영 시행일부터 1년 이내에 취사시설을 철거하거나, 보건복지부령으로 정하는 시설 및 설비를 갖추고 제4조제1호나목의 개정규정에 따른 숙박업(생활)의 신고를 하여야 한다.

부칙 <제24774호, 2013. 9. 26.>

제1조(시행일) 이 영은 2014년 7월 1일부터 시행한다.
제2조(미용업의 신고에 관한 경과조치) ① 이 영 시행 당시 종전의 규정에 따른 미용업(일반)의 신고를 한 사람은 제4조제2호가목의 개정규정에 따른 미용업(일반)과 함께 같은 호 다목의 개정규정에 따른 미용업(손톱 · 발톱)의 신고를 한 것으로 본다.
② 이 영 시행 당시 종전의 규정에 따른 미용업(종합)의 신고를 한 사람은 제4조제2호라목의 개정규정에 따른 미용업(종합)의 신고를 한 것으로 본다.

부칙 <제25050호, 2013. 12. 30.> (행정규제기본법 개정에 따른 규제 재검토기한 설정을 위한 주택법 시행령 등 일부개정령)

이 영은 2014년 1월 1일부터 시행한다. <단서 생략>

부칙 <제25657호, 2014. 10. 15.>

제1조(시행일) 이 영은 2015년 7월 1일부터 시행한다.

제2조(미용업의 세분에 관한 경과조치) ① 이 영 시행 당시 종전의 규정에 따른 미용업(일반)의 신고를 한 사람은 제4조제2호가목의 개정규정에 따른 미용업(일반)과 같은 호 라목의 개정규정에 따른 미용업(화장 · 분장)의 신고를 한 것으로 본다.

② 이 영 시행 당시 종전의 규정에 따른 미용업(종합)의 신고를 한 사람은 제4조제2호마목의 개정규정에 따른 미용업(종합)의 신고를 한 것으로 본다.

부칙 <제25840호, 2014. 12. 9.> (규제 재검토기한 설정 등 규제정비를 위한 건축법 시행령 등 일부개정령)

제1조(시행일) 이 영은 2015년 1월 1일부터 시행한다.

제2조부터 제16조까지 생략

부칙 <제27044호, 2016. 3. 22.> (관광진흥법 시행령)

제1조(시행일) 이 영은 2016년 3월 23일부터 시행한다.

제2조부터 제4조까지 생략

제5조(다른 법령의 개정) 공중위생관리법 시행령 일부를 다음과 같이 개정한다.

제2조제1항제4호 중 "「관광진흥법」 제6조에 따라 지정받은"을 "「관광진흥법」 제4조에 따라 등록한"으로 한다.

부칙 <제27431호, 2016. 8. 2.>

제1조(시행일) 이 영은 2016년 8월 4일부터 시행한다. 다만, 제3조 및 제9조제3호의 개정규정은 2016년 12월 23일부터 시행한다.

제2조(다른 법령의 폐지) 위생사에 관한 법률 시행령은 폐지한다.

제3조(과징금의 산정기준에 관한 경과조치) 이 영 시행 전의 위반행위에 대하여 과징금을 부과하는 경우에는 별표 1의 개정규정에도 불구하고 종전의 규정에 따른다.

제4조(과태료의 부과기준에 관한 경과조치) 이 영 시행 전의 위반행위에 대하여 과태료를 부과하는 경우에는 별표 2 제1호의 개정규정에도 불구하고 종전의 규정에 따른다.

제5조(다른 법령의 개정) 지방세법 시행령 일부를 다음과 같이 개정한다.

별표 <제1종> 제165호 본문, 같은 표 <제2종> 제129호 본문, 같은 표 <제3종> 제174호 본문 및 같은 표 <제4종> 제144호 본문 중 "위생관리용역업"을 각각 "건물위생관리업"으로 한다.

부칙 <제29197호, 2018. 9. 28.>

이 영은 공포한 날부터 시행한다.

부칙 <제29421호, 2018. 12. 24.> (규제 재검토기한 설정 등을 위한 57개 법령의 일부개정에 관한 대통령령)

이 영은 2019년 1월 1일부터 시행한다.

부칙 <제29680호, 2019. 4. 9.>

이 영은 2019년 4월 16일부터 시행한다.

부칙 <제29950호, 2019. 7. 2.> (어려운 법령용어 정비를 위한 210개 법령의 일부개정에 관한 대통령령)

이 영은 공포한 날부터 시행한다. <단서 생략>

별표 / 서식

[별표 1] 과징금의 산정기준(제7조의2제1항 관련)
[별표 2] 과태료의 부과기준(제11조 관련)

7 공중위생관리법 시행규칙

[시행 2019. 7. 1] [보건복지부령 제610호, 2018. 12. 31, 일부개정]

보건복지부(건강정책과 - 이용업, 미용업 관련)) 044-202-2881, 044-202-2882
보건복지부(건강정책과 - 숙박업, 목욕업, 세탁업, 건물위생관리업, 위생사 관련) 044-202-2883, 044-202-2884

제1조(목적) 이 규칙은 「공중위생관리법」 및 같은 법 시행령에서 위임된 사항과 그 시행에 관하여 필요한 사항을 규정함을 목적으로 한다. <개정 2005. 11. 1., 2015. 1. 30.>

제2조(시설 및 설비기준) 「공중위생관리법」(이하 "법"이라 한다) 제3조제1항에 따른 공중위생영업의 종류별 시설 및 설비기준은 별표 1과 같다. <개정 2005. 11. 1., 2015. 7. 2.>

제3조(공중위생영업의 신고) ①법 제3조제1항에 따라 공중위생영업의 신고를 하려는 자는 제2조에 따른 공중위생영업의 종류별 시설 및 설비기준에 적합한 시설을 갖춘 후 별지 제1호서식의 신고서(전자문서로 된 신고서를 포함한다)에 다음 각 호의 서류를 첨부하여 시장·군수·구청장(자치구의 구청장을 말한다. 이하 같다)에게 제출하여야 한다. <개정 2005. 6. 8., 2007. 1. 26., 2008. 6. 13., 2008. 6. 30., 2011. 2. 10., 2014. 9. 1., 2015. 7. 2.>

1. 영업시설 및 설비개요서
2. 교육필증(법 제17조제2항에 따라 미리 교육을 받은 경우에만 해당한다)
3. 삭제 <2012. 6. 29.>
4. 「국유재산법 시행규칙」 제14조제3항에 따른 국유재산 사용허가서(국유철도 정거장 시설 또는 군사시설에서 영업하려는 경우에만 해당한다)
5. 철도사업자(도시철도사업자를 포함한다)와 체결한 철도시설 사용계약에 관한 서류(국유철도외의 철도 정거장 시설에서 영업하려고 하는 경우에만 해당한다)
6. 「다중이용업소의 안전관리에 관한 특별법」 제9조제5항에 따라 소방본부장 또는 소방서장이 발급하는 안전시설등 완비증명서(「다중이용업소의 안전관리에 관한 특별법 시행령」 제2조제4호에 해당하는 목욕장업을 하려는 경우에만 해당한다)

② 제1항에 따라 신고서를 제출받은 시장·군수·구청장은 「전자정부법」 제36조제1항에 따른 행정정보의 공동이용을 통하여 다음 각 호의 서류를 확인하여야 한다. 다만, 제3호·제3호의2 및 제4호의 경우 신고인이 확인에 동의하지 아니하는 경우에는 그 서류를 첨부하도록 하여야 한다. <신설 2007. 1. 26., 2008. 6. 13., 2009. 5. 15., 2010. 9. 1., 2012. 6. 29., 2016. 8. 4.>

1. 건축물대장
2. 토지이용계획확인서
3. 전기안전점검확인서(「전기사업법」 제66조의2제1항에 따른 전기안전점검을 받아야 하는 경우에만 해당한다)
   3의2. 액화석유가스 사용시설 완성검사증명서(「액화석유가스의 안전관리 및 사업법」 제44조제2항에 따라 액화석유가스 사용시설의 완성검사를 받아야 하는 경우만 해당한다)
4. 면허증(이용업·미용업의 경우에만 해당한다)

③ 제1항에 따른 신고를 받은 시장·군수·구청장은 즉시 별지 제2호서식의 영업신고증을 교부하고, 별지 제3호서식의 신고관리대장(전자문서를 포함한다)을 작성·관리하여야 한다. <개정 2007. 1. 26., 2008. 6. 13., 2008. 6. 30.>

④ 제1항에 따른 신고를 받은 시장·군수·구청장은 해당 영업소의 시설 및 설비에 대한 확인이 필요한 경우에는 영업신고증을 교부한 후 30일 이내에 확인하여야 한다. <신설 2008. 6. 30., 2018. 10. 5.>

⑤ 법 제3조제1항에 따라 공중위생영업의 신고를 한 자가 제3항에 따라 교부받은 영업신고증을 잃어버렸거나 헐어 못 쓰게 되어 재교부 받으려는 경우에는 별지 제4호서식의 영업신고증 재교부신청서를 시장·군수·구청장에게 제출하여야 한다. 이 경우 영업신고증이 헐어 못쓰게 된 경우에는 못 쓰게 된 영업신고증을 첨부하여야 한다. <개정 2015. 7. 2.>

[전문개정 2003. 6. 7.]

제3조의2(변경신고) ①법 제3조제1항 후단에서 "보건복지부령이 정하는 중요사항"이란 다음 각 호의 사항을 말한다. <개정 2005. 11.

1., 2008. 3. 3., 2008. 6. 13., 2010. 3. 19., 2012. 12. 11., 2015. 7. 2.>

1. 영업소의 명칭 또는 상호
2. 영업소의 소재지
3. 신고한 영업장 면적의 3분의 1 이상의 증감
4. 대표자의 성명 또는 생년월일
5. 「공중위생관리법 시행령」(이하 "영"이라 한다) 제4조제1호 각 목에 따른 숙박업 업종 간 변경
6. 영 제4조제2호 각 목에 따른 미용업 업종 간 변경

② 법 제3조제1항 후단에 따라 변경신고를 하려는 자는 별지 제5호서식의 영업신고사항 변경신고서(전자문서로 된 신고서를 포함한다)에 다음 각 호의 서류를 첨부하여 시장 · 군수 · 구청장에게 제출하여야 한다. <개정 2005. 6. 8., 2007. 1. 26., 2008. 6. 13., 2012. 6. 29.>

1. 영업신고증(신고증을 분실하여 영업신고사항 변경신고서에 분실 사유를 기재하는 경우에는 첨부하지 아니한다)
2. 변경사항을 증명하는 서류

③ 제2항에 따라 변경신고서를 제출받은 시장 · 군수 · 구청장은 「전자정부법」 제36조제1항에 따른 행정정보의 공동이용을 통하여 다음 각 호의 서류를 확인하여야 한다. 다만, 제3호 · 제3호의2 및 제4호의 경우 신고인이 확인에 동의하지 아니하는 경우에는 그 서류를 첨부하도록 하여야 한다. <신설 2007. 1. 26., 2008. 6. 13., 2009. 5. 15., 2010. 9. 1., 2012. 6. 29., 2012. 12. 11., 2015. 7. 2., 2016. 8. 4.>

1. 건축물대장
2. 토지이용계획확인서
3. 전기안전점검확인서(「전기사업법」 제66조의2제1항에 따른 전기안전점검을 받아야 하는 경우에만 해당한다)
   3의2. 액화석유가스 사용시설 완성검사증명서(「액화석유가스의 안전관리 및 사업법」 제44조제2항에 따라 액화석유가스 사용시설의 완성검사를 받아야 하는 경우만 해당한다)
4. 면허증(이용업 및 미용업의 경우에만 해당한다)

④ 제2항에 따른 신고를 받은 시장 · 군수 · 구청장은 영업신고증을 고쳐 쓰거나 재교부하여야 한다. 다만, 변경신고사항이 제1항 제5호 또는 제6호에 해당하는 경우에는 변경신고한 영업소의 시설 및 설비 등을 변경신고를 받은 날부터 15일 이내에 확인하여야 한다. <개정 2007. 1. 26., 2008. 6. 13., 2012. 12. 11.>

[본조신설 2003. 6. 7.]

제3조의3(공중위생영업의 폐업신고) ①법 제3조제2항 본문에 따라 폐업신고를 하려는 자는 별지 제5호의2서식의 신고서(전자문서로 된 신고서를 포함한다)를 시장 · 군수 · 구청장에게 제출하여야 한다. <개정 2015. 1. 5., 2016. 8. 4.>

② 제1항에 따른 폐업신고를 하려는 자가 「부가가치세법」 제8조제6항에 따른 폐업신고를 같이 하려는 경우에는 제1항에 따른 폐업신고서에 「부가가치세법 시행규칙」 별지 제9호서식의 폐업신고서를 함께 제출하여야 한다. 이 경우 시장 · 군수 · 구청장은 함께 제출받은 폐업신고서를 지체 없이 관할 세무서장에게 송부(정보통신망을 이용한 송부를 포함한다. 이하 이 조에서 같다)하여야 한다. <신설 2015. 1. 5.>

③ 관할 세무서장이 「부가가치세법 시행령」 제13조제5항에 따라 같은 조 제1항에 따른 폐업신고를 받아 이를 해당 시장 · 군수 · 구청장에게 송부한 경우에는 제1항에 따른 폐업신고서가 제출된 것으로 본다. <신설 2015. 1. 5.>

[전문개정 2008. 6. 13.]

제3조의4(영업자의 지위승계신고) ①법 제3조의2제4항에 따라 영업자의 지위승계신고를 하려는 자는 별지 제6호서식의 영업자지위승계신고서에 다음 각 호의 구분에 따른 서류를 첨부하여 시장 · 군수 · 구청장에게 제출하여야 한다. <개정 2005. 6. 8., 2006. 7. 3., 2008. 6. 13., 2017. 7. 28.>

1. 영업양도의 경우 : 양도 · 양수를 증명할 수 있는 서류 사본
2. 상속의 경우 : 「가족관계의 등록 등에 관한 법률」 제15조제1항에 따른 가족관계증명서 및 상속인임을 증명할 수 있는 서류
3. 제1호 및 제2호외의 경우 : 해당 사유별로 영업자의 지위를 승계하였음을 증명할 수 있는 서류

② 삭제 <2008. 6. 13.>

[본조신설 2003. 6. 7.]

[제3조의3에서 이동 <2005. 11. 1.>]

제4조(목욕장 욕수의 수질기준 등) 법 제4조제2항의 규정에 의한 목욕장 욕수의 수질기준과 수질검사방법 등은 별표 2와 같다.

제5조(이 · 미용기구의 소독기준 및 방법) 법 제4조제3항제1호 및 제4항제2호의 규정에 의한 이용기구 및 미용기구의 소독기준 및 방법은 별표 3과 같다.

제6조(세제의 종류 등) ① 법 제4조제5항에 따른 세제의 종류는 다음 각 호와 같다.

1. 퍼클로로에칠렌(Perchloroethylene)
2. 트리클로로에탄(Thrichloroethan)
3. 불소계용제
4. 석유계 용제

② 세탁업자가 제1항에 따른 세제를 사용하는 경우 국민건강에 유해한 물질이 발생되지 아니하도록 세탁물의 건조 시 용제를 회수할 수 있는 세탁용 기계를 설치 · 사용하거나 세탁물의 건조 시 용제를 회수할 수 있는 기계 또는 설비를 세탁용 기계와 별도로 설치 · 사용하여야 한다. 다만, 세탁업자가 제1항제4호에 따른 석유계 용제를 사용하는 경우에는 처리용량의 합계가 30㎏ 이상의 세탁용 기계를 설치한 경우만 해당한다.

[전문개정 2012. 10. 31.]

제7조(공중위생영업자가 준수하여야 하는 위생관리기준 등) 법 제4조제7항의 규정에 의하여 공중위생영업자가 건전한 영업질서유지를 위하여 준수하여야 하는 위생관리기준 등은 별표 4와 같다.

제8조 삭제 <2016. 8. 4.>

제9조(이용사 및 미용사의 면허) ① 법 제6조제1항에 따라 이용사 또는 미용사의 면허를 받으려는 자는 별지 제7호서식의 면허 신청서(전자문서로 된 신청서를 포함한다)에 다음 각 호의 서류를 첨부하여 시장 · 군수 · 구청장에게 제출하여야 한다. <개정 2008. 6. 13., 2011. 2. 10., 2012. 6. 29., 2017. 7. 28.>

1. 법 제6조제1항제1호 및 제2호에 해당하는 자 : 졸업증명서 또는 학위증명서 1부
2. 법 제6조제1항제3호에 해당하는 자 : 이수증명서 1부
3. 법 제6조제2항제2호 본문에 해당되지 아니함을 증명하는 최근 6개월 이내의 의사의 진단서 또는 같은 호 단서에 해당하는 경우에는 이를 증명할 수 있는 전문의의 진단서 1부
4. 법 제6조제2항제3호 및 제4호에 해당되지 아니함을 증명하는 최근 6개월 이내의 의사의 진단서 1부
5. 최근 6개월 이내에 찍은 가로 3.5센티미터 세로 4.5센티미터의 탈모 정면 상반신 사진 2매

② 제1항에 따라 신청을 받은 시장 · 군수 · 구청장은 「전자정부법」 제36조제1항에 따른 행정정보의 공동이용을 통하여 다음 각 호의 서류를 확인하여야 한다. 다만, 신청인이 확인에 동의하지 아니하는 경우에는 해당 서류를 첨부하도록 하여야 한다. <개정 2012. 6. 29.>

1. 학점은행제학위증명(신청인이 법 제6조제1항제1호의2에 해당하는 사람인 경우에만 해당한다)
2. 국가기술자격취득사항확인서(신청인이 법 제6조제1항제4호에 해당하는 사람인 경우에만 해당한다)

③ 법 제6조제2항제3호에서 "보건복지부령이 정하는 자"란 「감염병의 예방 및 관리에 관한 법률」 제2조제4호에 따른 결핵(비감염성인 경우는 제외한다)환자를 말한다. <개정 2007. 1. 26., 2007. 11. 30., 2008. 3. 3., 2008. 6. 13., 2010. 3. 19., 2010. 12. 30.>

④ 시장 · 군수 · 구청장은 제1항에 따라 이용사 또는 미용사 면허증발급신청을 받은 경우에는 그 신청내용이 법 제6조에 따른 요건에 적합하다고 인정되는 경우에는 별지 제8호서식의 면허증을 교부하고, 별지 제9호서식의 면허등록관리대장(전자문서를 포함한다)을 작성 · 관리하여야 한다. <개정 2005. 11. 1., 2007. 1. 26., 2007. 11. 30., 2008. 6. 13.>

[전문개정 2003. 6. 7.]

제10조(면허증의 재교부 등) ①이용사 또는 미용사는 면허증의 기재사항에 변경이 있는 때, 면허증을 잃어버린 때 또는 면허증이 헐어 못쓰게 된 때에는 면허증의 재교부를 신청할 수 있다. <개정 2012. 6. 29.>

② 제1항의 규정에 의한 면허증의 재교부신청을 하고자 하는 자는 별지 제10호서식의 신청서(전자문서로 된 신청서를 포함한다)에 다음 각호의 서류(전자문서를 포함한다)를 첨부하여 시장 · 군수 · 구청장에게 제출하여야 한다. <개정 2003. 6. 7., 2005. 10. 17., 2005. 11. 1., 2011. 2. 10., 2015. 1. 30., 2016. 8. 4., 2017. 7. 28.>

1. 면허증 원본(기재사항이 변경되거나 헐어 못쓰게 된 경우에 한한다)
2. 삭제 <2007. 1. 26.>
3. 삭제 <2003. 6. 7.>
4. 삭제 <2003. 6. 7.>
5. 최근 6개월 이내에 찍은 가로 3.5센티미터 세로 4.5센티미터의 탈모 정면 상반신 사진 2장

③ 면허증을 잃어버린 후 재교부받은 자가 그 잃어버린 면허증을 찾은 때에는 지체없이 관할 시장 · 군수 · 구청장에게 이를 반납하여야 한다. <개정 2005. 11. 1., 2015. 1. 30.>

제11조(위생사 국가시험의 부정행위) 영 제6조의2제6항제5호에서 "보건복지부령으로 정하는 행위"란 다음 각 호의 어느 하나에 해당

하는 행위를 말한다.

1. 시험 중 다른 수험자와 시험과 관련된 대화를 하는 행위
2. 답안지(실기작품을 포함한다)를 교환하는 행위
3. 시험 중 시험문제 내용과 관련된 물건을 휴대하여 사용하거나 이를 주고받는 행위
4. 시험장 내외의 자로부터 도움을 받고 답안지(실기작품을 포함한다)를 작성하는 행위
5. 미리 시험문제를 알고 시험을 치른 행위
6. 다른 수험자와 성명 또는 수험번호를 바꾸어 제출하는 행위

[본조신설 2016. 8. 4.]

제11조의2(위생사 면허증의 발급) ① 법 제6조의2제6항에 따라 위생사 면허를 받으려는 사람은 별지 제10호의2서식의 위생사 면허증 발급신청서(전자문서로 된 신청서를 포함한다)에 다음 각 호의 서류(전자문서를 포함한다)를 첨부하여 보건복지부장관에게 제출하여야 한다. <개정 2017. 7. 28.>

1. 다음 각 목의 구분에 따른 서류
   가. 법 제6조의2제1항제1호에 해당하는 사람: 보건 또는 위생에 관한 이수증명서
   나. 법 제6조의2제1항제2호에 해당하는 사람: 보건 또는 위생에 관한 학위증명서 또는 졸업증명서
   다. 법 제6조의2제1항제3호에 해당하는 사람: 외국의 위생사 면허증 또는 자격증 사본
   라. 법률 제13983호 공중위생관리법 일부개정법률 부칙 제5조에 따라 위생사 국가시험에 응시하여 합격한 사람: 위생업무에 종사한 경력증명서
2. 법 제6조의2제7항제1호 본문에 해당하지 아니함을 증명하는 의사의 진단서 또는 같은 호 단서에 해당한다는 사실을 증명할 수 있는 전문의의 진단서
3. 법 제6조의2제7항제2호에 해당하지 아니함을 증명하는 의사의 진단서
4. 최근 6개월 이내에 찍은 가로 3.5센티미터 세로 4.5센티미터의 탈모 정면 상반신 사진 2장

② 보건복지부장관은 제1항에 따른 면허증의 발급 신청이 적합하다고 인정하는 경우에는 다음 각 호의 사항이 포함된 면허대장에 해당 사항을 등록하고, 별지 제10호의3서식의 위생사 면허증을 신청인에게 발급하여야 한다.

1. 면허번호 및 면허연월일
2. 성명 · 주소 및 주민등록번호
3. 위생사 국가시험 합격연월일
4. 면허취소 사유 및 취소연월일
5. 면허증 재교부 사유 및 재교부연월일
6. 그 밖에 보건복지부장관이 면허의 관리에 특히 필요하다고 인정하는 사항

[본조신설 2016. 8. 4.]

제11조의3(위생사 면허증 재발급) ① 위생사는 면허증을 잃어버리거나 못쓰게 된 경우에는 별지 제10호의4서식의 위생사 면허증 재발급 신청서(전자문서로 된 신청서를 포함한다)에 다음 각 호의 서류(전자문서를 포함한다)를 첨부하여 보건복지부장관에게 제출하여야 한다. <개정 2017. 7. 28.>

1. 면허증 원본(면허증을 못쓰게 된 경우만 해당한다)
2. 분실사유서(면허증을 잃어버린 경우만 해당한다)
3. 최근 6개월 이내에 찍은 가로 3.5센티미터 세로 4.5센티미터의 탈모 정면 상반신 사진 2장

② 위생사 면허증을 잃어버린 후 재발급 받은 사람이 잃어버린 면허증을 찾은 때에는 지체없이 보건복지부장관에게 그 면허증을 반납하여야 한다.

[본조신설 2016. 8. 4.]

제11조의4(위생사 면허 등에 관한 수수료) 법 제6조의2제6항에 따른 위생사 면허에 대한 수수료는 다음 각 호의 구분에 따른다. 이 경우 해당 수수료는 수입인지 또는 정보통신망을 이용하여 전자화폐 및 전자결제 등의 방법으로 납부한다.

1. 제11조의2에 따른 위생사 면허증 발급: 면제
2. 제11조의3 및 제12조의2에 따른 위생사 면허증 재발급 · 재부여: 2천원
3. 위생사 면허에 관한 증명: 500원. 다만, 정보통신망을 이용하여 신청하는 경우에는 해당 수수료를 면제한다.

[본조신설 2016. 8. 4.]

제12조(면허증의 반납 등) ①법 제7조제1항의 규정에 의하여 면허가 취소되거나 면허의 정지명령을 받은 자는 지체없이 관할 시장 · 군수 · 구청장에게 면허증을 반납하여야 한다. <개정 2005. 11. 1.>

② 면허의 정지명령을 받은 자가 제1항의 규정에 의하여 반납한 면허증은 그 면허정지기간 동안 관할 시장 · 군수 · 구청장이 이를 보관하여야 한다. <개정 2005. 11. 1.>

제12조의2(위생사 면허의 재부여) 법 제7조의2제1항제1호에 따라 위생사 면허가 취소된 사람이 같은 조 제2항에 따라 다시 면허를 받으려는 경우에는 별지 제10호의4호서식의 위생사 면허증 재부여 신청서(전자문서로 된 신청서를 포함한다)에 다음 각 호의 서류(전자문서를 포함한다)를 첨부하여 보건복지부장관에게 제출하여야 한다. <개정 2017. 7. 28.>

1. 면허취소의 원인이 된 사유가 소멸한 것을 증명하는 서류
2. 최근 6개월 이내에 찍은 가로 3.5센티미터 세로 4.5센티미터의 탈모 정면 상반신 사진 2장

[본조신설 2016. 8. 4.]

제13조(영업소 외에서의 이용 및 미용 업무) 법 제8조제2항 단서에서 "보건복지부령이 정하는 특별한 사유"란 다음 각 호의 사유를 말한다. <개정 2010. 3. 19., 2012. 6. 29., 2015. 1. 5.>

1. 질병이나 그 밖의 사유로 영업소에 나올 수 없는 자에 대하여 이용 또는 미용을 하는 경우
2. 혼례나 그 밖의 의식에 참여하는 자에 대하여 그 의식 직전에 이용 또는 미용을 하는 경우
3. 「사회복지사업법」 제2조제4호에 따른 사회복지시설에서 봉사활동으로 이용 또는 미용을 하는 경우
4. 방송 등의 촬영에 참여하는 사람에 대하여 그 촬영 직전에 이용 또는 미용을 하는 경우
5. 제1호부터 제4호까지의 경우 외에 특별한 사정이 있다고 시장 · 군수 · 구청장이 인정하는 경우

[전문개정 2009. 9. 4.]

제14조(업무범위) ①법 제8조제3항에 따른 이용사의 업무범위는 이발 · 아이론 · 면도 · 머리피부손질 · 머리카락염색 및 머리감기로 한다.

② 법 제8조제3항에 따른 미용사의 업무범위는 다음 각 호와 같다. <개정 2008. 6. 30., 2012. 1. 27., 2012. 12. 11., 2015. 1. 30., 2015. 11. 3., 2016. 8. 4.>

1. 법 제6조제1항제1호부터 제3호까지에 해당하는 자와 2007년 12월 31일 이전에 같은 항 제4호에 따라 미용사자격을 취득한 자로서 미용사면허를 받은 자: 영 제4조제2호 각 목에 따른 영업에 해당하는 모든 업무
2. 2008년 1월 1일 이후부터 2015년 4월 16일까지 법 제6조제1항제4호에 따라 미용사(일반)자격을 취득한 자로서 미용사 면허를 받은 자: 파마 · 머리카락자르기 · 머리카락모양내기 · 머리피부손질 · 머리카락염색 · 머리감기, 의료기기나 의약품을 사용하지 아니하는 눈썹손질, 얼굴의 손질 및 화장, 손톱과 발톱의 손질 및 화장
3. 2015년 4월 17일부터 2015년 12월 31일까지 법 제6조제1항제4호에 따라 미용사(일반)자격을 취득한 자로서 미용사 면허를 받은 자: 파마 · 머리카락자르기 · 머리카락모양내기 · 머리피부손질 · 머리카락염색 · 머리감기, 의료기기나 의약품을 사용하지 아니하는 눈썹손질, 얼굴의 손질 및 화장

   3의2. 2016년 1월 1일 이후 법 제6조제1항제4호에 따라 미용사(일반)자격을 취득한 자로서 미용사 면허를 받은 자: 파마 · 머리카락자르기 · 머리카락모양내기 · 머리피부손질 · 머리카락염색 · 머리감기, 의료기기나 의약품을 사용하지 아니하는 눈썹손질. 다만, 2016년 5월 31일까지 미용사(일반)자격을 취득한 사람의 경우에는 얼굴의 손질 및 화장에 관한 업무를 추가로 할 수 있다.

4. 법 제6조제1항제4호에 따라 미용사(피부)자격을 취득한 자로서 미용사 면허를 받은 자: 의료기기나 의약품을 사용하지 아니하는 피부상태분석 · 피부관리 · 제모 · 눈썹손질
5. 법 제6조제1항제4호에 따라 미용사(네일)자격을 취득한 자로서 미용사 면허를 받은 자: 손톱과 발톱의 손질 및 화장
6. 법 제6조제1항제4호에 따라 미용사(메이크업)자격을 취득한 자로서 미용사 면허를 받은 자: 얼굴 등 신체의 화장 · 분장 및 의료기기나 의약품을 사용하지 아니하는 눈썹손질

③ 법 제8조제3항에 따른 이용 · 미용의 업무보조 범위는 다음 각 호와 같다. <신설 2016. 8. 4., 2018. 10. 5.>

1. 이용 · 미용 업무를 위한 사전 준비에 관한 사항
2. 이용 · 미용 업무를 위한 기구 · 제품 등의 관리에 관한 사항
3. 영업소의 청결 유지 등 위생관리에 관한 사항
4. 그 밖에 머리감기 등 이용 · 미용 업무의 조력(助力)에 관한 사항

[전문개정 2007. 4. 5.]

제15조(검사의뢰) 특별시장 · 광역시장 · 도지사(이하 "시 · 도지사"라 한다) 또는 시장 · 군수 · 구청장은 법 제9조제1항에 따라 소속 공무원이 공중위생영업소 의 위생관리실태를 검사하기 위하여 검사대상물을 수거한 경우에는 별지 제11호서식의 수거증을 공중위생영업자에게 교부하고, 다음 각호의 어느 하나에 해당하는 기관에 검사를 의뢰하여야 한다. <개정 2005. 11. 1., 2016. 8. 4.>

1. 특별시 · 광역시 · 도의 보건환경연구원

   1의2. 「국가표준기본법」 제23조의 규정에 의하여 인정을 받은 시험 · 검사기관

2. 시 · 도지사 또는 시장 · 군수 · 구청장이 검사능력이 있다고 인정하는 검사기관
[전문개정 2003. 6. 7.]

제16조(공중위생영업소 출입 · 검사 등) ① 삭제 <2011. 2. 10.>
② 법 제9조제2항의 규정에 의한 관계공무원의 권한을 표시하는 증표는 별지 제13호서식에 의한다. <개정 2003. 6. 7.>
[제목개정 2011. 2. 10.]

제17조(개선기간) ①법 제10조에 따라 시 · 도지사 또는 시장 · 군수 · 구청장은 공중위생영업자에게 법 제3조제1항 · 법 제4조 및 법 제5조의 위반사항에 대한 개선을 명하고자 하는 때에는 위반사항의 개선에 소요되는 기간 등을 고려하여 즉시 그 개선을 명하거나 6개월의 범위에서 기간을 정하여 개선을 명하여야 한다. <개정 2005. 11. 1., 2015. 1. 30., 2016. 8. 4.>
② 법 제10조에 따라 시 · 도지사 또는 시장 · 군수 · 구청장으로부터 개선명령을 받은 공중위생영업자는 천재 · 지변 기타 부득이한 사유로 인하여 제1항의 규정에 의한 개선기간 이내에 개선을 완료할 수 없는 경우에는 그 기간이 종료되기 전에 개선기간의 연장을 신청할 수 있다. 이 경우 시 · 도지사 또는 시장 · 군수 · 구청장은 6개월의 범위에서 개선기간을 연장할 수 있다. <개정 2005. 11. 1., 2015. 1. 30., 2016. 8. 4.>

제18조 삭제 <2016. 8. 4.>

제19조(행정처분기준) 법 제7조제1항 및 제11조제1항부터 제3항까지의 규정에 따른 행정처분의 기준은 별표 7과 같다. <개정 2017. 7. 28.>

제20조(위생서비스수준의 평가주기) 법 제13조제4항의 규정에 의한 공중위생영업소의 위생서비스수준 평가(이하 "위생서비스평가"라 한다. 이하 같다)는 2년마다 실시하되, 공중위생영업소의 보건 · 위생관리를 위하여 특히 필요한 경우에는 보건복지부장관이 정하여 고시하는 바에 의하여 공중위생영업의 종류 또는 제21조의 규정에 의한 위생관리등급별로 평가주기를 달리할 수 있다. <개정 2005. 11. 1., 2010. 3. 19.>
[제목개정 2005. 11. 1.]

제21조(위생관리등급의 구분 등) ①법 제13조제4항의 규정에 의한 위생관리등급의 구분은 다음 각호와 같다.
1. 최우수업소 : 녹색등급
2. 우수업소 : 황색등급
3. 일반관리대상 업소 : 백색등급

② 제1항의 규정에 의한 위생관리등급의 판정을 위한 세부항목, 등급결정 절차와 기타 위생서비스평가에 필요한 구체적인 사항은 보건복지부장관이 정하여 고시한다. <개정 2008. 3. 3., 2010. 3. 19.>

제22조(위생관리등급의 통보 및 공표절차 등) ① 삭제 <2005. 11. 1.>
② 법 제14조제1항의 규정에 의하여 시장 · 군수 · 구청장은 별지 제14호서식의 위생관리등급표를 해당 공중위생영업자에게 송부하여야 한다. <개정 2003. 6. 7., 2005. 11. 1., 2012. 6. 29.>
③ 법 제14조제1항의 규정에 의하여 시장 · 군수 · 구청장은 공중위생영업소별 위생관리등급을 당해 기관의 게시판에 게시하는 등의 방법으로 공표하여야 한다. <개정 2005. 11. 1.>

제23조(위생교육) ① 법 제17조에 따른 위생교육은 3시간으로 한다. <개정 2011. 2. 10.>
② 위생교육의 내용은 「공중위생관리법」 및 관련 법규, 소양교육(친절 및 청결에 관한 사항을 포함한다), 기술교육, 그 밖에 공중위생에 관하여 필요한 내용으로 한다.
③ 법 제17조제1항 및 제2항에 따른 위생교육 대상자 중 보건복지부장관이 고시하는 도서 · 벽지지역에서 영업을 하고 있거나 하려는 자에 대하여는 제7항에 따른 교육교재를 배부하여 이를 익히고 활용하도록 함으로써 교육에 갈음할 수 있다. <개정 2010. 3. 19.>
④ 법 제17조제2항 단서에 따라 영업신고 전에 위생교육을 받아야 하는 자 중 다음 각 호의 어느 하나에 해당하는 자는 영업신고를 한 후 6개월 이내에 위생교육을 받을 수 있다.
1. 천재지변, 본인의 질병 · 사고, 업무상 국외출장 등의 사유로 교육을 받을 수 없는 경우
2. 교육을 실시하는 단체의 사정 등으로 미리 교육을 받기 불가능한 경우

⑤ 법 제17조제2항에 따른 위생교육을 받은 자가 위생교육을 받은 날부터 2년 이내에 위생교육을 받은 업종과 같은 업종의 영업을 하려는 경우에는 해당 영업에 대한 위생교육을 받은 것으로 본다.
⑥ 법 제17조제4항에 따른 위생교육을 실시하는 단체(이하 "위생교육 실시단체"라 한다)는 보건복지부장관이 고시한다. <개정 2010. 3. 19.>
⑦ 위생교육 실시단체는 교육교재를 편찬하여 교육대상자에게 제공하여야 한다.
⑧ 위생교육 실시단체의 장은 위생교육을 수료한 자에게 수료증을 교부하고, 교육실시 결과를 교육 후 1개월 이내에 시장 · 군

수 · 구청장에게 통보하여야 하며, 수료증 교부대장 등 교육에 관한 기록을 2년 이상 보관 · 관리하여야 한다.

⑨ 제1항부터 제8항까지의 규정 외에 위생교육에 관하여 필요한 세부사항은 보건복지부장관이 정한다. <개정 2010. 3. 19.>

[전문개정 2008. 6. 30.]

제23조의2(행정지원) ① 시장 · 군수 · 구청장은 위생교육 실시단체의 장의 요청이 있으면 공중위생영업의 신고 및 폐업신고 또는 영업자의 지위승계신고 수리에 따른 위생교육대상자의 명단(업종, 업소명, 대표자 성명, 업소 소재지 및 전화번호를 포함한다)을 통보하여야 한다. <개정 2015. 11. 3.>

② 시 · 도지사 또는 시장 · 군수 · 구청장은 위생교육 실시단체의 장의 지원요청이 있으면 교육대상자의 소집, 교육장소의 확보 등과 관련하여 협조하여야 한다.

[본조신설 2008. 6. 30.]

제24조(과징금의 징수 절차) 영 제7조의3조에 따른 과징금의 징수절차에 관하여는 「국고금관리법 시행규칙」을 준용한다. 이 경우 납입고지서에는 이의신청의 방법 및 기간 등을 함께 적어야 한다.

[전문개정 2015. 7. 2.]

제25조(규제의 재검토) ①보건복지부장관은 다음 각 호의 사항에 대하여 다음 각 호의 기준일을 기준으로 3년마다(매 3년이 되는 해의 기준일과 같은 날 전까지를 말한다) 그 타당성을 검토하여 개선 등의 조치를 하여야 한다. <개정 2014. 7. 1., 2015. 1. 5., 2016. 1. 5., 2018. 12. 28.>

1. 제2조 및 별표 1에 따른 공중위생영업의 종류별 시설 및 설비기준: 2014년 1월 1일
2. 제4조 및 별표 2에 따른 목욕장 욕수의 수질기준과 수질검사방법 등: 2014년 1월 1일
3. 제5조 및 별표 3에 따른 이용기구 및 미용기구의 소독기준 및 방법: 2014년 1월 1일
4. 제7조 및 별표 4에 따른 공중위생영업자가 준수하여야 하는 위생관리기준 등: 2014년 1월 1일
5. 제13조에 따른 영업소 외에서의 이용 및 미용 업무: 2014년 1월 1일
6. 제14조에 따른 업무범위: 2016년 1월 1일
7. 제19조 및 별표 7에 따른 행정처분기준: 2014년 1월 1일

② 보건복지부장관은 제23조에 따른 위생교육 시간 및 내용에 대하여 2019년 1월 1일을 기준으로 2년마다(매 2년이 되는 해의 1월 1일 전까지를 말한다) 그 타당성을 검토하여 개선 등의 조치를 해야 한다. <개정 2018. 12. 28.>

[본조신설 2013. 12. 31.]

부칙 <제147호, 2000. 3. 16.>

①(시행일) 이 규칙은 공포한 날부터 시행한다.

②(다른 법령의 폐지) 공중위생법시행규칙은 이를 폐지한다.

③(위생처리업 및 위생용품제조업에 관한 경과조치) 이 규칙 시행 이후의 위생처리업 및 위생용품제조업에 관하여는 관련 법령의 제정 또는 개정시까지 종전의 공중위생법시행규칙을 적용한다.

④(다른 법령과의 관계) 이 규칙 시행당시 다른 법령에서 종전의 공중위생법시행규칙을 인용하고 있는 경우 이 규칙중 그에 해당하는 규정이 있는 때에는 종전의 규정에 갈음하여 이 규칙 또는 이 규칙의 해당 규정을 인용한 것으로 본다.

부칙 <제248호, 2003. 6. 7.>

이 규칙은 공포한 날부터 시행한다.

부칙 <제293호, 2004. 8. 6.>

이 규칙은 공포한 날부터 시행한다.

부칙 <제317호, 2005. 6. 8.> (전자적 민원처리를 위한 「공중위생관리법 시행규칙」등 일부개정령)

①(시행일) 이 규칙은 공포한 날부터 시행한다.
②(서식에 관한 경과조치) 이 규칙 시행당시 종전의 규정에 의하여 작성되어 사용중인 서식은 계속하여 사용하되, 이 규칙에 의한 개정내용을 반영하여 사용하여야 한다.

부칙 <제333호, 2005. 10. 17.> (전자적 민원처리를 위한 간호조무사및의료유사업자에 관한규칙 등 일부개정령)

이 규칙은 공포한 날부터 시행한다.

부칙 <제335호, 2005. 11. 1.>

제1조 (시행일) 이 규칙은 공포한 날부터 시행한다. 다만, 제6조의 개정규정은 이 규칙 시행 후 1년이 경과한 날부터 시행한다.
제2조 (폐업신고에 관한 적용례) 제3조의4의 개정규정은 이 규칙 시행 후 최초로 폐업을 하는 자부터 적용한다.
제3조 (시설기준 등의 변경에 따른 경과조치) ①이 규칙 시행당시 법 제2조제1항제3호 가목의 규정에 의한 서비스를 제공하는 영업을 하고 있는 자는 별표 1의 개정규정에 의한 시설 및 설비를 2006년 3월 31일까지 갖추어야 한다.
②이 규칙 시행당시 법 제2조제1항제3호의 규정에 의한 목욕장업을 하고 있는 자는 별표 4 제2호 다목 라목(6)ㆍ(11)의 개정규정에 의한 시설 및 설비를 2006년 3월 31일까지 갖추어야 한다.

부칙 <제363호, 2006. 7. 3.> (행정정보의 공동이용 및 문서감축을 위한 건강기능식품에관한법률 시행규칙 등 일부개정령)

이 규칙은 공포한 날부터 시행한다.

부칙 <제375호, 2007. 1. 26.>

이 규칙은 공포한 날부터 시행한다.

부칙 <제392호, 2007. 4. 5.>

이 규칙은 공포한 날부터 시행한다.

부칙 <제412호, 2007. 8. 24.>

이 규칙은 2007년 8월 26일부터 시행한다.

부칙 <제423호, 2007. 11. 30.> (행정정보의 공동이용 및 문서감축을 위한 공중위생관리법 시행규칙 등 일부개정령)

이 규칙은 공포한 날부터 시행한다.

부칙 <제1호, 2008. 3. 3.> (보건복지가족부와 그 소속기관 직제 시행규칙)

제1조(시행일) 이 규칙은 공포한 날부터 시행한다.
제2조 생략
제3조(다른 법령의 개정) ① 부터 ⑧ 까지 생략
⑨ 공중위생관리법 시행규칙 일부를 다음과 같이 개정한다.
제20조, 제21조제2항, 별표 3 Ⅱ. 개별기준, 별지 제13호서식 중 "보건복지부장관"을 각각 "보건복지가족부장관"으로 한다.
제3조의2제1항 각 호 외의 부분, 제9조제3항, 제13조 각 호 외의 부분 중 "보건복지부령"을 각각 "보건복지가족부령"으로 한다.
별지 제7호서식 신청인 제출서류란 제1호 및 제2호 중 "교육인적자원부장관"을 각각 "교육과학기술부장관"으로 한다.
⑩ 부터 <94> 까지 생략

부칙 <제18호, 2008. 6. 13.>

제1조(시행일) 이 규칙은 2008년 6월 15일부터 시행한다.
제2조(행정처분 기준적용에 관한 경과조치) 이 규칙 시행 당시 행정처분을 하기 위하여 절차가 진행중인 자에 대한 행정처분은 종전의 규정에 따른다.

부칙 <제24호, 2008. 6. 30.>

제1조(시행일) 이 규칙은 2008년 7월 1일부터 시행한다.
제2조(위생교육 면제에 관한 적용례) 제23조제5항의 개정규정은 이 규칙 시행 후 같은 업종의 영업을 신고하는 자부터 적용한다.
제3조(위생교육 실시에 관한 경과조치) 이 규칙 시행 당시 종전의 규정에 따라 위생교육을 실시하기 위하여 절차가 진행중인 자에 대하여는 제23조제1항부터 제4항까지, 제6항부터 제9항까지의 개정규정에도 불구하고 종전에 규정에 따라 시장 · 군수 · 구청장이 교육을 실시할 수 있다.

부칙 <제109호, 2009. 5. 15.>

제1조(시행일) 이 규칙은 공포한 날부터 시행한다.
제2조(경과조치) 이 규칙 시행 당시 종전의 규정에 따라 시설 및 설비를 갖추어 미용업을 하고 있는 자는 별표 1 제3호 및 제3호의2의 개정규정에 따른 시설 및 설비기준을 따르지 아니할 수 있다.

부칙 <제122호, 2009. 7. 1.> (규제일몰제 적용을 위한 공중위생관리법 시행규칙 등 일부개정령)

이 규칙은 2009년 7월 1일부터 시행한다.

부칙 <제134호, 2009. 9. 4.>

이 규칙은 공포한 날부터 시행한다.

부칙 <제1호, 2010. 3. 19.> (보건복지부와 그 소속기관 직제 시행규칙)

제1조(시행일) 이 규칙은 공포한 날부터 시행한다. <단서 생략>
제2조 생략
제3조(다른 법령의 개정) ① 부터 ⑦ 까지 생략
⑧ 공중위생관리법 시행규칙 일부를 다음과 같이 개정한다.
제3조의2제1항 각 호 외의 부분, 제9조제3항 및 제13조 각 호 외의 부분 중 "보건복지가족부령"을 각각 "보건복지부령"으로 한다.
제20조, 제21조제2항, 제23조제3항 · 제6항 및 제9항, 제25조 및 별표 3의 Ⅱ. 개별기준 중 "보건복지가족부장관"을 각각 "보건복지부장관"으로 한다.
⑨ 부터 <84> 까지 생략

부칙 <제18호, 2010. 9. 1.> (행정정보의 공동이용 및 문서감축을 위한 건강검진기본법 시행규칙 등 일부개정령)

이 규칙은 공포한 날로부터 시행한다.

부칙 <제32호, 2010. 12. 30.> (감염병의 예방 및 관리에 관한 법률 시행규칙)

제1조(시행일) 이 규칙은 2010년 12월 30일부터 시행한다.
제2조(다른 법령의 개정) ① 공중위생관리법 시행규칙 일부를 다음과 같이 개정한다.
제9조제3항 중 "「전염병예방법」 제2조제1항제3호에 따른 결핵(비전염성인 경우를 제외한다)환자"를 "「감염병의 예방 및 관리에 관한 법률」 제2조제4호에 따른 결핵(비감염성인 경우는 제외한다)환자"로 한다.
②부터 ⑭까지 생략
제3조 생략

부칙 <제43호, 2011. 2. 10.>

제1조(시행일) 이 규칙은 공포한 날부터 시행한다.
제2조(행정처분기준에 관한 경과조치) 이 규칙 시행 전의 위반행위에 대한 행정처분은 별표 7의 개정규정에 따른다.

부칙 <제101호, 2012. 1. 27.>

이 규칙은 공포한 날부터 시행한다.

부칙 <제136호, 2012. 6. 29.>

제1조(시행일) 이 규칙은 공포한 날부터 시행한다.
제2조(서식 개정에 관한 경과조치) ① 이 규칙 시행 당시 종전의 규정에 따른 서식은 계속하여 사용하되, 이 규칙에 따라 개정된 부분은 수정하여 사용한다.
② 이 규칙 시행 당시 종전의 규정에 따라 발급 또는 통보한 영업신고증, 면허증, 수거증, 공중위생감시원증 및 위생등급표는 이 규칙에 따라 각각 발급한 것으로 본다.

부칙 <제165호, 2012. 10. 31.> (행정규제 개선 등을 위한 공중위생관리법 시행규칙 등 일부개정령)

제1조(시행일) 이 규칙은 2012년 11월 1일부터 시행한다. <단서 생략>
제2조 생략

부칙 <제173호, 2012. 12. 11.>

제1조(시행일) 이 규칙은 공포한 날부터 시행한다. 다만, 별표 4 제3호마목 · 바목 및 같은 조 제4호사목 · 아목의 개정규정은 2013년 1월 31일부터 시행한다.
제2조(시설기준 등의 변경에 따른 경과조치) 이 규칙 시행 당시 미용업(피부) 또는 미용업(종합)을 하고 있는 자는 별표 1 제4호나목의 개정규정에 따른 시설 및 설비를 2013년 6월 30일까지 갖추어야 한다.

부칙 <제185호, 2013. 3. 23.> (보건복지부와 그 소속기관 직제 시행규칙)

제1조(시행일) 이 규칙은 공포한 날부터 시행한다.
제2조부터 제4조까지 생략
제5조(다른 법령의 개정) ①부터 ④까지 생략
⑤ 공중위생관리법 시행규칙 일부를 다음과 같이 개정한다.
별지 제7호서식 신청인 제출서류란 제1호 및 제2호 중 "교육과학기술부장관"을 각각 "교육부장관"으로 한다.
⑥부터 ㉒까지 생략

부칙 <제228호, 2013. 12. 31.> (행정규제기본법 개정에 따른 규제 재검토기한 설정을 위한 감염병의 예방 및 관리에 관한 법률 시행규칙 등 일부개정령)

이 규칙은 2014년 1월 1일부터 시행한다.

부칙 <제243호, 2014. 7. 1.>

제1조(시행일) 이 규칙은 공포한 날부터 시행한다. 다만, 별표 1 II의 제4호가목의 개정규정 중 미용업(손톱 · 발톱) 관련 부분은 2014년 7월 1일부터 시행한다.
제2조(목욕장업의 시설 및 설비기준에 관한 경과조치) 이 규칙 시행 당시 목욕장업을 하고 있는 자는 이 규칙 시행 후 6개월 이내에 별표 1 II의 제2호다목의 개정규정에 따른 시설 및 설비기준을 갖추어야 한다.
제3조(행정처분기준에 관한 경과조치) 이 규칙 시행 전의 위반행위에 대한 행정처분에 관하여는 별표 7의 개정규정에도 불구하고 종전의 규정에 따른다. 다만, 별표 7 I의 제4호가목의 개정규정은 이 규칙 시행 전의 위반행위에 대한 행정처분을 하는 경우에도 적용한다.

부칙 <제257호, 2014. 9. 1.>

제1조(시행일) 이 규칙은 공포한 날부터 시행한다.
제2조(공중위생영업의 종류별 시설 및 설비기준에 관한 적용례) 별표 1 I의 개정규정은 이 규칙 시행 후 제3조제1항에 따라 공중위생영업의 신고를 하는 자부터 적용한다.
제3조(공중위생영업자가 준수하여야 하는 위생관리기준 등에 관한 경과조치) 이 규칙 시행 전의 위반행위에 대하여 제19조에 따라 행정처분을 할 때에는 별표 4 제1호가목(3), 같은 표 제2호가목(7) 및 제2호라목(3)의 개정규정에도 불구하고 종전의 규정에 따른다.

부칙 <제283호, 2015. 1. 5.> (규제 재검토기한 설정 등 규제정비를 위한 감염병의 예방 및 관리에 관한 법률 시행규칙 등 일부개정령)

이 규칙은 공포일로부터 시행한다.

부칙 <제284호, 2015. 1. 5.>

이 규칙은 공포한 날부터 시행한다.

부칙 <제296호, 2015. 1. 30.>

이 규칙은 공포한 날부터 시행한다.

부칙 <제330호, 2015. 7. 2.>

제1조(시행일) 이 규칙은 공포한 날부터 시행한다. 다만, 별표 1 II. 개별기준 제4호가목의 개정규정은 2015년 7월 1일부터 시행한다.
제2조(행정처분 기준 변경에 관한 경과조치) ① 이 규칙 시행 전의 위반행위에 대한 행정처분에 관하여는 별표 7의 개정규정에도 불구하고 종전의 규정에 따른다.
② 이 규칙 시행 전의 위반행위로 받은 행정처분은 별표 7의 개정규정에 따른 위반행위의 차수 산정에 포함하지 아니한다.

부칙 <제362호, 2015. 11. 3.>

제1조(시행일) 이 규칙은 공포한 날부터 시행한다.
제2조(행정처분 기준 변경에 관한 경과조치) 이 규칙 시행 전의 위반행위에 대한 행정처분에 관하여는 별표 7의 개정규정에도 불구하고 종전의 규정에 따른다.

부칙 <제390호, 2016. 1. 5.>

이 규칙은 공포한 날부터 시행한다.

부칙 <제428호, 2016. 8. 4.>

제1조(시행일) 이 규칙은 2016년 8월 4일부터 시행한다. 다만, 제8조, 제15조, 제17조, 제18조, 별표 5 및 별표 6의 개정규정은 2016년 12월 23일부터 시행한다.
제2조(다른 법령의 폐지) 위생사에 관한 법률 시행규칙은 폐지한다.
제3조(공중위생영업의 신고 및 변경신고에 관한 경과조치) 이 규칙 시행 당시 공중위생영업의 신고 또는 변경신고 절차가 진행 중인 경우에는 제3조제2항 각 호 외의 부분 단서, 같은 항 제3호의2, 제3조의2제3항 각 호 외의 부분 단서 및 같은 항 제3호의2의 개정규정에도 불구하고 종전의 규정에 따른다.
제4조(행정처분기준에 관한 경과조치) 이 규칙 시행 전의 위반행위에 대하여 행정처분기준을 적용하는 경우에는 별표 7의 개정규정에 불구하고 종전의 규정에 따른다.
제5조(다른 법령의 개정) 보건복지부와 그 소속기관 직제 시행규칙 일부를 다음과 같이 개정한다.

제9조제5항제20호 중 "공중위생업소 및 공중이용시설"을 "공중위생업소"로 한다.

부칙 <제508호, 2017. 7. 28.>

제1조(시행일) 이 규칙은 공포한 날부터 시행한다.

제2조(영업자의 지위승계 등에 관한 적용례) ① 제3조의4제1항제1호의 개정규정은 이 규칙 시행 당시 영업자의 지위승계 신고 절차가 진행 중인 경우에도 적용한다.

② 제9조제1항제5호, 제10조제2항제5호, 제11조의2제1항제4호, 제11조의3제1항제3호 및 제12조의2제2호의 개정규정은 이 규칙 시행 이후 이용사 · 미용사의 면허, 이용사 · 미용사 면허증의 재교부, 위생사의 면허, 위생사 면허증의 재발급 및 위생사 면허의 재부여를 신청하는 것부터 적용한다.

③ 별표 1 I. 일반기준 제2호의 개정규정은 이 규칙 시행 이후 미용업의 영업신고를 하는 것부터 적용한다.

부칙 <제517호, 2017. 9. 15.>

이 규칙은 공포 후 2개월이 경과한 날부터 시행한다. 다만, 별표 7 Ⅰ. 일반기준 제3호 후단 및 제4호부터 제6호까지의 개정규정은 공포한 날부터 시행한다.

부칙 <제573호, 2018. 5. 1.>

이 규칙은 공포한 날부터 시행한다.

부칙 <제597호, 2018. 10. 5.>

제1조(시행일) 이 규칙은 공포한 날부터 시행한다.

제2조(행정처분 기준 변경에 관한 적용례) 별표 7의 개정규정은 이 규칙 시행 전의 위반행위에 대한 행정처분에 대해서도 적용한다.

부칙 <제606호, 2018. 12. 28.> (행정규제기본법에 따른 일몰규제 정비를 위한 31개 법령의 일부개정에 관한 보건복지부령)

이 규칙은 2019년 1월 1일부터 시행한다.

부칙 <제610호, 2018. 12. 31.>

이 규칙은 공포 후 6개월이 경과한 날부터 시행한다.

부칙 <제632호, 2019. 6. 12.>

제1조(시행일) 이 규칙은 2019년 6월 12일부터 시행한다.

제2조(행정처분기준에 관한 경과조치) 이 규칙 시행 전의 위반행위에 대하여 행정처분기준을 적용할 때에는 별표 7 Ⅱ의 제1호부터 제5호까지의 개정규정에도 불구하고 종전의 규정에 따른다.

별표 / 서식

[별표 1] 공중위생영업의 종류별 시설 및 설비기준(제2조 관련)
[별표 2] 목욕장 욕수의 수질기준과 수질검사방법 등(제4조관련)
[별표 3] 이용기구 및 미용기구의 소독기준 및 방법(제5조관련)
[별표 4] 공중위생영업자가 준수하여야 하는 위생관리기준 등(제7조관련)
[별표 5] 삭제 <2016. 8. 4.>
[별표 6] 삭제 <2016. 8. 4.>
[별표 7] 행정처분기준(제19조관련)
[별지 제1호서식] 영업신고서
[별지 제2호서식] 영업신고증
[별지 제3호서식] 신고관리대장
[별지 제4호서식] 영업신고증 재교부신청서
[별지 제5호서식] 영업신고사항 변경신고서
[별지 제5호의2서식] 영업 폐업신고서
[별지 제6호서식] 영업자지위승계신고서
[별지 제7호서식] 면허신청서
[별지 제8호서식] 면허증
[별지 제9호서식] 면허등록 관리대장
[별지 제10호서식] 면허증 재교부 신청서
[별지 제10호의2서식] 위생사 면허증 발급신청서
[별지 제10호의3서식] 위생사 면허증
[별지 제10호의4서식] 위생사 면허증(재발급, 재부여) 신청서
[별지 제11호서식] 수거증
[별지 제12호서식] 삭제 <2011.2.10>
[별지 제13호서식] 공중위생감시원증
[별지 제14호서식] 위생관리등급표

부록
3
공중보건학 종합문제

공중보건학 종합문제 1

1. 이용기구 및 미용기구의 소독방법에 대한 설명 중 틀린 것은?
   ㉠ 크레졸소독: 크레졸 수에 10분 이상 담가둔다.
   ㉡ 에탄올소독: 에탄올수용액에 10분 이상 담가둔다.
   ㉢ 증기소독: 섭씨 100도씨 이상의 습한 열에 10분이상 쬐어준다.
   ㉣ 석탄산수소독: 석탄산수에 10분이상 담가둔다.

   정답 : ㉢

2. 다음 소독에 가장 적은 영향을 미치는 것은?
   ㉠ 대기압 ㉡ 온도 ㉢ 수분 ㉣ 시간

   정답 : ㉠

3. 만성감염병의 역학적 특성은 무엇인가?

   정답 : 발생률이 낮고 유병률이 높다.

4. BCG접종으로 얻어지는 면역은?

   정답 : 인공능동면역

5. 일본뇌염에 대한 설명으로 적당하지 않은 내용은?
   ㉠ 일본뇌염은 환자 격리가 가장 중요하다.
   ㉡ 매개모기는 작은 빨간 집모기이다.
   ㉢ 우리나라에서는 주로 8~10월에 많이 발생한다.
   ㉣ 병원소인 돼지 관리가 중요하다.

   정답 : ㉠

6. 다음 중 가장 치명률이 높은 감염병은?
   ㉠ 콜레라 ㉡ 공수병 ㉢ 홍역 ㉣ 렙토스피라증

   정답 : ㉡

7. 간디스토마의 제1중간숙주는 무엇인가?

정답 : 쇠우렁

8. 실내 기류 중 불감기류란 무엇인가?

정답 : 0.5m/sec 이하

9. 주택의 보건학적 조건으로 적당하지 않는 것은?
㉠ 남향이나 동남향일 것
㉡ 언덕 중턱에 위치하고 넓을 것
㉢ 매립지의 경우는 3년 이상 경과한 곳일 것
㉣ 지질은 건조하고 침투성이 있을 것

정답 : ㉢

10. 일산화탄소는 인체 내에서 어떤 작용을 하여 인체에 해를 끼치는가?

정답 : 헤모글로빈과 결합하여 산소결핍증을 일으킨다.

11. 파리가 병원균을 소화기계에 전염시키는 방법은?

정답 : 기계적 전파

12. 식기나 주사기의 소독으로 가장 적당한 방법은 무엇인가?

정답 : 자비소독

13. 식품소독에 이용할 수 있는 소독제로 타당한 방법은 무엇인가?

정답 : 역성비누

14. 하수처리과정을 3단계로 나눠보시오.

정답 : 예비처리 → 본처리 → 오니처리

15. 역학에 대한 설명 중 가장 관련이 적은 것은?
㉠ 인간집단을 대상으로 한다.
㉡ 질병에 관한 연구를 한다.

㉢ 질병의 원인을 탐구한다.

㉣ 질병 치료기술을 연구한다.

정답 : ㉣

16. 군집독을 일으키는 중요한 요인은?

㉠ 기온역전 ㉡ 이산화탄소의 증가

㉢ 고기압 상태 ㉣ 고온·고습·연소가스·분진

정답 : ㉣

17. 파리나 모기 구제에 있어서 가장 이상적인 방법은?

㉠ 살충제 사용 ㉡ 발생원 제거 ㉢ 방충망 설치 ㉣ 성충 구제

정답 : ㉡

18. 급성감염병의 역학적 특성은?

정답 : 발생률이 높고 유병률이 낮다.

19. 이산화탄소의 양이 실내공기 오염지표로 쓰이는 이유로 타당한 것은?

㉠ 이산화탄소의 양은 미량이라도 인체에 유해하므로

㉡ 공기오염의 전반적인 상태를 추측할 수 있으므로

㉢ 이산화탄소의 측정방법이 아주 간편하기 때문에

㉣ CO_2가 인체에 미치는 생리적 영향이 아주 크므로

정답 : ㉡

20. 공중보건 사업수행의 3대요소가 아닌 것은?

㉠ 보건교육

㉡ 보건관계법규

㉢ 보건행정

㉣ 보건영양

정답 : ㉣

21. 공중보건 수준을 평가하기 위해 사용하는 지표는?

정답 : 사망력

22. 매장법과 식육검사, 신체섭생법 등이 시행되는 등 위생학이 특별히 발달한 고대 국가는?

정답 : 이집트

23. 공중보건학의 기초가 되는 시기는?

정답 : 근세기

24. 근세기의 공중보건에 대한 설명이다. 잘못된 것은?

㉠ 최초의 공중보건학 저서는 '직업인의 병'이다.

㉡ 영국의 프랭크는 '전의사 경찰체계'라는 12권의 저서를 출간하였다.

㉢ 1842년 채드윅의 보고서의 결과로 세계에서 최초로 공중보건법을 제정하였다.

㉣ 영국 통계국에서는 파르에 의해서 '인구동태등록제'가 확립되었다.

정답 : ㉠

25. 세계보건기구가 설립된 연도는?

정답 : 1948년

26. 한일합병시대의 공중보건에 대한 설명이다. 잘못된 것은?

㉠ 일본의학이 판을 치던 시대이다.

㉡ 9종의 법정 전염병을 정하였다.

㉢ 조선에 거주하는 일본인들에 대한 의료서비스 제공이 주목적이었다.

㉣ 1918년 폐결핵 예방에 관한 규칙이 정해졌다.

정답 : ㉠

27. 지역사회 통합건강증진 사업에서 사업 성과관리와 사업 모니터링을 담당하는 기관은?

정답: 한국건강증진개발원

28. 인구 구조 중 가장 이상적인 인구 구조는?

㉠ 종형 ㉡ 방추형 ㉢ 피라미드형 ㉣ 별형

정답 : ㉠

29. 인구와 보건에서 설명하는 3M이란?

정답 : 영양결핍(Malnutrition), 질병발생(이환: Morbidity), 사망률(Mortality)

30. 삶에 대한 만족도 조사 결과 가장 높은 응답 비율은 차지한 것은?

㉠ 건강과 의료 ㉡ 사회보장과 복지 ㉢ 일자리와 소득 ㉣ 주거환경

정답 : ㉠

31. 역학의 역할이 아닌 것은?

㉠ 질병발생 및 원인 규명의 역할

㉡ 보건사업의 평가 역할

㉢ 질병 발생의 감시자 역할

㉣ 위험요인 노출군을 격리하는 역할

정답 : ㉣

32. 역학적 연구방법 중 어떤 특성을 가진 인구집단과 가지고 있지 않은 인구집단을 계속 관찰하여 질병의 발생률의 차이를 비교하는 연구방법은?

정답 : 코호트 연구(cohort study)

33. 호흡기 계통으로 탈출하는 감염병이 아닌 것은?

㉠ 장티푸스 ㉡ 백일해 ㉢ 홍역 ㉣ 천연두

정답 : ㉠

34. 제 1군 감염병으로 증상은 급성 설사질환으로 쌀뜨물과 같은 설사와 함께 발열 등을 일으키는 감염병은?

㉠ 장티푸스 ㉡ 콜레라 ㉢ 세균성 이질 ㉣ 폴리오

정답 : ㉡

35. 만성감염병이 아닌 것은?

㉠ 결핵 ㉡ B형 간염 ㉢ 당뇨 ㉣ 나병

정답 : ㉢

36. 정상혈압의 범위는?

정답 : 수축기 혈압 120mmHg, 확장기 혈압 80mmHG

37. 기후변화의 영향이 아닌 것은?

㉠ 홍수　　㉡ 사막화　　㉢ 해수면 하강　　㉣ 빙하 감소

정답 : ㉢

38. 바닥이나 변두리의 자갈, 모래층에 함유되어 있는 물을 무엇이라 하는가?

정답 : 복류수

39. 하수처리방법 중 자연현상을 이용한 처리방법은?

정답 : 산화지법(안정지법)

40. 진동에 노출되었을 경우 말초부위로 피가 통하지 않으면서 생기는 혈액순환 장애는?

정답 : 레이노 현상

41. 산업피로의 증상이 아닌 것은?

㉠ 호흡기능의 변화

㉡ 체온변화

㉢ 순환기능 변화

㉣ 신체조절 가능

정답 : ㉣

42. 식품에 미생물이 증식하여 지방, 탄수화물이 분해되는 것을 무엇이라 하는가?

㉠ 변질　　㉡ 부패　　㉢ 변패　　㉣ 발효

정답 : ㉢

43. 용기에서 식품을 방출시키는 가스 식품첨가물을 무엇이라 하는가?

정답 : 분사제

44. 필수아미노산에 대해 설명하시오

정답 : 리신, 발린, 로이신, 이솔루신, 메티오닌, 슬리오닌, 아르기닌, 페니알라린, 히스티딘, 트리토판

45. 우리나라의 국민영양실태에 관한 설명이다. 잘못된 것은?

㉠ 나트륨 섭취가 점차 감소하고 있다.

ⓛ 과일과 채소의 섭취 인구 비율이 증가하고 있다.

ⓒ 아침결식률이 감소하고 있다.

ⓔ 적정 수준의 당 섭취 인구 비율이 증가하고 있다.

정답 : ⓖ

46. 보건관련 국제기구가 아닌 것은?

ⓖ UNICEF ⓛ EU ⓒ ILO ⓔ WHO

정답 : ⓛ

47. 1675년 확대경을 통해 미생물을 최초로 발견한 사람은?

정답 : 레벤훅

48. 이·미용사 업무 보조범위가 아닌 것은?

ⓖ 사전준비에 관한 사항 ⓛ 기구·제품등의 관리에 관한 사항

ⓒ 의약품을 사용하지 아니하는 눈썹손질 ⓔ 위생관리에 관한 사항

정답 : ⓒ

49. 미용업 개별 행정처분 기준 중 처벌수위가 가장 낮은 것은?

ⓖ 영업소 외의 장소에서 미용업무를 한 경우

ⓛ 손님에게 성매매 알선 등 행위 또는 음란행위를 하게 하거나 이를 알선 또는 제공한 경우

ⓒ 미용을 위하여 「약사법」에 따른 의약품 또는 「의료기기법」에 따른 의료기기를 사용한 경우

ⓔ 영업정지처분을 받고도 그 영업정지 기간에 영업을 한 경우

정답 : ⓖ

50. 파라티푸스에 대한 설명 중 가장 관계가 적은 내용은 무엇인가?

ⓖ 증세나 치명률이 장티푸스보다 약간 낮다.

ⓛ 잠복기간은 장티푸스와 비슷하다.

ⓒ 병원체는 A,B,C형이 있는데 우리나라에서는 B형이 가장 많다.

ⓔ 제 1종 감염병이다.

정답 : ⓛ

공중보건학 종합문제 2

1. 이질에 대한 설명 중 가장 타당성이 적은 내용은?
   ㉠ 예방접종은 실시되지 않는다.
   ㉡ 세균성 이질은 모두 혈변을 일으킨다.
   ㉢ 장티푸스의 동일한 관리가 필요하다.
   ㉣ 아메바성 이질은 아포를 형성한다.

   정답 : ㉡

2. 여름철에 국한되어 발병하는 식중독균은 무엇인가?
   ㉠ 장염비브리오 식중독
   ㉡ 병원성대장균 식중독
   ㉢ 살모넬라 식중독
   ㉣ 포도상구균 식중독

   정답 : ㉠

3. 고압증기멸균법과 같이 포자형성균을 사멸시킬 수 있는 소독법은 무엇인가?

   정답 : 유통증기 간헐멸균법

4. 병원소로부터 병원체가 탈출할 때 자기의 힘으로 탈출하지 못하고 제3자의 힘으로 탈출하는 방식을 무엇이라 하는가?

   정답 : 기계적 탈출

5. 위생해충의 구제에 사용되는 살충제의 조건으로 타당하지 않은 내용은?
   ㉠ 살충작용의 범위가 넓어야 한다.
   ㉡ 환경오염 및 악취가 없어야 한다.
   ㉢ 방제대상 해충에는 살충효과가 커야 한다.
   ㉣ 살충제의 물리적 성질이 양호해야 한다.

   정답 : ㉠

6. 말라리아에 대한 설명으로 적당하지 않은 것은?

㉠ 전세계적으로 가장 많이 이환되는 급성감염병 중의 하나이다.

㉡ 종류로는 3일열, 4일열, 난형열 및 열대성 말라리아가 있다.

㉢ 우리나라에서는 학질로 불렸으며, 현재 남부지역에 많이 발생한다.

㉣ 임상증상으로는 전형적으로 오한, 고열 및 체온이 떨어진다.

정답 : ㉢

7. 다음 중 쥐와 가장 관계가 없는 질병은 무엇인가?

㉠ 렙토스피라증 ㉡ 페스트 ㉢ 발진열 ㉣ 톡소프라스마증

정답 : ㉣

8. 음식물과 관계가 없는 기생충이라 할 수 있는 것은?

㉠ 폐흡충

㉡ 무구조충

㉢ 광절열두조충

㉣ 말레이사상충

정답 : ㉣

9. 공기의 조성성분 중 가장 많은 부분을 차지하는 것은?

정답 : 질소

10. 사무실, 도서실, 학교교실의 적당한 조도는 몇 룩스인가?

정답 : 80~120룩스

11. 눈의 보호를 위하여 가장 좋은 조명방식은 무엇인가?

정답 : 간접조명

12. 미생물중 가장 크기가 작아서 여과기를 통과하는 미생물은?

정답 : 바이러스

13. 화학적 소독제의 조건 중 잘못된 것은?

㉠ 독성 및 안정성이 높아야 한다.

㉡ 살균력이 강할 것

㉢ 가격이 저렴할 것

㉣ 용해성이 낮을 것

정답 : ㉣

14. 다음 중 환경오염의 원인이 아닌 것은?

㉠ 경제발전 ㉡ 도시화 ㉢ 인구증가 ㉣ 에너지 대체

정답 : ㉣

15. 부양비(dependency ratio)에 대한 설명으로 가장 타당하지 않는 것은?

㉠ 비경제활동 연령층에 대한 경제활동연령 인구의 비를 말함

㉡ 노령화 지수는 선진국에서는 개발도상국보다 낮음

㉢ 부양비가 높다는 것은 경제활동 인구가 적다는 것을 의미함

㉣ 비생산층 연령은 15세 미만의 소년인구와 65세 이상의 노년 인구를 말함

정답 : ㉡

16. 감염병관리상 현성감염자보다 보균자가 역학적으로 더 중요한 이유는?

㉠ 증상이 심하기 때문에

㉡ 발견하기 쉽기 때문에

㉢ 관리가 쉽기 때문에

㉣ 전파의 기회가 많기 때문에

정답 : ㉣

17. 공기의 자정작용과 관계가 없는 것은 무엇인가?

㉠ 희석작용 ㉡ 세정작용 ㉢ 살균작용 ㉣ 기온역전작용

정답 : ㉣

18. 심한 설사로 탈수상태에 빠지고 위경련 등 전신증상을 보이며 동남아에 상주하는 제 1종 감염병으로 검역 감염병인 질병은 무엇인가?

정답 : 콜레라

19. 보건교육을 설명한 것이다. 가장 잘 표현되어 있는 것은?

㉠ 보건에 대한 지식을 전달하여 태도의 변화를 가져오며, 이를 실천토록 하는 것이다.

㉡ 보건에 관한 모든 지식을 전달하는 데 그 목적이 있다.

㉢ 보건에 관한 제반 사항을 홍보하는 것이다.

㉣ 나쁜 습관을 바꾸어 주는 것이다.

정답 : ㉠

20. 우리나라에서 환경오염에 대한 진정건수가 가장 많은 부분은 무엇인가?

정답 : 소음

21. 공중보건의 범위 중 보건관리 분야가 아닌 것은?

㉠ 보건영양

㉡ 보건행정

㉢ 산업보건

㉣ 인구보건

정답 : ㉢

22. WHO에서 제시하는 지표 중 1년 동안의 전체 사망자에 대한 같은 해 50세 이상의 사망자를 표시하는 비율을 무엇이라 하는가?

정답 : 비례사망지수

23. 1749년 세계 최초로 국세조사를 실시한 나라는?

정답 : 스웨덴

24. 근대기의 공중보건에 대한 설명이다. 잘못된 것은?

㉠ 1883년 독일의 비스마르크가 세계에서 최초로 질병보험을 실시하였다.

㉡ 독일의 페텐코페르는 환경위생학의 아버지라 불리운다.

㉢ 독일에서 최초로 '공중보건협회'를 창설하였다.

㉣ 파스퇴르가 닭 콜레라 백신을 개발하였다.

정답 : ㉢

25. 세계 각국의 공중보건에 대한 설명이다. 잘못된 것은?

㉠ 1972년 스톡홀롬에서 제1회 UN 인간 환경 회의가 개최되었다.

㉡ 1992년 리우데자네이루에서 지구인의 행동강령인 의제21을 채택하였다.

㉢ 2002년 요하네스버그에서 지방의제 21을 선언하였다.

㉣ 후천성면역결핍증과 SARS, 광우병, 조류독감 중 조류독감은 정복되었다.

정답 : ㉣

26. 대한민국 시대의 공중보건 사업이 아닌 것은?

㉠ 보건소사업

㉡ 천연두사업

㉢ 가족계획사업

㉣ 결핵사업

정답 : ㉡

27. 인구의 분류 중 인구이동이 전혀 없고 자연·생물학적인 출생과 사망에 의해 형성되는 인구는?

정답 : 폐쇄인구

28. 여자가 일생 동안 낳는 여자 아이의 평균수를 무엇이라 하는가?

정답 : 재생산율

29. 현재인구에서 일시부재인구를 더한 후 일시 현재인구를 뺀 나머지 인구를 무엇이라 하는가?

정답 : 상주인구

30. 일정한 시기에 출생한 인구가 사망 질서에 따라 어떻게 감소하는지를 추정한 통계표를 무엇이라 하는가?

정답 : 생명표(Life-table)

31. 질병발생의 3대 원인은?

정답 : 병인요인, 숙주요인, 환경요인

32. 감염병 생성과정의 6요소는?

정답 : 병원체, 병원소, 병원소로부터 병원체의 탈출, 전파, 새로운 숙주로의 침입, 숙주의 감수성

33. 사람 간 접촉에 의해 전파되는 감염병이 아닌 것은?

㉠ 디프테리아 ㉡ 콜레라 ㉢ 볼거리 ㉣ 풍진

정답 : ㉡

34. 1군 감염병 중 가장 많이 발생하는 감염병은?

정답 : 세균성 이질

35. 만성질환에 대한 설명 중 잘못된 것은?

㉠ 만성질환의 반 정도가 70세 이전에 조기 사망을 일으킨다.

㉡ 만성질환은 예방할 수 없다.

㉢ 심장병을 포함해서 만성질환은 대체로 남녀에게 비슷하게 영향을 준다.

㉣ 만성질환 사망자 5명 중 4명은 저중소득 국가에서 발생한다.

정답 : ㉡

36. 당뇨병의 위험인자를 3가지 이상 설명하시오.

정답 : 과체중, 직계가족에 당뇨병이 있는 경우, 공복혈당장애나 내당능장애의 과거력, 임신성 당뇨병, 고혈압, 인슐린 저항성, 심혈관질환 중 3가지 이상

37. 일산화탄소 중독시 이상증세가 아닌 것은?

㉠ 신경이상증세 ㉡ 보행장애 ㉢ 시력장애 ㉣ 중추신경 억제

정답 : ㉢

38. 수중의 유기물량을 간접적으로 추정하는 오염지표는?

정답 : 과망간산칼륨 소비량

39. 사업장 폐기물이 아닌 것은?

㉠ 건설폐기물 ㉡ 의료폐기 ㉢ 지정폐기물 ㉣ 생활폐기물

정답 : ㉣

40. 사망과 영구 폐질의 경우 손실일수는 며칠로 계산하는가?

정답 : 7,500일

41. 경구적으로 외부에서 침입하여 급성장염을 일으키는 감염형 식중독은?

정답 : 병원성 대장균 식중독

42. 청량음료, 과자, 절임류 등에 널리 사용되었으나 동물실험 등에서 간종양을 유발하여 1966년부터 사용 금지된 표백제는?

정답 : 둘신

43. 질병발생 이전에 제공되는 건강증진서비스와 예방서비스를 포함하는 구성요소는?

정답 : 1차예방

44. 국민건강증진법에 포함된 보건교육이 아닌 것은?

㉠ 만성 퇴행성 질환 등 질병의 예방에 대한 사항

㉡ 공중위생에 대한 사항

㉢ 구강 건강에 대한 사항

㉣ 대체 요법에 대한 사항

정답 : ㉣

45. 소독약의 살균기전에 대한 약품이다. 잘못된 것은?

㉠ 균단백 응고작용 : 석탄산, 알코올, 포르말린

㉡ 탈수작용 : 설탕, 알코올, 포르말린

㉢ 균체의 효소 불활화작용 : 승홍, 머큐로크롬, 질산은

㉣ 산화작용 : 염소와 그 유도체 과산화수소, 오존 등

정답 : ㉢

46. 공중위생관리법상 청문을 실시하여야 하는 경우가 아닌 것은?

㉠ 면허취소 또는 면허정지　　㉡ 영업정지명령 또는 폐쇄명령

㉢ 신고사항의 직권말소　　㉣ 과징금 처분

정답 : ㉣

47. 개별미용서비스의 최종 지불가격 및 전체 미용서비스의 총액에 관한 내역서를 이용자에게 미리 제공하지 않은 경우의 2차 위반 시 행정처분은?

정답 : 영업정지 5일

48. 위생서비스 수준의 평가는 몇 년마다 실시하는가?

정답 : 2년

49. 병원미생물의 크기에 따른 순서대로 나열하시오.

정답 : 바이러스 < 리케차 < 세균

50. 소독에 대한 설명으로 가장 타당한 것은?

㉠ 모든 미생물의 생활력은 물론 미생물 자체를 없애는 것

㉡ 병원미생물의 생활력을 파괴하여 감염력을 없애는 것

㉢ 병원성미생물의 발육과 그 작용을 제지 내지는 정지시키는 것

㉣ 미생물이나 병원균이 없는 상태

정답 : ㉡

공중보건학 종합문제 3

1. 재래식 변소소독에 가장 적합한 것은 무엇인가?

   정답 : 생석회

2. 소화기계 감염병의 예방방법으로 가장 타당성이 적은 것은?

   ㉠ 환경을 깨끗이 한다.
   ㉡ 음식물과 음용수는 끓여서 먹는다.
   ㉢ 위생해충에 물리지 않도록 한다.
   ㉣ 예방접종을 한다.

   정답 : ㉢

3. 임신초기에 이환되면 태아에게도 전염되는 질병은 무엇인가?

   정답 : 풍진

4. 우리나라 제2종 감염병으로 전신피부에 홍반이 생기는 질병으로 들쥐에서 털 진드기가 매개하는 감염병은 무엇인가?

   정답 : 쯔쯔가무시병

5. 학교보건사업이 공중보건상 갖는 의의가 아닌 것은?

   ㉠ 학생들은 교육열이 왕성하므로 교육효과가 좋다.
   ㉡ 학교는 여러 가지 측면에서 지역사회의 중심이다.
   ㉢ 학교보건의 대상인구가 많다.
   ㉣ 학생들에게 보건에 관한 전문교육을 실시할 수 있다.

   정답 : ㉣

6. 기후의 3대요소는 무엇인가?

   정답 : 기온, 기류(바람), 기습(습도)

7. 수질오염의 생물학적 지표로 이용되는 균은 무엇인가?

정답 : 대장균균

8. 50% 정도의 사람이 불쾌감을 느끼게 되는 불쾌지수는?

㉠ 60% ㉡ 70% ㉢ 75% ㉣ 80%

정답 : ㉢

9. 공부방의 조명시설의 적당한 위치는 어떤 방향인가?

정답 : 좌측 상방

10. 모기에 대한 설명이다. 가장 타당하지 않은 내용은?

㉠ 모기는 암수 모두 흡혈한다.

㉡ 흐르는 물에는 산란하지 않는다.

㉢ 모기는 종류에 따라 활동시간이 다르다.

㉣ 교미는 일반적으로 일몰 직후에 일어난다.

정답 : ㉠

11. 구서작업은 어느 계절에 하는 것이 가장 효과적인가?

정답 : 겨울

12. 구내염, 인두염, 구강세척, 화농성 상처 등에 사용되는 소독제는?

정답 : 과산화수소

13. 다음 중 대기오염과 가장 관계가 없는 내용은 무엇인가?

㉠ 호흡기계질환 ㉡ 식물의 고사 ㉢ 군집독의 발생 ㉣ 금속물질의 부식

정답 : ㉢

14. 수중의 유기물의 산화하는 데 소모되는 산소의 양을 무엇이가 하는가?

정답 : 생물학적 산소요구량(BOD)

15. 연근로시간수에 대한 재해건수로 재해분석을 하는 방법을 무엇이라 하는가?

정답 : 도수율

16. 인구동태에 대한 설명 중 가장 타당하지 않는 것은?

㉠ 인구의 크기, 경제적 구조 등에 관한 자료를 산출하는 것이다.

㉡ 인구의 변동사항을 말하는 것이다.

㉢ 전입, 전출, 혼인율, 이혼율 등도 인구동태에 속한다.

㉣ 인구동태는 보건학적으로 중요한 의미를 가지고 있다.

정답 : ㉠

17. 장티푸스 관리상 가장 중요한 대책은 무엇인가?

㉠ 환경위생관리 및 보균자 색출 ㉡ 예방접종

㉢ 보건교육 강화 ㉣ 환자의 조기발견

정답 : ㉠

18. 인공조명을 할때의 고려사항으로 적당하지 않은 것은?

㉠ 광색은 주광색에 가깝고, 유해가스의 발생이 없어야 한다.

㉡ 가급적 간접조명이 되도록 한다.

㉢ 열의 발생이 적고, 폭발이나 가스의 발생이 없어야 한다.

㉣ 조도는 시간이나 장소에 따라 불변, 균등하여야 한다.

정답 : ㉣

19. 원인요소와 질병을 동시에 조사하기 위하여 서로 간의 관련성을 보는 방법으로 상관관계 연구라고도 하는 역학적 방법은 무엇인가?

정답 : 단면적 연구

20. 공중위생법규에서 정한 위생교육시간은 몇 시간인가?

정답 : 3시간

21. 공중보건학의 목적이 아닌 것은?

㉠ 질병예방

㉡ 수명연장

㉢ 질병치료

㉣ 정신적 건강

정답 : ㉢

22. 리벨과 클라크가 말한 질병의 자연사와 예방의 수준 5단계를 설명하시오

정답 : 비병원성기 → 초기병원성기 → 불현성감염기 → 발현성질환기 → 회복기

23. 중세시대에 유행하던 감염병이 아닌 것은?

㉠ 콜레라

㉡ 말라리아

㉢ 한센병

㉣ 페스트

정답 : ㉡

24. 세계에서 최초로 "공중보건법"을 제정한 나라는?

정답 : 스웨덴

25. '요람에서 무덤까지'라는 구호와 같이 거의 완벽한 사회보장제도를 세계에서 최초로 실시한 나라는?

정답 : 영국

26. 1900년 '한성종두사관제를 공포한 시대는?

정답 : 대한제국시대

27. 제 3차 국민건강증진종합계획의 사업분야가 아닌 것은?

㉠ 금연 ㉡ 예방접종 ㉢ 대사질환 ㉣ 결핵

정답 : ㉢

28. 인구피라미드의 종류중 0~14세 인구가 50세 이상 인구의 2배가 넘는 인구 구조는?

정답 : 피라미드(인구증가형)

29. 인구와 보건에서 설명하는 3P는?

정답 : 인구(Population), 환경오염(Pollution), 빈곤(Poverty)

30. 임신상태의 산과적 합병증(임신, 진통 및 산후기)으로 인하여 발생한 사망을 무엇이라 하는가?

정답 : 직접 산과적 사망

31. 특정 연령의 사람이 다음 연령까지 살지 못하고 사망할 확률을 무엇이라 하는가?

정답 : 사망확률

32. 기술역학에서 조사하는 인구학적 특성이 아닌 것은?

㉠ 인종 ㉡ 토착성 ㉢ 사회계층 ㉣ 직업

정답 : ㉡

33. 감염병이 발병하기 전 잠복기간 중에 병원체를 배출하는 감염자는?

㉠ 회복기 보균자 ㉡ 건강보균자 ㉢ 잠복기 보균자 ㉣ 병후보균자

정답 : ㉢

34. 가을철에 유행하는 주요 감염성 질환은?

㉠ 수족구병 ㉡ 인플루엔자 ㉢ 렙토스피라증 ㉣ 홍역

정답 : ㉢

35. 법정 감염병 중에서 가장 많이 발생하는 감염병은?

정답 : 홍역

36. 심뇌혈관질환에서 교정 불가능한 위험요인은?

㉠ 흡연 ㉡ 운동부족 및 비만 ㉢ 당뇨병 ㉣ 유전적 감수성

정답 : ㉣

37. 일정한 지역에서 매년 반복되는 대기현상의 종합적인 상태를 무엇이라 하는가?

정답 : 기후

38. 조명과다로 인한 질병이 아닌 것은?

㉠ 시력장애 ㉡ 시야협착 ㉢ 망막변성 ㉣ 안구진탕증

정답 : ㉣

39. 자동차 배기가스가 주요 배출원인으로 교통량이 많은 대로변에서 농도가 높게 나타나는 물질은?

정답 : 질소산화물

40. 모래층을 통과시켜 눈에 보이지 않는 작은 입자들을 제거하는 정수처리 과정은?

정답 : 여과지

41. 음의 크기를 나타내는 단위는?

정답 : 폰(phon)

42. 여성 근로자의 특성이 아닌 것은?

㉠ 남성보다 피하지방이 많다.

㉡ 신체중심이 남성보다 위에 있다.

㉢ 순환 혈액량이 적다.

㉣ 섬세하고 세밀한 일에 유리하다.

정답 : ㉡

43. 직업성 질환의 물리적 원인이 아닌 것은?

㉠ 조도　　㉡ 이상기압　　㉢ 반복작업　　㉣ 자외선

정답 : ㉢

44. 미생물의 번식과 발육에 관계되는 요소 중 가장 중요한 요소는?

정답 : 온도, 습도, 영양분 및 pH

45. HACCP의 12절차 중 '위해요소분석'에서 파악된 위해요소를 예방, 제거 또는 허용 가능한 수준까지 감소시킬 수 있는 최종단계 또는 공정은?

정답 : 중요관리점(CCP) 결정

46. 특이동적작용에 대한 설명이다. 잘못된 것은?

㉠ 음식물의 소화흡수과정에 이용되는 칼로리 소모현상을 말한다.

㉡ 생명을 유지하는 데 소요되는 최소한의 열량을 말한다.

㉢ 단백질은 16~30% 소모된다.

㉣ 지방질은 3~4% 소모된다.

정답 : ㉡

47. 우리나라 보건복지부의 핵심정책이 아닌 것은?

㉠ 저출산·고령사회 계획

㉡ 건강보험

㉢ 담뱃세 인상정책

㉣ 폐쇄적인 보건산업

정답 : ㉣

48. 미생물의 발육에 필요한 조건에 대한 설명이다. 잘못된 것은?

㉠ 산소유무에 관계없이 발육하는 세균을 혐기성균이라 한다.

㉡ 대부분 미생물의 pH는 5.0~5.8 정도에서 성장한다.

㉢ 대부분 세균의 최적온도는 25~37℃이다.

㉣ 질소원, 무기염류 등의 영양소가 충분히 공급되어야 한다.

정답 : ㉠

49. 공중위생감시원의 업무범위 중 잘못된 것은?

㉠ 위생지도 및 개선명령 이행여부의 확인

㉡ 위생교육 이행여부의 확인

㉢ 영업자 준수사항 이행여부의 확인

㉣ 위생관리 등급 확인

정답 : ㉣

50. 피부미용실에서 사용하는 손소독 방법이 아닌 것은?

㉠ 에탄올 소독 ㉡ 포르말린 소독 ㉢ 승홍수 소독 ㉣ 크레졸 소독

정답 : ㉣

공중보건학 종합문제 4

1. 소독제의 살균력을 비교하기 위해 사용하는 것은?

   정답 : 석탄산계수

2. 예방접종은 어떤 면역에 해당하는가?

   정답 : 인공능동면역

3. 폴리오(소아마비)에 대한 설명으로 가장 타당하지 않은 것은?
   ㉠ 잠복기는 보통 7~12일이다.
   ㉡ 분변이나 호흡기계 분비물 등을 통해서 경구적 침입을 한다.
   ㉢ 급성감염병으로 제2종 감염병이다.
   ㉣ 예방접종은 DPT로 실시한다.

   정답 : ㉣

4. 병원체가 한탄바이러스로 들쥐에 기생하는 좀진드기가 전파하는 급성감염병은 무엇인가?

   정답 : 유행성출혈열

5. 저산소증에서 산소량이 몇 % 이하가 되면 질식사 하게 되는가?

   정답 : 7%

6. 집단감염이 잘되고 소아들에게 많이 감염될 수 있는 기생충은 무엇인가?

   정답 : 요충

7. 공기 중의 이산화탄소가 몇 % 이상일 때 질식사를 초래하게 되는가?

   정답 : 10%

8. 정밀작업 시 작업면의 조도는 몇 룩스 이상인가?

   정답 : 300룩스 이상

9. 세계보건기구가 정한 보건행정의 범위가 아닌 것은?

㉠ 환경위생

㉡ 감염병 관리

㉢ 대중에 대한 보건교육

㉣ 모자보건

정답 : ㉣

10. 벼룩이 매개하는 감염병은 무엇인가?

정답 : 페스트

11. 소독의 정의를 설명하시오.

정답 : 병원미생물의 생활력을 파괴하여 감염력을 없애는 것

12. 서적, 의류, 침구에 사용되는 소독약은?

정답 : 포르말린가스

13. 병원쓰레기의 처리법으로 가장 위생적인 것은 무엇인가?

정답 : 소각법

14. 통조림 등 밀봉상태에서 자라는 혐기성 아포형성균으로 일으키는 식중독을 무엇이라 하는가?

정답 : 보툴리누스 식중독

15. 수인성감염병의 역학적 특성으로 적당하지 않은 것은?

㉠ 연령, 성별 등의 차이에 따라 이환율의 차이가 있다.

㉡ 환자의 발생이 폭발적이다.

㉢ 환자발생은 급수지역내에 한정되어 있다.

㉣ 이환률과 치명률이 낮은 것이 보통이다.

정답 : ㉠

16. 상수의 인위적인 정수법으로 순서가 맞게 연결된 것은?

㉠ 침전 → 여과 → 소독　　㉡ 여과 → 소독 → 침전

㉢ 침전 → 소독 → 여과　　　　　　　　㉣ 여과 → 침전 → 소독

정답 : ㉠

17. 미생물의 발육과 그 생활작용을 제지하거나 정지시켜 부패나 변질을 방지하는 것은?

정답 : 방부

18. 분진에 이한 건강장해증으로는 어떤 것이 있는가?

정답 : 진폐증

19. 특정 가스가 지구주위를 둘러싸고 그 결과 지구층의 가열된 복사열의 방출을 막아 지구가 더워지는 현상을 무엇이라 하는가?

정답 : 온실효과

20. 공중보건학 관련학문 중 주위의 환경을 과학적으로 연구·측정하여 부적합한 환경을 개선함으로 인해 건강을 유지·증진시키는 학문은?

정답 : 위생학

21. 예방의학과 공중보건의 가장 큰 차이점은 무엇인가?

정답 : 예방의학은 개인을 대상으로 한다면 공중보건학은 지역사회 전체를 대상으로 연구하는 학문이다.

22. 다음은 메소포타미아 의학에 관한 설명이다. 잘못된 것은?

㉠ 최초로 뇨의 감미로 당뇨병을 증명하였다.
㉡ 질병은 죄의 결과라고 간주하였다.
㉢ 나환자는 도시에 들어오는 것이 금지되었다.
㉣ 주문을 외워야 질병에서 해방된다고 생각하였다.

정답 : ㉠

23. 공중보건의 암흑기라 불리던 시대는?

정답 : 중세기

24. 중세시대에 유행한 페스트에 대한 설명이다. 잘못된 것은?

㉠ 대책으로는 환자의 색출, 격리소의 설치 등의 조치를 강구하였다.

㉡ 페스트 유행지역에서 온 여행자는 2개월간 항구 밖에서 기다려야 했다.

㉢ 전체 인구의 50%에 해당하는 2,500만 명의 사망자를 발생시켰다.

㉣ 죽음의 병으로 악명을 떨쳤다.

정답 : ㉢

25. 1700년도 '직업인의 병'을 발간하여 산업의학의 아버지라 불리는 의사는?

정답 : 라마찌니

26. 세계 최초로 사회보장법을 제장한 나라는?

정답 : 미국

27. 조선시대 최초의 정부의 우두국이 운영된 지방은?

정답 : 전라도

28. 우리나라의 의료보장제도에 관한 설명이다. 잘못된 것은?

㉠ 1963년 의료보험법이 제정되자마자 그 효과는 괄목할 만하였다.

㉡ 1979년 공무원 및 사립학교 교직원에 대한 의료보험제도를 실시하였다.

㉢ 1989년 전국민 의료보험 시대가 열렸다.

㉣ 1998년 지역의료보험조합과 공·교공단이 통합되었다.

정답 : ㉠

29. 인구는 기하급수적으로 늘고 식량은 산술급수적으로 늘기 때문에 인구의 억제가 필요하다는 이론은?

정답 : 멜더스 주의

30. 우리나라의 국세조사는 몇 년마다 실시하는가?

정답 : 5년

31. 총 사망자 수를 해당 연도의 연앙인구로 나눈 수치를 1000분비로 나타낸 비율을 무엇이라 하는가?

정답 : 조사망률

32. 특정 연령의 사람이 특정 연령까지 살아남을 확률을 무엇이라 하는가?

정답 : 생존확률

33. 질병발생의 생태학적 모형 중 질병발생과정에 대한 인간과 환경간의 상호관계를 하나의 커다란 동심원으로 표현한 모형은?

정답 : 수레바퀴 모형

34. 광합성이나 운동성이 없는 생물로서 단단한 세포벽을 가진 것을 무엇이라 하는가?

㉠ 리케차 ㉡ 세균 ㉢ 바이러스 ㉣ 진균

정답 : ㉣

35. 간헐적으로 유행할 가능성이 있어 계속 그 발생을 감시하고 방역대책의 수립이 필요한 감염병은?

㉠ 제1군감염병 ㉡ 제2군감염병 ㉢ 제3군감염병 ㉣ 제4군감염병

정답 : ㉢

36. 인수공통 감염병이 아닌 것은?

㉠ 브루셀라증 ㉡ 말라리아 ㉢ 탄저 ㉣ 공수병

정답 : ㉡

37. 우리나라의 만성질환 사망원인 1위는?

정답 : 암

38. 만성적인 대사 장애로 인하여 고혈압, 고지혈증, 비만 등의 여러 가지 질환이 한 개인에게서 한꺼번에 나타나는 것을 무엇이라 하는가?

정답 : 대사증후군

39. 쾌감대에서의 온도, 습도, 기류는?

정답 : 온도 17~18℃, 습도 60~65%, 기류 0.2~0.5m/sec

40. 가구, 단열제, 화장품, 옷감 등이 주요 발생원으로 기침, 설사, 어지러움, 피부질환, 비염 등의 인체에 영향을 끼치는 공기 오염물질은?

㉠ 라돈 ㉡ 석면 ㉢ 중금속 ㉣ 포름알데히드

정답 : ㉣

41. 모래층에 증식한 미생물을 포착하여 산화·분해하는 여과방법은?

정답 : 완속여과법

42. 피부괴사, 접촉성피부염, 코점막의 궤양을 일으키는 중금속 발생원은?

정답 : 크로뮴

43. 바퀴벌레가 매개하는 질병이 아닌 것은?

㉠ 황열병 ㉡ 살모넬라 ㉢ 콜레라 ㉣ 결핵

정답 : ㉠

44. 모든 미생물을 박멸하는 것을 무엇이라 하는가?

정답 : 멸균

45. 미국의 전국안전회의에서 지적한 산업재해의 발생이 적은 사업장의 특징이 아닌 것은?

㉠ 의료구급제도 ㉡ 경영자의 부재 ㉢ 책임의 할당 ㉣ 안전훈련

정답 : ㉡

46. 식품첨가물의 구비조건이다. 맞는 것은?

㉠ 인체에 유해할 것

㉡ 식품의 성질에 영향을 미칠 것

㉢ 화학분석에도 첨가물질이 확인되지 않을 것

㉣ 상품가치를 향상시킬 것

정답 : ㉣

47. 전 세계적으로 가장 효과적이고 효율적이라고 인정받고 있는 식품안전관리체계는?

정답 : HACCP

48. 칼슘과 결합해 성장을 촉진하고 부족시 감각이상과 빈혈을 유발하는 비타민은?

㉠ 비타민 E ㉡ 비타민 K ㉢ 비타민 C ㉣ 비타민 B12

정답 : ㉣

49. 특수시기의 영양에 대한 설명이다. 잘못된 것은?

㉠ 뇌의 무게는 1세 때 이미 성인의 90%까지 자란다.

㉡ 3세 때까지의 영양공급은 대단히 중요하다.

㉢ 노년기의 영양은 소화가 잘되는 것으로 선택한다.

㉣ 임산부는 철분의 공급이 충분해야 한다.

정답 : ㉠

50. 이·미용사 면허를 받을 수 있는 자는?

㉠ 약물 중독자

㉡ 면허가 취소된 후 1년이 경과한 자

㉢ 피성년후견인

㉣ 공중의 위생에 영향을 미칠 수 있는 감염병 환자

정답 : ㉡

【참고문헌】

(사)대한보건협회, 대한민국 보건발달사, 지구문화사, 2014
김선업, 「초저출산·초고령사회의 위험과 사회갈등. 한국보건사회연구원 연구보고서」, 2014
김회창 외, 「최신공중보건학」, 보문각, 2017
대한당뇨병학회, 「Diabetes fact sheet in korea 2018」
대한민국정부, 「2016-2020 제3차저출산, 고령사회 기본계획」
대한보건협회, 대한민국 보건발달사, 지구문화사, 2014
대한예방의학회, 「예방의학과 공중보건학」, 계축문화사, 2019
문화체육관광부, 「2018 삶의 질 여론조사 보고서」, 2018.5.
박경숙, 『인구학 방법 인구동태의 측정과 모형』, 서울대학교출판문화원, 2017
박경진 외, 식품위생학, 창지사, 2017
박재원, 「알기 쉬운 공중보건학」, 2018, 메디컬사이언스
보건복지부, 「제2차 국민영양관리기본계획(2017~2021)」, 2017
보건복지부, 「필수의료의 지역 격차 없는 포용국가 실현을 위한 공공보건의료 발전 종합대책」, 2018
보건복지부·질병관리본부, 2018년 감염병 관리사업 지침, 2018
보건복지부, 질병관리본부, 인제대학교 보건대학원, 「2017 만성질환 사업기획 및 건강조사 FMTP」
식품의약품 안전처, 「병원성 미생물도감」, 2013
장클로드체스네, 「인구학입문」, 경연사, 2017
지방행정연수원/시·도공무원교육원, 「2016 공통교재 보건행정」, 2016
질병관리본부, 「2018 만성질환 현황과 이슈」
질병관리본부, 「2018년 수인성및식품매개감염병관리지침」, 2018
질병관리본부, 「국가관리대상 병원체(병원체 생물안전 정보집 부록)」, 2017
질병관리본부, 「의료기관에서의 소독과 멸균 지침」, 2014
통계청 사회통계국 인구동향과, 「2017년 생명표 보도자료」, 2018
통계청 사회통계국 인구동향과, 2017년 사망원인 통계, 2018
한국식품안전관리인증원, 「HACCP KOREA 2018 한·중·일 HACCP 협력 체계구축 및 HACCP 질적 성장」, 2018
NCS학습모듈 LM0601020307_13v1 07 보건교육 인프라 구축
NCS학습모듈 LM0601020501_14v1 01 식품 위생관리
NCS학습모듈 LM1201010210_16v2 피부미용 피부분석 및 위생
NCS학습모듈 LM1201010211_16v2 피부미용 피부미용샵 경영관리
NCS학습모듈 LM2301020102_13v1 02 대기환경관리 계획 수립
NCS학습모듈 LM2301020108_13v1 08 실내공기질 관리
NCS학습모듈 LM2301020201_13v1 01 기후변화 현상 파악
NCS학습모듈 LM2301020208_13v1 08 유해폐기물 안전관리
NCS학습모듈 LM2301040201_13v1 01 소음진동 측정 계획수립
NCS학습모듈 LM2301040209,10_13v1 09,10 소음분석
NCS학습모듈 LM2306020101_13v1 01 보건관리 계획 수립평가

http://igoindol.net/siteagent/100.daum.net/encyclopedia/view/24XXXXX54373(온실효과사진)

http://index.go.kr/potal/stts/idxMain/selectPoSttsIdxMainPrint.do?idx_cd=1011&board_cd=INDX_001

http://index.go.kr/potal/stts/idxMain/selectPoSttsIdxSearch.do?idx_cd=4035&stts_cd=403502(건강수명)

http://index.go.kr/unify/idx-info.do?idxCd=4035#quick_02;(기대수명)

http://kosis.kr/statisticsList/statisticsListIndex.do?menuId=M_01_01&vwcd=MT_ZTITLE&parmTabId=M_01_01&parentId=A.1;A41.2;#SelectStatsBoxDiv

http://kosis.kr/visual/populationKorea/futureAsPopulation/expertView.do?mb=N&menuId=M_2_1

http://kosis.kr/visual/populationKorea/PopulationByNumber/PopulationByNumberMain.do?mb=N&menuId=M_1_1(총인구와 인구성장률)

http://kosis.kr/visual/populationKorea/PopulationByNumber/PopulationByNumberMain.do?mb=N&menuId=M_1_2&themaId=B01(출생아수와 합계출산율) http://kostat.go.kr/portal/korea/kor_nw/1/2/7/index.board?bmode=read&bSeq=&aSeq=371860&pageNo=1&rowNum=10&navCount=10&currPg=&searchInfo=&sTarget=title&sTxt=(생명표관련링크)

http://nationalatlas.ngii.go.kr/pages/page_1233.php(인구변화)

http://nifds.go.kr/brd/m_21/view.do?seq=7762&srchFr=&srchTo=&srchWord=&srchTp=&itm_seq_1=0&itm_seq_2=0&multi_itm_seq=0&company_cd=&company_nm=&page=92

http://theme.archives.go.kr/next/populationPolicy/issue03.do(인구정책 어제와 오늘)

http://theme.archives.go.kr/next/populationPolicy/policy1950.do(인구정책)

http://vitamin.or.kr/bbs/board.php?bo_table=info&wr_id=13

http://water.or.kr/life/around/aroundDetail.do?CONTS_ID=CONTS_00000000000176&pageIndex=28&BBS_ID=CONTSBBS_00000000004&seq=0&p_group_seq=0&menu_mode=

http://www.archives.go.kr/next/search/listSubjectDescription.do?id=001549&pageFlag=

http://www.bioin.or.kr/InnoDS/data/upload/industry/d454fe5527314511a8c91aefeb384a86.pdf(oecd health statistics 2018)

http://www.cdc.go.kr/CDC/cms/content/mobile/02/138002_view.html

http://www.cdc.go.kr/CDC/cms/content/mobile/28/64928_view.html

http://www.cdc.go.kr/npt/biz/npp/ist/bass/bassDissStatsMain.do#(감염병 발생현황)

http://www.cdc.go.kr/npt/biz/npp/portal/nppPblctDtaView.do

http://www.cdc.go.kr/npt/biz/npp/portal/nppSumryMain.do

http://www.easylaw.go.kr/CSP/CnpClsMain.laf?popMenu=ov&csmSeq=575&ccfNo=4&cciNo=2&cnpClsNo=1#575.4.2.1.2655959

http://www.gboti.go.kr/page.do?pageNo=1&pagePrvNxt=1&pageRef=0&pageOrder=0&step=258&parm_bod_uid=5128&srchKeyword=&mnu_uid=171&srchEnable=1&srchVoteType=-1&srchBgpUid=-1&srchColumn=&srchSDate=&srchEDate=&

http://www.hira.or.kr/dummy.do?pgmid=HIRAA030066000000

http://www.index.go.kr/potal/main/EachDtlPageDetail.do?idx_cd=2758(기대수명, 건강수명)

http://www.index.go.kr/potal/main/EachDtlPageDetail.do?idx_cd=2769(영아, 모성사망통계)

http://www.index.go.kr/potal/main/EachPage.do?mmenu=2&smenu=7(국가지표체계)

http://www.index.go.kr/unify/idx-info.do?idxCd=4038

http://www.korea.kr/goNews/resources/attaches/2018.12/14/60ddb5de6d41febe12f5b614074421fc.pdf(사망원인 통계)

http://www.korea.kr/news/healthView.do?newsId=148858784&pWise=sub&pWiseSub=B5
http://www.kosha.or.kr/kosha/allMediaAll.do?mode=view&medSeq=39760&codeSeq=7200000&medForm=104&srSearchVal=(여성근로자의 경제활동 및 안전보건)
http://www.law.go.kr/행정규칙/식품첨가물의 기준 및 규격
http://www.me.go.kr/gg/web/index.do?menuId=2272(폐기물)
https://www.moel.go.kr/common/downloadFile.do;jsessionid=NTuiFEipsQK01eg33HNgVZsZ79HRtVG7iYyxtNq5ouRgdqBx0xgtw1BbMRN3SBQa.moel_was_outside_servlet_www1?file_seq=20180700002&bbs_seq=20180500487&bbs_id=29
http://www.mohw.go.kr/react/jb/sjb030301vw.jsp?PAR_MENU_ID=03&MENU_ID=0319&CONT_SEQ=329333&page=1
http://www.mohw.go.kr/react/jb/sjb030301vw.jsp?PAR_MENU_ID=03&MENU_ID=0319&CONT_SEQ=340125&page=1
http://www.mohw.go.kr/react/modules/download.jsp?BOARD_ID=140&CONT_SEQ=268137&FILE_SEQ=102553(대사증후군 보도자료 보건복지부)
http://www.mohw.go.kr/react/policy/index.jsp?PAR_MENU_ID=06&MENU_ID=06350301&PAGE=1&topTitle=(의료급여)
http://www.sbiz.or.kr/sup/knowledge/manage/knManageList.jsp(피부미용창업가이드)
https://m.water.or.kr/life/around/around01_detail.do?CONTS_ID=CONTS_00000000000176
https://nip.cdc.go.kr/irgd/introduce.do?MnLv1=1&MnLv2=4
https://www.cdc.go.kr/yhs/home.jsp
https://www.foodsafetykorea.go.kr/main.do
https://www.mohw.go.kr/react/sg/ssg0101mn.jsp?PAR_MENU_ID=05&MENU_ID=050201(조직도)
https://www.moleg.go.kr/mobile/lawinfo/recentRevisionLaw?linkurl=%2FDRF%2FlawService.do%3FOC%3Dsunny98%26target%3Dlaw%26MST%3D204746%26type%3DHTML%26mobileYn%3D%26efYd%3D20181005&lbicSeq=204746
https://www.haccp.or.kr/site/haccp/boardView.do?post=81281&page=&boardSeq=90&key=2217&category=&searchType=&searchKeyword=&subContents=
https://www.haccp.or.kr/site/haccp/sub.do?key=2200
https://www.khealth.or.kr/board?menuId=MENU00746&siteId=null(국가 간 건강수준 지표)
https://www.khealth.or.kr/board?menuId=MENU00862(한국건강증진개발원)
https://www.khealth.or.kr/board/view?pageNum=1&rowCnt=10&menuId=MENU00829&maxIndex=99999999999999&minIndex=99999999999999&schType=0&schText=&categoryId=&continent=&country=&upDown=0&boardStyle=&no1=0&linkId=559210(국민건강증진종합계획)
https://www.nyj.go.kr/main/1883(소독시설횟수)
https://www.water.or.kr/encyclopedia/encyclopedia/encyclopediaview.do?seq=527&p_group_seq=526&menu_mode=4&currentPageNo=276&search_Hangulindex=&search_Engindex=&TERM_SEQNO=2150&HANGULTERM=&ENGTERM=&COMM_CODE=&ATTFILE_SEQNO=&languege=h&searchTextBefor=&searchText=(병원미생물)
https://www.yna.co.kr/view/AKR20170622068900009